全国中医药行业高等教育"十三五"规划教材

全国高等中医药院校规划教材（第十版）

内　科　学

（新世纪第四版）

（供中医学、针灸推拿学、中西医临床医学、护理学等专业用）

主　审

徐蓉娟（上海中医药大学）

主　编

倪　伟（上海中医药大学）

副主编

陈新宇（湖南中医药大学）　　张　泉（成都中医药大学）

龚向京（江西中医药大学）　　刘　莉（黑龙江中医药大学）

房　莉（长春中医药大学）　　许　滔（贵阳中医学院）

编　委（以姓氏笔画为序）

王爱梅（山西中医学院）　　邓跃毅（上海中医药大学）

刘　彤（辽宁中医药大学）　　杜正光（首都医科大学）

吴玉涛（云南中医学院）　　陈　鹏（广州中医药大学）

高燕鲁（山东中医药大学）　　潘　涛（南京中医药大学）

中国中医药出版社

·北　京·

图书在版编目（CIP）数据

内科学／倪伟主编 . —4 版 . —北京：中国中医药出版社，2016. 7（2018.4重印）

全国中医药行业高等教育"十三五"规划教材

ISBN 978-7-5132-3417-7

Ⅰ . ①内… Ⅱ . ①倪… Ⅲ . ①内科学-中医药院校-教材 Ⅳ . ①R5

中国版本图书馆 CIP 数据核字（2016）第 110289 号

请到"医开讲＆医教在线"（网址：www. e-lesson. cn）注册登录后，刮开封底"序列号"激活本教材数字化内容。

中国中医药出版社出版

北京市朝阳区北三环东路 28 号易亨大厦 16 层

邮政编码　100013

传真　010 64405750

廊坊市晶艺印务有限公司印刷

各地新华书店经销

开本 850×1168　1/16　印张 31.5　字数 771 千字

2016 年 7 月第 4 版　2018 年 4 月第 3 次印刷

书　号　ISBN 978-7-5132-3417-7

定价　69.00 元

网址　www. cptcm. com

社长热线　010 64405720

购书热线　010 64065415　010 64065413

微信服务号　zgzyycbs

书店网址　csln. net/qksd/

官方微博　http：//e. weibo. com/cptcm

淘宝天猫网址　http：//zgzyycbs. tmall. com

全国中医药行业高等教育"十三五"规划教材

全国高等中医药院校规划教材（第十版）

专家指导委员会

名誉主任委员

王国强（国家卫生计生委副主任　国家中医药管理局局长）

主 任 委 员

王志勇（国家中医药管理局副局长）

副主任委员

王永炎（中国中医科学院名誉院长　中国工程院院士）

张伯礼（教育部高等学校中医学类专业教学指导委员会主任委员
　　　　天津中医药大学校长）

卢国慧（国家中医药管理局人事教育司司长）

委　　　员（以姓氏笔画为序）

王省良（广州中医药大学校长）

王振宇（国家中医药管理局中医师资格认证中心主任）

方剑乔（浙江中医药大学校长）

孔祥骊（河北中医学院院长）

石学敏（天津中医药大学教授　中国工程院院士）

卢国慧（全国中医药高等教育学会理事长）

匡海学（教育部高等学校中药学类专业教学指导委员会主任委员
　　　　黑龙江中医药大学教授）

吕文亮（湖北中医药大学校长）

刘　力（陕西中医药大学校长）

刘振民（全国中医药高等教育学会顾问　北京中医药大学教授）

安冬青（新疆医科大学副校长）

许二平（河南中医药大学校长）

孙忠人（黑龙江中医药大学校长）

严世芸（上海中医药大学教授）

李灿东（福建中医药大学校长）

李青山（山西中医药大学校长）

李金田（甘肃中医药大学校长）

杨　柱（贵阳中医学院院长）

杨关林（辽宁中医药大学校长）

余曙光（成都中医药大学校长）

宋柏林（长春中医药大学校长）

张欣霞（国家中医药管理局人事教育司师承继教处处长）

陈可冀（中国中医科学院研究员　中国科学院院士　国医大师）

陈明人（江西中医药大学校长）

武继彪（山东中医药大学校长）

范吉平（中国中医药出版社社长）

周仲瑛（南京中医药大学教授　国医大师）

周景玉（国家中医药管理局人事教育司综合协调处处长）

胡　刚（南京中医药大学校长）

谭元生（湖南中医药大学校长）

徐安龙（北京中医药大学校长）

徐建光（上海中医药大学校长）

唐　农（广西中医药大学校长）

彭代银（安徽中医药大学校长）

路志正（中国中医科学院研究员　国医大师）

熊　磊（云南中医学院院长）

秘 书 长

王　键（安徽中医药大学教授）

卢国慧（国家中医药管理局人事教育司司长）

范吉平（中国中医药出版社社长）

办公室主任

周景玉（国家中医药管理局人事教育司综合协调处处长）

林超岱（中国中医药出版社副社长）

李秀明（中国中医药出版社副社长）

李占永（中国中医药出版社副总编辑）

前　言

为落实《国家中长期教育改革和发展规划纲要（2010–2020年）》《关于医教协同深化临床医学人才培养改革的意见》，适应新形势下我国中医药行业高等教育教学改革和中医药人才培养的需要，国家中医药管理局教材建设工作委员会办公室（以下简称"教材办"）、中国中医药出版社在国家中医药管理局领导下，在全国中医药行业高等教育规划教材专家指导委员会指导下，总结全国中医药行业历版教材特别是新世纪以来全国高等中医药院校规划教材建设的经验，制定了"'十三五'中医药教材改革工作方案"和"'十三五'中医药行业本科规划教材建设工作总体方案"，全面组织和规划了全国中医药行业高等教育"十三五"规划教材。鉴于由全国中医药行业主管部门主持编写的全国高等中医药院校规划教材目前已出版九版，为体现其系统性和传承性，本套教材在中国中医药教育史上称为第十版。

本套教材规划过程中，教材办认真听取了教育部中医学、中药学等专业教学指导委员会相关专家的意见，结合中医药教育教学一线教师的反馈意见，加强顶层设计和组织管理，在新世纪以来三版优秀教材的基础上，进一步明确了"正本清源，突出中医药特色，弘扬中医药优势，优化知识结构，做好基础课程和专业核心课程衔接"的建设目标，旨在适应新时期中医药教育事业发展和教学手段变革的需要，彰显现代中医药教育理念，在继承中创新，在发展中提高，打造符合中医药教育教学规律的经典教材。

本套教材建设过程中，教材办还聘请中医学、中药学、针灸推拿学三个专业德高望重的专家组成编审专家组，请他们参与主编确定，列席编写会议和定稿会议，对编写过程中遇到的问题提出指导性意见，参加教材间内容统筹、审读稿件等。

本套教材具有以下特点：

1. 加强顶层设计，强化中医经典地位

针对中医药人才成长的规律，正本清源，突出中医思维方式，体现中医药学科的人文特色和"读经典，做临床"的实践特点，突出中医理论在中医药教育教学和实践工作中的核心地位，与执业中医（药）师资格考试、中医住院医师规范化培训等工作对接，更具有针对性和实践性。

2. 精选编写队伍，汇集权威专家智慧

主编遴选严格按照程序进行，经过院校推荐、国家中医药管理局教材建设专家指导委员会专家评审、编审专家组认可后确定，确保公开、公平、公正。编委优先吸纳教学名师、学科带头人和一线优秀教师，集中了全国范围内各高等中医药院校的权威专家，确保了编写队伍的水平，体现了中医药行业规划教材的整体优势。

3. 突出精品意识，完善学科知识体系

结合教学实践环节的反馈意见，精心组织编写队伍进行编写大纲和样稿的讨论，要求每门教材立足专业需求，在保持内容稳定性、先进性、适用性的基础上，根据其在整个中医知识体系中的地位、学生知识结构和课程开设时间，突出本学科的教学重点，努力处理好继承与创新、理论与实践、基础与临床的关系。

4. 尝试形式创新，注重实践技能培养

为提升对学生实践技能的培养，配合高等中医药院校数字化教学的发展，更好地服务于中医药教学改革，本套教材在传承历版教材基本知识、基本理论、基本技能主体框架的基础上，将数字化作为重点建设目标，在中医药行业教育云平台的总体构架下，借助网络信息技术，为广大师生提供了丰富的教学资源和广阔的互动空间。

本套教材的建设，得到国家中医药管理局领导的指导与大力支持，凝聚了全国中医药行业高等教育工作者的集体智慧，体现了全国中医药行业齐心协力、求真务实的工作作风，代表了全国中医药行业为"十三五"期间中医药事业发展和人才培养所做的共同努力，谨向有关单位和个人致以衷心的感谢！希望本套教材的出版，能够对全国中医药行业高等教育教学的发展和中医药人才的培养产生积极的推动作用。

需要说明的是，尽管所有组织者与编写者竭尽心智，精益求精，本套教材仍有一定的提升空间，敬请各高等中医药院校广大师生提出宝贵意见和建议，以便今后修订和提高。

国家中医药管理局教材建设工作委员会办公室

中国中医药出版社

2016 年 6 月

编写说明

  《内科学》是全国中医药行业高等教育"十三五"规划教材之一。由全国 14 所医学院校学验俱富的专家共同编写而成。

  《内科学》的编写旨在培养医学生在全面掌握中医学理论和技能的基础上，能系统地掌握内科学的基础理论、基本知识和基本技能，掌握常见病、多发病的诊断和防治，熟悉内科急症的处理原则和方法，从而有利于学生在今后的临床工作中更好地发挥中医药优势，促进中医及中西医结合事业的发展。

  本教材总体形式按照上版教材各临床专科分篇章的构架不变，同时坚持以基础理论、基本知识和基本技能的"三基原则"为出发点，突出以中医药院校学生必须掌握的当前临床实用的内容为重点，每个系统选择 1~2 个核心疾病深入详述，凸显其作为中医药院校本科生教材的特定要求。内容上力求推陈出新，文字上删繁就简，体现与时俱进的新面貌。与上一版教材相比：①新增"病情评估"模块，内容包括疾病的分型、分期、分级、靶器官损害、危险分层及预后等。②注重内容的更新，及时反映新理论、新知识和新技术。③删除一部分图片及影像资料，如解剖图、操作图及胸片、CT、MRI 等影像资料，以便在数字教材中更好地呈现。

  本教材除绪论外，分为呼吸系统疾病、循环系统疾病、消化系统疾病、泌尿系统疾病、血液系统疾病、内分泌及代谢疾病、风湿性疾病、神经及精神系统疾病、传染病和急性中毒，共 10 篇、68 章。根据编委会成员的专长，本次编写的具体分工如下：绪论及第 1~7 章由倪伟编写；第 8~11 章由潘涛编写；第 12~13 章及第 18~19 章由陈新宇编写；第 14 章、第 17 章及第 20 章由刘莉编写；第 21~23 章、第 29 章及第 58 章由杜正光编写；第 24~28 章及第 65 章由龚向京编写；第 30~35 章由邓跃毅编写；第 36~42 章由陈鹏编写；第 43~46 章由张泉编写；第 16 章、第 47~48 章及第 60 章由许滔编写；第 49~51 章由刘彤编写；第 52~53 章及第 61 章由王爱梅编写；第 54~56 章由高燕鲁编写；第 57 章及第 63~64 章由吴玉涛编写；第 15 章、第 59 章、第 62 章及第 66~68 章由房莉编写。徐蓉娟、倪伟负责最后的审稿工作。

  全国中医药行业高等教育"十三五"规划教材《内科学》数字化教学改革项目被列为国家中医药管理局中医药教育教学改革研究项目，由中国中医药出版社资助展开。该项目（编号 GJYJS16038）由倪伟负责，许滔协助，《内科学》编委会成员共同参与完成。

  尽管各位编者竭尽心智，精益求精，但仍感心中忐忑，敬请使用本书的师生及关心本书的专家、学者，提出宝贵意见，以臻完善。

《内科学》编委会

2016 年 5 月

目　录

绪 论

内科学是研究内科疾病的病因、发生发展规律、诊断方法和防治措施的一门临床医学。内科学所阐述的内容是现代临床医学各学科的基础，涉及面广、整体性强，并与中医各临床学科密切相关。

高等中医药院校开设内科学之目的是培养新世纪的中医专业本科生在全面掌握中医药理论和技能的基础上，能系统地掌握现代医学内科学的基础理论、基本知识、基本技能和常见病、多发病的诊断和防治，熟悉内科急诊的处理原则及方法，以利于学生在今后的中医药临床、教学及科研工作中更好地发挥中医优势，促进中医药学及中西医结合医学的发展。

一、内科学的范围和内容

内科学是与外科学相对而言，其诊治措施不具创伤性或仅有轻微的创伤性（如介入疗法等）。20 世纪 50 年代后，随着临床医学的迅速发展，内科学分成众多的专业学科。根据中医药院校教学计划的要求，为适应中医各专业培养目标的实际需要，本教材除包括内科学各系统的内容外，加入神经精神系统疾病和传染病的内容，全书分为呼吸系统疾病、循环系统疾病、消化系统疾病、泌尿系统疾病、血液系统疾病、内分泌及代谢疾病、风湿性疾病、神经及精神系统疾病、传染病和急性中毒，共 10 篇、57 个病种。每个病种的具体内容分别包括概述、病因和发病机制、病理、临床表现、并发症、实验室及其他检查、诊断、鉴别诊断、病情评估、治疗、预防等方面。内容力求反映近年来公认的新进展；选材的深度和广度力求符合本专业学生的实际需要；文字力求通顺易懂；指导思想力求贯彻基础理论与临床实际相结合的原则。

二、内科学的进展

（一）医学模式的转变

传统医学模式是"生物医学模式"，即以生物学为基础，重点在于诊断及防治疾病，并已取得了很大成就。然而随着社会的发展，认识的不断深化，人们发现在患病和治疗过程中心理和社会因素的影响极为重要，与其密切相关的疾病的发生率和死亡率日益增加。因而医学模式逐渐转变为新的"生物-心理-社会医学模式"（bio-psycho-social model）。疾病防治的重点不仅仅是"病"，而是"人"；不仅仅是传染病，更应重视与心理、社会和环境因素密切相关的非传染病（冠状动脉粥样硬化性心脏病、高血压病、糖尿病、恶性肿瘤等）。最终目标是使人们的身心处于更加良好的健康状态。因此，现代医学模式的产生，使治疗疾病的指导思想进展为从医病到医人；从局部到整体；从个体到群体；从治疗到预防、保健。宏观上从原有的生物医学范畴扩展到社会医学、心理医学、预防医学等广阔的领域。

（二）　循证医学的指导

循证医学（evidence-based medicine，EBM）强调临床医师要慎重、准确而明智地应用目前所能获得的最佳证据，将个人的临床经验与外部提供的客观资料相结合，为自己所面对的具体患者做出相对正确的处理决策。在过去的数十年中，循证医学的发展对临床医学产生了巨大的影响。循证医学的思想已被医学界、患者、各级政府及卫生部门所接受。目前，越来越多的系统评价（systematic review，SR）和大规模、多中心的随机对照试验（randomized controlled trial，RCT）为临床实践提供了可靠的依据，从而使循证医学成为临床医师对患者做出合理诊治方案的指导思想。近年来，国内外有关权威机构对许多常见病（如支气管哮喘、高血压病、冠状动脉粥样硬化性心脏病、慢性肾脏病、糖尿病、血脂异常和脑血管病等）制定了相应的防治指南，"指南"集中反映了循证医学的观点，指导临床医师防治相关疾病。

（三）　各专业学科的蓬勃发展

由于遗传学、免疫学、内分泌学、细胞生物学、分子生物学、物质代谢等学科的进展，使很多疾病的病因和发病机制得以进一步阐明，并已深入到分子和基因水平。例如，近年来已从染色体基因异常来探讨再生障碍性贫血、白血病和1型糖尿病的发病机制。目前已发现数百种由于基因缺陷导致酶或其他蛋白质异常或缺乏而引发的遗传性疾病。对自身免疫性疾病、原发性和获得性免疫缺陷及免疫调节异常疾病的发病机制有了进一步认识，如恶性肿瘤、部分慢性活动性肝炎、肾小球疾病、Graves病、风湿病等。

随着对疾病本质的认识不断深化，很多疾病的诊断标准、分型和分期得以更新修订，如糖尿病、高血压病、血脂异常等。由于医用生物化学、医用物理学、细胞生物学、分子生物学、现代免疫学、医学遗传学及计算机技术的渗透，内科学的实验室诊断方法亦随之迅速发展。酶学检查、酶联免疫吸附试验（ELISA）、基因诊断技术等的应用提高了检验的准确性和特异性。心、肺、脑、血压的电子监护系统的使用使医生能及时准确地掌握危重患者的病情变化。利用纤维内镜能直接观察、录像、采集标本（脱落细胞），进行活组织检查以明确诊断。影像医学的建立，应用三维立体成像和多普勒彩色血流显像的超声诊断技术、高精密度螺旋电子计算机X线体层显像（CT）、磁共振体层显影（MRI）、数字减影法心血管造影及放射性核素检查等，均能帮助我们提高内科疾病的诊断水平；血管内超声显像能显示血管壁结构的变化，可弥补血管造影的不足。

新的有效的药物不断涌现。受体学说的提出以及受体阻滞和神经介质的深入研究，导致从发病机制角度研制的新药不断问世，如β受体阻滞剂、H_2受体阻滞剂、钙通道阻滞药、血管紧张素转化酶抑制剂和血管紧张素Ⅱ受体阻滞剂、质子泵阻滞剂等。对微生物致病机制和耐药性的深入探讨，导致碳青霉烯类、喹诺酮类、抗病毒药物拉米夫定等药物的问世，为抗感染治疗增加了生力军。基因重组技术生产的红细胞生成素、胰岛素、组织纤溶酶原激活剂、干扰素等已广泛应用于临床，显著提高了有关疾病的疗效。久经考验而逐步成熟的方案如溶栓疗法、抗幽门螺杆菌方案、白血病的化疗方案、肾病综合征的免疫抑制治疗方案等均已被广大内科医生所采用，有利于提高临床治愈率。

新的治疗技术，如心脏电复律，人工心脏起搏，埋藏式自动心脏起搏复律除颤，带球囊心导管的心脏瓣膜扩张术，经心导管的电能、射频、激光消融术和血管内置入支架（包括药物性支架），血液净化技术，器官移植术等的应用，通过内镜的止血、切除组织和取石，均在挽救垂危的生命过程中，使很多患者免受更大的创伤与痛苦。

对先天性或获得性免疫缺陷症、超敏反应性疾病、自身免疫性疾病、免疫增生性疾病等，按照其免疫应答机制和类型的不同，合理使用免疫抑制剂或免疫增强剂。免疫治疗恰当与否常是免疫性疾病治疗成败的关键。由基因突变而引发的许多疾病，可通过对缺陷基因进行修复、更换或采用基因调控等基因疗法进行治疗。精准医疗计划的实施意味着精准研发和使用药物时代的到来，有望用于治疗血液病、肿瘤和心血管等疾病。

此外，合理膳食，改善营养结构，可防治疾病。由于生活富裕、饮食结构改善、体力活动减少，与此相关的营养性和代谢性疾病增多，如糖尿病、血脂异常、高尿酸血症、肥胖病等。目前已充分认识到，合理膳食、改善营养结构可防治上述疾病。此外，已发现维生素 A 和锌与免疫力密切相关，维生素 C、维生素 E、β 胡萝卜素和硒可抗自由基损害，均有助于抗衰老，抗肿瘤，预防心脑血管疾病。

三、如何学好内科学

（一）温故而知新

经常复习有关基础医学知识，尤其是诊断学基础，强化基本功训练，使其能熟练运用于学习内科学的全过程。

（二）书本与实践并重

坚持理论联系实际，临床见（实）习与课堂讲授同样重要，认真询问病史，详细全面地进行体格检查，结合已知的实验室及其他检查结果，然后综合分析，才能做出准确的初步诊断，制定合理的检查及治疗方案，并在临床实践中不断修正，不断提高临床逻辑思维能力。

（三）正确对待辅助检查

先进而繁多的检测方法，需由医生去准确选择，而不是采取撒网方式进行。病史、体格检查和临床逻辑思维，任何时候都是医生诊断疾病不可缺少的基本要素。众多病例的临床表现常常是千变万化的，这就需要医生运用所学到的理论知识去联系实际，有的放矢地选择必要的检查项目，以免浪费社会资源，增加患者的负担和痛苦。

（四）中西医融会贯通

主动联系已学过的中医药知识，尤其是中医内科学，力求在西医辨病的基础上结合辨证论治，达到融会贯通，为继承发扬中医学遗产奠定坚实的基础。

NOTE

第一篇 呼吸系统疾病

第一章 呼吸系统疾病概论

呼吸系统疾病是我国的常见病、多发病，根据最新对我国部分城市及农村前十位主要疾病死亡原因的统计数据，呼吸系统疾病（不包括肺癌）在城市的死亡病因中占第四位（13.1%），在农村占第三位（16.4%）。

一、呼吸系统疾病的发生因素

1. 大气污染及吸烟 流行病学调查证实，呼吸系统疾病的增加与空气污染、吸烟密切相关，当空气中降尘或二氧化硫超过 $1000/m^3$ 时，慢性支气管炎急性发作明显增多；其他粉尘，如二氧化硅、煤尘、棉尘等可刺激呼吸系统引起各种肺尘埃沉着症；工业废气中致癌物质污染大气，是肺癌发病率增加的重要原因。近年来，大气颗粒物对呼吸系统的影响受到关注。

吸烟是小环境的主要污染源，也是慢性阻塞性肺疾病和肺癌发病率增加的重要因素，吸烟者较非吸烟者，慢性支气管炎的发病率高 2~4 倍，肺癌的发病率高 4~10 倍（重度吸烟者可高20 倍）。目前我国青年人吸烟人数增多，是呼吸系统疾病发病率增加的重要因素。

2. 感染性病原微生物 目前，感染性疾病仍然是呼吸系统疾病的主要原因，虽然自广泛应用抗生素以来，细菌性肺炎的病死率显著下降，但老年患者病死率仍高，且肺炎的发病率未见降低。在医院获得性肺炎中，产 β 内酰胺酶细菌、耐甲氧西林的细菌明显增加；社区获得性肺炎除肺炎链球菌和流感嗜血杆菌外，还有军团菌、支原体、衣原体、病毒等。此外，免疫低下或免疫缺陷者的呼吸系统感染，则应重视特殊病原菌，如真菌、肺孢子菌及非典型分枝杆菌感染。由于至今尚未有治疗病毒的特效方法，故病毒感染性疾病的发病率未明显降低。目前，我国结核病患者人数居全球第二位，有肺结核患者 500 万，其中传染性者 150 万，而感染耐多药的结核分枝杆菌的患者可达 17% 以上。

3. 吸入性变应原 随着我国工业化和经济的发展，特别是在都市，变应原的种类及数量增多，如地毯、窗帘的广泛应用使室内尘螨数量增多；宠物饲养（鸟、狗、猫）导致动物毛变应原增加；空调中的真菌；都市绿化的某些花粉孢子；有机或无机化工原料、药物及食品添加剂等。以致哮喘、鼻炎等变应性疾病患病率增加。

二、呼吸系统疾病的诊断思路

周密、详尽的病史和体格检查是诊断的基础，胸部 X 线和胸部 CT 对诊断肺部病变具有特殊重要的作用，还应结合常规化验及其他特殊检查结果，进行全面综合分析，力求做出病因、解剖、病理和功能诊断。

1. 病史　了解与肺部传染性疾病患者（如活动性肺结核）的密切接触史，对诊断十分重要；了解对肺部有毒物质的职业和个人史，如接触各种无机粉尘、有机粉尘、发霉的干草，吸入粉尘、花粉或进食某些食物时出现喷嚏、胸闷，剧烈运动后出现胸闷、气紧等，可提示肺部变应性疾病；询问吸烟史时，应有年包数的定量记载；是否曾使用可导致肺部病变的某些药物，如博来霉素、胺碘酮可引起肺纤维化，血管紧张素转化酶抑制剂可引起顽固性咳嗽，β受体阻滞剂可引起支气管痉挛等。

2. 症状

（1）**咳嗽**　常年咳嗽，秋、冬季加重提示慢性支气管炎和慢性阻塞性肺疾病；发作性干咳，尤其是夜间规律发作，可能是咳嗽变异型哮喘；持续而逐渐加重的刺激性咳嗽伴有气促，则考虑特发性肺纤维化或支气管肺泡癌。

（2）**咳痰**　痰的性状、量及气味对诊断有一定帮助。痰由白色泡沫或黏液状转为脓性多为细菌感染，大量黄脓痰常见于肺脓肿或支气管扩张，铁锈样痰可能是肺炎链球菌感染，红棕色胶冻样痰可能是肺炎克雷白杆菌感染；肺水肿时，则可能咳粉红色稀薄泡沫痰。

（3）**咯血**　痰中带血是肺结核、肺癌的常见症状。咯鲜血多见于支气管扩张，也可见于肺结核、急性支气管炎、肺炎和肺血栓栓塞症。

（4）**呼吸困难**　急性气促伴胸痛常提示肺炎、气胸和胸腔积液；左心衰竭可出现夜间阵发性呼吸困难；慢性进行性气促见于慢性阻塞性肺疾病、弥漫性肺纤维化；支气管哮喘发作时，出现呼气性呼吸困难，且伴有哮鸣音，缓解时可消失。

（5）**胸痛**　胸痛伴高热，则考虑肺炎，肺癌侵及壁层胸膜或骨，出现隐痛，持续加剧，甚至刀割样痛。突然性胸痛伴咯血和（或）呼吸困难，应考虑肺血栓栓塞症。自发性气胸可在剧咳或屏气时突然发生剧痛。

3. 体征　气管、支气管病变以干、湿啰音为主，肺部炎症有呼吸音性质、音调和强度的改变，特发性肺纤维化可在双肺出现吸气相高调爆裂音（Velcro 啰音）；胸腔积液、气胸或肺不张可出现相应的体征，并可伴有气管的移位。

4. 实验室和其他检查

（1）**血液检查**　呼吸系统感染，中性粒细胞增加，还可伴有中毒颗粒；嗜酸性粒细胞增加提示过敏、曲霉菌或寄生虫感染，荧光抗体、对流免疫电泳、酶联免疫吸附试验（ELISA）等对病毒、支原体和细菌感染的诊断均有一定的价值。

（2）**抗原皮肤试验**　哮喘的变应原皮肤试验阳性有助于变应体质的确定和相应抗原的脱敏治疗，对结核或真菌呈阳性的皮肤反应仅说明已受感染，并不能肯定患病。

（3）**痰液检查**　痰涂片在低倍镜视野里上皮细胞<10 个，白细胞>25 个，为相对污染少的痰标本；定量培养菌量≥107cfu/mL 可判为致病菌。反复做痰脱落细胞检查，有助于肺癌诊断。

（4）**胸腔积液检查和胸膜活检**　常规胸液检查可明确渗出性或漏出性胸液；胸液的溶菌酶、腺苷脱氨酶、癌胚抗原的检查及染色体分析，有助于结核性与恶性胸液的鉴别；脱落细胞和胸膜活检对明确肿瘤或结核有诊断价值。

（5）**影像学检查**　胸部 X 线透视配合正侧位胸片，可发现被心、纵隔等掩盖的病变，并能观察膈、心血管活动情况。高电压体层摄片和 CT 能进一步明确病变部位、性质及有关气道通畅程度。MRI 对纵隔疾病和肺血栓栓塞症有较大的帮助。肺血管造影用于肺血栓栓塞症和各种先天性或获得性血管病变的诊断；支气管动脉造影对咯血有较好诊断价值。

（6）**纤维支气管镜和胸腔镜检查** 纤维支气管镜（简称纤支镜）能深入亚段支气管，直接窥视黏膜水肿、充血、溃疡、肉芽肿、新生物和异物等，做黏膜的刷检或钳检，进行组织学检查；并可经纤支镜做支气管肺泡灌洗，灌洗液的微生物、细胞学、免疫学、生物化学等检查，有助于明确病原和病理诊断；胸腔镜已广泛应用于胸膜活检、肺活检。

（7）**放射性核素扫描** 对肺区域性通气/灌注情况、肺血栓栓塞症和血液缺损及占位病变的诊断有帮助，正电子发射型计算机断层显像（PET）可以较准确地对<1cm 的肺部阴影及肺癌纵隔淋巴结有无转移进行鉴别诊断。

（8）**肺活体组织检查** 经纤支镜做病灶活检，可反复取材，有利于诊断和随访疗效；近胸壁的肿块等病灶，可在胸透、B 超或 CT 引导下定位做经胸穿刺肺活检；对于肺部纵隔部位的肿物及肿大的淋巴结，亦可通过纤支镜，在 CT 引导下从气管或支气管腔内对肿物进行穿刺取材，必要时可做开胸肺活检。

（9）**超声检查** 做胸腔积液及肺外周肿物的定位，指导穿刺抽液及穿刺活检。

（10）**肺功能检测** 可了解疾病对肺功能损害的性质及程度。对某些肺部疾病的早期诊断具有重要价值，如慢性阻塞性肺疾病表现为阻塞性通气功能障碍，而肺纤维化、胸廓畸形、胸腔积液、胸膜增厚或肺切除术后均显示限制性通气功能障碍。测定通气与血流在肺内的分布、右心系统静脉血向左侧分流及弥散功能，有助于明确换气功能损害的情况，如特发性肺纤维化及弥散性肺泡癌的弥散功能损害尤为突出。

三、呼吸系统疾病的诊治进展

随着科学技术和医学事业的发展，疾病的预防重于诊治，因而疾病的早期诊断十分重要。定期进行胸部 X 线摄片，对某些早期外周型肺癌的发现是有价值的。随着高分辨螺旋 CT 的广泛使用，对肺部小病灶的发现及诊断更准确。CT 肺动脉造影已成为肺血栓栓塞症的一线诊断方法。PET 对肺部阴影小病灶及纵隔淋巴结的定位，提供了更精确的方法。定期进行肺通气功能的检查将有助于诊断早期慢性阻塞性肺疾病，特别是对吸烟人群，人体体积描记仪能更全面发现肺功能的变化，强迫振荡技术更适宜对幼儿和老年人进行肺部功能测定。聚合酶链反应（PCR）技术的应用对肺结核、军团菌肺炎及支原体、肺孢子菌和病毒感染等的诊断有一定的价值。分子遗传学分析可确定遗传性 α_1-抗胰蛋白酶缺乏症、肺囊性纤维化等。

目前，我国已制定许多呼吸系统疾病（如慢性阻塞性肺疾病、支气管哮喘、肺血栓栓塞症、间质性肺疾病、医院获得性肺炎、社区获得性肺炎等）的防治指南以规范、指导疾病的防治。

新一代的各种抗生素（如四代头孢菌素、新一代喹诺酮类、碳青霉烯类等）对产超广谱 β 内酰胺酶（ESBLs）的阴性杆菌具有更强的治疗作用。新型噁唑烷酮类及糖肽类抗生素对耐甲氧西林葡萄球菌的疗效与万古霉素相似，副作用更少。新一代的抗真菌药物，对各类真菌感染疗效更佳，副作用更少。

由于呼吸生理和重症监护医学包括仪器设备的创新，以及重症监护病房组织及管理系统的建立，特别是呼吸支持技术的发展与完善，极大地丰富了重症患者呼吸衰竭抢救的理论与实践，降低了病死率。各种通气模式的改进可对不同的病因引起的呼吸衰竭进行针对性的治疗。由于非创伤性面（鼻）罩通气的推广，将能预防一些疾病（如慢性阻塞性肺疾病、神经肌肉疾病）发展为呼吸衰竭，并使部分患者避免气管插管或切开。对睡眠状态的全套临床生理学检测和无创正压通气为睡眠呼吸障碍的诊断和治疗提供了全面的技术手段。

思考题

1. 呼吸系统疾病发生的主要因素有哪些?
2. 简述呼吸系统疾病常见的症状。

第二章 急性气管-支气管炎

急性气管-支气管炎（acute tracheo-bronchitis）是由感染，物理、化学刺激或过敏等因素引起的气管-支气管黏膜的急性炎症。多为散发，无流行倾向，年老体弱者易感。临床主要症状为咳嗽和咳痰。常见于寒冷季节或气温突然变冷时，也可由上呼吸道感染迁延而来。

【病因和发病机制】

1. 感染 引起本病的病毒有腺病毒、流感病毒、呼吸道合胞病毒、副流感病毒；细菌有流感嗜血杆菌、肺炎链球菌、链球菌、葡萄球菌等。病毒和细菌可直接感染气管-支气管，也可先侵犯上呼吸道，继而引起本病。近年来由支原体和衣原体引起者逐渐增多。

2. 物理、化学刺激 吸入冷空气、粉尘、刺激性气体或烟雾（如二氧化硫、二氧化氮、氨气、氯气、臭氧等）等。

3. 过敏反应 常见过敏原包括花粉、有机粉尘、细菌蛋白质、真菌孢子及在肺内移行的钩虫、蛔虫的幼虫。

【病理】

气管、支气管黏膜充血、水肿；纤毛细胞损伤、脱落；黏液腺体增生、肥大；并有淋巴细胞和中性粒细胞浸润。

【临床表现】

一、症状

起病较急，全身症状较轻，可有发热。初为干咳或咳少量黏液痰，随后，痰量逐渐增多，有时痰中带血，咳嗽和咳痰可延续2~3周才消失。如支气管痉挛可出现程度不等的胸闷、气急。全身症状不严重，发热常为低至中等度，多在3~5天后降至正常。

二、体征

可无明显体征或两肺呼吸音粗糙，并可闻及散在的干、湿啰音，部位不固定，咳嗽后减少或消失。

【实验室及其他检查】

1. 血常规检查 白细胞计数和分类多无明显改变，少数细菌感染严重者白细胞总数和中性粒细胞增多。

2. 痰液检查 涂片和培养可发现致病菌。

NOTE

3. 胸部 X 线检查 多数表现为肺纹理增粗，少数无异常发现。

【诊断】

根据病史、症状和体征并结合外周血象和胸部 X 线检查结果做出诊断。痰液涂片和细菌培养等检查有助于病因诊断。

【鉴别诊断】

1. 流行性感冒 呼吸道症状较轻，全身中毒症状较重，如高热、全身肌肉酸痛、头痛、乏力等，常有流行病史，须根据病毒分离和血清学检查结果确诊。

2. 急性上呼吸道感染 鼻咽部症状较为突出，咳嗽、咳痰一般不明显，肺部无异常体征，胸部 X 线正常。

3. 其他疾病 还应与支气管肺炎、肺结核、支气管哮喘、肺脓肿、麻疹、百日咳等多种疾病进行鉴别。

【病情评估】

关于预后，急性气管-支气管炎多数可痊愈，少数病情迁延，可发展为慢性支气管炎。

【治疗】

一、一般治疗

注意休息，多饮水。

二、对症治疗

1. 镇咳 咳嗽较剧无痰时，可选用氢溴酸右美沙芬等镇咳剂。但可待因等强力镇咳药不宜用于有痰的患者。痰稠不易咳出时，可用复方甘草合剂。

2. 祛痰 常用祛痰药有溴己新、N-乙酰-L-半胱氨酸、盐酸氨溴索、强力稀化黏素等。

3. 解痉、抗过敏 伴有胸闷、喘息等支气管痉挛者可选用氨茶碱、沙丁胺醇和马来酸氯苯那敏等药物。

三、抗菌治疗

一般选用青霉素类、大环内酯类（罗红霉素、阿奇霉素等）、氟喹诺酮类（环丙沙星、左氧氟沙星等）、头孢菌素类等抗生素，多数患者口服即可，症状较重者肌肉注射或静脉滴注。

【预防】

加强锻炼，增强体质，提高呼吸道的抵抗力，防止空气污染。清除鼻、咽、喉等部位的病灶。

思考题

1. 简述急性气管-支气管炎的病因。

2. 急性气管-支气管炎与流行性感冒如何鉴别？

第三章　慢性支气管炎、慢性阻塞性肺疾病

第一节　慢性支气管炎

慢性支气管炎（chronic bronchitis）是指气管、支气管黏膜及其周围组织的慢性非特异性炎症。临床上以慢性反复发作性的咳嗽、咳痰或伴有喘息为特征。本病为我国的常见病、多发病，吸烟者的患病率高达 10%~20%，远高于不吸烟者，北方患病率高于南方，大气污染严重的工矿地区患病率高于一般城市。

【病因和发病机制】

本病的病因尚不完全清楚，可能是多种因素长期相互作用的结果。

1. 吸烟　是最主要的发病因素。吸烟可导致支气管上皮纤毛变短、不规则，纤毛运动发生障碍；支气管杯状细胞增生，黏液分泌增加，气管净化能力减弱；支气管黏膜充血、水肿，黏液积聚，削弱肺泡吞噬细胞的吞噬、杀菌作用；平滑肌收缩，引起支气管痉挛，增加气道阻力。这些因素均会降低局部抵抗力，使支气管容易受到细菌、病毒的感染。

2. 空气污染　空气中的刺激性烟雾和一些有害气体，如氯、二氧化氮、二氧化硫等能直接刺激支气管黏膜，并产生细胞毒作用。二氧化硫能刺激腺体分泌，增加痰量，二氧化氮可诱导实验动物的小气道阻塞。空气中的烟尘或二氧化硫超过 $1000\mu g/m^3$ 时，慢性支气管炎的发病显著增多。

3. 感染　是慢性支气管炎发生、发展的重要因素。慢性支气管炎急性发作期呼吸道病毒感染的发生率为 7%~64%。感染的病毒主要有鼻病毒、流感病毒、副流感病毒、腺病毒及呼吸道合胞病毒。呼吸道上皮因病毒感染造成损害，又容易继发细菌感染，常见的细菌为肺炎链球菌、流感嗜血杆菌、甲型链球菌和卡他莫拉菌。

4. 其他　寒冷空气刺激呼吸道，引起呼吸道防御功能降低、支气管平滑肌收缩、局部血液循环障碍，有可能诱发慢性支气管炎急性发作。喘息型慢性支气管炎与过敏因素也有一定的关系。过敏反应造成支气管收缩痉挛、组织细胞损害和炎症反应，引起慢性支气管炎。慢性支气管炎的发生还可能有机体内在因素的参与：①自主神经功能失调，副交感神经功能亢进，气道反应增高。②年老体弱，呼吸道防御功能下降，喉头反射减弱。③维生素 A、维生素 C 等营养物质的缺乏，影响支气管黏膜上皮的修复功能。④遗传。

【病理】

支气管黏膜上皮细胞变性、坏死、增生及鳞状上皮化生，纤毛变短、粘连、倒伏、参差不

NOTE

齐或脱落，杯状细胞增生，黏膜下腺体增生肥大，黏液腺分泌亢进，浆液腺及混合腺相应减少，黏膜下炎性细胞浸润，毛细血管充血、水肿，并逐渐蔓延至周围组织。晚期，支气管平滑肌和气管周围纤维组织增生，肺细小动脉壁硬化，软骨退变、骨化，管腔狭窄或局部扩张、弹性减退，进而发生阻塞性肺气肿和间质纤维化。

【病理生理】

早期病变主要发生在内径<2mm 的小气道，闭合气量可见增大，但常规肺功能检测大多正常。当炎症蔓延至较大的支气管时，气道狭窄，阻力增加，常规通气功能测验，如最大通气量、第一秒用力呼气量、最大呼气中期流速均轻度减低。残气量轻度增加，但肺活量正常。

【临床表现】

一、症状

本病起病缓慢，病程较长，反复发作，病情逐渐加重。起初常在寒冷季节出现，晨起尤为显著，夏天自然缓解，以后可终年发病。

1. 咳嗽 咳嗽的主要原因是支气管黏膜的充血、水肿及分泌物在支气管腔内的积聚。咳嗽的特征一般是白天程度较轻，早晨较重，临睡前出现阵发性咳嗽或排痰。

2. 咳痰 常以清晨较多。痰液一般呈白色黏液或浆液泡沫状，黏稠不易咳出，量不多，偶可带血丝。在伴有急性呼吸道感染时，变为黏液脓性，同时症状加剧，痰量增多，黏稠度增加。

3. 喘息 部分患者有喘息且伴有哮鸣音。早期无气促现象，随着病情发展，可伴有不同程度的气短或呼吸困难，并逐渐加重。

二、体征

早期多无异常体征。急性发作期有时在肺底部可听到湿啰音和干啰音，为散在性，咳嗽后可以减少或消失。喘息型慢性支气管炎在咳嗽或深吸气后可听到哮鸣音，发作时有广泛湿啰音和哮鸣音，哮鸣音持续时间较长，不易完全消失。

【并发症】

常见并发症有阻塞性肺气肿、支气管肺炎、支气管扩张。

【实验室及其他检查】

1. 胸部 X 线检查 可见两下肺纹理增粗、紊乱，呈网状或条索状、斑点状阴影，亦可无明显异常。

2. 肺功能检测 闭合容量增加，最大呼气流速-容积曲线在 75% 和 50% 肺容量时，流量明显降低，说明有小气道阻塞。

3. 血常规检查 细菌感染时白细胞计数及中性粒细胞比值增高。

4. 痰液检查 可培养出致病菌，涂片可发现革兰阳性菌或革兰阴性菌，或大量中性粒细胞、破坏的杯状细胞。

【诊断】

主要根据病史和症状。反复发作的咳嗽、咳痰或伴喘息，每年发病至少持续 3 个月，并连续两年或以上者，排除其他心、肺疾患（如肺结核、尘肺、支气管哮喘、支气管扩张、肺癌、心脏病等），诊断即可成立。如每年发病持续不足 3 个月，而有明确的客观检查依据（如 X 线、肺功能等），亦可诊断。

【鉴别诊断】

1. 咳嗽变异型哮喘 以刺激性咳嗽为特征，灰尘、油烟、冷空气等容易诱发咳嗽，常有家庭或个人过敏疾病史。对抗生素治疗无效，支气管激发试验阳性可鉴别。

2. 肺结核 活动性肺结核患者常有结核中毒症状或局部症状，如低热、乏力、盗汗、咯血等，X 线检查可发现肺部病灶，痰结核菌检查阳性。老年肺结核的中毒症状不明显，常被慢性支气管炎的症状所掩盖，应特别注意。

3. 支气管哮喘 起病年龄较轻，常有个人或家族过敏史，发病的季节性强，一般无慢性咳嗽、咳痰史，临床上以发作性喘息为特征，两肺满布哮鸣音。而喘息型慢性支气管炎多见于中、老年人，一般以咳嗽、咳痰伴发喘息及哮鸣音为主要表现，喘息在感染控制后多可缓解，但肺部哮鸣音可持续存在。

4. 支气管扩张症 多继发于儿童或青年期麻疹、肺炎或百日咳后，有反复咳嗽、大量脓痰和咯血症状。肺下部一侧可听到部位固定的湿啰音，并可见杵状指（趾）。胸部 X 线检查常见肺下部肺纹理粗乱，病变严重者可见卷发状阴影。CT 可清楚地显示扩张的支气管。

5. 肺癌 多见于 40 岁以上长期吸烟者，咳嗽性质发生改变，出现刺激性干咳，持续性痰中带血，胸部 X 线检查肺部有块影或阻塞性肺炎，经正规抗菌治疗未能完全消散，应考虑肺癌的可能。痰脱落细胞、CT 或纤维支气管镜检查一般可以明确诊断。

6. 特发性肺纤维化 临床经过缓慢，开始仅有咳嗽、咳痰，偶有气短。听诊在胸部下后侧可闻爆裂音（Velcro 啰音）。血气分析示动脉血氧分压降低，而二氧化碳分压可不升高。

【病情评估】

一、分型

分为单纯型和喘息型。单纯型主要表现为反复咳嗽、咳痰，不伴有喘息；喘息型除有咳嗽、咳痰外，尚伴有喘息、哮鸣音，其喘鸣在阵发性咳嗽时加剧，睡眠时明显。

二、分期

根据病情进展，本病分为 3 期。

1. 急性发作期 指在 1 周内出现脓性或黏液脓性痰，痰量明显增加，或伴有发热等炎症表现，或"咳""痰""喘"等症状任何一项明显加剧。

2. 慢性迁延期 指有不同程度的"咳""痰""喘"症状，迁延 1 个月以上者。

3. 临床缓解期 指经过治疗或临床缓解，症状基本消失或偶有轻微咳嗽，少量咳痰，保

NOTE

持 2 个月以上者。

三、预后

部分患者病情可控制，且不影响工作和学习；部分患者有发展成慢性阻塞性肺疾病的趋势，甚至肺心病，则预后不良。

【治疗】

一、急性发作期及慢性迁延期

1. 控制感染 抗生素的选择应根据感染的主要致病菌及感染的严重程度，必要时可进行药物敏感试验。常用的抗生素有氨苄西林、阿莫西林、头孢菌素类、喹诺酮类和新大环内酯类等，病情严重者须静脉、联合用药。

2. 祛痰、镇咳 可用盐酸氨溴索 30mg，每天 3 次，口服。溴己新、棕色合剂（又名复方甘草合剂）等均有一定的祛痰作用。除少数刺激性干咳外，一般不宜单纯采用镇咳药物，以免影响痰液排出，抑制呼吸中枢，加重呼吸道阻塞，使病情加重。

3. 解痉、平喘 气喘者常选用解痉平喘药物，如氨茶碱、特布他林、沙丁胺醇、复方氯喘片等。如支气管扩张剂使用后效果不明显，气道仍有持续阻塞，必要时可试用糖皮质激素。

4. 气雾疗法 生理盐水或祛痰药进行雾化吸入，或用超声雾化吸入，可稀释气管内的分泌物，有利于排痰。常用吸入型支气管扩张剂有特布他林、沙丁胺醇或异丙托溴铵。

二、临床缓解期

免疫调节剂如卡介菌多糖核酸注射液、胸腺肽和必思添（克雷白杆菌提取的糖蛋白）等对预防继发感染、减少发作可能有一定的效果。

【预防】

首先是戒烟。吸烟不仅是慢性支气管炎的重要发病原因，烟雾对周围人群也会带来危害。应改善环境卫生，做好个人保护，加强体育、呼吸和耐寒锻炼，增强体质，注意保暖，预防感冒。处理"三废"，消除大气污染，避免有害气体对呼吸道的刺激。

思考题

1. 如何诊断慢性支气管炎？
2. 慢性支气管炎和咳嗽变异型哮喘如何鉴别？

第二节　慢性阻塞性肺疾病

慢性阻塞性肺疾病（chronic obstructive pulmonary disease，COPD）是一种以持续存在的气流受限为特征的肺部疾病，气流受限不完全可逆，呈进行性发展，主要累及肺部，也可引起肺外各器官的损害。但是积极的预防与有效的治疗，可延缓、减轻，甚至阻止病情的发展。

COPD 是一种常见的呼吸系统疾病，患病率和病死率均居高不下。近年来对我国 7 个地区 20245 名成年人进行调查，COPD 的患病率占 40 岁以上人群的 8.2%。该病因肺功能进行性减退，严重影响患者的劳动力和生活质量，造成巨大的社会和经济负担，根据世界银行/世界卫生组织发表的研究，至 2020 年 COPD 将居世界疾病经济负担的第五位。

【病因和发病机制】

1. 吸烟　重要的发病因素，烟龄越长，吸烟量越大，COPD 患病率越高。

2. 职业粉尘和化学物质　接触职业粉尘及化学物质，如烟雾、过敏原、工业废气及室内空气污染等，浓度过高或时间过长时，均可产生与吸烟类似的 COPD。

3. 空气污染　大气中的有害气体，如二氧化硫、二氧化氮、氯气等可损伤气道黏膜上皮，使纤毛清除功能下降，黏液分泌增加，为细菌感染创造条件。

4. 感染因素　与慢性支气管炎类似，感染亦是 COPD 发生发展的重要因素之一。

5. 蛋白酶-抗蛋白酶失衡　蛋白酶增多或抗蛋白酶不足均可导致组织结构破坏，产生肺气肿。先天性 α_1-抗胰蛋白酶缺乏多见于北欧血统的个体。

6. 氧化应激　许多研究表明，COPD 患者的氧化应激增加，超氧阴离子、H_2O_2 和一氧化氮（NO）等氧化物可直接作用并破坏许多生化大分子，如蛋白质、脂质和核酸等，导致细胞功能障碍或细胞死亡，还可破坏细胞外基质，促进炎症反应。

7. 其他　如自主神经功能失调、营养不良、气温变化等，都可能参与 COPD 的发生、发展。

【病理】

支气管黏膜上皮细胞变性、坏死，溃疡形成。纤毛倒伏、变短、不齐、粘连，部分脱落。杯状细胞数目增多肥大，分泌亢进，腔内分泌物潴留。基底膜变厚坏死。支气管腺体增生肥大。各级支气管壁均有多种炎症细胞浸润，以中性粒细胞、淋巴细胞为主。炎症导致气管壁的损伤-修复过程反复发生，进而引起气管结构重建、胶原含量增加及瘢痕形成，这些病理改变是 COPD 气流受限的主要病理基础之一。

【病理生理】

在早期，一般反映大气道功能的检查如第一秒用力呼气容积（FEV_1）、最大通气量、最大呼气中期流速多为正常，但有些患者小气道功能（直接小于 2mm 的气道）已发生异常。随着病情加重，气道狭窄，阻力增加，常规通气功能检查可有不同程度异常。随着病情进展，气道阻力增加，气流受限成为不可逆性。

【临床表现】

一、症状

本病起病缓慢，病程较长。其主要症状包括：

1. 慢性咳嗽　随着病程发展可终身不愈，常晨间咳嗽明显，夜间有阵咳或排痰。

2. 咳痰   一般为白色黏液或浆液泡沫状，偶可带血丝，清晨排痰较多。急性发作时痰量增多，可有脓性痰。

3. 气短或呼吸困难   是 COPD 的典型症状。早期在劳力时出现，后逐渐加重，以致在日常活动，甚至休息时也感到气短。

4. 喘息和胸闷   部分患者特别是重度患者或急性加重时出现喘息。

5. 其他   晚期可出现体重下降、食欲减退等。

二、体征

早期可无异常，随着疾病进展出现以下体征：桶状胸，呼吸变浅，频率增快，语颤减弱，叩诊呈过清音，心浊音界缩小，肺下界和肝浊音界下降，呼吸音减弱，呼气延长，部分患者可闻及湿啰音和（或）干啰音。

【并发症】

1. 慢性呼吸衰竭   常在 COPD 急性加重时发生，可出现缺氧和二氧化碳潴留的表现。

2. 自发性气胸   如有突然加重的呼吸困难，并伴有明显的紫绀，患侧肺部叩诊为鼓音，听诊呼吸音减弱或消失，应考虑自发性气胸的可能，通过 X 线检查可以确诊。

3. 慢性肺源性心脏病   由于长期 COPD 引起肺血管床减少及缺氧，使肺动脉痉挛、血管重建，导致肺动脉高压、右心室肥厚扩大，最终发生右心功能不全。

【实验室及其他检查】

1. 肺功能检测   判断气流受限的主要客观指标，对 COPD 诊断、严重度评估、疾病进展、预后及治疗反应等有重要意义。

2. 胸部 X 线检查   COPD 早期可无变化，以后可出现肺纹理增粗、紊乱等非特异性改变，也可出现肺气肿改变。X 线胸片改变对 COPD 诊断的特异性不高，主要作为确定肺部并发症及排除其他肺部疾病之用。

3. 胸部 CT 检查   不应作为 COPD 的常规检查。高分辨 CT 对有疑难病例的鉴别诊断有一定意义。

4. 血气分析   对确定是否发生呼吸衰竭及其类型有重要意义。

【诊断】

主要根据吸烟等高危因素史、临床症状、体征及肺功能等综合分析确定。不完全可逆的气流受限是 COPD 诊断的必备条件。吸入支气管扩张剂后第一秒用力呼气量/用力肺活量（FEV_1/FVC）<70%，即可诊断。

【鉴别诊断】

本病主要和支气管哮喘鉴别，见表3-1。

表 3-1　COPD 与支气管哮喘鉴别表

鉴别要点	COPD	支气管哮喘
起病方式	多于中年后起病	多在儿童或青少年期起病
病程进展	症状缓慢进展，逐渐加重	症状起伏大，时重时轻，甚至突然恶化
病史	多有长期吸烟史和（或）有害气体、颗粒接触史	常伴过敏体质、过敏性鼻炎和（或）湿疹等，部分患者有哮喘家族史
气流受限的情况	气流受限基本为不可逆性；少数患者伴有气道高反应性，气流受限部分可逆	多为可逆性；但部分病程长者已发生气道重塑，气流受限不能完全逆转
支气管激发试验和支气管扩张试验	阴性	阳性
最大呼气流量（PEF）昼夜变异率	<20%	≥20%
特殊情况	在少部分患者中，这两种疾病可重叠存在	

【病情评估】

一、严重度分级　见表 3-2。

表 3-2　COPD 严重度分级

严重度	特征
Ⅰ级（轻度）	$FEV_1/FVC<70\%$，$FEV_1\%≥80\%$预计值，有或无慢性咳嗽、咳痰症状
Ⅱ级（中度）	$FEV_1/FVC<70\%$，$80\%>FEV_1\%≥50\%$预计值，有或无慢性咳嗽、咳痰症状
Ⅲ级（重度）	$FEV_1/FVC<70\%$，$50\%>FEV_1\%≥30\%$预计值，有或无慢性咳嗽、咳痰症状
Ⅳ级（极重度）	$FEV_1/FVC<70\%$，$FEV_1\%<30\%$预计值；或 $FEV_1\%<50\%$预计值，伴呼吸衰竭或心衰

二、分期

1. 急性加重期　短期内咳嗽、咳痰、气短和（或）喘息加重，痰量增多，呈脓性或黏液脓性，可伴发热等。

2. 稳定期　咳嗽、咳痰、气短等症状稳定或较轻。

【治疗】

一、稳定期

1. 戒烟，脱离污染环境。

2. 扩张支气管

（1）β_2受体激动剂　主要有沙丁胺醇和特布他林气雾剂，每次 100~200μg（1~2 喷），定量吸入，疗效持续 4~5 小时，每 24 小时不超过 8~12 喷；沙美特罗、福莫特罗属长效 β_2 受体激动剂，每天仅需吸入 2 次。

（2）抗胆碱能药　主要有异丙托溴铵气雾剂，开始作用时间较慢，但持续时间长，维持 6~8 小时，剂量为 40~80μg（每喷 20μg），每天 3~4 次。噻托溴铵为长效抗胆碱药，作用长达 24 小时以上，吸入剂量为 18μg，每天 1 次。

（3）茶碱类药物　缓释型或控释型茶碱，0.2g，每天 2 次；或氨茶碱，0.1g，每天 3 次。

3. 祛痰　常用药物有盐酸氨溴索 30mg，每天 3 次；N-乙酰半胱氨酸 0.2g，每天 3 次；或羧甲司坦 0.5g，每天 3 次；稀化黏素 0.3g，每天 3 次。

4. 糖皮质激素的使用　长期规律吸入糖皮质激素较适用于 $FEV_1 < 50\%$ 预计值并且有临床症状及反复加重的 COPD 患者。联合吸入糖皮质激素和长效 β_2 受体激动剂，比各自单用效果好，目前有布地奈德加福莫特罗、氟替卡松加沙美特罗两种联合制剂。

5. 长期家庭氧疗　应在Ⅳ级即极重度 COPD 患者应用，具体指征是：①$PaO_2 \leqslant 55mmHg$ 或动脉血氧饱和度（SaO_2）$\leqslant 88\%$，有或没有高碳酸血症。②$PaO_2\ 55 \sim 60mmHg$，或 $SaO_2 < 89\%$，并有肺动脉高压、心力衰竭水肿或红细胞增多症（红细胞比积 >55%）。一般是经鼻导管吸入氧气，流量 $1 \sim 2L/min$，吸氧持续时间 $>15h/d$。长期家庭氧疗的目的是使患者在静息状态下，达到 $PaO_2 \geqslant 60mmHg$ 和（或）使 SaO_2 升至 90%。

二、急性加重期

1. 控制感染　细菌感染是导致 COPD 急性加重最重要的原因，即使初期是由病毒感染引起，亦很快因并发细菌感染而加重病情，故临床选择敏感抗生素是极为重要的措施。治疗应根据 COPD 严重程度及相应的细菌分层情况，结合当地常见致病菌类型及耐药流行趋势和药敏情况尽早选择敏感抗生素。如对初始治疗方案反应欠佳，应及时根据细菌培养及药敏试验结果调整抗生素。

2. 扩张支气管　短效 β_2 受体激动剂较适用于 COPD 急性加重期的治疗。若效果不显著，建议加用抗胆碱能药物（如异丙托溴铵、噻托溴铵等）。对于较为严重的 COPD 加重者，可考虑静脉滴注茶碱类药物。

3. 控制性氧疗　是住院患者的基础治疗。无严重合并症患者氧疗后易达到满意的氧合水平（$PaO_2 > 60mmHg$ 或 $SaO_2 > 90\%$）。但吸入氧浓度不宜过高，需注意可能发生潜在的二氧化碳潴留及呼吸性酸中毒。

4. 糖皮质激素的使用　住院患者宜在应用支气管扩张剂基础上，口服或静脉滴注糖皮质激素，口服泼尼松 $30 \sim 40mg/d$，连续 $7 \sim 10$ 天后逐渐减量停药。也可以静脉给予甲泼尼龙 40mg，每天 1 次，$3 \sim 5$ 天后改为口服。

5. 祛痰　溴己新 $8 \sim 16mg$，每天 3 次；盐酸氨溴索 30mg，每天 3 次。

【预防】

主要是避免发病的高危因素、急性加重的诱发因素及增强机体免疫力。戒烟是预防 COPD 最重要也是最简单易行的措施。控制职业和环境污染，积极防治婴幼儿和儿童期的呼吸系统感染。流感疫苗、肺炎链球菌疫苗等对防止 COPD 患者反复感染可能有益。加强体育锻炼，增强体质，提高机体免疫力，可帮助改善机体一般状况。此外，应定期对高危因素的人群进行肺功能检测，以尽可能早期发现 COPD 并及时予以干预。

思考题

1. 临床上如何诊断 COPD？

2. COPD 如何分级？

3. COPD 与支气管哮喘如何鉴别？

第四章 慢性肺源性心脏病

慢性肺源性心脏病（chronic pulmonary heart disease）简称慢性肺心病，是指慢性肺、胸廓疾病或肺血管病变所引起的肺循环阻力增加、肺动脉高压，进而引起右心室肥厚、扩大，甚至发生右心衰竭的心脏病。

本病是我国比较常见的一种心脏病，多见于40岁以上的患者。以寒冷、高原、农村地区吸烟者患病率为高。本病绝大多数是从慢性支气管炎、慢性阻塞性肺疾病发展而来，多在冬季由于呼吸道感染而导致心力衰竭。

【病因】

1. 支气管、肺疾病 以慢性阻塞性肺疾病最常见，其次为支气管哮喘、重症肺结核、支气管扩张、尘肺、慢性弥漫性肺间质纤维化、结节病和结缔组织病等。

2. 严重的胸廓畸形 较少见，如严重的脊椎后、侧凸，脊椎结核，类风湿性脊柱炎，广泛胸膜增厚粘连和胸廓成形术后造成的严重胸廓或脊柱畸形等。

3. 肺血管疾病 甚少见，如原因不明的原发性肺动脉高压、广泛或反复发作的多发性肺小动脉栓塞和肺小动脉炎以及原发性肺动脉血栓形成等。

4. 神经肌肉疾病 罕见，如脊髓灰质炎、肌营养不良和肥胖通气不良综合征等。

【发病机制】

肺循环阻力增加，肺动脉高压，右心负荷增加，右心室肥厚扩大，最后引起右心衰竭，是不同病因发展至慢性肺心病的共同机制。

一、肺动脉高压

肺动脉高压（pulmonary arterial hypertension，PAH）的发生主要与以下因素有关。

1. 肺血管器质性改变 长期反复发作的慢性支气管炎及其周围炎可累及邻近肺细小动脉，引起管壁炎症，管壁增厚，管腔狭窄或纤维化，甚至完全闭塞，导致肺泡内压增高，压迫肺泡壁毛细血管，使肺泡壁毛细血管床减少。严重COPD出现明显肺气肿时，肺泡过度充气，使多数肺泡的间隔破裂融合，也可导致肺泡壁毛细血管床减少。如其减少程度较轻、范围较小，则肺动脉压力升高不明显，当其减少超过70%时，则肺循环阻力增大，肺动脉压力明显升高，促使肺动脉高压发生。

2. 肺血管功能性改变 由于慢阻肺及其他病因使肺的呼吸功能发生障碍，引起缺氧和呼吸性酸中毒，使肺细小动脉痉挛，导致肺动脉高压。

（1）体液因素　肺部炎症可激活炎症细胞，释放一系列炎症介质，引起肺血管收缩。

（2）组织因素　缺氧可直接引起肺血管收缩。肺泡气二氧化碳分压（$PaCO_2$）上升，可引起局部肺血管收缩和支气管舒张。

（3）神经因素　缺氧和高碳酸血症可刺激颈动脉窦和主动脉体化学感受器，反射性地通过交感神经兴奋，儿茶酚胺分泌增加，使肺动脉收缩。

3. 肺血管重建　指在缺氧等刺激因子作用下，肺血管在结构上发生的一系列变化，主要表现在无肌层肺小动脉出现明显的肌层，肌层肺小动脉中层增厚，内膜纤维增生，内膜下出现纵行肌束，以及弹力纤维和胶原纤维性基质增多，结果使肺血管变硬，阻力增加。

4. 血栓形成　尸检发现，部分慢性肺心病急性发作期患者存在多发性肺微小动脉原位血栓形成。

5. 血容量增多和血液黏稠度增加　慢性缺氧，导致促红细胞生长素分泌增加，继发性红细胞生成增多，肺血管阻力增高。COPD 患者还存在肺毛细血管床面积减少和肺血管顺应性下降等因素，血管容积的代偿性扩大明显受限，因而肺血流量增加时，引起肺动脉高压。

二、右心功能的改变

肺循环阻力增加，肺动脉压力升高后，右心发挥其代偿功能，以克服肺动脉压力升高的阻力而发生右心室肥大。肺动脉高压早期，右心室尚能代偿，舒张末期压仍正常。随着病情的进展，特别是在急性呼吸道-肺感染发作时，肺动脉高压持续存在且较严重，超过右心的负荷，右心失代偿，右心排血量下降，右心室收缩终末期残余血量增加，舒张末期压增高，发生右心衰竭。

【病理】

1. 肺部主要原发性病变　绝大多数为慢性支气管炎和慢性阻塞性肺疾病的病理变化。

2. 肺血管的病变　肺动脉血管的管壁增厚和管腔狭窄或闭塞；肺泡壁毛细血管床的破坏和减少；肺广泛纤维化、瘢痕组织收缩；严重肺气肿压迫肺血管使其变形、扭曲。

3. 心脏病变　主要病变为心脏重量增加、右心肥大、右心室肌肉增厚、心室腔扩大、肺动脉圆锥膨隆。

【临床表现】

本病发展缓慢，分为代偿期和失代偿期两个阶段，临床上除原有肺、胸疾病的各种症状和体征外，主要是逐步出现的肺、心功能不全及其他器官受损的征象。

一、肺、心功能代偿期（包括缓解期）

1. 肺部原发疾病表现　①长期慢性咳嗽、咳痰或喘息病史，逐渐出现乏力、呼吸困难，活动后心悸、气促加重。②肺气肿体征。③由于肺或支气管病变，肺部听诊常有干、湿啰音。

2. 脉动脉高压和右心室肥大体征　①肺动脉瓣区第二心音亢进（提示肺动脉高压）。②三尖瓣区出现收缩期杂音或剑突下的心脏收缩期搏动，多提示有右心室肥厚、扩大。③部分病例因严重肺气肿使胸腔内压升高，上腔静脉回流受阻，可出现颈静脉充盈；又因膈肌下降，肝下缘可在肋下触及，酷似右心功能不全的体征，但此时静脉压无明显升高，肝脏无淤血、前后径并不增大，且无压痛，可予鉴别。

二、肺、心功能失代偿期

多由急性呼吸道感染所诱发。除上述症状加重外，相继出现呼吸衰竭和心力衰竭。

1. 呼吸衰竭　主要表现为缺氧和二氧化碳潴留症状。

（1）低氧血症　除胸闷、心悸、心率增快和紫绀外，严重者可出现头晕、头痛、烦躁不安、谵妄、抽搐和昏迷等症状。

（2）二氧化碳潴留　头痛，多汗，失眠，夜间不眠，日间嗜睡。重症出现幻觉、神志恍惚、烦躁不安、精神错乱和昏迷等精神、神经症状，以致死亡。

2. 心力衰竭　以右心衰竭为主。心悸、心率增快、呼吸困难及紫绀进一步加重，上腹胀痛、食欲不振、少尿。主要体征为颈静脉明显怒张，肝肿大伴有压痛，肝颈静脉反流征阳性，下肢水肿明显，并可出现腹水。因右心室肥大使三尖瓣相对关闭不全，在三尖瓣区可听到收缩期杂音，严重者可出现舒张期奔马律。也可出现各种心律失常，特别是房性心律失常。病情严重者可发生休克。少数患者亦可出现急性肺水肿或全心衰竭。

【并发症】

1. 肺性脑病　指慢性肺、胸疾病伴有呼吸功能衰竭，出现缺氧、二氧化碳潴留而引起精神障碍、神经症状的一种综合征。为肺心病死亡的首要原因。临床常见神志淡漠、肌肉震颤、间歇抽搐、嗜睡、昏睡、昏迷等表现，神经系统检查可出现腱反射减弱或消失、锥体束征阳性等体征。

2. 酸碱平衡失调及电解质紊乱　呼吸衰竭时，由于动脉血二氧化碳分压升高，血液碳酸浓度增加，普遍存在呼吸性酸中毒。然而，常因体内代偿情况的不同或并存其他疾病的影响，还可出现各种不同类型的酸碱平衡失调及电解质紊乱，如肺心病急性加重期，治疗前往往是呼吸性酸中毒并发代谢性酸中毒及高钾血症；治疗后又易迅速转为呼吸性酸中毒并发代谢性碱中毒及低钾、低氯血症而加重神经系统症状。

3. 心律失常　多表现为房性早搏及阵发性室上性心动过速，也可有房性扑动及心房颤动。少数病例由于急性严重心肌缺氧，可出现心室颤动以至心脏骤停。

4. 休克　肺心病较常见的严重并发症及致死原因之一。其发生原因有：①中毒性休克：由于严重呼吸道-肺感染、细菌毒素所致微循环障碍引起。②心源性休克：由严重心力衰竭、心律失常或心肌缺氧性损伤所致心排血量锐减引起。③失血性休克：由上消化道出血引起。

5. 消化道出血　缺氧、高碳酸血症及循环淤滞可使上消化道黏膜糜烂、坏死，发生弥漫性渗血；或因高碳酸血症时，胃壁细胞碳酸酐酶的活性增加，使氢离子释出增多，产生应激性溃疡而出血。

6. 其他　功能性肾衰竭、弥散性血管内凝血等。

NOTE

【实验室及其他检查】

1. 胸部 X 线检查 除肺、胸原发疾病及急性肺部感染的特征外，尚可有肺动脉高压征，如右下肺动脉干扩张，其横径≥15mm；肺动脉段明显突出或其高度≥3mm；右心室肥大。

2. 心电图检查 主要表现为右室肥大的改变，如电轴右偏，额面平均电轴≥90°，重度顺钟向转位，$RV_1+SV_5≥1.2mV$，$RV_1≥1mV$ 及肺型 P 波。也可见右束支传导阻滞及低电压图形。在 V_1、V_2 甚至 V_3 出现酷似陈旧性心肌梗死图形的 QS 波，乃膈肌降低及心脏极度顺钟向转位所致。

3. 超声心动图和肺动脉压力测定 可显示右室内径增大（≥20mm），右室流出道增宽（≥30mm）及肺动脉内径增大、右室前壁厚度增加。多普勒超声心动图显示三尖瓣反流和右室收缩压增高。肺动脉压力>20mmHg。

4. 血气分析 呼吸衰竭时，$PaO_2<60mmHg$，$PaCO_2>50mmHg$。pH 值因机体对酸、碱代偿情况不同而异，可正常、降低或升高。

5. 血液检查 血液流变学检查可了解红细胞变形性、血液高凝状态；血电解质测定可了解是否存在电解质紊乱；血常规检查可见红细胞、血红蛋白升高，合并感染时，白细胞总数和中性粒细胞升高。

【诊断】

结合病史、体征及实验室检查，综合判断。在慢性肺、胸疾患的基础上，一旦发现有肺动脉高压、右心室肥大的体征或右心功能不全的征象，同时排除其他引起右心病变的心脏病，即可诊断本病。若出现呼吸困难、颈静脉怒张、紫绀，或神经精神症状，为肺心病呼吸衰竭表现。如有下肢或全身水肿、腹胀、肝区疼痛，提示肺心病右心衰竭。

【鉴别诊断】

1. 冠状动脉粥样硬化性心脏病（简称冠心病） 冠心病与肺心病同样多见于中老年患者，两者均可出现心脏增大、肝肿大、下肢水肿及紫绀，而肺心病患者的心电图 $V_1 \sim V_3$ 可呈 QS 型，又酷似心肌梗死的心电图改变，但冠心病患者多有心绞痛或心肌梗死史，心脏增大主要为左心室，心尖区可闻及收缩期杂音。X 线检查显示心左缘向左下扩大。心电图显示缺血型 ST 段、T 波改变，如 ST 段明显压低或下垂型，T 波深倒，或异常 Q 波。值得注意的是，肺心病伴发冠心病者临床并非罕见，应详细询问病史、体格检查和有关的心、肺功能检测，加以鉴别。

2. 风湿性心脏病 风湿性心脏病二尖瓣狭窄所致的肺动脉高压、右心室肥大，常并发肺部感染，易与肺心病混淆。但该病多见于青少年，有风湿活动史，二尖瓣区有舒张中、晚期隆隆样杂音，X 线表现为左心房扩大为主。超声心动图检查可示左房室瓣"城墙样"的改变。其他瓣膜如主动脉瓣常有病变。而慢性肺心病好发于 40 岁以上患者，常有慢性肺、胸疾患和阻塞性肺气肿、右心室肥厚体征，X 线检查左心房不大。心电图在 Ⅱ、Ⅲ、aVF 导联上常出现肺型 P 波。多普勒超声心动图显示三尖瓣反流和右室收缩压增高，肺动脉压力>20mmHg。

3. 原发性扩张型心肌病 该病右心衰竭与肺心病相似，尤其是伴有呼吸道感染者，容易误诊为肺心病。但该病心脏大多呈普遍性增大，多见于中青年，无明显慢性呼吸道感染史及显著肺气肿体征，无突出的肺动脉高压征，心电图无明显顺钟向转位及电轴右偏，而以心肌劳损多见。超声心动图检查可资鉴别。

【病情评估】

一、分期

1. 急性加重期 多由急性呼吸道感染所诱发，有明显的呼吸衰竭和心力衰竭表现。

2. 缓解期 病情相对稳定，除慢性肺部原发疾病表现外，同时有肺动脉高压和右心室肥大的体征。

二、预后

慢性肺心病常反复急性加重，随着肺功能的损害病情逐渐加重，多数预后不良，病死率在10%～15%，但经积极治疗可延长寿命，提高患者生活质量。

【治疗】

一、急性加重期

1. 积极抗炎 呼吸道感染是呼吸衰竭与心力衰竭的常见诱因，因此，控制感染是治疗肺心病的关键。肺心病并发的感染多为混合性感染，故应采取联合用药。一般可首选青霉素类、氨基糖苷类、氟喹诺酮类及头孢菌素类等。根据痰培养和药物敏感试验选用抗生素更为合理。多为静脉用药。长期应用抗生素要防止真菌感染。一旦真菌成为肺部感染的主要病原菌，应调整或停用抗生素，给予抗真菌治疗。

2. 改善呼吸功能，抢救呼吸衰竭 采取综合措施，包括缓解支气管痉挛、清除痰液、通畅呼吸道、持续低浓度给氧、应用呼吸中枢兴奋剂等。必要时施行机械通气。

3. 纠正心力衰竭 在积极控制感染，改善呼吸功能后，一般患者心功能常能改善，尿量增多，水肿消退，肝肿大可缩小或恢复正常，不需使用利尿剂和强心剂。但较重患者或经以上治疗无效者，可适当选用利尿剂和强心剂。

（1）利尿剂 通过抑制肾脏钠、水重吸收而消除水肿，减少血容量，减轻心脏前负荷。但过多利尿，易导致低钾、低氯性碱中毒，产生神经精神症状，增加氧耗，加重病情；还可以使痰液黏稠不易排出，加重呼吸衰竭；又可使血液浓缩，增加循环阻力，且易发生弥散性血管内凝血。因此，宜短疗程、小剂量、间歇联合使用排钾和保钾利尿剂。一般可用氢氯噻嗪25mg，每天1～3次，合用螺内酯40mg，每天1～2次。

（2）强心剂 应用指征：①感染已被控制，呼吸功能已改善，利尿剂不能取得良好疗效而反复水肿的心力衰竭患者。②合并室上性快速心律失常，如室上性心动过速、心房颤动（心室率>100次/分）者。③以右心衰竭为主要表现而无明显急性感染的诱因者。④出现急性左心衰竭者。肺心病患者由于慢性缺氧及感染，对洋地黄类药物耐受性很低，疗效差，且易引起中毒，强心剂的剂量宜小，为常规剂量的 $1/2\sim2/3$，同时选用作用快、排泄快的强心剂。用药期间应注意纠正缺氧，防治低钾血症，以免发生药物不良反应。低氧血症、感染等均可使心率增快，故不宜以心率减慢作为衡量强心剂的疗效指征。

（3）血管扩张剂的应用　可减轻心脏前、后负荷，降低心肌耗氧量，增加心肌收缩力，对部分顽固性心衰有一定效果，但并不像治疗其他心脏病那样效果明显。血管扩张剂在扩张肺动脉的同时也扩张体动脉，往往造成体循环血压下降，反射性产生心率增快、氧分压下降，二氧化碳分压上升等不良反应，因而限制了血管扩张剂在慢性肺心病的临床应用。

4. 控制心律失常　房性异位心律随着病情好转多可迅速消失。如经治疗仍不能消失时，未经洋地黄制剂治疗者，可在密切观察下选用小量毛花苷丙或地高辛治疗；对频发室性早搏、室性心动过速者，可选用利多卡因、丙吡胺等药物。洋地黄中毒所致的心律失常，则按洋地黄中毒处理。另外，还要注意避免应用普萘洛尔等 β 受体阻滞剂，以免引起支气管痉挛。

5. 糖皮质激素的应用　可解除支气管痉挛，改善通气，降低肺泡内压力，减轻右心负担。所以，在有效控制感染的情况下，可短期应用大剂量糖皮质激素，有利于抢救呼吸衰竭和心力衰竭。

6. 抗凝　应用普通肝素或低分子肝素防止肺微小动脉原位血栓形成。

7. 并发症的处理

（1）肺性脑病　除上述治疗措施外，还应注意纠正酸碱平衡失调和电解质紊乱。发现脑水肿时可快速静脉滴注 20% 甘露醇 250mL，必要时 6～8 小时重复 1 次。肺性脑病出现兴奋、躁动时，慎用镇静剂。

（2）其他　酸碱平衡失调和电解质紊乱、消化道出血、休克、肾衰竭、弥散性血管内凝血等给予相应治疗。

二、缓解期

1. 呼吸锻炼　增强膈肌的活动，提高潮气量，减少呼吸频率，变浅速呼吸为深慢呼吸。呼吸锻炼时除采用腹式呼吸外，还必须缩拢口唇进行呼气，这样可延缓呼气流速，提高气道内压力，防止细小气道呼气时过早闭合。此外，呼吸锻炼时亦可采取上身前倾 20°～40° 的姿势进行呼气，可使腹壁放松，膈肌活动增加，辅助呼吸肌的活动减弱，疗效更为满意。

2. 增强机体免疫力　积极提高肺心病缓解期患者的免疫力，对延长其缓解期，减少急性发作次数具有重要的意义。常用药物有转移因子、胸腺素、干扰素、人体丙种球蛋白等。

3. 家庭长期氧疗。

【预防】

预防慢性肺心病的关键是防止 COPD 的发生和发展。主要措施包括：①避免吸烟。②避免或减少有害粉尘、烟雾或气体吸入。③预防呼吸道感染，包括病毒、支原体或细菌感染。流感疫苗、肺炎链球菌疫苗等对于预防流感病毒、肺炎链球菌感染可能有一定的意义。

思考题

1. 简述肺动脉高压的发生机上制。

2. 慢性肺心病有哪些并发症？

3. 如何诊断慢性肺心病？

4. 慢性肺心病急性加重期的治疗原则有哪些？

5. 慢性肺心病急性加重期强心剂的应用指征是什么？

第五章　支气管哮喘

支气管哮喘（bronchial asthma）简称哮喘，是一种由肥大细胞、嗜酸性粒细胞、淋巴细胞等多种炎症细胞介导的气道慢性炎症。本病常存在气道高反应性（AHR）和广泛的、可逆性气流阻塞。临床以反复发作的喘息、呼气性呼吸困难、胸闷或咳嗽为特征，常在夜间和（或）清晨发作。

近年来，哮喘的患病率和病死率均呈上升趋势。根据有关调查资料，我国哮喘平均患病率为 0.5%~1%。地区不同其患病率也各异，西藏高原的患病率仅为 0.11%，而沿海某些地区，如福建省的患病率高达 2.03%。不断更新的"全球哮喘防治创议"（GINA）已成为防治哮喘的重要指南。

【病因和发病机制】

支气管哮喘病因众多，发病机制十分复杂，主要有以下几种认识。

1. 变态反应　外源性变应原刺激机体，产生特异性的 IgE 抗体，吸附在肥大细胞和嗜碱性粒细胞表面。当变应原再次进入体内并与 IgE 抗体结合后，导致肥大细胞脱颗粒，释放出多种炎症介质。炎症介质使支气管平滑肌痉挛、微血管渗漏、黏膜水肿、分泌增多，致支气管腔狭窄，引起速发相哮喘反应的发生。Ⅰ型变态反应通常在几分钟内发生，持续 1 个多小时，常见变应原有尘螨、花粉、真菌等。

2. 气道炎症　最重要的哮喘发病机制，是导致哮喘患者气道高反应性和气道弥漫性、可逆性阻塞的病理基础。炎症发生的机制主要在于外源性变应原使肥大细胞脱颗粒，释放出炎性介质，引起多种炎症细胞从外周循环血液聚集到气道，炎症细胞又活化，再次释放出许多炎性介质，使气道黏膜上皮破坏、微血管渗漏、黏膜水肿、腺体分泌增加，导致迟发相哮喘反应的发生。而 T 淋巴细胞的免疫调节作用失常（Th1 功能不足，Th2 功能亢进，Th1/Th2 比值低于正常）与炎症的发生密切相关。重要的炎症介质和细胞因子有嗜酸性粒细胞释放的嗜酸性粒细胞阳离子蛋白（ECP）、嗜酸性粒细胞趋化因子（ECT）、主要碱性蛋白（MBP）、白三烯（LTs）、血小板活化因子（PAF）、白细胞介素-3（IL-3）、白细胞介素-4（IL-4）、白细胞介素-5（IL-5）和粒细胞巨噬细胞集落刺激因子（GM-CSF）等。

3. 神经-受体失衡　也被认为是哮喘发病的重要环节。肾上腺素能神经的 α 受体、胆碱能神经的 M_1、M_3 受体和非肾上腺素能非胆碱能神经的 P 物质受体功能增强，肾上腺素能神经的 β 受体、胆碱能神经的 M_2 受体和非肾上腺素能神经的 VIP（血管活性肠肽）受体功能不足，均可使气道对各种刺激因子的反应性增高，引起气道平滑肌收缩、痉挛。

4. 其他机制　哮喘的发生与呼吸道的病毒感染、服用某些解热镇痛药（如阿司匹林、普萘洛尔）和含碘造影剂、运动过程中的过度换气、胃-食管反流、心理因素、遗传等也有一定的关系。支气管哮喘属于多基因遗传，约 2/3 的支气管哮喘患者有家族遗传病史，先天遗传因素和后天环境因素在支气管哮喘的发病中均起着重要作用。

【病理】

本病主要病理特征是大量嗜酸性粒细胞在气道内的浸润。早期病理改变大多为可逆性的，表现为支气管黏膜肿胀、充血，分泌物增多，气道内炎症细胞浸润，气道平滑肌痉挛等，病情缓解后基本恢复正常。随着哮喘的反复发作，病理改变的可逆性逐渐减小，支气管呈现慢性炎症性改变，表现为柱状上皮细胞纤毛倒伏、脱落，上皮细胞坏死，黏膜上皮层杯状细胞增多，支气管黏膜层大量炎症细胞浸润、黏液腺增生。若哮喘长期反复发作，表现为支气管平滑肌肌层肥厚，气道上皮细胞下纤维化、基底膜增厚等，出现气道重建现象。

【临床表现】

一、症状

多数哮喘患者在发作前有一定的前驱症状，如突然出现的鼻和咽部发痒，打喷嚏，流鼻涕，继而出现胸闷、咳嗽等。持续几秒钟到几分钟后出现典型表现。

1. 呼吸困难 表现为发作性喘息，伴有哮鸣音，吸气短促，呼气相对延长，以呼气性呼吸困难为主，严重者可出现端坐呼吸。多于夜间或凌晨突然发作，短则持续数分钟，长则持续数小时甚至数天，可自行缓解或经治疗后缓解。

2. 胸闷 患者胸部有紧迫感，严重者甚至有窒息感，胸闷与呼吸困难可同时存在，也可仅有胸闷。

3. 咳嗽 哮喘发作前多为刺激性干咳，发作时咳嗽反而有所减轻，若无合并感染，多为白色泡沫痰。咳嗽可与胸闷、呼吸困难同时存在，也可以是哮喘的唯一症状，如咳嗽变异性哮喘，其特点是干咳或少量痰液，使用抗生素治疗无效，此类患者常易误诊或漏诊。

二、体征

1. 哮鸣音 为哮喘患者最具有特征的体征。是因气流通过狭窄的气道产生的，两肺可闻及广泛的哮鸣音。当哮喘发作严重，支气管极度狭窄，哮鸣音反而减弱甚至消失，是危重哮喘的表现。

2. 肺过度充气 哮喘发作，尤其是严重发作时，可出现明显的肺过度充气体征，表现为患者胸腔的前后径扩大，肋间隙增宽，发作缓解后肺过度充气体征明显改善或消失。

3. 其他体征 哮喘发作严重时，辅助呼吸肌收缩加强，出现三凹征等。持续严重发作可引起呼吸肌疲劳，进而导致呼吸衰竭。重度哮喘时常有奇脉，危重时还可出现胸腹矛盾运动。

【并发症】

急性发作时可并发气胸、纵隔气肿、肺不张；长期发作可并发 COPD、肺源性心脏病、支气管扩张和肺纤维化等。

【实验室及其他检查】

1. 血常规检查 可有嗜酸性粒细胞增多，并发感染者白细胞总数和中性粒细胞增多。

2. 痰液检查 涂片镜检可见较多嗜酸性粒细胞。

3. 肺功能检查 哮喘发作期呼吸功能明显受到影响，有关指标均显著下降。其中以第一秒用力呼气容积（FEV_1）占预计值的百分率（$FEV_1\%$）最为可靠，以最大呼气流速（PEF）的测定最为方便，同时 PEF 测定值占预计值的百分率（PEF%）和 PEF 昼夜变异率也是判断支气管哮喘病情严重度的两项重要的指标。缓解期各项指标可部分或全部恢复正常。必要时可进行支气管激发试验或支气管舒张试验，支气管激发试验阳性是指呼吸功能基本正常的患者，吸入组胺、乙酰甲胆碱或过敏原后 FEV_1 或 PEF 下降>20%，而支气管舒张试验阳性则是指通气功能低于正常的患者，吸入支气管扩张剂后 FEV_1 或 PEF 测定值增加≥15%。

4. 免疫学和过敏原检测 缓解期血清中特异性 IgE 和嗜酸性粒细胞阳离子蛋白（ECP）含量的测定有助于哮喘的诊断，哮喘患者 IgE 可较正常升高 2 倍以上。皮肤过敏原测试用于指导避免过敏原接触和脱敏治疗，临床较为常用。

5. 胸部 X 线检查 发作期两肺透亮度增加，呈过度充气状态，非急性发作期多无明显改变。

6. 血气分析 PaO_2 和 $PaCO_2$ 正常或轻度下降表明哮喘发作程度较轻，PaO_2 下降而 $PaCO_2$ 正常可能是中度哮喘发作，重度哮喘发作者 PaO_2 明显下降而 $PaCO_2$ 超过正常，并可能出现呼吸性酸中毒和（或）代谢性酸中毒。

【诊断】

符合下列 1~4 条或 4、5 条者，即可诊断。

1. 反复发作喘息、气急、胸闷或咳嗽，多与接触变应原、冷空气、物理、化学性刺激、病毒性上呼吸道感染、运动等有关。

2. 发作时在双肺可闻及散在或弥漫性、以呼气相为主的哮鸣音，呼气相延长。

3. 上述症状可经治疗缓解或自行缓解。

4. 除外其他疾病所引起的喘息、气急、胸闷和咳嗽。

5. 临床表现不典型者（如无明显喘息或体征）应有下列 3 项中至少 1 项阳性：①支气管激发试验阳性。②支气管舒张试验阳性。③昼夜 PEF 变异率≥20%。

【鉴别诊断】

1. 心源性哮喘 指由于左心衰竭引起肺血管外液体量过度增多，甚至渗入肺泡而产生的哮喘。临床表现为呼吸困难、紫绀、咳嗽、咳白色或粉红色泡沫痰，与支气管哮喘症状相似。但心源性哮喘多有高血压、冠状动脉粥样硬化性心脏病、风心病二尖瓣狭窄等病史和体征，两肺不仅可闻及哮鸣音，尚可闻及广泛的水泡音。左心界扩大，心率增快，心尖部可闻及奔马律。影像学表现为以肺门为中心的蝶状或片状模糊阴影。鉴别困难者，可先静脉注射氨茶碱或雾化吸入 β_2 受体激动剂，待症状缓解后再做进一步的检查。注意此时忌用肾上腺素和吗啡，以免抑制呼吸，造成生命危险。

2. COPD　详见第三章第二节。

3. 支气管肺癌　中央型支气管肺癌肿瘤压迫支气管，引起支气管狭窄，或伴有感染时，亦可出现喘鸣音或哮喘样呼吸困难。但肺癌的呼吸困难及喘鸣症状呈进行性加重，常无明显诱因，咳嗽咳痰，痰中带血。痰找癌细胞、胸部 X 线摄片、CT、MRI 或纤维支气管镜检查可明确诊断。

4. 肺嗜酸性粒细胞浸润症　包括热带性嗜酸性粒细胞增多症、肺嗜酸性粒细胞增多性浸润症、外源性变态反应性肺泡炎和变态反应性支气管肺曲菌病等。患者临床症状较轻，哮喘伴有发热，胸部 X 线检查可见多发性、此起彼伏的淡薄斑片浸润影，临床表现可自行消失或再发，寄生虫、原虫、花粉、真菌、化学药品、职业粉尘等为常见的致病原，大多有接触史，肺组织活检有助于鉴别诊断。

【病情评估】

一、严重度分级

哮喘急性发作时病情严重程度的分级见表 5-1。

表 5-1　哮喘急性发作时病情严重程度的分级

临床特点	轻度	中度	重度	危重
气短	步行、上楼时	稍事活动	休息时	
体位	可平卧	喜坐位	端坐呼吸	
讲话方式	连续成句	常有中断	单字	不能讲话
精神状态	有焦虑尚安静	焦虑或烦躁	有焦虑、烦躁	嗜睡或意识模糊
出汗	无	有	大汗淋漓	
呼吸频率	轻度增加	增加	常每分钟>30 次	胸腹矛盾运动
辅助呼吸肌活动、三凹征	常无	可有	常有	减弱，乃至无
哮鸣音	呼吸末期散在	响亮、弥漫	响亮、弥漫	慢而不规则
脉率	每分钟<100 次	每分钟 100~120 次	每分钟>120 次	无
奇脉	无	可有	常有	
使用 β_2 激动剂后 PEF 占常预计值或个人最高值%	>80%	60%~80%	<60%，或绝对值<100L/min	
PaO_2（吸空气）	正常	≥60 mmHg	<60mmHg	
$PaCO_2$	<40mmHg	≤45mmHg	>45mmHg	
SaO_2（吸空气）	>95%	91%~95%	≤90%	
pH				降低

二、分期

1. 急性发作期　咳嗽、气喘和呼吸困难症状明显，多数需要应用平喘药物治疗。

2. 非急性发作期（慢性持续期）　哮喘患者即使没有急性发作，但在相当长的时间内仍有不同频度和（或）不同程度地出现症状（喘息、咳嗽、胸闷等），肺通气功能下降。

三、预后

大多良好，少数患者可并发肺气肿和慢性肺源性心脏病，预后较差。

NOTE

【治疗】

本病虽无特效治疗方法，但长期规范化的治疗能控制症状，减少发作，防止病情恶化，提高生活质量，延缓或防止不可逆性气道阻塞的形成。

1. 脱离变应原　部分患者能找到引起哮喘发作的变应原或其他非特异刺激因素，立即使患者脱离变应原的接触是防治哮喘最有效的方法。

2. 药物治疗　吸入疗法具有用药剂量少、见效快、使用方便和副作用少等优点，已成为防治哮喘病的主要给药方式。

（1）β₂受体激动剂　缓解哮喘症状的首选药物。主要作用机制是兴奋 β₂ 受体，激活腺苷酸环化酶，增加细胞内环磷酸腺苷（cAMP）的合成，舒张支气管平滑肌，稳定肥大细胞膜。作用特点是舒张支气管作用强，平喘作用迅速，不良反应小。常用制剂有：①短效-速效 β₂ 受体激动剂：如沙丁胺醇和特布他林气雾剂，每次吸入 1～2 喷，适用于控制哮喘急性发作。②短效-迟效 β₂ 受体激动剂：如沙丁胺醇和特布他林片剂，每次 1～2 片，每天 3 次口服，适用于治疗日间哮喘。其控释剂作用时间较长，已有逐渐取代片剂的趋势，班布特罗为新型前体药，近来使用也逐渐增多。③长效-迟效 β₂ 受体激动剂：如沙美特罗气雾剂，适用于防治夜间哮喘。④长效-速效 β₂ 受体激动剂：如福莫特罗干粉吸入剂，既可用于防治夜间哮喘，也适用于控制哮喘急性发作。沙美特罗、福莫特罗常与吸入激素联合使用。

（2）茶碱（黄嘌呤）类药物　作用机制尚未阐述清楚，可能与其抗炎作用、抑制磷酸二酯酶（PDE）的活性、拮抗腺苷、刺激内源性儿茶酚胺分泌、抑制细胞内 Ca^{2+} 的释放等有关。临床常用茶碱缓释片或控释片，每次 1 片，每天 1～2 次。由于其半衰期长，服药次数少，患者的依从性好，同时血药浓度稳定，既可保证疗效，又可避免不良反应，适合夜间哮喘的治疗。应当注意，氨茶碱静脉注射应缓慢进行，速度一般为每小时 0.5mg/kg，若注射速度过快，可能造成严重的心律失常，甚至死亡。氨茶碱血药浓度个体差异大，监测血清或唾液中茶碱浓度，可以及时调整茶碱的用量。

（3）抗胆碱药物　吸入抗胆碱药物如溴化异丙托品，为胆碱能受体（M 受体）拮抗剂，可以阻断节后迷走神经通路，降低迷走神经兴奋性而起到舒张支气管的作用，并有减少痰液分泌的作用。与 β₂ 受体激动剂联合吸入有协同作用，尤其适用于夜间哮喘及多痰患者，每天 3 次，每次 25～75μg 或用 100～150μg/mL 的溶液持续雾化吸入，约 10 分钟起效，维持 4～6 小时，不良反应少，少数患者有口苦或口干感。选择性 M₁、M₃ 受体拮抗剂如噻托溴铵作用更强，持续时间可达 24 小时，不良反应更少。

（4）糖皮质激素　具有抑制气道炎症、抗过敏、抗微血管渗漏和间接松弛气道平滑肌等作用，是最强的抗炎剂，目前 GINA 方案中推荐的一线药物，不仅能有效控制症状，并可作为缓解期的预防用药。常用药物有二丙酸倍氯米松（BDP）吸入剂、布地奈德（BUD）吸入剂、丙酸氟替卡松（FP）吸入剂等。BDP 气雾剂一般用量为每次 100～200μg，每天 3～4 次；BUD 吸入剂的一般用量为每次 200μg，每天 2 次。主要副作用有咽部不适、声音嘶哑和念珠菌感染等局部不良反应。为减少吸入大剂量糖皮质激素的不良反应，可与长效 β₂ 受体激动剂、茶碱类药物或白三烯调节剂联合使用。

（5）白三烯调节剂　通过调节白三烯（LT）的生物活性而发挥抗炎作用，同时可舒张支气管平滑肌，可作为控制轻度哮喘的较好选择。常用半胱氨酸 LT 受体拮抗剂，如孟鲁司特10mg，每天 1 次，或扎鲁司特 20mg，每天 2 次，不良反应较轻微，主要是胃肠道症状，少数有皮疹、血管性水肿、转氨酶升高，停药后可恢复正常。

（6）其他药物　其他用于防治支气管哮喘的药物有钙通道阻滞药（维拉帕米、硝苯地平等）、酮替芬、曲尼司特、肥大细胞膜稳定剂如色甘酸二钠、血栓烷 A_2（TXA_2）受体拮抗剂等。钙通道阻滞药可治疗运动性哮喘，酮替芬对过敏性哮喘有效，曲尼司特、色甘酸二钠主要用于哮喘的预防。

3. 危重哮喘的处理

（1）氧疗与辅助通气　出现低氧血症，应经鼻导管吸入较高浓度的氧气，以纠正缺氧。如缺氧严重，应经面罩或鼻罩给氧，使 $PaO_2>60mmHg$。如患者全身情况进行性恶化，神志改变，意识模糊，$PaO_2<60mmHg$，$PaCO_2>50mmHg$，宜及时做气管插管或气管切开，行机械通气。

（2）解痉平喘　①β_2受体激动剂：可用舒喘灵溶液持续雾化吸入，或者皮下或静脉注射 β_2受体激动剂。老年人心律不齐或心动过速者慎用。②氨茶碱：静脉滴注每小时 $0.3\sim0.4mg/kg$，可以维持有效血药浓度。③抗胆碱药物：可以同时雾化吸入溴化异丙托品溶液与 β_2受体激动剂溶液，两者有协同作用。

（3）纠正水、电解质及酸碱平衡紊乱　①补液：纠正脱水，避免痰液黏稠导致气道堵塞。②纠正酸中毒：可用 5% 碳酸氢钠静脉滴注或缓慢静脉注射，但应避免形成碱血症，因为氧离曲线左移不利于血氧在组织中的释放。③纠正电解质紊乱：及时纠正低钾、低钠等电解质紊乱。

（4）控制感染　酌情选用广谱抗生素，静脉滴注。

（5）糖皮质激素的使用　大剂量、短疗程，静脉滴注糖皮质激素，如琥珀酸氢化可的松、甲泼尼龙琥珀酸钠或地塞米松。

（6）其他　重度哮喘发作的患者哮鸣音突然降低或消失，但其紫绀和呼吸困难更为严重时，应引起警惕，及时查明原因，并采取有效的对症处理措施。

4. 非急性发作期治疗　加强体育锻炼，增强体质。注射哮喘菌苗和采用脱敏疗法。可使用吸入性糖皮质激素等药物以减少复发。

思考题

1. 试述支气管哮喘的诊断标准。

2. 支气管哮喘和心源性哮喘如何鉴别？

3. 简述支气管哮喘的药物治疗。

4. 危重哮喘如何处理？

第六章 肺 炎

肺炎（pneumonia）是指包括终末气道、肺泡腔及肺间质等在内的肺实质的急性炎症，可由多种原因（如细菌、病毒、真菌、寄生虫、放射线、化学及过敏因素等）引起。

目前，肺炎大体可按照解剖、病因或患病环境加以分类。

按照解剖分类：①大叶性（肺泡性）。②小叶性（支气管性）。③间质性肺炎。

按照病因分类：①感染性肺炎，占绝大多数，如细菌、病毒、衣原体、支原体、立克次体、真菌、寄生虫等。其中以细菌感染最为常见（约占80%），包括需氧革兰染色阳性球菌，如肺炎链球菌（通称肺炎球菌）、金黄色葡萄球菌、甲型溶血性链球菌等；需氧革兰染色阴性菌，如肺炎克雷白杆菌、流感嗜血杆菌、绿脓杆菌、肠杆菌属、大肠埃希菌、变形杆菌等；厌氧杆菌如棒状杆菌、梭形杆菌等。②理化性肺炎，如放射线、药物、毒气等所致的肺炎。③变态反应性肺炎，如过敏性肺炎等。

按照患病环境分类：①社区获得性肺炎（community acquired pneumonia，CAP）：主要致病菌仍为肺炎球菌，革兰阴性杆菌约占20%。②医院内获得性肺炎（hospital acquired pneumonia，HAP）：多继发于各种原发疾病的危重患者，治疗困难，且革兰阴性杆菌可高达约50%，常为混合感染，耐药菌株多，病死率高。一些非致病菌在适宜条件亦下可成为机会致病菌。

随着抗生素的普遍使用及预防手段的进步，虽然肺炎的发病率有所下降，但其病原菌分布规律正在发生变化。20世纪30年代以前，90%以上的细菌性肺炎均由肺炎球菌所致，而近20年来则不断下降，革兰阴性杆菌如绿脓杆菌、肺炎克雷白杆菌等感染所占的比例却不断增加，且新的病原菌（如军团菌）及耐药菌所致肺炎的发生率亦逐年增加。由此导致的所谓"难治性"肺炎屡见不鲜。在我国的人口死因顺序统计中肺炎居第五位。因此，提高病原学诊断水平、合理使用抗生素、避免耐药菌出现、改善支持治疗等，是临床迫切需要强调和解决的问题。

本章重点介绍临床常见的肺炎球菌肺炎。

肺炎球菌肺炎（pneumococcal pneumonia）是由肺炎球菌引起的急性肺部感染，为最常见的社区获得性肺炎。临床特征为突然发病，寒战、高热、胸痛、咳嗽、咳铁锈色痰、呼吸困难和肺实变体征。本病多发生于寒冬或早春，常见于青壮年。近年由于抗生素的广泛使用，其起病方式及临床症状均不典型。

【病原学】

肺炎球菌为革兰阳性球菌，常成对或成链排列，菌体外有荚膜，荚膜多糖具有特异抗原性和致病力，根据其抗原性不同，可分为90个血清型。成人致病菌多属1~9型及12型，以第3型毒力最强。肺炎球菌在干燥痰中能存活数月。但阳光直射1小时，或加热至52℃10分钟，即可杀灭，对石炭酸等消毒剂亦甚敏感。当人体免疫功能正常时，肺炎球菌是寄居在口腔及鼻咽部的一种正常菌群，其带菌率常随年龄、季节及免疫状态的变化而有差异。机体免疫功能受损或有毒力的肺炎球菌入侵人体而致病。

【发病机制】

上呼吸道感染、吸入麻醉、受寒、疲劳、醉酒等，使呼吸道黏膜受损；年老、体弱、慢性心肺疾病、长期卧床者及长期使用免疫抑制剂等，导致全身免疫功能低下，均易引起肺炎球菌进入下呼吸道，在肺泡内繁殖而发病。肺炎球菌不产生毒素，不引起原发性组织坏死或形成空洞。荚膜是其主要致病物质，具有抗吞噬及对组织的侵袭作用，首先引起肺泡壁水肿，出现白细胞与红细胞渗出，含菌的渗出液经 Cohn 孔流向邻近的肺泡，使炎症扩大。由于炎症不通过支气管，所以病变不受肺段的限制，而可累及整个肺叶，亦易累及胸膜，引起渗出性胸膜炎。自抗生素应用后，病变呈整叶分布的典型病例已甚少见。

【病理】

典型的病理变化可分为 4 期：早期为充血期，肺泡毛细血管扩张、充血；中期为红色肝变期，有较多的红细胞渗出，病变部位的肺组织色红而饱满；后期为灰色肝变期，有大量白细胞和吞噬细胞积聚，病变部位的肺组织灰白而充实；最后炎症逐渐消散，肺泡内重新充气，进入消散期。实际上 4 个病理阶段不能绝对分界，在应用抗生素后，此种典型的病理分期已很少见。病变消散后肺组织结构多无损坏，不留纤维瘢痕。极个别患者肺泡内纤维蛋白吸收不完全，甚至有成纤维细胞形成，即所谓机化性肺炎。若未及时治疗，5%~10% 的患者可能并发脓胸，15%~20% 的患者因细菌经淋巴管、胸导管进入血循环，形成诸如脑膜炎、心包炎、心内膜炎、关节炎、中耳炎等肺外感染。由于病灶中红细胞的渗出，可咳血性痰；或因渗入肺泡内的红细胞被破坏，含铁血黄素混入痰中，可出现铁锈色痰；病灶范围广可影响换气功能，出现气急、紫绀等症状。

【临床表现】

多数起病急骤，常有受凉淋雨、劳累、病毒感染等诱因，多有上呼吸道感染的前驱症状。病程约 7~10 天。

一、症状

1. 寒战、高热 典型病例以突然寒战起病，继之高热，体温可高达 39℃~40℃，呈稽留热型，常伴有头痛、全身肌肉酸痛、食量减少。抗生素使用后热型可不典型，年老体弱者可仅有低热或不发热。

2. 咳嗽、咳痰 初期为刺激性干咳，继而咳出白色黏液痰或带血丝痰，经 1~2 天后，可咳出黏液血性痰或铁锈色痰，也可呈脓性痰，进入消散期痰量增多，痰黄而稀薄。

3. 胸痛 多有剧烈病侧胸痛，常呈针刺样，随着咳嗽或深呼吸而加剧，可放射至肩或腹部。如为下叶肺炎可刺激膈胸膜引起剧烈腹痛，易被误诊为急腹症。

4. 呼吸困难 由于肺实变通气不足、胸痛及毒血症而引起呼吸困难，呼吸快而浅。病情

NOTE

严重时影响气体交换，使动脉血氧饱和度下降而出现紫绀。

5. 其他症状　少数有恶心、呕吐、腹胀或腹泻等胃肠道症状。严重感染者可出现神志模糊、烦躁、嗜睡、谵妄、昏迷等。

二、体征

呈急性热病容，呼吸浅速，面颊绯红，皮肤灼热，部分有鼻翼扇动，口唇单纯疱疹。早期肺部体征无明显异常，或仅有少量湿啰音，呼吸音减低，及胸膜摩擦音等。典型的肺实变体征有患侧呼吸运动减弱、触觉语颤增强、叩诊呈浊音、听诊呼吸音减低或消失，并可出现支气管呼吸音。消散期可闻及湿啰音。重症患者有肠充气，上腹部压痛多与炎症累及膈胸膜有关。少数重症患者可出现休克，可在 24 小时内血压骤降，多见于老年患者；可伴有败血症，出现皮肤、黏膜出血点、巩膜黄染；如累及脑膜时，可有颈抵抗及出现病理性反射。心率增快、肺底出现湿啰音，提示心功能不全。

本病自然病程 1~2 周。发病 5~10 天，体温可自行骤降或逐渐减退；使用有效的抗菌药物后可使体温在 1~3 天内恢复正常，一般情况改善，症状减轻，肺实变体征消失。但局部的湿啰音及 X 线的肺部改变可持续 1 周以上。

【并发症】

肺炎球菌肺炎的并发症近年来已很少见。严重败血症或毒血症患者易发生感染性休克，尤其是老年人。其表现为发病急骤伴高热，但亦有体温不升者，血压下降甚至测不到，脉搏细数或不可触及，呼吸急促，口唇及肢体紫绀，皮肤湿冷，四肢厥冷，多汗，表情淡漠或烦躁不安，甚至昏迷，少尿或无尿。其他并发症有胸膜炎、脓胸、心肌炎、脑膜炎、关节炎等。

【实验室及其他检查】

1. 血常规检查　血白细胞计数（10~20）×10^9/L，中性粒细胞多在 80% 以上，并有核左移，或细胞内可见中毒颗粒。年老体弱、酗酒、免疫功能低下者白细胞计数可不增高，但中性粒细胞的百分比仍高。

2. 病原学检查　痰直接涂片做革兰染色及荚膜染色镜检，如发现典型的革兰染色阳性、带荚膜的双球菌，即可初步做出病原学诊断。痰培养 24~48 小时可确定病原体。PCR 检测及荧光标记抗体检测可提高病原学诊断率。对病情危重者，应争取在使用抗生素前做血培养。

3. 胸部 X 线检查　早期仅见肺纹理增粗、增深。肺实变期呈大叶、肺段分布的密度均匀阴影，并在实变阴影中可见支气管气道征，肋膈角可有少量胸腔积液征。消散期显示实变阴影密度逐渐减低，变为散在的、大小不等的片状阴影，多数病例起病 3~4 周后才能完全消散，老年患者病灶消散较慢，亦可能为机化性肺炎。

【诊断】

根据典型症状与体征，结合胸部 X 线检查，可做出初步诊断。对于临床表现不典型者，需认真加以鉴别。确诊有赖于病原菌检测。

【鉴别诊断】

1. 干酪性肺炎　急性结核性肺炎临床表现与肺炎球菌肺炎相似，X 线亦有肺实变。但结核病常有低热乏力，痰中容易找到结核菌。X 线显示病变多在肺尖或锁骨上下，密度不均，历久不消散，且可形成空洞和肺内播散，抗结核治疗有效。而肺炎球菌肺炎经青霉素治疗 3~5 天，体温多能恢复正常，肺内炎症也较快吸收。

2. 其他病原菌引起的肺炎

（1）金黄色葡萄球菌肺炎　常发生于儿童或年老体弱者，中毒症状严重，身体其他部位有化脓性病灶，如疖、痈等；咳粉红色乳样或脓性痰；肺部 X 线检查具有特征性，常为多发性病灶，且在短期内变化很大，常迅速扩展，多并发气胸、脓胸；痰培养可发现凝固酶阳性的金黄色葡萄球菌。

（2）克雷白杆菌肺炎　多见于年老体弱者，起病急骤，中毒症状重，咳棕色胶冻样痰；严重者可有谵妄、黄疸、肺水肿、休克、呼吸衰竭等；X 线表现为肺叶实变，其中有蜂窝状透亮区，叶间隙下坠，痰涂片或培养可找到肺炎克雷白杆菌。

（3）其他革兰阴性杆菌肺炎　多发生于年老体弱、慢性心肺疾病或免疫缺陷患者，常为院内获得性感染。通过临床观察和细菌学检查，鉴别诊断一般不难。

（4）病毒、支原体等引起的肺炎　病情较轻，白细胞常无明显增加。痰液病原体分离和血清免疫学试验有助于诊断。

3. 肺癌　患者年龄多较大，起病缓慢，常有刺激性咳嗽和少量咯血，无明显全身中毒症状，血白细胞计数不高，若痰中发现癌细胞可以确诊。肺癌可伴发阻塞性肺炎，若经有效抗生素治疗后肺部炎症迟迟不消散，或暂时消散后又复出现者，应密切随访，必要时进一步做 CT、MRI、纤维支气管镜检查、痰脱落细胞检查等，以免贻误诊断。

4. 急性肺脓肿　早期临床表现与肺炎球菌肺炎相似。但随着病程进展，咳大量脓臭痰为肺脓肿的特征；X 线显示脓腔及液平面。

5. 其他　肺炎伴剧烈的胸痛时，应与渗出性胸膜炎、肺梗死鉴别。相关的体征及 X 线影像有助鉴别。肺梗死常有静脉血栓形成的基础，咯血较多见，很少出现口角疱疹。下叶肺炎可能出现腹部症状，应通过 X 线、B 超等与急性胆囊炎、膈下脓肿、阑尾炎等进行鉴别。

【病情评估】

本病预后大多良好，随着新的抗生素的不断研发和广泛应用，肺炎球菌肺炎的病死率已从 20 世纪 60 年代的 30% 下降到今天的 6% 左右，但年老且有并发症者病死率高。

【治疗】

一、一般治疗

卧床休息，体温低时注意保暖，多饮水，给予易消化食物。高热、食欲不振者应静脉补液，注意补充足够蛋白质、热量及维生素。密切观察呼吸、脉搏、血压等变化，防止休克发生。

NOTE

二、对症治疗

高热者可采用物理降温，不用阿司匹林或其他解热药，以免过度出汗及干扰真实热型。如有气急发绀者应吸氧。咳嗽、咳痰不易者可给予溴己新 8~16mg，每天 3 次。剧烈胸痛者，可热敷或酌用小量镇痛药，如可待因 15mg。如有腹胀、鼓肠可用腹部热敷及肛管排气。如有麻痹性肠梗阻，应暂时禁食、禁饮、肠胃减压。烦躁不安、谵妄者酌用地西泮（安定）5mg 或水合氯醛 1~1.5g，禁用抑制呼吸的镇静药。

三、抗菌药物治疗

一经诊断即应给予抗生素治疗，不必等待细菌培养结果。肺炎球菌肺炎首选青霉素 G，用药途径及剂量视病情轻重及有无并发症而定。轻者用青霉素 240 万 U/d，分 3 次肌肉注射；病情稍重者，宜用青霉素 G 240 万~480 万 U/d，静脉滴注，每 6~8 小时 1 次；重症及并发脑膜炎者，每天剂量可增至 1000 万~3000 万 U，每 4 次静脉滴注。滴注时每次量尽可能在 1 小时内滴完，以维持有效血浓度。对青霉素过敏者，可用红霉素或阿奇霉素静脉滴注；亦可用林可霉素肌肉注射或静脉滴注。重症患者可选用氟喹诺酮类（如莫西沙星）、头孢菌素类（如头孢唑啉、头孢曲松等）。多重耐药菌株感染者可用万古霉素、替考拉宁。疗程通常为 5~7 天，或在退热后 3 天可由静脉用药改为口服，维持数日。

四、感染性休克的处理

1. 一般处理　平卧，体温低时注意保暖，高热者予以物理降温，吸氧。保持呼吸道通畅，密切观察血压、脉搏、呼吸及尿量。

2. 补充血容量　抢救感染性休克的重要措施。只有当血容量得到适当补充后，血管活性药物的作用才能有效地发挥。补液量和速度视病情而定。一般先给右旋糖酐 40、复方氯化钠溶液等，以维持有效血容量，减低血液黏滞度，防止弥散性血管内凝血。血压、尿量、尿比重、血细胞比容及患者的全身情况，可作为调整输液的指标，并应监测中心静脉压。

3. 纠正水、电解质和酸碱平衡紊乱　输液不宜过快，以免发生心力衰竭与肺水肿。随时监测和纠正钾、钠及氯紊乱及酸、碱中毒。应注意感染性休克时主要是纠正代谢性酸中毒，可酌情用 5% 碳酸氢钠 100~250mL 静脉滴注，或根据检查结果补充。在纠正酸中毒后，血压常可回升。

4. 糖皮质激素的应用　对病情危重、全身毒血症症状明显的患者，可短期（3~5 天）静脉滴注氢化可的松 100~300mg 或地塞米松 5~20mg。

5. 血管活性药物的应用　一般不作首选药物，多在经上述处理后血压仍不回升时使用。紧急情况下亦可在输液的同时使用，以保证重要器官的血液供应。异丙肾上腺素 0.1~0.2mg/100mL 液体，或多巴胺 20mg/200ml 液体，静脉滴注。亦可根据病情将多巴胺与间羟胺（阿拉明）联合静脉滴注。同时密切观察血压，调整药物浓度。

6. 积极抗炎　诊断明确者，可加大青霉素剂量，400 万~1000 万 U/d 静脉滴注；或用第三代、四代头孢菌素，或碳青霉烯类。最好能根据血培养药物敏感试验选用有效抗生素。

7. 防治心肾功能不全　有心功能不全者，应减慢输液速度，控制入液量，酌用毒毛花苷 K 或毛花苷丙（西地兰）静脉注射。若血容量已补足而 24 小时尿量<400mL、比重<1.018 时，

应考虑合并急性肾功能衰竭，应紧急处理。

【预防】

锻炼身体，增加机体抵抗力，避免淋雨受寒、疲劳、醉酒等诱发因素，预防上呼吸道感染。多型组合的纯化荚膜抗原疫苗，可显著降低肺炎球菌发病率，可用于易感人群，如慢性肺病、糖尿病、器官移植或脾切除者等。

思考题

1. 社区获得性肺炎和医院内获得性肺炎各有何特点？
2. 简述肺炎球菌肺炎的临床表现。
3. 感染性休克如何治疗？

第七章　支气管扩张症

支气管扩张症（bronchiectasis）多见于儿童和青年。大多继发于急、慢性呼吸道感染和支气管阻塞后，反复发生支气管炎症，使支气管壁结构破坏，引起支气管异常和持久性扩张。临床表现为慢性咳嗽、咳大量脓痰和（或）反复咯血。

【病因和发病机制】

本病的主要病因为支气管-肺组织的感染和支气管阻塞。两者互相影响促使支气管扩张的发生和发展。而先天性发育缺损及遗传因素引起的支气管扩张较少见。另有约30%支气管扩张患者病因未明。多数患者在童年有麻疹、百日咳或支气管肺炎迁延不愈的病史，以后常有呼吸道反复发作的感染。

肺段和亚段以下的小支气管管壁支架组织薄弱，管径小，容易发生痰液潴留和阻塞，而导致支气管扩张。一般炎症性支气管扩张多见于下叶。由于左侧总支气管较细长，与气管的交叉角度近于直角，故痰液排出比右侧困难，特别是舌叶和下叶基底段更易于引流不畅，导致继发感染，故左下叶支气管扩张较右下叶多见。支气管扩张在上叶尖支或后支者多数为结核性所致。

【病理】

支气管壁明显增厚，伴有不同程度的变形，管腔可呈囊状、柱状或梭状扩张。扩张的管腔内常有黏液充塞、黏膜明显炎症及溃疡，支气管壁有不同程度的破坏及纤维组织增生。

【临床表现】

一、症状

1. 慢性咳嗽，咳大量脓痰　与体位改变有关，如晨起或入夜卧床时咳嗽痰量增多，呼吸道感染急性发作时黄绿色脓痰明显增加，一日数百毫升。引起感染的常见病原体为铜绿假单胞菌、金黄色葡萄球菌、流感嗜血杆菌、肺炎链球菌和卡他莫拉菌。若有厌氧菌混合感染则有臭味。

2. 反复咯血　见于50%~70%的患者，咯血可反复发生，程度不等，从小量痰血至大量咯血。咯血量与病情严重程度和病变范围有时不一致，部分患者以反复咯血为唯一症状，称为"干性支气管扩张"，其病变多位于引流良好的上叶支气管。

3. 反复肺部感染　同一肺段反复发生肺炎并迁延不愈。

4. 慢性感染中毒症状　发热、乏力、食欲减退、消瘦、贫血等。

二、体征

取决于病变范围及扩张程度，早期或干性支气管扩张可无明显体征，病变重或继发感染时常可闻及下胸部、背部固定而持久的局限性粗湿啰音，约1/3慢性病例可见杵状指（趾）。

【实验室及其他检查】

1. 胸部 X 线检查　病变区肺纹理增多、增粗，排列紊乱，直到肺外带仍较明显，增厚的管壁中如含气，片上可见平行的双粗线，称为"双轨征"，如有脓液潴留，则呈粗条状甚至杵状。扩大的支气管在断面上呈圆圈影，如多个小圆圈影聚在一起，就现蜂窝状。大的囊状扩张可见多个圆形或卵圆形透亮区，大小可自数毫米至2~3cm，其下缘壁增厚显影，似卷发，又称"卷发征"，囊腔中有时还有液平。

2. 胸部 CT 检查　可清楚地显示扩张的支气管，高分辨 CT（HRCT）进一步提高诊断的敏感性，由于无创、易重复、易被患者接受，现已成为支气管扩张症的主要诊断方法。

3. 纤维支气管镜检查　当支气管扩张呈局灶性且位于段支气管以上时，该检查可发现弹坑样改变。

4. 痰液检查　常显示含有丰富的中性粒细胞以及定植或感染的多种微生物，痰涂片染色及痰细菌培养结果可指导抗生素合理使用。

5. 肺功能检测　可证实由弥漫性支气管扩张或相关的阻塞性肺病导致的气流受限。

【诊断】

根据既往有麻疹、百日咳、支气管肺炎、肺结核等病史，反复咳脓痰、咯血的表现，HRCT 显示支气管扩张的异常影像学改变，即可明确诊断。纤支镜或支气管造影可明确出血、扩张或阻塞的部位。

【鉴别诊断】

1. 慢性支气管炎　多于春、冬季节咳嗽、咳痰症状明显，痰为白色黏液泡沫状，发病年龄多在中老年。晚期往往伴有支气管扩张。但反复咯血不多见，多在两肺底部闻及湿啰音，咳后可消失且不固定。X 线检查可见肺纹理粗乱或肺气肿。

2. 肺结核　早期肺结核咳嗽轻，咳痰不多，伴有空洞者的痰液常呈黏液样或脓性，痰检查多能检出结核菌。全身情况可伴有乏力、消瘦、午后低热、盗汗等症状。X 线检查病灶多在两肺上野。

3. 肺脓疡　有起病急、畏寒、高热、咳嗽、咳大量黄或黄绿色脓痰的临床表现。肺病变部位叩诊浊音，呼吸音减低，有湿啰音。X 线检查可见带有液平的空洞，周围可见浓密炎性阴影。抗菌药物治疗有效。

4. 支气管肺癌　干性支气扩张症以咯血为主，易诊为肺癌。X 线检查、CT、纤维支气管镜及痰细胞学检查等可进行鉴别。

5. 先天性肺囊肿　是先天性病，若未合并感染可无明显症状。肺部 X 检查可见多个边缘清楚、壁较薄的椭圆形或圆形阴影，周围无浸润病变；支气管造影有助于诊断。

【病情评估】

支气管扩张本身为不可逆性病理变化，预后的好坏取决于病变的范围和有无并发症。病变范围局限者，积极治疗很少对生命质量和寿命产生影响，若病变范围广泛，反复感染，或反复大咯血者，则预后很差。

【治疗】

1. 控制感染 若出现痰量及脓性成分增加、发热等急性感染征象时需使用抗生素，最好根据痰培养及药物敏感的结果使用，但在开始时常需给予经验治疗，如阿莫西林、氨苄西林、阿奇霉素、头孢克洛等，存在铜绿假单胞菌感染时，可选用喹诺酮类、氨基糖苷类或第三代头孢菌素中的头孢他啶、头孢哌酮。雾化吸入妥布霉素是清除或控制铜绿假单胞菌定植和感染的有效手段之一。

2. 清除气道分泌物 使用化痰药，以及振动、拍背和体位引流等胸部物理治疗均有助于清除气道分泌物。

3. 介入、手术 指征为：①病变为局限性，且经充分内科治疗仍反复发作者。②大咯血来自于增生的支气管动脉、病变局限、经休息和抗生素等保守治疗不能缓解者。

思考题

1. 简述支气管扩张症的临床表现。

2. 支气管扩张症和慢性支气管炎如何鉴别？

第八章 肺结核

肺结核（pulmonary tuberculosis）是由结核分枝杆菌引起的肺部慢性传染病，占各器官结核病总数的 80%~90%，是慢性传染病导致人类死亡第一位的死亡原因。临床上多呈慢性病程，常有低热、盗汗、消瘦、咳嗽、咯血等症状。尽管结核病总发病率有所下降，但疫情依然严重，仍是当前重要的公共卫生问题之一。世界卫生组织（WHO）积极推行全程督导短程化学治疗策略（DOTS）作为世界各国结核病防治规划的核心内容。

20 世纪 50 年代初，由于异烟肼等抗结核化疗药物相继问世，全球结核病疫情不同程度地逐渐下降。但是，20 世纪 80 年代中期以来，全球结核病疫情回升，并出现多重耐药菌等。WHO 估计 2010 年全球新增结核病例 850 万~920 万人，120 万~150 万人死于结核病，超过艾滋病、疟疾及热带病死亡的总和。印度、中国、俄罗斯、南非、秘鲁等 22 个国家集中了全球 80%的结核病例，被定义为结核病高危险、高负担国家。

我国 2010 年全国结核病流行病学抽样调查结果显示，结核病年新发病例约 100 万，现有活动性肺结核患者约 499 万，结核病年死亡人数约 5.4 万。疫情与 2000 年比较患病率、死亡率均有所下降，但因存在较大的地区差异，结核病防治工作依然严峻。

【病原学】

结核病的病原菌为结核分枝杆菌，为分枝杆菌复合群，包括结核分枝杆菌、牛分枝杆菌、非洲分枝杆菌和田鼠分枝杆菌。人类肺结核 90%以上由结核分枝杆菌引起，牛分枝杆菌多引起肠道结核病。

典型的结核分枝杆菌的生物学特性有：①多形性：典型的结核杆菌形态细长而稍弯，两端呈圆形，痰标本中可呈现 T、V、Y 字形或丝状、球状、棒状等形态。②抗酸性：抗酸染色呈红色，可抵抗盐酸、酒精的脱色作用，故称为抗酸杆菌。③生长缓慢：增殖一代需 14~20 小时，培养需 2~8 周。④抵抗力强：阴暗潮湿环境中能生存数月，在痰内可存活 6~8 个月。对紫外线较敏感，阳光直射下 2~7 小时，或 75%酒精接触 2 分钟，或煮沸 1 分钟，可被杀灭。环境或物品杀菌一般用 10W 紫外线灯照射 30 分钟以上，含菌痰常用直接焚烧灭菌。⑤菌体成分复杂：含有类脂质、蛋白质、多糖类等。类脂质与变态反应有关，能促进人体单核细胞、上皮样细胞和淋巴细胞浸润而形成结核结节，参与组织坏死、干酪液化、空洞形成等病理过程；蛋白质是结核菌素的主要成分，可引起皮肤过敏反应；多糖则参与免疫反应。⑥变异性：是结核分枝杆菌重要的生物学特性。结核分枝杆菌在繁殖过程中由于染色体基因突变而产生耐药性，称为天然耐药。另外，药物与结核分枝杆菌接触后，有些菌发生诱导变异，逐渐适应，能在含药环境中继续生存，称为继发耐药。耐药性变异直接关系到治疗的成败。

NOTE

【流行病学】

1. 传染源 主要是继发性肺结核患者。由于结核分枝杆菌主要是随着痰排出体外而播散，因此，痰菌阳性的肺结核患者具有传染性，是传染源。传染性的大小取决于痰内菌量的多少。

2. 传播途径 主要通过咳嗽、打喷嚏等方式将结核分枝杆菌的微滴排到空气中而传播。飞沫传播是肺结核最重要的传播途径，经消化道和皮肤等其他途径传播现已罕见。

3. 易感人群 影响机体对结核分枝杆菌自然抵抗力的因素，除遗传因素外，还包括生活贫困、居住拥挤、营养不良等社会因素。婴幼儿、老年人、HIV感染者、免疫抑制剂使用者、慢性疾病患者，都是结核病的易感人群。

【发病机制】

1. 免疫与变态反应 人体对结核分枝杆菌的自然（先天）免疫力是非特异性的。接种卡介苗或经过结核分枝杆菌感染后所获得的（后天）免疫力具有特异性，可杀死或包围入侵的结核分枝杆菌，制止扩散，终致愈合。两者对防止结核病的发生都是相对的。人体感染结核分枝杆菌后，可被免疫防御机制所杀灭而不发病。一旦人体免疫力减弱，就容易受感染而发病，或原已稳定的病灶重新活动。结核病的免疫主要是细胞免疫，表现在T淋巴细胞的致敏和吞噬细胞作用的增强。巨噬细胞将侵入的细菌吞噬、消化，并致敏T淋巴细胞，当致敏的T淋巴细胞再次接触细菌，便释放多种淋巴因子，使巨噬细胞聚集在细菌周围，激活并增强其吞噬、杀菌功能，在其吞噬并杀灭细菌后可转化成类上皮细胞和郎罕（Langhans）巨细胞，最后形成结核结节，使病变局限化。机体感染结核菌4~8周后，常出现过于强烈的变态反应，局部出现炎性渗出，甚至干酪样坏死，多伴有发热、食欲下降等全身症状。人体对结核分枝杆菌及其代谢产物的这种细胞免疫反应，属于迟发型变态反应。初次感染结核分枝杆菌者可能出现多发性关节炎、结节性红斑或疱疹性角膜结膜炎等变态反应的表现。

2. 初感染与再感染 用结核分枝杆菌注入未受感染的豚鼠，10~14天后注射局部发生红肿，形成溃疡，局部淋巴结肿大，终因结核分枝杆菌大量繁殖造成全身播散而死亡，表明豚鼠对结核杆菌无免疫力。如果用同量结核分枝杆菌注入4~6周前已受少量结核分枝杆菌感染的豚鼠体内，注射2~3天后局部反应剧烈，迅速形成表浅溃疡，但较快愈合，无淋巴结肿大及全身播散，亦不发生死亡，这种局部的剧烈反应是变态反应，使病灶趋于局限而不播散，为获得性免疫的证据，称为郭霍（Koch）现象。此现象解释了临床上原发性与继发性肺结核具有不同表现的机制。感染结核分枝杆菌后机体获得免疫力，90%的人可以终生不发病，约5%的人因免疫力低下可立即发病，即原发性肺结核；另约5%的人仅于其后机体免疫力下降或从外界再次感染后才发病，称为继发性肺结核，为成人肺结核的最主要临床类型。

【病理】

一、基本病变

结核病的基本病理改变是炎性渗出、增生及干酪样坏死，3种病理改变可以1种为主，亦可同时存在，并互相转化。

1. 渗出 表现为充血水肿、粒细胞浸润和纤维蛋白渗出等，病灶中结核菌数量较多，常出现在结核炎症的早期、病灶恶化时。若人体免疫力强，病灶可完全吸收或演变为增生病变。

2. 增生 典型的增生病变为结核结节，发生在菌量较少而致敏 T 淋巴细胞数量多时，病灶中央为巨噬细胞衍生而来的朗罕巨细胞，周围由类上皮细胞、淋巴细胞、浆细胞和纤维细胞组成。常出现在机体抵抗力较强、疾病恢复阶段。

3. 干酪样坏死 多发生在结核分枝杆菌数量多、毒力较强、变态反应较强、机体抵抗力低下者。在渗出或增殖病变的基础上，发生组织凝固性坏死，坏死物呈浅黄色块状物，类脂质含量多，状似干酪，故称为干酪样坏死，坏死病灶中常有大量结核分枝杆菌。

二、转归

1. 吸收 早期渗出性病灶吸收后，常不遗留瘢痕。病灶吸收表示临床好转，如完全吸收，标志临床痊愈。

2. 纤维化 病灶愈合过程中常有纤维组织增生，形成条索状瘢痕。

3. 钙化 结核病灶内钙盐沉着，常见于儿童的原发结核病灶内。

4. 液化 干酪样坏死病灶中结核分枝杆菌大量繁殖可引起液化，部分坏死物被吸收，部分由支气管排出形成空洞，可造成支气管播散。如机体抵抗力强，病变被纤维组织包围，可形成结核球。

5. 播散 人体初次感染结核分枝杆菌时，结核分枝杆菌被细胞吞噬，经淋巴管被带到肺门淋巴结，少量结核分枝杆菌进入血液循环向周身播散，但并不一定伴随明显的临床症状（隐性菌血症）。坏死病灶侵蚀血管，大量结核分枝杆菌进入血液循环，可引起全身结核，如肺、肾、脑结核等。肺内细菌也可沿支气管播散到其他肺叶。大量含菌痰被咽入消化道，可引起肠结核、腹膜结核等。肺结核可局部进展扩大，直接蔓延到胸膜引起结核性胸膜炎。

【临床表现】

本病的临床表现多种多样。轻者可无症状，仅在 X 线检查时被动发现，尤其是老年人、慢性病患者，常被其他疾病所掩盖。

一、症状

1. 呼吸系统症状

（1）咳嗽、咳痰 早期可有干咳或有少量黏液痰，合并其他细菌感染时，痰可呈脓性；结核空洞形成时，痰量增多。咳嗽、咳痰持续 2 周以上伴有痰中带血，是肺结核常见的可疑症状。

（2）咯血 多为痰中带血或小量咯血。痰中带血是病灶炎症累及毛细血管所致；小血管受损或空洞的血管瘤破裂，则引起咯血，甚至大咯血。咯血是引起结核病灶播散的原因之一。大咯血时可发生休克或窒息。

（3）胸痛 炎症波及壁层胸膜时可引起相应部位的刺痛，随呼吸运动和咳嗽而加重。

（4）呼吸困难 重症肺结核时肺功能受损，或胸膜广泛粘连导致胸廓活动受限，可出现呼吸困难。

2. 全身症状　全身中毒症状中最常见的是发热，表现为长期低热，多见于午后，伴乏力、盗汗、食欲减退、体重减轻、面颊潮红等，妇女可出现月经失调等。肺部病灶急剧进展播散时，可有高热。

二、体征

早期病灶小而局限，多无异常体征。若病变范围扩大，局部叩诊呈浊音，听诊可闻及支气管呼吸音和细湿啰音。因肺结核好发于上叶尖后段和下叶背段，故锁骨上下、肩胛间区闻及湿啰音，对诊断有较大的意义。空洞性病变位置表浅而引流支气管通畅时，有支气管呼吸音或伴湿啰音；巨大空洞可出现带金属调的空瓮音。病变广泛纤维化或胸膜增厚粘连时，可出现患侧胸廓下陷、肋间隙变窄、气管移向患侧，健侧可有代偿性肺气肿等体征。少数患者可出现风湿热样表现，四肢大关节疼痛伴结节性红斑或环形红斑，称为结核性风湿症。

【实验室及其他检查】

1. 结核分枝杆菌检查　为确诊肺结核最特异的方法。

（1）痰涂片法　快捷、简便、易行，但敏感性不足。可采用齐-尼氏染色法或荧光显微镜检测法。如痰涂片检查阳性则诊断可基本成立

（2）培养法　虽较费时，但更为精确，特异性高，除了解结核分枝杆菌有无生长，并能做药物敏感试验和菌型鉴定。有条件时涂片法与培养法均应进行。结核杆菌生长缓慢，使用改良罗氏培养法，一般需 2~8 周。采用液体培养基和测定细菌代谢产物法，10 天可报出结果。

（3）其他方法　PCR 法、核酸探针检测特异性 DNA 片段、色谱技术、免疫学方法、基因芯片法等。

2. 影像学检查　胸部 X 线检查是诊断肺结核的首选常规检查方法，可以发现早期轻微的结核病变，有助于确定病变的范围、部位、形态及与周围组织的关系，对判断病变的性质、有无活动性、有无结核空洞形成有重要的临床意义，同时常用于引导肺部病变穿刺、引流、介入等诊疗操作。胸部 CT 能提高分辨率，有助于发现微小的或隐蔽区域的病变。肺结核的常见 X 线表现有：①渗出性病灶表现为云雾状或片絮状，密度较淡，边缘模糊。②干酪性病灶表现为密度较高，浓淡不一，边缘清晰。③空洞病灶表现为环形边界的透光区。④纤维化、钙化、硬结病灶表现为斑点、条索、结节状，密度较高，边缘清晰。肺结核病灶好发于肺上部、肺下叶上部，存在时间较长，且有多种形态病灶混合存在。

3. 结核菌素试验　主要用于检出有无结核分枝杆菌感染，而非检出肺结核。纯蛋白衍化物（PPD）由旧结素滤液经三氯醋酸沉淀后的纯化物，为纯结素，不产生非特异性反应，已取代旧结核菌素试验（OT）。国际上常用 PPD-RT23，我国从人型结核杆菌制成 PPD-C 及从卡介苗制成 BCG-PPD，纯度均较好，已广泛用于临床诊断。皮内注射 0.1mL（5IU）PPD 后皮肤硬结直径≥5mm 为阳性反应。可疑病例若无反应，1 周后可再用 5IU 皮试，若仍为阴性，大多可排除结核分枝杆菌感染。

成人结素试验阳性仅说明曾有过结核分枝杆菌感染，目前并不一定患病；强阳性或 3 岁以下儿童的阳性反应和新近转阳性者，常提示有活动性肺结核的可能。结素试验阴性有下列情况：①没有结核菌感染。②结核菌感染后需 4~6 周才建立充分变态反应，而在此前可呈阴性。

③应用皮质激素等免疫抑制药物，或患有营养不良、麻疹、百日咳等疾病的患者，结素反应亦可暂时消失。④重症结核病及各种重危病患者对结素无反应，或仅出现弱阳性，与人体免疫力及变态反应暂时受抑有关，待病情好转，可转为阳性反应。⑤其他细胞免疫功能缺陷病如白血病、淋巴瘤、结节病、艾滋病等患者或年老体衰者。

4. 其他检查

（1）血液检查　结核病患者可无明显异常，严重病例可有继发性贫血；急性粟粒型肺结核可有白细胞总数减低或类白血病反应；活动性肺结核可出现红细胞沉降率增快，但对诊断无特异性。

（2）纤维支气管镜检查　仅用于支气管内膜结核的诊断或需要排除其他肺部疾病时。

（3）酶联免疫吸附试验（ELISA）　对无痰或痰菌阴性肺结核及肺外结核等，可检测血清中的特异性抗体，但特异性差。

（4）浅表淋巴结活检　有助于结核的鉴别诊断。

【诊断】

根据临床表现（慢性咳嗽、咯血、长期低热、盗汗等）、X线检查及痰结核菌检查等综合做出诊断。轻症病例常缺少特异性症状而早期诊断困难。

完整的肺结核诊断应包括临床类型、痰结核杆菌检查和治疗状况、病变范围及部位。

1. 分类诊断　详见结核病分类。

2. 痰结核菌检查　痰菌阳性或阴性，分别以涂（+），涂（-），培（+），培（-）表示。患者无痰或未查痰时，注明"无痰"或未查痰。

3. 治疗状况　明确是初治还是复治。初治为新发现或已知活动性肺结核，凡未经抗结核药物治疗或治疗未满1个月者；凡初治失败、规则用药满疗程后痰菌复阳、不规则化疗超过1个月、慢性排菌患者的治疗均列为复治。

4. 病变范围及部位　范围按左侧、右侧，每侧以上、中、下肺野划分。

5. 记录方式　按照结核病分类、病变部位、范围、痰菌情况及化疗史的程序书写。血行播散型肺结核应注明急性或慢性，继发型肺结核应注明浸润性、纤维空洞等。并发症（如自发性气胸、肺不张等）、伴发病（如硅沉着病、糖尿病等）、手术情况（如肺切除术后、胸廓成形术后等）可在化疗史后按并发症、伴发病、手术情况等顺序书写。

例如：

原发型肺结核：右中，涂（-），初治

继发型肺结核：双上，涂（+），复治

【鉴别诊断】

1. 肺癌　多见于40岁以上患者，可有长期吸烟史，常有刺激性咳嗽、明显胸痛和进行性消瘦而无毒性症状。X线检查可有特征性改变。痰脱落细胞、纤维支气管镜检查及病灶活组织检查有助于鉴别诊断。

2. 慢性支气管炎　多中老年起病，慢性反复咳嗽、咳痰，常无明显的全身中毒症状，很少咯血；痰液检查无结核分枝杆菌，X线检查仅见肺纹理改变，一般抗感染治疗有效。老年肺

NOTE

结核患者常与之共存，应注意鉴别。

3. 肺炎链球菌肺炎 发病急骤，以高热、寒战、咳嗽、胸痛等表现为主，咳铁锈色痰为其特征性表现，X线检查可见以肺段或肺叶为范围的密度均匀一致的阴影，血白细胞计数及中性粒细胞增多，痰涂片检查可见肺炎链球菌，青霉素治疗有效，病程较短。

4. 支气管扩张症 以慢性咳嗽、咳痰和反复咯血为特征，痰结核分枝杆菌阴性，轻者X线胸片无异常或仅见肺纹理增粗，典型者可见卷发样改变。胸部高分辨CT检查可发现支气管腔扩大。

5. 肺脓肿 起病较急，高热、咳大量脓臭痰，痰中无结核分枝杆菌，血白细胞计数及中性粒细胞增多，一般抗生素治疗有效。

【结核病分类】

一、原发型肺结核

原发型肺结核是指初次感染而发病的肺结核，多见于儿童，也可见于山区、农村初次进入城市的成人。原发病灶多发生于通气良好的肺部，如上叶底部、下叶上部，与随后引起的淋巴管炎和肺门淋巴结炎，统称为原发综合征。原发型肺结核临床症状轻，预后良好，绝大多数病灶可吸收、消散或钙化。少数肺门淋巴结结核经久不愈，甚至扩展至附近淋巴结，称为支气管淋巴结结核。偶可形成干酪性坏死，出现空洞，造成结核播散。X线检查可见肺部原发灶、相应的淋巴管增粗和肺门淋巴结肿大。

二、血行播散型肺结核

血行播散型肺结核为干酪样病灶液化，结核分枝杆菌侵入肺血管广泛播散所致，多由原发型肺结核发展而来。儿童较多见，成人则多由潜伏菌重新繁殖而发病。

1. 急性粟粒型肺结核 为大量结核分枝杆菌一次或在短时间内侵入血循环引起的，可以全身性播散，或仅局限于肺内。常急骤起病，全身毒血症状重，可有高热、呼吸困难等，可并发结核性脑膜炎。早期病灶X线检查不明显，常致漏诊、误诊，通常在起病3~4周后，胸片显示双肺满布边缘整齐、大小在1~3mm的粟粒样致密阴影。

2. 亚急性血行播散型肺结核 在人体具有一定免疫力的基础上，少量结核分枝杆菌间歇多次进入血循环所引起。病情进展缓慢，临床表现不典型，可无显著的中毒症状，具有反复性和阶段性特点。X线检查示大小不等、新旧不一的病灶，密度和分布均不一致，多在两肺上、中野。

三、继发型肺结核

继发型肺结核多发生于成人，病程长，易反复。肺内病变多为含有大量结核分枝杆菌的早期渗出病变，易进展，病灶可形成干酪样坏死、液化，演变为空洞和支气管播散，同时又多出现病变周围纤维组织增生，使病变局限化和瘢痕形成。X线检查表现呈多态性，好发于上叶尖后段和下叶背段。痰结核分枝杆菌检查常为阳性。根据病理特点和X线表现可分为：

1. 浸润性肺结核 多发生于肺尖和锁骨下，X线检查多呈小片状或斑点状阴影，可融合和形成空洞。渗出性病变易吸收，而纤维增殖病变吸收很慢，可长期无改变。

2. 空洞性肺结核　空洞形态不一，大多由干酪渗出性病变溶解形成洞壁不明显、多个空腔的虫蚀样空洞。临床症状明显，多有发热、咳嗽、咳痰和咯血等，痰菌多为阳性。有效的化学治疗后，出现空洞不闭合，但长期多次查痰阴性，空洞壁由纤维组织或上皮细胞覆盖，称为"净化空洞"。

3. 结核球　多由干酪样病变吸收和周边纤维包裹，或干酪空洞阻塞性愈合而形成。结核球直径多为2~3cm，内有钙化灶或液化坏死形成空洞，同时80%以上结核球有卫星灶，可作为诊断和鉴别诊断的参考。

4. 干酪样肺炎　多发生在机体免疫力低下和体质衰弱，又受到大量结核分枝杆菌感染的患者，或有淋巴结支气管瘘，淋巴结中的大量干酪样物质经支气管进入肺内而发生。大叶性干酪样肺炎X线检查呈大叶性密度均匀磨玻璃状阴影，逐渐出现融解区，呈虫蚀样空洞，可出现播散病灶，痰中能查到结核分枝杆菌。小叶性干酪样肺炎的症状和体征较轻，X线检查呈小叶斑片播散病灶，多发生在双肺中下部。

5. 纤维空洞型肺结核　多因肺结核失治或误治，空洞迁延不愈，洞壁逐渐变厚并广泛纤维化，随着机体免疫力高低，病灶可吸收、修复与恶化、进展交替发生。病灶常有反复的支气管播散，痰中结核分枝杆菌阳性，为结核病的重要传染源。X线检查可见一侧或两侧单个或多个厚壁空洞，多伴有支气管播散病灶及明显的胸膜增厚，肺纹理呈垂柳状，纵隔向病侧移位，健侧可有代偿性肺气肿。

四、结核性胸膜炎

结核性胸膜炎为胸膜感染结核分枝杆菌或对结核分枝杆菌的过敏反应所致，常见于青壮年，临床上分为干性及渗出性两种。

1. 干性胸膜炎　病变侧胸膜有纤维蛋白渗出，渗出液少，故胸膜粗糙，随着呼吸与咳嗽产生胸痛。听诊时有胸膜摩擦音，X线检查无明显异常。

2. 渗出性胸膜炎　胸膜内有不同数量的渗出液。发病急，高热、胸痛、咳嗽、气促，患侧胸廓饱满，呼吸运动减弱，气管向健侧移位，触诊震颤减低，叩诊呈浊音或实音，听诊呼吸音减弱或消失。X线检查显示患侧为均匀一致的阴影，外侧上缘呈弧形升高。

五、其他肺外结核

按照部位和脏器命名，如骨关节结核、肾结核、肠结核等。

六、菌阴肺结核

菌阴肺结核为三次痰涂片及一次培养阴性的肺结核，其诊断标准为：①典型肺结核临床症状和胸部X线表现。②抗结核治疗有效。③临床可排除其他非结核性肺部疾病。④PPD（5IU）强阳性，血清抗结核抗体阳性。⑤痰结核菌PCR和探针检测呈阳性。⑥肺外组织病理证实结核病变。⑦支气管肺泡灌洗中检出抗酸分枝杆菌。⑧支气管或肺组织病理证实结核病变。

具备①~⑥中3项或⑦~⑧中的任何1项可确诊。

【病情评估】

一、活动性

对确诊的患者,应进一步明确有无活动性,活动性病变需立即进行规范的治疗。根据 X 线检查及痰菌检查做出判断。

二、传染性

确诊为活动性肺结核的患者,应进行痰菌检查,以明确有无排菌,从而确定有无传染性。

三、临床类型

据患病年龄、感染途径与方式、临床表现,结合胸部影像学检查结果,做出临床类型的判断。少年儿童以原发型肺结核多见,成年人以继发型肺结核中的浸润性肺结核多见。

【治疗】

一、化学治疗

1. 化疗的原则 早期、规律、全程、适量、联合。完整的治疗包括强化和巩固两个阶段。

(1) 早期 对所有检出和确诊患者均应立即给予化学治疗,早期化学治疗有利于迅速杀菌,促使病变吸收和减少传染性。

(2) 规律 严格遵照医嘱要求规律用药,不漏服,不停药,以避免耐药性的产生。

(3) 全程 保证完成规定的治疗期是提高治愈率和减少复发率的重要措施。

(4) 适量 严格遵照适当的药物剂量用药,药物剂量过低不能达到有效的血浓度,影响疗效和易产生耐药性,剂量过大易发生药物毒副反应。

(5) 联合 指同时采用多种抗结核药物治疗,可提高疗效,同时通过交叉杀菌减少或防止耐药性的产生。

2. 化疗作用

(1) 杀菌 迅速杀死病灶中大量有繁殖能力的结核分枝杆菌,使患者由传染源转为非传染源,减轻肺组织破坏,缩短治疗时间,客观指标为痰菌迅速阴转。

(2) 防止耐药菌产生 防止获得性耐药变异菌的出现是保证治疗成功的重要措施,耐药变异菌的发生不仅会造成治疗失败和复发,而且会造成耐药菌的传播。

(3) 灭菌 彻底杀灭结核病变中半静止或代谢缓慢的结核分枝杆菌,是化学治疗的最终目的,以降低完成规定疗程治疗后的复发率。

3. 化疗的生物学机制 病灶中菌群常包括多种不同生长速度的结核菌群:A 群多存在于早期浸润性病灶和空洞内,为细胞外菌,生长繁殖旺盛,致病力强,传染性大,也易被抗结核药物所杀灭;B 群处于半静止状态,多存在于巨噬细胞内酸性环境中和空洞壁坏死组织中;C 群为偶然繁殖菌,存在于包裹的干酪坏死灶内,仅对少数药物如利福平敏感;D 群为休眠菌,无致病力和传染性。抗结核药物对不同菌群的作用各异,对 A 群作用由强至弱依次为异烟肼>链霉素>利福平>乙胺丁醇;对 B 群作用由强至弱依次为吡嗪酰胺>链霉素>利福平>异烟肼;对 C

群作用由强至弱依次为利福平＞异烟肼。通常大多数抗结核药物可以作用于 A 群菌，异烟肼和利福平具有早期杀菌作用，即在 48 小时内迅速杀菌，使菌群数量明显减少，传染性减小或消失，痰菌阴转，对防止获得性耐药的产生有重要作用。B 和 C 群菌由于处于半静止状态，抗结核药物的作用相对较差，有"顽固菌"之称，杀灭 B 和 C 群菌可以防止复发。抗结核药物对 D 群菌无作用。

4. 常用抗结核药物　目前公认的抗结核药物有异烟肼、利福平、链霉素、吡嗪酰胺等一线杀菌剂和乙胺丁醇、对氨水杨酸钠、氨硫脲、卷曲霉素、卡那霉素、丙硫异烟胺等二线抑菌剂。近年来临床应用的抗结核新药主要有利福霉素类如利福喷汀、利福布汀与喹诺酮类如氧氟沙星、左旋氧氟沙星和环丙沙星等。常规剂量的异烟肼和利福平在细胞内外都能达到杀菌要求，称为全杀菌剂。链霉素和吡嗪酰胺为半杀菌剂，前者在偏碱的环境中能发挥最大作用，但对细胞内结核杆菌无效；后者可渗入吞噬细胞，只在偏酸环境中有杀菌作用。

（1）异烟肼(H 或 INH)　杀菌力强，不受周围环境 pH 值的影响，且相对低毒，能迅速穿透组织与病变，能通过血脑屏障，杀灭细胞内外代谢旺盛或代谢缓慢的结核分枝杆菌。其抗菌机制是抑制结核分枝杆菌细胞壁的主要成分（分枝菌酸）的合成。成人每天 300mg，1 次口服。对结核性脑膜炎和急性粟粒型结核病，剂量可加倍，症状缓解后改常规量。可予气管内或胸腔内给药。不良反应偶见周围神经炎、中枢神经系统中毒及肝脏损害等。

（2）利福平(R 或 RFP)　为广谱抗生素。其杀灭结核分枝杆菌的机制是抑制菌体的 RNA 聚合酶，从而阻碍 mRNA 的合成。对 A、B、C 3 种菌群均有作用，常与 INH 联合应用。成人口服 450~600mg，每天 1 次。不良反应轻微，可有过敏反应、转氨酶升高等。另有长效利福类衍生物如利福喷汀，每周口服 1 次，疗效与每天服用利福平相仿。

（3）吡嗪酰胺(Z 或 PZA)　能进入细胞内，特别是巨噬细胞内酸性环境中杀灭结核分枝杆菌，对减少远期复发率有重要作用。每天 1.5~2g，分 3 次口服。不良反应有高尿酸血症、关节痛、胃肠道反应和肝损害。

（4）链霉素(S 或 SM)　为广谱氨基苷类抗生素，对结核分枝杆菌有杀菌作用，能干扰结核分枝杆菌的酶活性，阻碍蛋白质合成。对细胞内的结核分枝杆菌作用较小。成人每天肌内注射 0.75~1g。间歇疗法为每周 2 次，每次肌肉注射 1g。妊娠妇女慎用，肾功能减退者不宜使用。不良反应有第 8 对颅神经损害，过敏反应较少见。不良反应显著时必须及时停药。

（5）乙胺丁醇(E 或 EMB)　为抑菌药，可延缓结核分枝杆菌对其他抗结核药物的耐药性的出现。成人 25mg/kg，每天 1 次口服，8 周后改为每天 15mg/kg。不良反应很少，剂量过大时可引起球后视神经炎、视力减退等，停药后能恢复。

（6）对氨水杨酸钠(P 或 PAS)　为抑菌药，可以延缓结核分枝杆菌对其他抗结核药物的耐药性。成人每天 8~12g，分 2~3 次口服，宜饭后服用。不良反应有胃肠道反应，严重者应停药。

5. 标准化化疗方案　目前主要应用短程化疗方案，联用异烟肼、利福平等两种以上杀菌剂，疗程 6~9 个月。给药方法有每天给药及间歇给药法，有规律的每周 3 次联合用药（间歇用药），能达到每天用药同样的效果。在开始化疗的 1~3 个月内每天用药（强化阶段），其后每周 3 次间歇用药（巩固阶段），有利于督导用药，保证全程化疗。常用化疗方案有：

（1）初治涂阳治疗方案　异烟肼、利福平和吡嗪酰胺组合为基础的 6 个月短化方案：①2HRZE（S）/4HR，强化期 H、R、Z、E 或 S，每天 1 次，共 2 个月。巩固期 H、R，每天 1 次，共服 4 个月。②2HRZE（S）/4H$_3$R$_3$，强化期 H、R、Z、E（S），每天 1 次，共 2 个月。巩固期 H、R　每周 3 次，共服 4 个月。③2H$_3$R$_3$Z$_3$E$_3$（S$_3$）/4H$_3$R$_3$，强化期 H、R、Z、E（S），每周 3 次，共 2 个月。巩固期 H、R，每周 3 次，共 4 个月。

（2）复治涂阳治疗方案　治疗目标为：①细菌转阴和治愈。②为手术治疗创造条件。复治方案由 2~3 种估计敏感的药物组成。既往若未用过 RFP、EMB 或 PZA，则此 2~3 种药联合疗效最佳，疗程 6~9 个月或稍长。喹诺酮类药物为复治提供了新的选择机会，但必须与其他有效药物联合。复治方案中均保留 INH。复治方案的拟订须保证方案的整体性和所联合药物的可靠性，决不能逐个药物试加。

6. 疗效判定　以痰结核分枝杆菌持续 3 个月转阴为主要指标。X 线检查病灶吸收、硬结为第二指标。临床症状在规范治疗数周后即可消失，因此不能作为判定疗效的决定指标。

7. 化疗失败的原因与对策　疗程结束时痰菌未能阴转，或在疗程中转阴，X 线检查显示的病灶未能吸收、稳定或恶化，提示化疗失败。其常见原因是化疗方案不合理，未规律用药或停药过早，或者细菌耐药，机体免疫力低下等。为了避免化疗失败，化疗方案必须正确拟订，患者在责任人督导下坚持早期、适量、规律、全程联用敏感药物。只有在发生严重不良反应或证实细菌已耐药的情况下，才能由医生决定是否停药，或改换新的化疗方案。新方案应包含两种以上敏感药物。

8. 耐药肺结核的防治策略　耐药结核病，特别是耐多药结核病（MDR-TB，是指至少耐异烟肼和利福平的结核病）和超级耐多药结核病（XDR-TB，是指除耐异烟肼和利福平外，还耐二线抗结核药物的结核病）的治愈率低，死亡率高，特别是发生在 HIV 感染的病例，治疗费用昂贵，传染性强，危害性大。我国为耐多药结核病的高发国家之一。制定 MDR-TB 的治疗方案应注意：①详细了解患者用药史。②尽量用药敏试验结果指导治疗。③治疗方案至少含 4 种可能的敏感药物，药物至少每周使用 6 天。吡嗪酰胺、乙胺丁醇、氟喹诺酮应每天用药，二线药物根据患者耐受性也可每天 1 次用药或分次服用。氨基糖苷类或卷曲霉素注射剂类至少使用 6 个月，吡嗪酰胺可考虑全程使用。④药物剂量依体重决定。⑤痰涂片和培养阴转后至少应继续治疗 18 个月，有广泛病变的应延长至 24 个月。

预防耐药结核病发生的最佳策略是加强实施 DOTS 策略，使初治涂阳患者在良好的管理下达到高治愈率。另一方面加强对 MDR-TB 的及时发现和给予合理治疗以阻止其传播。

二、对症治疗

1. 发热、盗汗　以卧床休息及使用抗结核药物为主，不需特殊处理，但高热时可给小量退热药口服或物理降温；盗汗甚者可于睡前口服阿托品。

2. 咳嗽、咳痰　一般情况不需用药，剧烈干咳时可适当使用可待因等镇咳药治疗。

3. 大咯血

（1）一般处理　吸氧。安静休息，消除紧张情绪，必要时可用小量镇静剂。取患侧卧位，轻轻将气管内存留的积血咳出。年老体弱、肺功能不全者，慎用强力镇咳药，以免抑制咳嗽反射和呼吸中枢，使血块不能咳出，发生窒息。在抢救大咯血时，应特别注意保持呼吸道通畅，若有窒息征象，应立即取头低脚高体位，轻拍背部，以便血块排出，并尽快挖出口、咽、喉、鼻部积血。

（2）止血药物　脑垂体后叶素5U加入50%葡萄糖40mL中缓慢静脉推注，或10U加入5%葡萄糖液500mL静脉滴注。禁用于高血压、心力衰竭患者及孕妇。亦可选用氨基己酸、氨甲苯酸、肾上腺色腙等。

（3）输血　大量咯血者，根据血红蛋白和血压下降情况，酌情给予适量输血。

（4）局部止血　大量咯血不止者，可经纤维支气管镜确定出血部位，用浸有稀释的肾上腺素海绵压迫或填塞于出血部位止血。亦可用冷生理盐水灌洗，或在局部应用凝血酶或气囊压迫控制止血等。必要时可在明确出血部位的情况下考虑肺叶、肺段切除术。

三、其他治疗

1. 应用糖皮质激素　一般情况下不用糖皮质激素治疗，因其能抑制机体免疫力，单独应用可促使结核病变扩散。若毒性症状过于严重，可在使用有效抗结核药物的同时，加用糖皮质激素，以减轻炎症和变态反应，促使渗液吸收，减少纤维组织形成和胸膜粘连的发生。毒性症状减退后，激素剂量递减，至6~8周停药。适应证：急性粟粒型肺结核、干酪样肺炎、急性结核性渗出性胸膜炎等。

2. 手术治疗　适用于肺组织有严重破坏，经长期内科治疗未能促使其复原的病灶，如一侧或一叶肺广泛破坏、较大的结核球、单侧纤维厚壁空洞、严重的支气管扩张并反复咯血等，可做肺叶或全肺切除。结核性脓胸和（或）支气管胸膜瘘必要时可做肺叶胸膜切除术。

【预防】

1. 全程督导化疗　结核病的全程督导化疗是指患者在治疗过程中，每次用药都必须在专业医务人员或经规范培训的家庭督导员的直接监督下进行，因任何原因未及时用药时，必须采取补救措施，以保证按个体化治疗方案规律用药。

2. 病例报告和管理　主动查找无症状患者，如居民的定期胸部X线检查等。因多数患者是在就诊时发现，临床医生应提高对结核病诊断的敏感性，避免漏诊和误诊。所查出病例及时登记、报告。

3. 卡介苗接种　卡介苗（BCG）是一种无毒牛型结核杆菌活菌疫苗，接种后可使人体产生对结核杆菌的获得性免疫力，以保护未被感染者。接种对象是未受感染的人，主要是新生儿、儿童或结素阴性的青少年。

4. 预防性化疗　主要用于受结核分枝杆菌感染易发病的高危人群，包括HIV感染者、密切接触涂阳肺结核患者人群、矽肺、糖尿病、长期应用糖皮质激素者、吸毒人群、营养不良者、儿童和青少年PPD试验阳性者。服药方法是成人异烟肼300mg，每天1次口服，连用6~9个月；儿童4~8mg/kg，每天1次口服，连用3个月。疗程中应监测肝功能。

思考题

1. 肺结核的传染源、传播途径、传染方式是什么？

NOTE

2. 肺结核的诊断包括哪些内容?

3. 简述肺结核化学治疗的原则。常用抗结核药物有哪些?

4. 简述结核病的分类。

5. 何谓菌阴肺结核? 其诊断标准是什么?

第九章　特发性肺纤维化

间质性肺疾病（interstitial lung disease，ILD）是一组主要累及肺间质和肺泡，导致肺泡-毛细血管功能单位减损的弥漫性肺疾病。间质性肺疾病包括 200 多个病种，尽管每一种疾病的临床表现、实验室和病理学改变有各自的特点，然而它们具有一些共同的呼吸病理生理学改变、临床表现和胸部 X 线特征，表现为渐进性、劳力性气促，限制性通气功能障碍伴弥散功能降低，低氧血症和双肺弥漫性影像学改变。多缓慢进展，逐渐丧失肺泡-毛细血管功能单位，最终发展为弥漫性肺纤维化和蜂窝肺，导致呼吸衰竭而死亡。

特发性肺纤维化（idiopathic pulmonary fibrosis，IPF）为最常见的间质性肺疾病，病变局限于肺部，引起弥漫性肺纤维化，导致肺功能损害和呼吸困难。患病率随着年龄增加而增加，男性多于女性。

【病因和发病机制】

IPF 的发病机制尚不清楚，发病的危险因素有吸烟、接触金属粉尘或木尘等，亦与胃食管反流病、病毒感染、自身免疫等因素有关。遗传因素对发病过程可能有一定的影响。

【病理】

IPF 的病理改变与病变的严重程度有关，一般出现普通型间质性肺炎（UIP）的病理特征，主要特点是病变在肺内分布不均一，可以在同一低倍视野内看到正常、间质炎症、纤维增生和蜂窝肺的变化，主要累及胸膜下外周肺腺泡或肺小叶。

【临床表现】

IPF 一般于 50 岁以上发病，起病隐匿，主要症状是干咳和劳力性气促，并进行性加重。一般不出现全身性表现，也可有乏力、体重减轻等不典型表现。

因长期缺氧，部分患者出现杵状指（趾），可闻及肺底部吸气性 Velcro 啰音，疾病晚期因肺功能低下可出现紫绀、右心功能不全等体征。

【实验室及其他检查】

1. 胸部 X 线检查　胸片显示双肺弥漫的网格状或网络小结节状浸润影，以双下肺和外周（胸膜下）明显，通常伴有肺容积减小。个别早期患者胸片可基本正常或呈磨玻璃样变化，随着病情进展，可出现直径多在 3~15mm 大小的多发性囊状透光影（蜂窝肺）。高分辨率 CT（HRCT）是诊断 IPF 的重要方法，有利于发现早期病变，表现为肺内不规则线条网格样改变，伴有囊性小气腔形成，较早在胸膜下出现，小气道互相连接可形成胸膜下线等。

2. 肺功能检测   表现为限制性通气功能障碍和弥散量减少，伴有低氧血症和Ⅰ型呼吸衰竭。

3. 实验室检查   可有血沉加快、血乳酸脱氢酶（LDH）和免疫球蛋白增高；10%～26%的患者类风湿因子和抗核抗体阳性。

4. 外科肺活检   经高分辨率CT诊断仍不确定者，没有手术禁忌证时应考虑外科肺活检。肺组织病理改变是UIP，诊断标准是：①明显纤维化或结构异常，伴或不伴有蜂窝肺，胸膜下、间质分布。②斑片肺实质纤维化。③成纤维细胞灶。

【诊断】

主要根据临床特征、胸部影像学改变、肺功能异常、病理活检综合做出诊断，并排除其他已知原因导致的ILD。根据是否有外科肺活检的结果，有两种确诊标准。

1. 确诊标准一

（1）外科肺活检显示组织学符合普通型间质性肺炎的改变。

（2）同时具备下列条件：①排除其他已知的可引起ILD的疾病，如药物中毒、职业环境性接触和结缔组织病等。②肺功能检测有限制性通气功能障碍伴弥散功能下降。③常规X线胸片或HRCT显示双下肺和胸膜下分布为主的网状改变或伴蜂窝肺，可伴有少量磨玻璃样阴影。

2. 确诊标准二   无外科肺活检时，需要符合下列所有4条主要指标和3条以上的次要指标。

（1）**主要指标**   ①除外已知原因的ILD，如某些药物毒性作用、职业环境接触史和结缔组织病等。②肺功能表现异常，包括限制性通气功能障碍。③胸部HRCT表现为双下肺和胸膜下分布为主的网状改变或伴蜂窝肺，可伴有极少量磨玻璃样阴影。④经纤维支气管镜肺活检或支气管肺泡灌洗液检查不支持其他疾病的诊断。

（2）**次要指标**   ①年龄>50岁。②隐匿起病或无明确原因的进行性呼吸困难。③病程≥3个月。④双肺听诊可闻及吸气性Velcro啰音。

【鉴别诊断】

主要与过敏性肺炎、石棉沉着病等亦可引起肺间质纤维化的疾病鉴别。

【病情评估】

一、病情严重度

根据临床表现、胸部影像学特征、肺功能及6分钟步行试验等做出病情严重度评估。若患者有显著的呼吸困难，Ⅰ型呼吸衰竭，HRCT已存在显著纤维化及蜂窝样改变，6分钟步行试验S_pO_2<88%，提示病情较重，死亡风险大。

二、预后

因该病目前除肺移植外，尚无有效治疗措施，因此预后差。病情进展速度有明显的个体差异，经过数月至数年发展为呼吸衰竭和慢性肺心病，起病后平均存活时间为2~3年。

【治疗】

非手术治疗效果有限。目前尚无有效的药物治疗方法，主要采用糖皮质激素或联合细胞毒药物治疗，其使用剂量和疗程视患者的具体病情而定。

一、药物治疗

目前尚无有循证医学证据的药物治疗方案，N-乙酰半胱氨酸或吡非尼酮（TNF-α 抑制剂）可在一定程度上延缓肺功能的恶化，降低急性加重的频率，可尝试应用。急性加重的患者可应用大剂量糖皮质激素治疗，常用泼尼松或其他等效剂量的糖皮质激素，0.5mg/（kg·d）口服。

尼达尼布（品名 OFEV）治疗 IPF 的作用受到重视，作为酪氨酸激酶抑制剂类药物中的一种，尼达尼布可针对参与肺纤维化病理机制的生长因子受体发挥靶向作用。其他治疗药物包括环磷酰胺、硫唑嘌呤、γ-干扰素、秋水仙碱、青霉胺等，但临床疗效有待于进一步论证。

二、非药物治疗

1. 肺康复训练。

2. 氧疗　存在明显低氧血症的患者，应实施长程氧疗。

三、肺移植

为目前 IPF 最有效的治疗方法，当患者肺功能严重不全、低氧血症迅速恶化，但不伴有严重的心、肝、肾病变，年龄小于 60 岁者，可考虑进行肺移植。

四、其他

缓解咳嗽，积极治疗胃食管反流病等。

思考题

1. 何谓间质性肺疾病？何谓特发性肺纤维化？
2. 如何诊断特发性肺纤维化？
3. 简述特发性肺纤维化的治疗措施。

第十章　原发性支气管肺癌

原发性支气管肺癌（primary bronchogenic carcinoma），简称为肺癌，是原发于各级支气管黏膜或腺体的肺部恶性肿瘤。由于肺癌的早期诊断目前尚缺乏有效手段，多数患者一旦发现已处于中、晚期，所以总的 5 年生存率仍然很低，约为 15%。根据 WHO 2008 年公布的资料显示，肺癌无论是年发患者数（160 万/年）还是死亡人数（140 万/年），均居全球癌症的首位。我国肺癌已成为癌症死亡的首位病因。

【病因和发病机制】

本病病因尚未明确，目前认为与下列因素有关。

1. 吸烟　目前公认长期吸烟是肺癌死亡率增加的首要原因。吸烟与肺癌的发生呈正相关，且与吸烟量呈正比。吸烟年限越长，量越多，开始吸烟的年龄越小，发病率与死亡率越高。与不吸烟者比较，吸烟者发生肺癌的危险性平均高 4~10 倍，重度吸烟者可达 10~25 倍。被动吸烟也可引起肺癌。纸烟中主要含有尼古丁、一氧化碳、苯并芘、亚硝胺及放射性元素钋等多种致癌物质，其中苯并芘为主要的致癌物质。

2. 空气污染　包括室内小环境和室外大环境的空气污染。室内小环境污染有被动吸烟、燃料燃烧和烹调加热所释放出的油烟雾等。室外大环境污染包括汽车尾气、工业废气等。据统计，城市肺癌发病率明显高于农村，工业发达国家高于工业落后国家，可能与工业废气和致癌物质（主要是苯并芘）污染空气有关。

3. 职业致癌因子　如石棉、无机砷化合物、铬及某些化合物、镍、铍、二氯甲醚、芥子体、氯乙烯；放射性物质如铀、镭衰变过程中产生的氡及氡子体；煤烟、焦油和石油中的多环芳烃、烟草的加热产物，以及长期接触与吸入粉尘等，均可诱发肺癌。

4. 电离辐射　大剂量电离辐射与肺癌发病有关。

5. 其他　近年认为肺癌的发生与某些癌基因的活化及抗癌基因的丢失密切相关。此外，病毒感染、天然 β 胡萝卜素和维生素 A 缺乏、机体免疫功能低下、内分泌失调及家族遗传等因素对肺癌的发生可能起综合性作用。

【病理和分类】

一、按照解剖学部位分类

1. 中央型肺癌　生长在段支气管以上位于肺门附近者，称为中央型肺癌，约占肺癌的3/4，以鳞状上皮细胞癌和小细胞肺癌（small cell lung cancer，SCLC）较常见。

2. 周围型肺癌　生长在段支气管及其分支以下者，称为周围型肺癌，约占肺癌的 1/4，以腺癌较为常见。

二、按照组织病理学分类

1. 非小细胞肺癌（non-small cell lung cancer，NSCLC）

（1）鳞状上皮细胞癌（简称鳞癌） 最常见，占原发性肺癌的40%~50%。多见于老年男性，多有吸烟史，以中央型肺癌多见。早期导致管腔狭窄，出现肺不张和阻塞性肺炎。癌组织易变性、坏死，形成空洞或脓肿。鳞癌生长缓慢，转移晚，手术切除的机会相对较大。典型的鳞癌细胞大，呈多形性，胞浆丰富，有角化倾向，核畸形，染色深，细胞间桥多见，常呈鳞状上皮样排列。

（2）腺癌 女性多见，与吸烟关系不大，与肺组织炎性瘢痕关系密切。本型常在肺边缘部形成直径2~4cm的肿块，多表现为周围型。腺癌细胞多呈腺体或乳头样结构，圆形或椭圆形，胞浆丰富，核大，常有核仁，核膜较清楚。腺癌富含血管，故局部浸润和血行转移较鳞癌早，易转移至肝、脑和骨，易累及胸膜。

（3）大细胞癌 可发生在肺门附近或肺边缘的亚段支气管。由大小不一的多角形或不规则形细胞组成，呈实性巢状排列，常有大片出血、坏死和空洞形成；癌细胞胞浆丰富，细胞核大，核仁明显，核分裂多见，可分为巨细胞型和透明细胞型。本型转移较小细胞癌晚，手术切除机会较大。

（4）其他 有腺鳞癌、类癌、肉瘤样癌等。

2. 小细胞肺癌 恶性程度最高，患者年龄较轻，多有吸烟史。多发生于肺门附近的大支气管，常侵犯管外肺实质，易与肺门、纵隔淋巴结融合成团块。癌细胞体积小，类圆形或梭形，胞浆少，类似淋巴细胞，且生长快，侵袭力强，远处转移早。确诊时多有血管受侵或转移，常转移至淋巴结、脑、肝、骨和肾上腺等。本型对放射治疗和化学药物治疗敏感。

【临床表现】

肺癌依据部位、类型、大小、发展阶段、有无并发症或转移情况而临床表现不同。早期基本无症状，通常因体检发现，尤其是周围型肺癌。

一、原发肿瘤引起的表现

1. 咳嗽、咳痰 为常见的早期症状，常呈刺激性干咳，或伴少量黏液痰。如肿瘤导致远端支气管狭窄，表现为持续性咳嗽，呈高音调金属音，为特征性阻塞性咳嗽。如继发感染时，则咳脓性痰。

2. 咯血 癌组织血管丰富，痰内常间断或持续带血，如侵及大血管可导致大咯血。

3. 喘鸣 如肿瘤引起支气管部分阻塞，可引起局限性喘鸣，并可有胸闷、气急等。

4. 全身表现 体重下降、发热等为常见的全身症状，疾病晚期多出现恶病质。

二、肺外胸内扩展引起的表现

1. 胸痛 肿瘤侵犯胸膜或纵隔，可产生不规则的钝痛；侵入胸壁、肋骨或压迫肋间神经时可致胸痛剧烈，且有定点或局部压痛，呼吸、咳嗽则加重。

2. 呼吸困难　如肿瘤压迫大气道，可出现吸气性呼吸困难。

3. 吞咽困难　如肿瘤侵及或压迫食管，可表现为咽下困难，尚可引起支气管-食管瘘。

4. 声音嘶哑　如癌肿或转移性肿大的淋巴结压迫喉返神经（左侧多见），则出现声音嘶哑。

5. 上腔静脉阻塞综合征　如肿瘤侵犯纵隔，压迫阻塞上腔静脉回流，导致上腔静脉阻塞综合征，表现为头、颈、前胸部及上肢的淤血、水肿，颈静脉扩张等，查体可见前胸壁静脉扩张迂曲。

6. Horner 综合征　肺尖部肺癌又称为肺上沟瘤（Pancoast 瘤），可压迫颈部交感神经，引起同侧眼睑下垂、眼球内陷、瞳孔缩小、额部少汗等一组表现，称为 Horner 综合征。

三、胸外远处转移引起的表现

如肺癌转移至脑、肝、骨骼、肾上腺、皮肤等，可出现相应的表现。锁骨上淋巴结是肺癌常见的转移部位，多位于前斜角肌区，无痛感，固定而坚硬，逐渐增大并融合。

四、胸外表现

肺癌的胸外表现是指非转移性胸外其他系统脏器出现的一系列与肺癌的发生相关的临床表现，包括内分泌、神经肌肉、结缔组织、血液系统和血管的异常改变，又称为副癌综合征。常见的表现有：①杵状指（趾）和肥大性骨关节病，以长骨远端多见。②高钙血症，与发生骨转移或生成过多的甲状旁腺相关蛋白有关，常见于鳞癌。③分泌促性腺激素，引起男性乳房发育。④分泌促肾上腺皮质激素样物质，引起 Cushing 综合征，多见于小细胞肺癌。⑤分泌抗利尿激素，引起稀释性低钠血症。⑥神经肌肉综合征，包括小脑皮质变性、脊髓小脑变性、周围神经病变、重症肌无力和肌病等多见于小细胞肺癌。⑦类癌综合征，表现为支气管痉挛性喘息、阵发性心动过速、水样腹泻、皮肤潮红伴感觉异常等。⑧其他表现可有硬皮症、栓塞性静脉炎、血小板减少性紫癜等。

【实验室及其他检查】

1. 胸部影像学检查　X 线检查为常规检查方法，如检查发现块影或可疑肿块阴影，可进一步选用高电压摄片、体层摄片、CT、MRI、单光子发射计算机断层显像（SPECT）和正电子发射型计算机断层显像（PET）等检查。CT 对发现气管、主动脉周围、脊柱旁沟和肺门附近等早期隐蔽性病灶极有帮助，还能辨别肺门和纵隔淋巴结是否肿大；高分辨 CT 或螺旋 CT 能发现大于 3mm 的病灶；MRI 对了解肺癌与心脏大血管、支气管胸壁的关系极有帮助，但对肺内病灶的显示方面不及 CT；SPECT 方法简便、无创，利用肿瘤细胞摄取放射性核素与正常细胞之间的差异，进行肿瘤定位、定性和骨转移诊断；PET 用于肺癌及淋巴结转移的定位诊断，诊断肺癌骨转移的价值优于 SPECT。肺癌的影像表现有：①中央型肺癌：多表现为一侧边缘毛糙的肺门类圆性阴影，或单侧性不规则的肺门肿块等。②周围型肺癌：早期表现为边缘不清的局限性小斑片状阴影，如动态观察可呈密度增高且边缘清楚的圆形或类圆形影。③细支气管-肺泡细胞癌：有结节型和弥漫型两种类型。

2. 痰脱落细胞检查　是简单而有效的早期诊断手段之一，并能进行组织学检查，3 次以上的系列痰标本检查可提高中央型肺癌的诊断率。痰细胞学检查的阳性率的高低与标本是否合格、检查技术水平、肿瘤类型及送检次数（以 3~4 次为宜）等因素有关，非小细胞癌的阳性率较小细胞肺癌者高，可达 70%~80%。

3. 支气管镜检查　是确诊肺癌的重要检查方法。能直接窥视到支气管内的癌肿或浸润，可在透视下做肺组织活检，或吸取支气管深部痰液或肺泡灌洗液送检。刷检诊断率可达 92%，活检诊断率可达 93%。支气管镜检查的并发症有喉痉挛、气胸、低氧血症及出血等。

4. 肿瘤标志物检测　目前认为癌胚抗原（CEA）、神经特异性烯醇酶（NSE）、细胞角蛋白 19 片段（CYFRA21-1）及胃泌素释放肽前体（ProGRP）联合检测，对诊断肺癌及进行病情监测有一定的临床价值。

5. 肺针吸活检　包括浅表淋巴结针吸细胞学检查、经支气管镜针吸细胞学检查和经皮针吸细胞学检查等方法，可提高肺癌的诊断率。

6. 其他检查　胸膜活检、纵隔镜活检、开胸活检等，均可根据具体情况采用。

【诊断】

肺癌的早期诊断极为重要，影像学、细胞学和病理学检查是诊断肺癌的必要手段。早期诊断与患者对肺癌的基础知识的掌握及医生对肺癌的诊断的警觉性、敏感性关系密切。

对 40 岁以上长期大量吸烟者，有下列情况时应注意排查肺癌的可能：①刺激性咳嗽持续 2~3 周，治疗无效。②原有慢性呼吸道疾病，咳嗽性质改变者。③持续痰中带血而无其他原因可解释者。④反复发作的同一部位的肺炎，特别是肺段性肺炎。⑤原因不明的肺脓肿，无中毒症状，无大量脓痰，抗感染治疗效果不显著者。⑥原因不明的四肢关节疼痛及杵状指（趾）。⑦X 线的局限性肺气肿或段、叶性肺不张，孤立性圆形病灶和单侧性肺门阴影增大者。⑧原有肺结核病灶已稳定，而形态或性质发生改变者。⑨无中毒症状的胸腔积液，尤以血性、进行性增加者。

【鉴别诊断】

1. 肺结核　多见于青壮年，病程长，常有持续性发热及全身中毒症状，可有反复的咯血，痰液可检出结核分枝杆菌，X 线检查有结核病变的特征，抗结核治疗有效。

2. 肺炎链球菌肺炎　多见于青壮年，急性起病，寒战高热，咳铁锈色痰，白细胞增高，抗生素治疗有效。若起病缓慢，无毒血症状，抗生素治疗效果不明显，或在同一部位反复发生的肺炎等，应注意肺癌的可能。

3. 肺脓肿　起病急，中毒症状明显，伴咳大量脓臭痰，白细胞和中性粒细胞增高，胸部 X 线呈薄壁空洞，内壁光整，内有液平，周围有炎症改变。而癌性空洞常先有肿瘤症状，然后出现继发感染的症状。纤维支气管镜等可以鉴别。

4. 结核性胸膜炎　胸液多呈透明，草黄色，有时为血性，而癌性胸水增长迅速，以血性多见，并结合胸水 CEA、ADA（腺苷酸脱氨酶），能否找到癌细胞以及抗结核治疗疗效等进行鉴别。

【病情评估】

一、TNM 分期

2009 年国际肺癌研究学会的肺癌 TNM 分期系统，见表 10-1。

表 10-1　肺癌的 TNM 分期

原发肿瘤 T	
T_x	原发肿瘤大小无法测量；或痰脱落细胞，或支气管冲洗液中找到癌细胞，但影像学检查和支气管镜检查未发现原发肿瘤
T_0	没有原发肿瘤的证据
Tis	原位癌
T_{1a}	原发肿瘤最大直径<2cm，局限于肺和脏层胸膜，或局限于支气管壁
T_{1b}	原发肿瘤>2cm，≤3cm
T_{2a}	肿瘤最大直径>3cm，≤5cm；或累及主支气管，但距离隆突≥2cm；或累及脏层胸膜；或扩展到肺门的肺不张或阻塞性肺炎，但未累及全肺
T_{2b}	肿瘤>5，≤7cm
T_3	肿瘤>7cm；或无论大小累及胸壁、横膈、心包、纵隔胸膜或主支气管（距隆突<2cm，但未及隆突）；或全肺不张；或原发肿瘤同一肺叶出现分离的癌结节
T_4	无论大小，侵及纵隔、心脏、大血管、隆突、气管、食管或椎体；原发肿瘤同侧不同肺叶出现分离的癌结节
区域淋巴结 N	
N_x	淋巴结转移情况无法判断
N_0	无区域淋巴结转移
N_1	同侧支气管、肺门淋巴结转移
N_2	同侧纵隔、隆突下淋巴结转移
N_3	对侧纵隔和对侧肺门、前斜角肌或锁骨上区淋巴结转移
远处转移 M	
M_x	无法评价有无远处转移
M_0	无远处转移
M_{1a}	胸膜播散（恶性胸腔积液、心包积液或胸膜结节）、原发肿瘤对侧肺叶出现分离的癌结节
M_{1b}	有远处转移（肺/胸膜外）

二、临床分期

根据 TNM 分期的结果，进行临床分期，见表 10-2。临床上一般将 0～Ⅲa 期肺癌称为早中期肺癌，Ⅲb 期及Ⅳ期肺癌称为晚期肺癌。

表 10-2　肺癌的临床分期

临床分期	TNM 分期结果
隐匿期	$T_x N_0 M_0$
0 期	$Tis N_0 M_0$
I_a 期	$T_1 N_0 M_0$
I_b 期	$T_{2a} N_0 M_0$

续表

临床分期	TNM 分期结果
II$_a$ 期	$T_1N_1M_0$，$T_{2b}N_0M_0$，$T_{2a}N_1M_0$
II$_b$ 期	$T_{2b}N_1M_0$，$T_3N_0M_0$
III$_a$ 期	$T_{1-3}N_2M_0$，$T_3N_{1-2}M_0$，$T_4N_{0-1}M_0$
III$_b$ 期	$T_{1-4}N_3M_0$，$T_4N_{2-3}M_0$
IV 期	$T_{1-4}N_{0-3}M_1$

三、预后

肺癌患者良好的预后取决于早发现、早诊断和早治疗。确诊的肺癌患者，其预后取决于组织学类型及确诊时的临床分期，并与治疗措施的合理选择有关。由于早期诊断不足致使肺癌预后差，86%肺癌患者在确诊的 5 年内死亡。

【治疗】

治疗方案主要根据肿瘤的组织学决定。通常 SCLC 发现时已转移，难以通过外科手术根治，主要依赖化疗或放、化疗综合治疗；NSCLC 中央型多见，或可为局限性，外科手术或放疗效果好，但对化疗及放疗的反应较 SCLC 差。

一、手术治疗

手术治疗是 NSCLC 的主要治疗方法。鳞癌比腺癌和大细胞癌手术切除率高，治疗效果好。SCLC 国内主张先化疗、后手术。推荐肺叶切除术，肺功能不良者及有外周性病变的患者，可行肺段切除术和楔形切除术。

二、化学药物治疗（简称化疗）

小细胞肺癌对化疗最敏感，鳞癌次之，腺癌最差。化疗药物能提高小细胞肺癌的缓解率，常用依托泊苷（VP-16）、阿霉素（ADM）、替尼泊苷（VM-26）、卡铂（CBP）、顺铂（DDP）及环磷酰胺（CTX）等。另外，洛莫司丁（CCNU）、长春新碱（VCR）等对本病也有效。

SCLC 常用的化疗方案：①EP 方案：VP-16 每天 $100mg/m^2$，静脉滴注第 1~3 天；DDP 每天 $100\ mg/m^2$，静脉滴注第 1~3 天。每 3 周为 1 周期。②CAV 方案：CTX $1000mg/m^2$，第 1 天静脉注射；ADM $40~50mg/m^2$第 1 天静脉注射；VCR $1mg/m^2$，第 1 天静脉注射。每 3 周为 1 周期。目前所推荐的标准方案为：以铂类为基础加一个新的化疗药物（如紫杉醇、多烯紫杉醇、长春瑞滨和吉西他滨等）。

三、放射治疗（简称放疗）

放疗分为根治性和姑息性两种。根治性放疗用于病灶局限、因解剖原因不便手术或患者不愿意手术者，若结合化疗可提高疗效。姑息性放疗的目的在于抑制肿瘤的发展，延迟肿瘤扩散和缓解症状，常用于控制骨转移性疼痛、骨髓压迫、上腔静脉压迫综合征和支气管阻塞及脑转移引起的症状。放疗对 SCLC 效果较好，其次为鳞癌和腺癌，其放射剂量以腺癌最大，小细胞癌最小。

四、靶向治疗

肿瘤分子靶向治疗是以肿瘤组织或细胞中所具有的特异性分子为靶点，利用分子靶向药物特异性阻断该靶点的生物学功能，选择性从分子水平来逆转肿瘤细胞的恶性生物学行为，从而达到抑制肿瘤生长甚至肿瘤消退的目的。靶向治疗主要适合于表皮生长因子受体（EGFR）敏感突变的晚期 NSCLC，化疗失败或者无法接受化疗的 NSCLC，代表药物为吉非替尼和厄洛替尼。此外，还有以肿瘤血管生成为靶点的靶向治疗。

五、生物反应调节剂（BRM）

BRM 为小细胞肺癌提供了一种新的治疗手段，如小剂量干扰素、转移因子、左旋咪唑、集落刺激因子（CSF）等在肺癌的治疗中都能增加机体对化疗、放疗的耐受性，提高疗效。

【预防】

应积极宣传和采取有效措施减少或避免吸入含有致癌物质污染的空气和粉尘，包括劝告戒烟，加强环境暴露时的防护，治理室内小环境及室外大环境的污染等。对重点人群进行周期性普查，普及肺癌的基础知识，提高医务人员对肺癌诊断的警觉性及敏感性，做到早发现、早诊断、早治疗。

思考题

1. 原发性肺癌的病因有哪些？
2. 原发性肺癌按照解剖学及组织病理学如何分类？
3. 简述原发性肺癌的临床表现。
4. 当前如何进行原发性肺癌的临床分期？
5. 原发性肺癌的治疗原则是什么？有哪些治疗方法？

第十一章 慢性呼吸衰竭

呼吸衰竭（respiratory failure）是指外呼吸（通气和换气）功能严重障碍，不能进行有效的气体交换，导致缺氧，伴或不伴二氧化碳潴留，引起的一系列生理功能和代谢紊乱的临床综合征。如在海平面、静息状态下呼吸室内空气，动脉血氧分压（PaO_2）低于60mmHg，伴或不伴有动脉二氧化碳分压（$PaCO_2$）高于50mmHg，即为呼吸衰竭。

呼吸衰竭依据病因、起病缓急及原有呼吸功能是否正常分为急性和慢性，急性呼吸衰竭是指原有呼吸功能正常，由于突发原因，如溺水、电击伤、创伤、毒物中毒、急性重症感染或理化刺激等，导致突然发生的呼吸功能衰竭，常在数秒或数小时内发生，病情多危重，需及时救治；慢性呼吸衰竭是指在原有慢性阻塞性肺疾病等慢性胸肺疾病的基础上，呼吸功能障碍逐步加重而引起的缺氧和二氧化碳潴留的呼吸衰竭。临床上慢性呼吸衰竭较为常见。由于发病过程缓慢，机体通过代偿适应，尚能保持一定的工作和生活自理能力时，称为代偿性慢性呼吸衰竭；若并发呼吸道急性感染或由于其他原因加重呼吸功能损害，发生失代偿，则称为失代偿性慢性呼吸衰竭。

呼吸衰竭根据病理生理和动脉血气分析结果，分为Ⅰ型呼吸衰竭和Ⅱ型呼吸衰竭，Ⅰ型呼吸衰竭多由于换气功能障碍所致，仅有缺氧，不伴有二氧化碳潴留；Ⅱ型呼吸衰竭常由于通气功能障碍所致，缺氧同时伴有二氧化碳潴留。

【病因和发病机制】

一、病因

1. 支气管、肺疾病 COPD、支气管哮喘、慢性肺心病、重症肺结核、广泛肺纤维化和尘肺等。其中COPD是最为常见病因。

2. 肺血管疾病 肺栓塞、肺血管炎、肺动-静脉瘘等。

3. 胸廓与胸膜病变 严重的气胸、大量胸腔积液、胸部手术、外伤、广泛胸膜增厚粘连及脊柱严重的后凸、侧凸等。

4. 神经及肌肉疾病 脑部疾病（炎症、肿瘤、外伤、药物麻醉或中毒等）损及延髓呼吸调节中枢；颈胸段脊髓炎、急性多发性神经根炎、肌萎缩侧索硬化症、重症肌无力等。

二、发病机制

1. 肺泡通气不足 中枢神经系统疾病使呼吸抑制，或阻塞性肺疾病并发感染使气道阻塞加重时，肺泡通气量减少，氧和二氧化碳不能有效交换，引起缺氧和二氧化碳潴留，两者的程度平行，临床表现为低氧血症伴高碳酸血症。

2. 通气/血流比例 （V/Q） 失调　正常情况下，肺泡每分钟的通气量为4.2L，流经肺泡毛细血管的血流量是5L，因此，通气/血流比例为0.84。肺栓塞时，进入肺泡的部分气体不能与血流进行充分交换，造成无效通气，V/Q大于0.84，引起缺氧。气道阻塞、肺不张时，由于通气减少，流经肺泡周围的静脉血不能充分进行氧合而进入动脉，造成生理性静-动脉分流，V/Q小于0.84，发生缺氧。

3. 弥散障碍　氧和二氧化碳对肺泡膜的通透能力相差很大，前者仅为后者的1/20，故在病理情况下，弥散功能障碍主要影响氧的交换，临床表现为低氧血症，见于肺水肿等。

4. 氧耗量增加　机体氧耗增加是加重呼吸衰竭患者缺氧的原因之一，常见于患者有发热、寒战、呼吸用力和抽搐等。另外，在气道阻塞的情况下，不合理应用呼吸兴奋剂，亦会显著增加氧耗而加重缺氧，应予重视。

【病理生理】

慢性呼吸衰竭的主要病理改变是缺氧，可伴有不同程度的高碳酸血症，两者对机体的影响一般表现为早期刺激机体发生代偿性兴奋，随着病情加重发生系统脏器功能失代偿而表现为系统脏器功能抑制，最终可发生系统脏器功能衰竭。

一、缺氧

1. 中枢神经系统　大脑皮质对缺氧最敏感，缺氧最易引起脑功能障碍。缺氧可使脑血管扩张，脑血流增加，当缺氧加重时，引起细胞内和间质性水肿，导致颅内压升高，从而压迫血管，使脑血流减少，加重缺氧性脑损害。供氧停止4~5分钟可发生不可逆的脑损害。

2. 循环系统　轻度缺氧使心率加快、心肌收缩力增强和心排血量增加；严重缺氧时由于发生心肌损伤、坏死等，心肌收缩力减弱和心排血量减少，使心率变慢并出现心律失常。缺氧对血管的影响按照部位不同而异，脑和冠状血管扩张，皮肤和腹腔内脏血管收缩，肺小动脉痉挛，使肺动脉压升高。长期肺动脉高压，引起右心室肥厚，甚至右心衰竭。

3. 呼吸系统　呼吸中枢对缺氧的敏感性远较二氧化碳低，因此仅于明显缺氧时才出现通气量增加。

4. 肝、肾及消化系统　缺氧可损害肝、肾功能，使转氨酶升高、尿量减少和氮质潴留，多为功能性改变，可随着病情好转而恢复。严重缺氧可增强胃壁细胞碳酸酐酶活性，使胃酸分泌增多，故可出现胃黏膜糜烂、坏死、出血与溃疡。

5. 细胞代谢和电解质　严重缺氧时由于无氧酵解增加，产生大量的乳酸，从而引起代谢性酸中毒。同时由于能量代谢不足，钠泵功能障碍，氢离子和钠离子进入细胞内，钾离子移向细胞外，引起转移性高钾血症。

二、二氧化碳潴留

1. 中枢神经系统　少量二氧化碳潴留可兴奋呼吸中枢，但超过一定浓度，发生二氧化碳潴留时，则起抑制作用。脑血管扩张、血流量增加是二氧化碳潴留早期的代偿现象；晚期则颅内压升高，并出现脑水肿。当$PaCO_2$增至正常2倍以上时，患者逐渐进入昏迷状态，出现肺性脑病。引起肺性脑病的常见原因有高碳酸血症、低氧血症、酸碱平衡失调等，而呼吸道感染、使用镇静剂或给氧不当等常为其发生的诱发因素。

2. 循环系统 二氧化碳潴留对循环系统最突出的影响是血管扩张，如周围皮肤血管、脑血管、冠状动脉血管扩张等。一定程度 $PaCO_2$ 升高，可刺激心血管运动中枢和交感神经，使心率加快，心肌收缩力增强，心输出量增高，内脏血管收缩，血压升高。

3. 呼吸系统 二氧化碳是强有力的呼吸中枢兴奋剂，$PaCO_2$ 急骤升高，呼吸加深加快；长时间严重的二氧化碳潴留会造成中枢化学感受器对二氧化碳的刺激作用发生适应；当 $PaCO_2$ 超过 80mmHg 时，会对呼吸中枢产生抑制和麻醉效应，此时呼吸中枢的兴奋性，主要靠缺氧刺激颈动脉窦及主动脉体化学感受器来维持。慢性呼吸衰竭患者呼吸中枢对二氧化碳潴留的敏感性降低，或当 $PaCO_2$ 超过 80mmHg 时，呼吸中枢的兴奋性依赖于缺氧的刺激，如吸入高浓度氧，解除了低氧对呼吸中枢的刺激作用，可导致呼吸抑制而加重病情，此为Ⅱ型呼吸衰竭须控制性氧疗的原因，是重要的临床知识点。

4. 酸碱平衡和电解质 除了呼吸性酸中毒和代谢性酸中毒以外，由于患病时间较长，热量食摄入不足和治疗中使用利尿剂、糖皮质激素等原因，常可引起低钾血症。

5. 肾功能 轻度二氧化碳潴留可扩张肾血管，增加肾血流，使尿量增加；但如果呼吸性酸中毒失代偿，pH 值明显下降时，肾血管痉挛，肾血流量明显减少。

【临床表现】

除有原发疾病的临床表现外，出现慢性呼吸衰竭的临床表现包括缺氧和二氧化碳潴留所引起的各系统脏器损害的表现。两者表现虽各有不同，但常同时存在，故难以明确区分。

1. 呼吸困难 最早出现的症状，轻者仅感呼吸费力，重者呼吸窘迫、大汗淋漓，甚至窒息。病情不同呼吸可浅速或深缓，呈潮式、间歇或抽泣样节律异常等。中枢性呼吸衰竭的患者，呼吸困难主要表现为节律和频率的异常；呼吸器官病变引起的呼吸困难，因辅助呼吸肌参与活动，表现为点头或抬肩呼吸。呼吸衰竭并不一定有呼吸困难，如中枢神经药物中毒时，呼吸匀缓、表情淡漠或昏睡；严重肺气肿并发呼吸衰竭或肺性脑病，进入二氧化碳麻醉阶段，也可没有明显的呼吸困难表现。

2. 紫绀 缺氧的典型体征。血流淤积，毛细血管及静脉血氧饱和度偏低，容易出现紫绀。紫绀的轻重主要取决于缺氧的程度，也受血红蛋白量、皮肤色素及心功能状态的影响。当血氧饱和度（SaO_2）低于 90% 时，可在唇甲出现紫绀。贫血者紫绀一般不明显。

3. 精神神经症状 轻度缺氧可有注意力不集中、定向障碍；严重缺氧者特别是伴有二氧化碳潴留时，随着病情变化可出现头痛、兴奋、抑制、嗜睡、抽搐、意识丧失甚至昏迷。慢性胸肺疾患引起的呼吸衰竭急性加剧时，低氧血症和二氧化碳潴留发生迅速，常并发肺性脑病。

4. 血液循环系统表现 缺氧和二氧化碳潴留早期，可出现心率增快、血压上升和肺动脉压升高；急性严重心肌缺氧，可出现心律失常，甚至心跳骤停；严重或长期缺氧，可出现血压下降，最后导致循环衰竭。

5. 消化系统和泌尿系统表现 肝细胞缺氧发生变性坏死或肝脏淤血，可见血清丙氨酸转氨酶增高。严重缺氧和二氧化碳潴留常有消化道出血，其原因可能是胃肠道黏膜充血、水肿、糜烂，或形成应激性溃疡所引起。部分患者发生肾功能障碍，出现少尿、蛋白尿、管型尿及氮质血症。

NOTE

【实验室及其他检查】

1. 动脉血气分析　对诊断呼吸衰竭和酸碱失衡的严重程度及指导治疗具有重要意义。pH值可反映机体的代偿状况，有助于急性和慢性呼吸衰竭的鉴别。当$PaCO_2$升高、pH值正常时，称为代偿性呼吸性酸中毒；若$PaCO_2$升高、pH值<7.35，称为失代偿性呼吸性酸中毒。需要指出，由于血气受年龄、海拔高度、氧疗等多种因素的影响，在具体分析时一定要具体结合临床情况做出判断。

2. 肺功能检测　通过肺功能检测可判断通气功能障碍的性质（阻塞性、限制性或混合性）及是否合并换气功能障碍，并对通气和换气功能障碍的严重程度进行判断。重症患者肺功能检测受到限制，不宜强行检查。

3. 胸部影像学检查　包括普通X线胸片、胸部CT和放射性核素肺通气/灌注扫描、肺血管造影等。有助于了解原发病的诊断及严重程度，有无合并肺部感染。

4. 纤维支气管镜检查　对于明确大气道情况和取得病理学证据具有重要意义，一般不做常规检查。

【诊断】

慢性呼吸衰竭的诊断以基础原发病为前提，结合缺氧及二氧化碳潴留的临床表现、动脉血气分析结果等，综合做出诊断。诊断要点包括：

1. 病史　有COPD或其他导致呼吸功能障碍的慢性支气管-肺、胸廓胸膜原发疾病病史，近期内有促使肺功能恶化的诱因，如肺部感染等。

2. 临床表现　有缺氧和二氧化碳潴留的临床表现。

3. 动脉血气分析　诊断标准为：①Ⅰ型呼吸衰竭：海平面平静呼吸空气的条件下，PaO_2<60mmHg同时$PaCO_2$正常或下降。②Ⅱ型呼吸衰竭：海平面平静呼吸空气的条件下，PaO_2<60mmHg同时$PaCO_2$>50mmHg。

【病情评估】

一、呼吸泵衰竭和肺衰竭

由中枢神经体系疾病、外周神经系统疾病、神经肌肉组织疾病及胸廓疾病导致的呼吸衰竭，称为呼吸泵衰竭，多表现为Ⅱ型呼吸衰竭，针对病因的治疗及呼吸功能支持治疗为重要的治疗措施。由气道阻塞、肺组织病变及肺血管疾病导致的呼吸衰竭，称为肺衰竭，其中因气道阻塞引起的多为Ⅱ型呼吸衰竭，治疗以改善通气功能结合氧疗为主；因肺组织病变及肺血管疾病引起的多为Ⅰ型呼吸衰竭，应以病因治疗及氧疗为主。

二、严重度及预后

根据患者病史、临床表现、动脉血气分析结果及并发症情况，判断其严重度及预后。年长患者，病史长久的患者，合并严重肺部感染肺性脑病、低血压休克及严重水电、酸碱失衡的患者，病情危重，预后不良。

【治疗】

治疗原则包括病因和诱发因素的治疗，保持呼吸道通畅，纠正缺氧和改善通气，同时积极防治并发症，纠正酸碱平衡失调和电解质紊乱。

一、保持呼吸道通畅

1. 清除呼吸道分泌物　应用祛痰剂如溴己新、氨溴索、舍雷肽酶或桃金娘油等，亦可用 α-糜蛋白酶 5mg 加入生理盐水 10mL 雾化吸入，降低痰液黏度而使痰容易咳出。咳痰无力的患者，可采用体位引流等措施帮助排痰。咽喉部和气管内痰液，可用吸痰器抽吸。痰液干结、有脱水表现者，应适当补液，稀释痰液，以利于排痰。

2. 解除支气管痉挛　积极使用支气管扩张药物，可选用 β_2 受体激动剂、抗胆碱能药、糖皮质激素或茶碱类药物等。

3. 建立人工气道　必要时可考虑做气管插管或气管切开，建立人工气道，便于改善通气功能及氧疗。

二、氧疗

通过增加吸入氧浓度来纠正患者缺氧状态的治疗方法，称为氧疗。氧疗可纠正低氧血症，保证组织细胞氧供，防止重要器官的缺氧损害，解除肺细小动脉痉挛，降低肺动脉压，减轻右心负荷，改善心脏功能，是慢性呼吸衰竭的重要治疗方法。

1. 吸氧浓度　确定吸氧浓度的原则是保证 PaO_2 迅速提高到 60mmHg 或血氧饱和度达 90% 以上，在满足基本氧疗目标的同时，尽量减低吸氧浓度。

2. 氧疗原则　慢性呼吸衰竭应采用控制性氧疗，吸氧浓度控制在 25%～33%。Ⅰ型呼吸衰竭患者吸氧浓度可适当提高，尽快使 $PaO_2>60mmHg$，但一般吸氧浓度也不超过 40%。Ⅱ型呼吸衰竭患者，吸氧宜从低浓度开始，逐渐提高浓度，一般不超过 33%。

3. 给氧方式　慢性呼吸衰竭患者临床上最常用、简便的给氧方法是经鼻导管或面罩吸氧，氧流量 1～3L/min，其吸氧浓度的换算公式是：吸入氧浓度（FiO_2）= 21+4×氧流量（L/min）。

三、增加通气量、减少二氧化碳潴留

1. 应用呼吸兴奋剂　肺性脑病或Ⅱ型呼吸衰竭 $PaCO_2>75mmHg$ 时，即使无意识障碍也可酌情使用呼吸兴奋剂。呼吸兴奋剂可刺激呼吸中枢或主动脉体、颈动脉窦化学感受器，在气道通畅的前提下提高通气量，从而纠正缺氧并促进二氧化碳的排出。此外，尚能使患者清醒，有利于咳嗽、排痰。呼吸兴奋剂需与氧疗、抗感染、解痉和排痰等措施配合应用，方能更好地发挥作用，常用洛贝林或尼可刹米静脉滴注。也可服用阿米三嗪 50～100mg，每天 2 次，该药作用于颈动脉化学感受器，兴奋呼吸，从而加强肺泡-毛细血管的气体交换，增加动脉氧分压和血氧饱和度。

2. 机械通气　借助人工辅助通气装置（呼吸机）改善通气和（或）换气功能，即为机械通气。呼吸衰竭应用机械通气能维持必要的肺泡通气量，降低 $PaCO_2$，改善肺的气体交换效能，使呼吸肌得以休息，有利于恢复呼吸肌功能。根据病情选用无创或有创机械通气，在

NOTE

COPD 患者急性加重期，早期给予无创机械通气可以防止呼吸功能不全加重，缓解呼吸肌疲劳，减少后期气管插管率，改善预后。

四、控制感染

感染是慢性呼吸衰竭急性加重的常见诱因，病原菌大多为革兰阴性杆菌、耐甲氧西林金黄色葡萄球菌（MRSA）和厌氧菌，并且细菌的耐药性明显增高。多以三代或四代头孢菌素为主，静脉途径联合用药。有条件者应尽快行痰培养及药物敏感试验，以便选用敏感有效的抗生素。

五、纠正酸碱平衡失调和电解质紊乱

1. 呼吸性酸中毒 积极改善肺泡通气，排出体内潴留的二氧化碳。

2. 呼吸性酸中毒合并代谢性酸中毒 提高通气量以纠正二氧化碳潴留，并治疗引起代谢性酸中毒的病因及诱因。当 pH 值 <7.25 时，可考虑静脉补碱，否则有加重二氧化碳潴留的危险。

3. 呼吸性碱中毒 发生于机械通气量过大，二氧化碳排出过多时，应降低机械通气量。

4. 呼吸性酸中毒合并代谢性碱中毒 常发生于使用利尿剂或糖皮质激素不当、进食减少、呕吐频发之后。患者多为低钾低氯性碱中毒，应补充钾盐和氯离子，同时继续改善通气，并分析、去除低钾原因。如无肾功能障碍及少尿，氯化钾每天 3 次，每次 1g，口服；或补达秀 0.5~1g，口服，每天 2 次，必要时用 1~1.5g 加入 5%~10% 葡萄糖液 500mL 中静脉滴注，每小时不超过 1g，每天可静脉滴注 3g。纠正低钾一般需经 1~2 周，遵循"见尿补钾，多尿多补，少尿少补，无尿不补"的原则。低氯严重者，可用氯化铵每天 3 次，每次 0.3~2g 口服，或用精氨酸每天 10g 稀释后静脉滴注。

六、应用糖皮质激素

有扩张支气管、消炎、抗过敏和减轻脑水肿的药理作用，用于有显著支气管痉挛表现、毒血症状严重、脑水肿或并发休克者。以短疗程、大剂量为原则，常选用氢化可的松 100~300mg，或甲泼尼龙 80~160mg，或地塞米松 10~20mg，每天 1 次静脉滴注，一般应用 3~5 天。

七、防治消化道出血

慢性呼吸衰竭患者，应常规给予西咪替丁或雷尼替丁口服，亦可口服奥美拉唑等质子泵抑制剂，预防消化道出血。若出现大量呕血或柏油样便，根据出血量评估结果，考虑输注新鲜全血，同时胃内灌入去甲肾上腺素冰水，并给予质子泵抑制剂静脉推注或静脉滴注。防治消化道出血的关键在于纠正缺氧和二氧化碳潴留。

八、防治休克

引起休克的原因复杂，包括酸碱平衡失调和电解质紊乱、严重感染、消化道出血、心力衰竭及机械通气使用压力过高等，应详细分析发生休克的主要原因，针对病因采取相应措施。经治疗未见好转，应给予升压药，如多巴胺、间羟胺等。

九、其他

患者精神症状明显时，可给予小量地西泮肌肉注射，或水合氯醛保留灌肠，但应密切观察病情变化，防治因呼吸中枢抑制而病情加重。禁用对呼吸中枢有抑制作用的吗啡、哌替啶、巴比妥类、氯丙嗪或异丙嗪等药物。有心力衰竭和水肿者，可酌情使用利尿剂、强心剂，加强护理及营养支持。

【预防】

积极防治慢性阻塞性肺疾病、肺结核、尘肺等慢性呼吸系统疾病；已确诊的患者，平时应适当进行体育锻炼及抗寒锻炼，增强机体抗病能力，防治感冒和呼吸道感染，改善心、肺功能。有条件的患者，应进行家庭长期氧疗。

思考题

1. 请解释下列概念：呼吸衰竭、Ⅰ型呼吸衰竭、Ⅱ型呼吸衰竭、呼吸泵衰竭、肺衰竭。
2. 简述慢性呼吸衰竭的发病机制。
3. 如何诊断慢性呼吸衰竭？
4. 慢性呼吸衰竭的治疗原则及治疗措施是什么？
5. 如何制定慢性呼吸衰竭的氧疗方案？
6. 慢性呼吸衰竭的病情评估内容有哪些？

NOTE

第二篇　循环系统疾病

第十二章　循环系统疾病概论

循环系统由心脏、血管和调节血液循环的神经、体液等组成，其功能是为全身组织器官运输血液，保证人体正常新陈代谢。循环系统疾病包含心脏病和血管病，合称心血管病，以心脏病最为多见。心血管病有较高的病死率与病残率。

一、循环系统疾病的分类诊断

1. 病因诊断　包括先天性、动脉粥样硬化性、高血压性、肺源性、风湿性、感染性、血液病性、内分泌病性、心脏神经症、营养代谢性、药物性、原因不明性等。

2. 病理解剖诊断　①心肌病变：如心肌缺血、心肌炎、心脏扩大、心肌梗死、心肌硬化、心脏破裂、乳头肌或腱索断裂、心室壁瘤等。②心内膜病变：如心内膜炎、心内膜纤维增生、心瓣膜病（狭窄、关闭不全、脱垂、撕裂等）。③心包疾病：如心包炎症、积液、积血、积脓、缩窄等。④心脏和大血管疾病畸形。⑤冠状动脉病变：如血栓形成、栓塞、粥样硬化、炎症等。⑥心脏肿瘤。⑦血管病变：如动脉瘤、夹层分离、静脉炎等。

3. 病理生理诊断　包括休克、心力衰竭、心绞痛、高动力循环状态、乳头肌功能不全、心律失常、Adams-Stokes 综合征等。

循环系统疾病的完整诊断应包括病因、病理解剖和病理生理 3 个方面。如诊断风湿性心脏病时须包括风湿性心脏病（病因诊断），二尖瓣狭窄（病理解剖诊断），心脏增大（病理解剖诊断），心房颤动（病理生理诊断），心力衰竭（病理生理诊断）。

二、循环系统疾病的诊断思路

循环系统疾病的诊断需要依据病史、临床症状和体征、实验室检查及器械检查等资料进行综合分析。

1. 常见症状　呼吸困难、紫绀、心悸、胸痛或胸部不适、水肿、咳嗽、咯血、头痛、眩晕、晕厥等。既往史中应注意风湿热、咽炎、扁桃体炎、慢性支气管炎等病史。还应了解过去是否发现有心脏病及其诊断和处理经过。家族史中需注意有无高血压病、动脉粥样硬化等遗传病史。

2. 常见体征　心脏扩大、心脏杂音、心包摩擦音、异常心音、心律失常、周围血管征、颈静脉充盈、肝肿大、下肢水肿等。两颧呈紫红色有助于诊断二尖瓣狭窄和肺动脉高压，发绀和杵状指（趾）有助于诊断右至左分流的先心病，皮肤黏膜的瘀点、Osler 结节、Janeway 点、脾大等有助于诊断感染性心内膜炎。

3. 实验室检查　血常规、尿常规、生化、微生物和免疫学检查等。如风心病时予抗"O"、血沉、C反应蛋白等检查；感染性心脏病时进行微生物培养、血液细菌、病毒核酸及抗体等检查；动脉粥样硬化时做各种脂质检查；各种内分泌病的有关测定；急性心肌梗死时行血肌钙蛋白、肌红蛋白和心肌酶的测定，以及肝肾功能、电解质测定等。

4. 器械检查　常规器械检查有动脉血压测定、心电图检查、心脏X线透视等。近年新的检查方法主要有两大类：①有创性检查：心血管造影，心内膜心肌活组织检查，各种临床心脏电生理检查以及心血管内镜检查，心脏和血管腔内超声显像等。②无创性检查：各种心电检查超声心动图，24小时动态血压监测；实时心肌声学造影，多层螺旋CT（MDCT）和CT血管造影（CTA）；MRI及磁共振血管造影（MRA）等。

三、循环系统疾病的防治

1. 病因防治

（1）消除病因　如积极防治链球菌感染和风湿活动，可使儿童风湿性心脏病的发病率大幅减少。积极防治慢性阻塞性肺疾病可减少或延缓慢性肺源性心脏病的发生。

（2）综合干预　各种危险因素中除年龄、性别外，大多数可控，如吸烟、肥胖、血脂异常、糖代谢异常、高血压等。从改变不良生活方式入手，认真积极地干预各种危险因素，可有效地降低冠心病、高血压及其并发症的发生率和死亡率。

2. 病理解剖的治疗　外科手术或介入治疗可以根治大多数先天性心脏病及某些心脏瓣膜病。血管病变进行局部介入手术治疗，如粥样斑块的激光或超声消融、旋磨或旋切消除、腔内球囊扩张、支架安置等；或运用自体血管或人造血管旁路移植术、动脉内膜剥脱术等外科手术治疗。对引起心律失常的一些病理解剖变化，可施行射频、激光、冷冻、化学等的介入消融治疗。对病变特别严重者，可进行心脏移植、心肺联合移植或人造心脏替代等治疗。

3. 病理生理的治疗　是心血管病常用的重要治疗方法。对诸如休克、心律失常、急性心力衰竭等所引起的迅速而严重的病理生理变化，只要采取紧急合理的措施，就可最大限度地纠正这种变化，挽救患者的生命。对诸如高血压、慢性心力衰竭等疾病的针对性长期治疗可达到缓解病情、延长寿命的目的。有时需要采取非药物的治疗方法，如多腔起搏、埋藏式自动心脏复律除颤器（ICD）及人工心脏起搏、机械辅助循环、心脏再同步化治疗（CRT）、心室减容术、动力性心肌成形术、心脏移植术等。

4. 心脏康复　是心血管病治疗的重要组成部分。需根据患者的心脏病变与功能状况，并结合年龄、体力、身体素质等情况，动静结合，弛张有度，可在恢复期甚至某些急性阶段即进行适当的体力活动，这对恢复心脏的功能，改善患者生存质量，促使身体机能康复是有益的。同时，应注意心理的康复，以健康心态面对疾病。

循环系统疾病研究一直受到广泛重视。从基础到临床，甚至大规模的循证医学的研究，不断改变我们有关心血管病的防治理念，也使我们需要特别重视各种防治指南的临床指导作用，不断提高防治心血管病的水平。

思考题

1. 简述循环系统疾病的诊断分类及其指导意义。
2. 循环系统疾病有哪些常见体征？
3. 简述循环系统疾病的防治。

第十三章　心力衰竭

心力衰竭（heart failure）是由于任何心脏结构和功能异常导致心室充盈或射血能力受损的一组临床综合征，其主要临床表现为呼吸困难和乏力（活动耐量受限），以及液体潴留（肺淤血和外周血肿）。

第一节　慢性心力衰竭

【病因和发病机制】

一、基本病因

1. 原发性心肌损害　①缺血性心肌损害：冠状动脉粥样硬化性心脏病心肌缺血和（或）心肌梗死是引起心力衰竭的最常见的原因之一。②心肌炎和心肌病：各种类型的心肌炎及心肌病均可导致心力衰竭，以病毒性心肌炎及原发性扩张型心肌病最常见。③心肌代谢障碍性疾病：糖尿病性心肌病最为常见。其他如维生素 B_1 缺乏及心肌淀粉样变性等。

2. 心脏负荷异常

（1）压力负荷（后负荷）过重　高血压、主动脉瓣狭窄、肺动脉高压、肺动脉瓣狭窄等造成左、右心室收缩期射血阻力增高，心室肌代偿性肥厚。持久的负荷过重，心肌必然发生结构和功能的改变而终致失代偿，心排血量下降。

（2）容量负荷（前负荷）过重　主要有 3 种情况：①心脏瓣膜关闭不全，血液反流，如主动脉瓣关闭不全、二尖瓣关闭不全等。②左、右心或动静脉分流性先天性心血管病，如房间隔缺损、室间隔缺损、动脉导管未闭等。③伴有全身血容量增多或循环血量增多的疾病，如长期贫血造成代偿性血容量增加、甲状腺功能亢进症等。

（3）心室前负荷不足　可见于二尖瓣狭窄、三尖瓣狭窄、限制型心肌病、心包疾病所致的急性心包填塞或慢性心包缩窄等，左心室和（或）右心室充盈不足，心排血量下降；心房扩大，体、肺循环淤血。

二、诱发因素

有基础心脏病的患者，增加心脏负荷的因素均可诱发心力衰竭。常见的诱因如下。

1. 感染　呼吸道感染是最常见、最重要的诱因，其次为风湿热、泌尿系感染及感染性心内膜炎等，并常因感染隐匿而易漏诊。

2. 心律失常　各种类型的快速性心律失常及严重的缓慢性心律失常均可诱发心力衰竭。其中以心房颤动最常见。

3. 血容量增加　如摄入过多钠盐，静脉输液过多、过快等。

4. 过度劳累或情绪激动　妊娠后期及分娩过程，暴怒等。

5. 药物治疗不当　如洋地黄类药物用量不足或过量，不当使用 β 受体阻滞剂、钙通道阻滞药、奎尼丁、普鲁卡因胺等药物，不恰当地停用降血压药或利尿药等。

6. 原有心脏疾病加重或并发其他疾病　如风湿性心脏病出现风湿活动，冠心病发生心肌梗死，或合并贫血、肺栓塞或甲状腺功能亢进症等。

【病理】

慢性心力衰竭的病理改变包括心脏本身的代偿性病理改变，如心肌肥厚和心腔扩大等；长期静脉压增高所引起的器官充血性病理改变；心房、心室附壁血栓、静脉血栓形成。

【病理生理】

无论在心力衰竭的代偿期和失代偿期，其病理生理改变均十分复杂，可归纳为以下几方面。

一、血液动力学改变

根据 Frank-Starling 定律，随着心室充盈压的升高，心肌纤维牵张，一定范围内心肌收缩力增强，心排血量相应增加，心功能增强。心室充盈压的进一步增加，心室扩张，舒张末压力增高，相应的心房压、静脉压也随之升高，待后者达到一定高度时出现肺或腔静脉淤血。

二、神经体液机制

当心排血量不足时，心房压力增高，神经、体液机制进行代偿。

1. 交感神经-肾上腺系统激活　心力衰竭患者血浆中去甲肾上腺素水平升高，作用于心肌 β_1 肾上腺受体，增强心肌收缩力，提高心率，以增加心排血量。但同时周围血管收缩，增加心脏后负荷，增加心肌耗氧量。同时去甲肾上腺素可致心肌细胞坏死并引起严重室性心律失常，参与心脏重构。交感神经-肾上腺系统过度激活还可引起 β 受体（主要为 β_1 受体）下调，可引起 β 受体刺激产生的心肌正性变力反应降低而加重心力衰竭。

2. 肾素-血管紧张素-醛固酮系统（RAAS）　心力衰竭时，肾血流量减低，RAAS 被激活。心肌收缩力增强，周围血管收缩，调节血流再分配，保证心、脑等重要脏器的血流供应。同时促进醛固酮分泌，使水、钠潴留，增加心脏前负荷，对心力衰竭起代偿作用。近年研究表明，RAAS 被激活后，血管紧张素 Ⅱ（A Ⅱ）及醛固酮分泌增加，促使心肌、血管平滑肌、血管内皮细胞等发生一系列变化，称为细胞和组织的重构。在心肌上 A Ⅱ 通过各种途径使新的收缩蛋白合成增加；细胞外的醛固酮刺激成纤维细胞转变为胶原纤维，使胶原纤维增多，促使心肌间质纤维化。在血管中使平滑肌细胞增生，管腔变窄，同时降低血管内皮细胞分泌一氧化氮的能力，使血管舒张受影响。这些变化的长期作用将促使病情恶化。

3. 心钠肽（ANP）与脑钠肽（BNP）　ANP 主要由心房合成和分泌，具有利尿排钠、扩张血管及对抗肾上腺素、肾素和醛固酮等作用。BNP 与 ANP 生理作用相似。心力衰竭时，心房压力增高，房壁受牵张致使 ANP 与 BNP 的分泌均增加，血浆中两者水平升高，其增高程度与心力衰竭的严重程度呈正相关，故两者的血浆水平高低可作为评定心力衰竭进程与判断预后的指标。新近重组人 BNP 临床应用，即可发挥利尿、排钠、扩血管等作用，以改善心功能。

4. 血管加压素（抗利尿激素）   血管加压素由下丘脑分泌，心力衰竭时分泌增多，具有缩血管、抗利尿、增加血容量作用，但过强的作用可导致稀释性低钠血症。

5. 内皮素   内皮素是由血管内皮释放的肽类物质，具有强大的收缩血管的作用，可导致细胞肥大增生，参与心脏重构过程。心力衰竭时，血浆内皮素水平升高，并升高肺血管阻力。目前，内皮素受体拮抗剂的动物实验与临床初步应用受到关注。

三、心肌重构

心肌重构（remodeling）是由心室壁增加的机械信号、α_1 或 β 受体受刺激和血管紧张素 II 受体受刺激后的化学信号及各种肽类生长因子所触发，使心肌细胞肥大、纤维细胞增殖，从而导致心肌肥厚，蛋白结构改变，心肌兴奋-收缩失调。在心肌肥厚初始阶段起到有益的代偿作用，以后因心肌肥厚不足以克服室壁应力而进行性扩大，心肌僵硬和心肌血供受损，最后发展为不可逆性心肌损害的终末阶段。

四、心脏舒张功能不全

心脏舒张功能不全的机制，一般说来可分为两大类：一类指心脏主动舒张功能障碍，由于这一主动舒张的过程是需要能量的消耗，如冠心病有明显心肌缺血时，随着心肌的能量供应出现障碍，以致在心脏收缩功能障碍前即可出现舒张功能障碍。另一类是由于心室肌的顺应性减退及充盈障碍所致，常见于心室肥厚患者，这时左室舒张末压过高，以致肺循环表现为高压和淤血的状态，亦即心脏舒张性功能不全，而心肌的收缩功能仍在正常范围，心脏左室的射血分数亦正常，故又称为 LVEF 保留的心力衰竭。此情况既可发生于肥厚性心肌病，更常见于高血压及冠心病这类多发病，故心脏舒张功能不全越来越受到普遍的重视。

【临床表现】

临床上以左心衰竭较常见，多见于高血压性心脏病、冠状动脉粥样硬化性心脏病、二尖瓣及主动脉瓣关闭不全等。单纯右心衰竭较少见，可见于肺源性心脏病、肺动脉瓣狭窄、房间隔缺损等。右心衰竭常继发于左心衰竭后的肺动脉高压，导致全心衰竭。严重而广泛的心肌病可发生全心衰竭。

一、左心衰竭

以肺淤血及心排血量降低表现为主。

（一）症状

1. 呼吸困难   ①劳力性呼吸困难：左心衰竭最早出现的症状，因运动使回心血量增加，左心房压力升高，肺淤血加重。②端坐呼吸：肺淤血达到一定程度时，患者卧位时呼吸困难加重，被迫采取高枕、半卧或坐位以解除或减轻呼吸困难的状态。重者即使坐位仍有呼吸困难。

③夜间阵发性呼吸困难：熟睡后突然憋醒，可伴阵咳，呼吸急促，咳泡沫样痰或呈哮喘状态，又称为"心源性哮喘"。轻者坐起数分钟即缓解，严重者可持续发作，甚至发展为急性肺水肿。其发生与卧位回心血量增加，膈肌上升，肺活量减少，夜间迷走神经张力增加，支气管易痉挛而影响呼吸等有关。

2. 咳嗽、咳痰、咯血 由肺泡和支气管黏膜淤血和（或）支气管黏膜下扩张的血管破裂所致，痰常呈白色浆液性泡沫样，有时痰中带血丝，重症出现大咯血。

3. 乏力、疲倦、头昏、心慌 由于心排血量减少，器官、组织灌注不足及代偿性心率加快所致。

4. 肾功能损伤 严重或长期慢性的左心衰竭可出现肾血流量明显减少，患者早期或急性期可表现为少尿；长期可引起血尿素氮、肌酐升高并伴肾功能不全的相关症状。

（二）体征

1. 肺部体征 因肺毛细血管压增高，液体渗到肺泡所致两肺底湿啰音，与体位变化有关。心源性哮喘时两肺可满布粗大湿啰音，并常伴有哮鸣音，可见单侧或双侧胸腔积液体征。

2. 心脏体征 除原有心脏病体征外，慢性左心衰竭一般有心脏扩大、心率加快、肺动脉瓣区第二心音亢进、心尖区可闻及舒张期奔马律和（或）收缩期杂音、交替脉等。

二、右心衰竭

以体循环淤血的表现为主。

1. 内脏淤血 为右心衰竭主要症状：①胃肠道及肝脏淤血引起腹胀、食欲不振、恶心、呕吐等，是右心衰竭最常见的症状。②严重肝淤血可引起黄疸，且因肝功能异常加重消化道症状。③长期肾淤血可引起肾功能减退，表现为夜尿增多、少尿和蛋白尿。此外，亦有呼吸困难的表现，这是因为右心衰竭继发于左心衰竭而存在，也可见于因分流性先天性心脏病或肺部疾患所致的单纯性右心衰竭。

2. 体征 ①心脏体征：除原有心脏病体征外，右心衰竭时若右心室显著扩大，形成功能性三尖瓣关闭不全，可有收缩期杂音。②颈静脉怒张和（或）肝颈静脉反流征阳性。③肝肿大，有压痛。④下垂部位凹陷性水肿。⑤胸水和（或）腹水。⑥紫绀。

三、全心衰

左、右心力衰竭均存在，有肺淤血、心排血量降低和体循环淤血的相关症状和体征。右心衰竭时，因右心排血量减少，呼吸困难等肺淤血表现有不同程度的减轻。

【实验室及其他检查】

1. 利钠肽及肌钙蛋白检测 为心衰诊断及预后判断的重要指标，临床常用 BNP 及 NT-proBNP。未经治疗者水平正常可排除心衰诊断，治疗后水平升高则预后不良。但心脏及肺、肾多种病变均可引起利钠肽水平升高，故特异性不高。肌钙蛋白水平可明确急性冠脉综合征，为心衰强预测因子。

2. 胸部 X 线检查 心脏外形和各房室大小有助于原发性心脏病的诊断。肺淤血时，肺门及上肺血管影增强；慢性肺淤血时可见 Kerley B 线；肺泡性肺水肿时，肺门影呈蝴蝶状；肺动脉高压时，肺动脉影增宽，部分可见胸腔积液。

3. 超声心动图检查　提供心脏各心腔大小变化、心瓣膜结构，评估心脏收缩、舒张功能：①收缩功能评判是根据收缩末及舒张末的容量差判断左室射血分数（LVEF值），LVEF正常大于50%，如LVEF≤40%即可诊断为收缩性心力衰竭。②舒张功能评判通过测定二尖瓣口舒张早期及舒张晚期峰值血流速度（分别为E峰和A峰），根据E/A的比值来判断，正常人E/A比值多大于1.2，中青年则更大。如心脏舒张功能不全时，E/A比值下降。

4. 放射性核素　放射性核素心血池显影，可判断心室腔大小和心脏的收缩、舒张功能。

5. 血流动力学测定　采用漂浮导管经静脉直至肺小动脉，测定各部位的压力及血液含氧量，计算心脏指数（CI）及肺小动脉楔压（PCWP），直接反映左心功能，主要用于急性重症心力衰竭患者检测。CI正常值2.5~4L/（min·m²）；PCWP正常值6~12mmHg。

【诊断】

有明确器质性心脏病的病史，结合症状、体征、实验室及其他检查可做出诊断。左心衰竭以呼吸困难，右心衰竭以颈静脉怒张、肝肿大、下垂性水肿为诊断的重要依据。

【鉴别诊断】

1. 支气管哮喘　心源性哮喘有心脏病史，多见于老年人，有心脏病症状及体征，发作时强迫端坐位，两肺湿啰音为主，可伴有干啰音，甚至咳粉红色泡沫痰；支气管哮喘多见于青少年，有过敏史，咳白色黏痰，肺部听诊两肺满布哮鸣音。测定血浆BNP水平对于两者的鉴别有较重要的参考价值。

2. 水肿和腹水　心包积液、缩窄性心包炎可引起颈静脉充盈，静脉压增高，肝肿大，腹水和下肢水肿，但心尖搏动弱，心音低，并有奇脉，超声心动图有助于鉴别。腹水也可由肝硬化引起，但肝硬化无颈静脉充盈和肝颈静脉反流征阳性。

【病情评估】

一、临床分型

按照病程发展速度可分为急性和慢性心力衰竭。按照部位可分为左心、右心和全心衰竭。按照收缩及舒张功能障碍可分为收缩性心力衰竭和舒张性心力衰竭，前者临床特点为心脏扩大、收缩末期容积增加和射血分数下降；后者则因舒张期心室主动松弛能力受损和心室顺应性下降以致心室充盈受限，其特点为左室舒张末压升高，射血分数正常。

二、NYHA心功能分级

目前通用的是美国纽约心脏病学会（NYHA）1928年提出的分级方法，主要是根据心脏病患者自觉的活动能力划分为4级。

Ⅰ级：患者有心脏病但日常活动不受限制，平时一般活动不引起疲乏、心悸、呼吸困难或心绞痛。

Ⅱ级：心脏病患者的体力活动受到轻度的限制，休息时无自觉症状，但平时一般活动下可出现疲乏、心悸、呼吸困难或心绞痛。

Ⅲ级：心脏病患者的体力活动明显受限，小于平时一般活动即可引起上述症状。

Ⅳ级：心脏病患者不能从事任何体力活动，休息状态下也可出现心力衰竭的症状，体力活动后加重。

三、心力衰竭分期

2001 年，美国 AHA/ACC 的成人慢性心力衰竭指南上提出心力衰竭分期的概念。具体分为 4 期。

A 期：有心力衰竭的高危因素，但没有器质性心脏病或心力衰竭的症状。

B 期：有器质性心脏病，但没有心力衰竭的症状。

C 期：有器质性心脏病且目前或以往有心力衰竭症状。

D 期：需要特殊干预治疗的难治性心力衰竭。

四、简便心功能评估

6 分钟步行试验，此法安全、易行。要求患者在平直走廊里尽可能快地行走，测定 6 分钟步行距离，如 6 分钟步行距离<150m，示重度心功能不全；150～450m，示中度心功能不全；>450m，示轻度心功能不全。

五、预后

慢性心衰主要的预后不良的判断指标包括 LVEF 减低，NYHA 分级恶化，低钠血症，运动峰值氧摄入量减低，血细胞比容降低，12 导联心电图 QRS 波增宽，慢性低血压，静息状态下心动过速，肾功能不全，不能耐受常规治疗及反复出现容量负荷过重。住院期间 BNP 或 NT-proBNP 显著升高可能是心衰患者再住院和死亡增加的预测因素。目前认为，BNP 不能替代对心衰患者的仔细评估。

【治疗】

一、治疗原则和目的

心衰必须采取长期的综合治疗，消除病因，调节慢性心力衰竭的代偿机制，抑制神经体液因子过度激活，减少心肌细胞凋亡。除缓解症状外，还应达到以下目的：提高运动耐量，改善生活质量；防止或延缓心肌重构的发生，进一步减轻心肌损害；降低病死率。

二、一般治疗

1. 基本病因的治疗　对明确病因采取针对性措施，如积极控制高血压；药物、介入及手术治疗改善冠状动脉粥样硬化性心脏病心肌缺血；慢性瓣膜病的瓣膜修补及瓣膜置换术等；积极控制感染，特别是呼吸道感染；及时治疗心律失常，尤其是心房颤动伴快速心室率等；纠正贫血及电解质紊乱等。

2. 日常管理　控制体力活动，避免精神刺激；长期卧床者适量运动；控制钠盐摄入，减

NOTE

轻水肿。

三、收缩性心力衰竭的药物治疗

1. 利尿剂 最常用的治疗慢性心力衰竭的药物。使体内潴留的钠盐和水分排出，减轻周围和内脏水肿，减少血容量，减轻心脏前负荷。使用原则为：①慢性心力衰竭患者应长期维持，病情控制后则按最小有效剂量使用，如氢氯噻嗪 12.5～25mg，每天或隔天 1 次。②轻症心力衰竭可口服噻嗪类，但氢氯噻嗪 100mg/d 已达最大效应，对中度、重度心力衰竭多用袢利尿剂或联合使用。③排钾利尿剂与保钾剂合用或注意补钾。④肾功能不全者用袢利尿剂。⑤注意电解质紊乱。⑥利尿剂常与血管紧张素转化酶抑制剂（ACEI）和 β 受体阻滞剂联合应用，不能单独使用，ACEI 有较强的保钾作用。常用利尿剂见表 13-1。

表 13-1 临床常用利尿剂

特点	名称	作用部位	剂量（mg/d）	持续时间（h）	不良反应
排钾类	氢氯噻嗪（双氢克尿噻）	肾远曲小管	25～100	12～18	高尿酸血症；干扰糖、胆固醇代谢
	呋塞米（速尿）	Henle 袢升支	20～100	4～6	低钾
	布美他尼（丁脲胺）	Henle 袢升支	1～10	4～6	低钾
保钾类	螺内酯（安体舒通）	肾远曲小管和集合管	20～100	24～96	高钾
	氨苯蝶啶	肾远曲小管和集合管	50～300	12～16	高钾

2. 血管紧张素转化酶抑制剂（ACEI） ①扩张血管。②抑制肾素-血管紧张素-醛固酮系统（RAAS）。③抑制交感神经兴奋性。④改善心肌及血管的重构。其不良反应少，主要为刺激性咳嗽、低血压及胃肠道反应。提倡在心脏尚处于代偿期而无明显症状时就开始给予 ACEI，可降低心力衰竭患者代偿性神经-体液的不利影响，限制心肌、小血管的重构，达到维护心肌的功能。

临床应用 ACEI 须从小剂量开始，逐渐递增，至长期维持并终生用药。各种 ACEI 对心力衰竭患者的治疗反应无明显差别，均可选用。如卡托普利 6.25～25mg，每天 2 次；贝那普利，1/3 经过肝脏排泄，早期肾功损害者较适用，用量为 5～10mg，每天 1 次；培哚普利，半衰期长，用量 2～4mg，每天 1 次。对以往应用有严重不良反应者，如血管性水肿、无尿、肾衰竭和妊娠者应禁用，而收缩压低于 80mmHg、血清肌酐高于 265μmol/L、血钾高于 5.5 mmol/L 和双侧肾动脉狭窄者应慎用。

3. 血管紧张素 Ⅱ 受体拮抗剂（ARB） 如氯沙坦、缬沙坦等，其长期疗效尚待评估。ARB 使用建议：①在心力衰竭治疗中，ARB 没有显示出优于 ACEI 的作用，能用 ACEI 者不必用 ARB 代替。②ARB 适用于因血管性水肿或顽固性咳嗽而不能耐受 ACEI 的患者，但 ARB 同样可以引起低血压、肾功能恶化和高血钾等。③正在使用 ACEI 和 β 受体阻滞剂的患者不建议加用 ARB。

4. 醛固酮拮抗剂 螺内酯小剂量（20mg，每天 1～2 次）对抑制心血管的重构、改善慢性心力衰竭的远期预后有很好的作用。建议近期或当前在休息时仍有心力衰竭症状者（NYHA 心功能Ⅳ），使用地高辛、利尿剂、ACEI 和 β 受体阻滞剂后仍不能缓解者可加用小剂量螺内酯。应注意血钾水平的监测。对血清肌酐升高、肾功能不全，或高钾血症慎用或禁用，对正在使用胰岛素治疗的糖尿病患者亦不宜应用。

5. β 受体阻滞剂　对抗交感神经激活，改善心力衰竭。用于扩张型心肌病及缺血性心脏病所致的心力衰竭有良好的效果，长期应用可改善血流动力学，促进 β 受体密度上调，从而使心功能得以改善，患者不仅可以耐受此类药物，而且能明显提高运动耐量，减少复发和降低死亡率，特别是猝死的发生。

β 受体阻滞剂适应于所有心功能不全且病情稳定的患者，除非有明确的禁忌证或不能耐受。由于其确有负性肌力作用，应用时需十分谨慎，应在心力衰竭情况稳定已无体液潴留之后，从小剂量开始，逐渐增加剂量，并严密观察不良反应，如低血压、心功能恶化、缓慢性心律失常等。常用药物为美托洛尔 12.5mg/d，卡维地洛 6.25mg/d，比索洛尔 1.25mg/d，逐步增量，适量长期维持。症状改善常在用药后 2~3 个月才出现。禁忌证为支气管痉挛性疾病、血压过低、心动过缓、二度及二度以上房室传导阻滞。

6. 洋地黄类

（1）主要作用　①通过对心肌细胞膜上的 Na^+-K^+-ATP 酶的抑制，使细胞内 Na^+ 浓度升高，K^+ 浓度降低，Na^+ 与 Ca^{2+} 进行交换，使细胞内 Ca^{2+} 增多，从而增强心肌收缩力，起正性肌力作用。②直接或兴奋迷走神经间接降低窦房结自律性，减慢心率，减慢房室传导，缩短心肌细胞的复极过程，使周围血管收缩，并能抑制肾小管对钠的重吸收，产生直接利尿作用。大剂量时可提高心房、交界区及心室的自律性；当血钾过低时，更易发生各种快速性心律失常。

（2）适应证　适用于中、重度收缩性心力衰竭，快速房颤等。现常在使用利尿剂、ACEI 和 β 受体阻滞剂等治疗过程中仍有心力衰竭症状者，可加用地高辛。

（3）禁忌证　①洋地黄中毒。②预激综合征合并房颤。③二度及三度房室传导阻滞。④病态窦房结综合征。⑤单纯舒张性心力衰竭如肥厚型心肌病，因增加心肌收缩力可能使原有的血流动力学障碍加重。

（4）慎用证　①单纯重度二尖瓣狭窄伴窦性心律失常出现急性肺水肿者。②急性心肌梗死 24 小时内出现心力衰竭者。③肺源性心脏病伴急性呼吸衰竭者。

（5）常用制剂的选用　①地高辛：目前多用维持量法，即每天 0.25mg，约经 5 个半衰期即 6~8 天可达到稳态治疗血浓度，适用于中度心力衰竭的治疗。对 70 岁以上或肾功能不良的患者宜减量。②毛花苷丙（西地兰）：注射后 10 分钟起效，1~2 小时达高峰，每次 0.2~0.4mg，稀释后静脉注射，24 小时总量 0.8~1.2mg，适用于急性心力衰竭或慢性心力衰竭加重时，特别适用于心力衰竭伴快速房颤者。③毒毛花苷 K：注射后 10 分钟起效，1~2 小时达高峰，每次 0.25mg，稀释后静脉注射，24 小时总量 0.5~0.75mg，适用于急性心力衰竭或慢性心力衰竭加重时。

（6）影响疗效的因素　早产儿、新生儿、老年人、严重心肌病损和重度心力衰竭、低血钾、低血镁、高血钙、肾功能不全等情况，对洋地黄类较敏感，易中毒，要特别谨慎，用量宜小。地高辛与有些药物，如维拉帕米、普罗帕酮、胺碘酮等合用时，血清浓度升高，宜将地高辛减量应用，并监测其血清浓度。制酸剂可减弱地高辛的作用，应分开口服。

（7）洋地黄中毒的反应　①消化道反应：食欲减退、恶心、呕吐等。②神经系统反应：可出现头痛、失眠，严重者可出现意识障碍。③视觉症状：可出现视力模糊、黄视、绿视、盲点等。④心律失常：常见室性期前收缩，多为二联律、三联律或多形性者，非阵发性交界区心动过速，房性期前收缩，房性阵发性心动过速，房颤，室性心动过速，也可有缓慢性心律失常，如窦房传导阻滞、窦性停搏等。

（8）洋地黄中毒的处理   应立即停药，一般停药数天后常自行消失。严重的心律失常必须予以积极处理，以免危及生命。快速性心律失常者如血钾正常则可用利多卡因或苯妥英钠，如血钾浓度低则可静脉补钾。电复律易致心室颤动，故一般禁用。

7. 环磷酸腺苷（cAMP）依赖性正性肌力药   主要有 β 受体激动剂和磷酸二酯酶抑制剂。

（1）β 受体激动剂   短期静脉应用于慢性心力衰竭加重时：①多巴胺是去甲肾上腺素的前体，宜用小剂量 [$2\sim5\mu g/$（kg·min）]，若用大剂量 [$6\sim10\mu g/$（kg·min）]，则可使外周血管明显收缩，增加后负荷，对心力衰竭不利。②多巴酚丁胺是多巴胺的衍生物，增加心率和收缩外周血管作用较弱，因而优于多巴胺，常用剂量与多巴胺相同。

（2）磷酸二酯酶抑制剂   抑制磷酸二酯酶活性，使细胞内的 cAMP 浓度升高，促进 Ca^{2+} 内流增加，心肌收缩力增强。临床应用的制剂有米力农，用量为 0.75mg/kg，稀释后静脉注射，继以 $0.5\mu g/$（kg·min）静脉滴注 4 小时。长期应用可能使死亡率升高，故对慢性心力衰竭患者不主张长期或间歇静脉滴注此类正性肌力药。磷酸二酯酶抑制剂仅限短期应用于心脏手术后心肌抑制所致的急性收缩性心力衰竭、难治性心力衰竭及心脏移植前的终末期心力衰竭患者。

四、舒张性心力衰竭的治疗

典型的舒张性心力衰竭者见于肥厚性心肌病变，但多见于高血压和冠心病，并常伴有收缩性心力衰竭，治疗措施有：①病因治疗，并尽量维持窦性心律，保持房室顺序传导，以保证心室舒张期充分的容量。②β 受体阻滞剂，主要是减慢心室率，使基础心率维持在 $60\sim70$ 次/分，以延长心室舒张期，与前述收缩性心力衰竭应用的目的不同。③ACEI，主要用于高血压心脏病和冠心病，通过降低血压等以改善心肌与小血管的重构，达到改善心脏舒张功能的目的。④钙通道阻滞药，可通过降低心肌细胞内钙浓度，改善心肌主动舒张功能，宜选用非二氢吡啶类钙通道阻滞药，兼具降低心率的作用。主要用于肥厚型心肌病。⑤对肺淤血症状较明显者，可适量应用静脉扩张剂（硝酸盐制剂）或利尿剂降低前负荷，但不宜过度。⑥在无收缩功能障碍的情况下，禁用正性肌力药物。

五、"难治性心力衰竭"的治疗

1. 积极寻找并纠正潜在的原因   如风湿活动、感染性心内膜炎、贫血、甲状腺功能亢进症、电解质紊乱、洋地黄过量、反复发生的小面积的肺栓塞及其他疾病（如肿瘤）等。

2. 调整心力衰竭用药   强效利尿剂、血管扩张剂、正性肌力药物等联合应用。但即使是严重心力衰竭的患者，也不主张长期给予静脉输液治疗。

3. 减少血容量   可血液超滤，减少血容量。

4. 心脏起搏治疗   对非缺血性心肌病、LVEF≤35%、窦性心律、长期药物治疗心功能Ⅲ级或非卧床Ⅳ级、心脏收缩不同步（QRS 间期>0.12 秒）可应用心脏再同步治疗，即通过心脏起搏治疗可使心室除极更快速同步、房室收缩顺序更优化和心脏有更多时间舒张以改善心肌灌注。

5. 心脏移植 对不可逆心力衰竭者可考虑心脏移植。

【预防】

1. 消除病因 对病因明确的患者，如感染性心内膜炎和心包炎及时应用抗生素治疗，贫血性心脏病患者寻找病因纠正贫血，及时治疗甲状腺疾病可减少甲状腺疾病性心脏病的发生，有效防治 COPD 可减少慢性肺源性心脏病的发生。原有心脏病经手术治疗根治，可预防心力衰竭的发生。此外，积极寻找并去除诱发因素。

2. 药物预防 ①一级预防：未发生心力衰竭者，给予适当药物防止心力衰竭发生。②二级预防：对已发生心力衰竭者，可选用 ACEI、β 受体阻滞剂等以改善心功能及心力衰竭的预后。

第二节 急性心力衰竭

急性心力衰竭（acute heart failure，AHF）是指由于急性心脏病变引起心排血量显著、急骤降低，导致组织器官灌注不足和急性淤血的综合征。临床上以急性左心衰竭较常见，主要表现为急性肺水肿，重者伴心源性休克；急性右心衰竭较少见，可发生于急性右室心肌梗死及大面积肺栓塞等。

【病因和发病机制】

任何心脏解剖或功能的突发异常，使心排血量急剧而显著地降低和肺静脉压突然升高，均可发生急性左心衰竭。常见的病因有：①急性弥漫性心肌损害，如急性心肌炎、广泛性前壁心肌梗死等。②急性的机械性阻塞，如严重的瓣膜狭窄、心室流出道梗阻、心房内球瓣样血栓或黏液瘤嵌顿二尖瓣口、肺动脉总干或大分支栓塞等。③心脏容量负荷突然加重急性心肌梗死或感染性心内膜炎引起的瓣膜穿孔、腱索断裂所致的瓣膜性急性反流，室间隔破裂穿孔而使心室容量负荷突然剧增。另外，有输液、输血过多或过快等。④急剧的心脏后负荷增加，如高血压性心脏病血压急剧升高。⑤严重的心律失常，如快速性心律失常。

本病主要的病理生理基础为心脏收缩力突然严重减弱，心排血量急剧减少，或左室瓣膜性急性反流，左室舒张末压（LVEDP）迅速升高，肺静脉回流受阻。肺静脉压快速升高，肺毛细血管压随之升高，使血管内液体渗入到肺间质和肺泡内，形成急性肺水肿。

【临床表现】

1. 症状 急性左心衰竭发病急骤，主要表现为急性肺水肿，突发严重呼吸困难，呼吸频率为 30~40 次/分，强迫端坐位、频繁咳嗽、咳粉红色泡沫样痰、面色灰白、发绀、大汗、烦躁。极重者可因脑缺氧而神志模糊。

2. 体征 急性肺水肿早期可因交感神经激活，血压一过性升高。随着病情的持续，血管反应减弱，血压下降。听诊两肺满布湿啰音和哮鸣音，心率增快，心尖区第一心音减弱，可有舒张早期奔马律，肺动脉瓣区第二心音亢进。急性肺水肿如不能及时纠正，可出现心源性休克或窒息。

必要时可监测心脏指数（CI）及肺小动脉毛细血管楔压（PCWP），以指导治疗。

【诊断】

根据典型症状与体征做出急性心力衰竭的诊断。

【鉴别诊断】

急性呼吸困难应与支气管哮喘鉴别，前已述及；与肺水肿并存的心源性休克，因有急性肺水肿的特征，而有别于其他原因的休克。

【病情评估】

急性心力衰竭的严重度分级可采用 Killip 分级。

Ⅰ级：有 AHF。

Ⅱ级：AHF，表现为肺部中下肺野湿啰音，心脏奔马律，胸片可见肺淤血。

Ⅲ级：严重 AHF，表现为严重肺水肿，满肺湿啰音。

Ⅳ级：伴有心源性休克。

【治疗】

急性左心衰竭是急危重症，应积极迅速抢救。治疗措施包括：

1. 保持正确体位　患者取坐位，双腿下垂，减少静脉回流。

2. 吸氧　立即用鼻导管高流量给氧，流量 4~6L/min。氧气可通过加入适量 50%~75% 乙醇的湿化瓶或使用有机硅消泡剂，使泡沫的表面张力降低而破裂，改善肺泡通气。对病情特别严重者（尤其伴呼吸性碱中毒）给予面罩加压给氧，使肺泡内压在吸气时增加，加强气体交换，也可对抗组织液向肺泡内渗透。

3. 镇静　吗啡 3~10mg 静脉注射或肌肉注射，可迅速扩张外周静脉及小动脉，减轻心脏的前、后负荷。还可镇静，使呼吸深度减小，频率减慢，从而改善通气和换气。必要时每隔 15 分钟重复 1 次，共 2~3 次。年老体弱者减量。由于有抑制呼吸等不良反应，伴有颅内出血、意识障碍、慢性肺部疾病时禁用。

4. 快速利尿　呋塞米 20~40mg 静脉注射，于 2 分钟内推完，10 分钟内起效，可持续 3~4 小时，4 小时后可重复 1 次。呋塞米除有利尿作用外，还有扩张静脉的作用，有利于肺水肿的缓解。

5. 扩张血管　血管扩张剂能降低心室负荷，从而缓解肺淤血。但应小心控制药物剂量和速度，合适的剂量应使平均动脉血压降低 10mmHg 左右，需防止血压过度下降。收缩压降低至 90~100mmHg 以下应减量或停用。常用的种类有硝酸酯类（硝酸甘油、单硝酸异山梨酯）、硝普钠、乌拉地尔及冻干重组人脑钠肽（rhBNP）。①硝普钠：扩张动、静脉，静脉注射后 2~5 分钟起效，一般剂量 12.5~25μg/min 静脉滴注，根据血压调整用量，维持量 50~100μg/min。因其含有氰化物，用药时间不宜连续超过 24 小时。②硝酸甘油：扩张小静脉，降低回心血量，使 LVEDP 和肺毛细血管压降低。先以 10μg/min 开始，每 10 分钟调整 1 次，每次增加 5~10μg，以血压达到上述水平为宜。本药的耐受量个体差异很大。③rhBNP：属于内源性激素物质，与人体内产生的 BNP 相同。该药虽归类于血管扩张剂，但实际上兼具多重作用，如促进钠排泄，有一定的利尿作用，还可抑制肾素-血管紧张素-醛固酮系统等，因而可改善急性心衰患者的临床和血流动力学状态，国外同类药名称为奈西立肽。首先以 1.5μg/kg 静脉冲击后，以 0.0075~0.01μg/（kg·min）的速度连续静脉滴注。常见不良反应为低血压，其他可见头痛、恶心、血清肌酐升高等。

6. 洋地黄类药物 选用毛花苷丙（西地兰），最适于房颤伴快速心室率，并已知有心室扩大伴左室收缩功能不全者。首剂 0.2~0.4mg 静脉注射，2 小时后可酌情再给 0.2~0.4mg。

7. 氨茶碱 0.25g 稀释后静脉注射，10 分钟推完，继以 0.5mg/（kg·h）维持。12 小时后减至 0.1mg/（kg·h）。本药可扩张支气管，有一定的正性肌力及扩血管利尿作用。

8. 其他正性肌力药 必要时酌情选用多巴胺、多巴酚丁胺、米力农、左西孟旦等。左西孟旦是一种钙增敏剂，通过结合于心肌细胞上的肌钙 蛋白 C 促进心肌收缩；也能介导 ATP 敏感钾通道，发挥血管扩张和轻度抑制磷酸二酯酶的作用。急性心衰患者应用该药可增加心排量，降低肺毛细血管楔嵌压等。

9. 机械辅助治疗 对极危重患者，必要时可采用主动脉内球囊反搏和临时心肺辅助系统。

10. 其他 四肢轮流三肢结扎法，可减少静脉回心血量，结扎压力大小在收缩压和舒张压间，以阻断静脉回流而不影响肢体远端灌注。

急性症状缓解后，应针对诱因及基本病因进行治疗。

思考题

1. 心力衰竭发生的诱因有哪些？

2. 简述心力衰竭的 NYHA 心功能分级。

3. 左心衰竭和右心衰竭的主要临床表现有何不同？

4. 心源性哮喘与支气管哮喘如何鉴别？

5. 收缩性心力衰竭使用利尿剂的原则是什么？

6. 血管紧张素转化酶抑制剂（ACEI）治疗心力衰竭的主要作用机制有哪些？

7. 洋地黄治疗心力衰竭的适应证和禁忌证有哪些？

8. 洋地黄中毒的反应有哪些？如何处理？

9. "难治性心力衰竭"如何治疗？

10. 急性左心衰竭治疗措施有哪些？

第十四章 常见心律失常

第一节 心律失常概述

心律失常（cardiac arrhythmia）是指心脏冲动的频率、节律、起源部位、传导速度或激动的次序的异常。心律失常可发生在正常人，但多见于器质性心脏病患者，严重的心律失常必须及时处理，以免危及生命。

【分类】

按照其发生原理，心律失常可分为冲动形成异常和冲动传导异常两大类。

一、冲动形成异常

1. 窦房结心律失常 ①窦性心动过速。②窦性心动过缓。③窦性心律不齐。④窦性停搏。

2. 异位心律

（1）被动性异位心律 ①逸搏（房性、房室交界区性、室性）。②逸搏心律（房性、房室交界区性、室性）。

（2）主动性异位心律 ①期前收缩（房性、房室交界区性、室性）。②阵发性心动过速（房性、房室交界区性、室性）。③心房扑动、心房颤动。④心室扑动、心室颤动。

二、冲动传导异常

1. 生理性干扰及房室分离。

2. 病理性：①窦房传导阻滞。②房内传导阻滞。③房室传导阻滞。④室内传导阻滞（左、右束支及左束支分支传导阻滞）。

3. 房室间传导途径异常预激综合征。

临床中结合上述分类，按照心律失常发生时心率的快慢，可又将其分为快速性心律失常与缓慢性心律失常两大类。

【发生机制】

一、心脏冲动形成异常

1. 窦性冲动异常 正常人在安静状态下，窦房结有规律地发出 60～100 次/分的冲动，产生正常窦性心律。当窦房结自律性异常增高、减低或不规则时，即可分别产生窦性心动过速、窦性心动过缓或窦性心律不齐等心律失常。

2. 异位冲动异常　具有自律性的心肌细胞或病态的工作心肌细胞（心房肌和心室肌）在病理状态下，具有异常自律性，且自律性绝对或相对地超过了窦房结时，它们会发出异位冲动，取而代之地控制心脏的活动。产生期前收缩、异位性心动过速或逸搏、逸搏心律等心律失常。

3. 触发性冲动异常　触发活动是由一次正常的动作电位所触发的后除极并触发一次新的动作电位而产生持续性快速性心律失常。

二、心脏冲动传导异常

正常心脏冲动自窦房结发出后，按照一定顺序和速度传导，如传导顺序和速度发生异常，即产生相应的心律失常。

1. 折返激动　当冲动从某处循一条径路传出后，又从另一条径路返回原处，使该处再次发生激动的现象称为折返激动，是快速性心律失常的重要发生机制。形成折返的条件是，心脏两个或多个部位的传导性与不应期各不相同，相互连接形成一个闭合环。其中一条通道发生单向传导阻滞；另一通道传导缓慢，使原先发生阻滞的通道有足够时间恢复兴奋性。原先阻滞的通道再次激动，从而完成一次折返激动。冲动在环内反复循环，产生持续性快速性心律失常。

2. 传导阻滞　当激动抵达部位的心肌细胞仍处于绝对不应期或有效不应期，此时不能兴奋或不能发生可扩播性兴奋，即发生完全性传导阻滞；如若抵达部位心肌细胞处于相对不应期，此时速度变慢，即发生传导延缓和不完全性传导阻滞。传导阻滞发生于病理性延长的不应期时，称为病理性传导阻滞；发生于生理性不应期时，称为生理性传导阻滞或干扰现象。

【诊断】

1. 病史　详细追问患者发作时有无低血压、昏厥、抽搐、心绞痛或心力衰竭等表现，发作时心率、节律，发作起止与持续时间，以及既往发作的诱因、频率和治疗经过，有助于判断心律失常的性质。

2. 体格检查　应着重于判断心律失常的性质及心律失常对血流动力状态的影响。听诊心音及颈动脉窦按摩有助于做出心律失常的初步鉴别诊断。发作间歇期体检应着重于有无高血压、冠心病、心脏瓣膜病、心肌病、心肌炎等器质性心脏病的证据。

3. 辅助检查

（1）**心电图**　发作时的心电图记录是确诊心律失常的重要依据。

（2）**动态心电图**　通过连续心电图记录可能记录到全部时间内（多为 24 小时）心律失常的发作、自主神经系统对自发心律失常的影响、自觉症状与心律失常的关系，并评估治疗效果。

（3）**运动试验**　可在心律失常发作间歇时诱发心律失常，因而有助于间歇发作心律失常的诊断。但正常人进行运动试验亦可发生室性早搏。运动试验对心律失常的诊断不如动态心电图敏感。

（4）**有创性电生理检查**　用程序控制的电刺激方法判断窦房结和房室传导功能，显示房室活动间关系，确定心律失常性质及其起源部位。有创性电生理检查已被公认为大多数快速性心律失常诊断的金标准，适用于心电图不能肯定其临床意义的任何心律失常。

【病情评估】

一、血流动力学状态

心律失常急性期控制，应以血流动力学状态来决定处理原则。血流动力学不稳定时，如不及时处理，会继续恶化，甚至危及生命。血流动力学状态不稳定的异位快速心律失常应尽早采用电复律终止，对于严重的缓慢性心律失常要尽快采用临时起搏治疗。血流动力学相对稳定者，可根据心电图的特点、结合病史及体检进行诊断及鉴别诊断，选择相应的治疗措施。

二、基础疾病和诱因

基础疾病和心功能状态与心律失常的发生发展密切相关，伴有严重心力衰竭、急性心肌梗死所致的恶性心律失常，随着心功能的好转或血运重建，心律失常也随之控制。某些诱因也可直接导致心律失常，如低血钾、酸碱平衡紊乱、甲状腺功能亢进等，纠正诱因后，心律失常多可得到控制。

三、预后

心律失常的预后与其病因、诱因、演变趋势和是否导致严重血流动力障碍有关。发生于无器质性心脏病基础上的心律失常包括期前收缩、室上性心动过速和心房颤动，大多预后良好；但低血钾、QT延长综合征患者如发生室性期前收缩，易演变为多形性室性心动过速或心室颤动，预后不佳。

第二节　期前收缩

期前收缩（premature beats）也称早搏、期外收缩或额外收缩，是指起源于窦房结以外的异位起搏点提前发出的激动。是一种提早的异位心搏，是临床上最常见的心律失常。按照起源部位可分为房性、房室交界性和室性3种。期前收缩按照发生机制可分为自律性增高、触发激动和折返激动，目前认为折返激动是期前收缩发生的主要原因。

【病因】

1. 生理情况　正常人在某些生理情况下可发生期前收缩，如情绪激动、精神紧张、疲劳、过度吸烟、饮酒或浓茶等均可引起发作。心脏神经官能症更易发生。

2. 器质性疾病　器质性心脏病常易发生期前收缩，如冠心病、高血压性心脏病、心脏瓣膜病、心肌病、心肌炎等。亦可见于非心源性疾病，如甲状腺功能亢进症、败血症等。

3. 药物中毒　洋地黄类药物、氯仿、酒石酸锑钾、普鲁卡因胺、奎尼丁、三环类抗抑郁药等。

4. 电、化学及机械刺激　炎症、缺血、缺氧、麻醉、心导管检查、外科手术和左室假腱索等。

5. 电解质紊乱 常可诱发期前收缩，尤其是低血钾、低血镁、酸中毒等。

【临床表现】

一、症状

期前收缩可无症状，亦可有心悸，表现为短暂心搏停止的漏搏感。期前收缩频繁者可以出现头晕、乏力、胸闷，甚至晕厥等症状。

二、体征

听诊时，发现节律不齐，有提前出现的心脏搏动，其后有较长的停搏间歇。期前收缩发生越早，心室的充盈量和搏出量越少，桡动脉搏动也相应减弱，甚至完全不能扪及。

【心电图检查】

1. 房性期前收缩 起源于心房并提前出现的期前收缩。心电图表现为：①提前出现的 P′ 波与窦性 P 波形态各异；P′R≥0.12 秒。②提前出现的 QRS 波群形态通常正常，有时亦可出现宽阔畸形的 QRS 波群，称为室内差异性传导。有时 P′波发生过早，P′波后无 QRS 波，称房早未下传。③代偿间歇常不完全（图 14-1）。

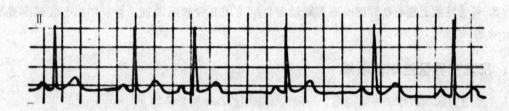

图 14-1 房性期前收缩

2. 房室交界区性期前收缩 起源于房室交界区并提前出现的期前收缩。提前的异位激动可前传激动心室和逆传激动心房（P′波）。心电图特点为：①提前出现的 QRS-T 波群，形态与窦性相同，部分可伴室内差异性传导而呈宽大畸形。②逆行 P′波可出现在 QRS 波群之前（P′R 间期<0.12 秒）、之后（RP′间期<0.2 秒），也可埋藏在 QRS 波群之中。③完全性代偿间歇（图 14-2）。

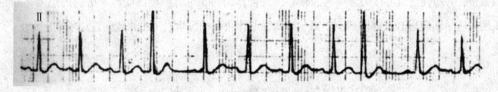

图 14-2 房室交界区性期前收缩

3. 室性期前收缩 由希氏束分叉以下的异位起搏点提前激动产生的期前收缩。心电图特点为：①提前发生的宽大畸形的 QRS 波群，时限通常≥0.12 秒，T 波方向多与 QRS 波群的主波方向相反。②提前出现的 QRS 波群前无 P 波或无相关的 P 波。③完全性代偿间歇（图 14-3）。

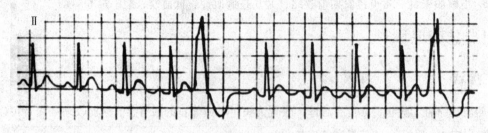

图 14-3　室性期前收缩

【诊断】

心悸等不适症状可提示期前收缩的诊断线索。体检时心脏听诊大多容易诊断。心电图检查是明确期前收缩诊断的重要依据，并能进一步确定期前收缩的类型。

【治疗】

应参考有无器质性心脏病，是否影响心排血量及发展为严重心律失常的可能性而决定治疗原则。

一、房性期前收缩

1. 无器质性心脏病者　一般无须治疗，症状显著者可使用 β 受体阻滞剂等。

2. 伴有器质性心脏病者　应针对原发病治疗。

3. 可诱发室上性心动过速或心房颤动者　可选用 β 受体阻滞剂、普罗帕酮、胺碘酮或维拉帕米等。

二、房室交界区性期前收缩

主要进行病因治疗和去除诱因，一般无须应用抗心律失常药物。

三、室性期前收缩

1. 无器质性心脏病者　①如无明显症状则不需药物治疗，应避免劳累、精神过度紧张和焦虑，戒烟戒酒，不饮浓茶和咖啡等，鼓励适当的活动。②如无效则应药物治疗，包括镇静剂、抗心律失常药物等，β 受体阻滞剂为首选。

2. 器质性心脏病者　①应加强病因治疗及去除诱因，纠正酸碱平衡及离子紊乱，注意补钾、补镁等。②对复杂室性期前收缩者可酌情选用 β 受体阻滞剂或胺碘酮等，尽量减少恶性室性期前收缩的数量，并应注意抗心律失常药物的致心律失常作用。③对有严重器质性心脏病的患者，如急性心肌梗死应早期应用 β 受体阻滞剂，减少致命性心律失常的发生，不主张预防性应用利多卡因。

第三节　阵发性心动过速

阵发性心动过速是临床上常见的快速心律失常。其临床特点是突然发作，突然停止，每次发作可持续数秒、数分、数小时，甚至数天。心率多在 160～220 次/分。由于发作时异位节律点起源不同，可分为房性心动过速、交界区性心动过速及室性心动过速。房性和交界区性心动过速常因 P′波不易辨认，因而统称为室上性心动过速。

房性心动过速

房性心动过速根据发生机制可分为自律性房性心动过速、折返性房性心动过速与紊乱性房性心动过速。

【病因病机】

1. 自律性房性心动过速（AAT） 其发生是由于心房异位起搏点自发性4相舒张期除极速率加快所致。多见于器质性心脏病患者，如冠心病、肺心病、心肌病、风心病等。也见于慢性阻塞性肺疾病、洋地黄中毒和急性酒精中毒等。

2. 折返性房性心动过速（IART） 本型较为少见，由于心房肌不应期和传导速度的不同，形成房内折返所致。大部分见于器质性心脏病和心脏病手术后患者，折返发生于手术瘢痕、解剖缺陷的邻近部位。

3. 紊乱性房性心动过速（CAT） 又称为多源性房性心动过速，一般认为其发生与触发机制有关。多见于老年男性，常见病因为慢性阻塞性肺疾病、心力衰竭、低钾血症及某些药物应用过量（如氨茶碱）等。

【临床表现】

房性心动过速症状不仅与基础疾病相关，还与其发作的方式、持续时间和心室率有关。房性心动过速的发作可呈短暂、间歇或持续性。发作时间短暂，患者大多无明显症状，持续性发作的患者可出现胸痛、心悸、头晕、乏力和气短，甚至晕厥等症状。听诊心律可不恒定，第一心音强度变化，颈静脉见到a波数目超过听诊心搏次数。少数患者因心率长期增快，可引起心脏增大，出现心力衰竭，类似扩张型心肌病，称为心动过速性心肌病。

【心电图检查】

1. 自律性房性心动过速 ①房性P′波频率100~200次/分。②P′波形态与窦性P波不同，取决于异位兴奋灶的部位。③P′R间期≥0.12秒。④QRS形态及时限多与窦性相同；⑤心电生理检查时，房性期前刺激不能诱发或终止AAT（图14-4）。

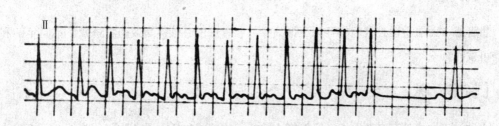

图 14-4 自律性房性心动过速

2. 折返性房性心动过速 ①房性P′波频率130~150次/分，偶可高达180次/分，较为规则。②P′波形态与窦性P波不同，与房内折返途径相关。③P′R间期≥0.12秒，发生房室传导阻滞时不能终止发作。④QRS形态及时限多与窦性相同。⑤心电生理检查时，房性期前刺激可诱发和终止 IART。

3. 紊乱性房性心动过速 ①房性 P′波频率 100~130 次/分。②有 3 种或 3 种以上形态不同的 P′波，且 P′波之间可见等电位线。③P′P、P′R、RR 间距不规则，部分 P′波不能下传心室。④心电生理检查时，房性期前刺激不能诱发或终止 CAT（图 14-5）。

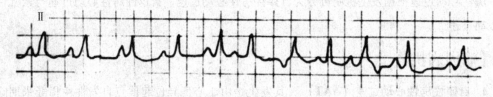

图 14-5 紊乱性房性心动过速

【治疗】

1. 自律性房性心动过速的治疗

（1）洋地黄中毒所致 ①立即停用洋地黄。②如出现低钾血症，首选氯化钾口服或静脉滴注氯化钾，同时进行心电图监测。③已有高血钾或不能应用氯化钾者，可选用利多卡因、β 受体阻滞剂。

（2）非洋地黄中毒所致 ①积极寻找病因，针对病因治疗。②洋地黄、β 受体阻滞剂、钙通道阻滞药可用于减慢心室率。③如未能转复窦性心律，可加用 Ⅰa、Ⅰc 或 Ⅲ 类抗心律失常药。④少数持续快速自律性房性心动过速药物治疗无效时，亦可考虑射频消融。

2. 折返性房性心动过速的治疗 可参照自律性房性心动过速的治疗。

3. 紊乱性房性心动过速的治疗 积极治疗原发疾患。可选用维拉帕米、胺碘酮、β 受体阻滞剂。补充钾盐和镁盐可有效抑制心动过速的发作。此型不宜应用电复律和导管消融终止。

与房室交界区相关的折返性心动过速

与房室交界区相关的折返心动过速即房室结折返性心动过速（atrioventricular nodal reentrant tachycardia，AVNRT）是阵发性室上性心动过速（paroxysmal supraventricular tachycardia，PSVT）最常见的类型。

【病因】

患者通常无器质性心脏病的客观证据，少数患者可由心脏疾病或药物诱发。不同年龄和性别均可发病。

【临床表现】

心动过速发作具有突然发作、突然终止的特点，症状包括心悸、胸闷、焦虑，可表现为心力衰竭、休克、心绞痛、眩晕，甚至晕厥。患者症状的严重程度取决于心动过速的频率、持续时间及有无基础心脏病等。心动过速可反复发作，持续心动过速的患者可通过兴奋迷走神经的方法终止心动过速，包括 Valsalva 动作（深吸气后屏息，再用力做呼吸动作），咳嗽、平躺后平静呼吸，刺激咽喉催吐等。心脏听诊心音强度恒定，可发现规则快速的心率。

【心电图检查】

心电图表现为：①心率150~250次/分，节律规则。②QRS波群形态与时限均正常，但发生室内差异性传导或原有束支传导阻滞时，QRS波群形态可增宽、畸形。③P波为逆行性（Ⅱ、Ⅲ、aVF导联倒置），常埋藏于QRS波群内或位于其终末部分，P波与QRS波群保持固定关系。④起始突然，通常由一个房性期前收缩触发，其下传的PR间期显著延长，随之引起心动过速发作。⑤心电生理检查时，心动过速可被期前收缩诱发和终止（图14-6）。

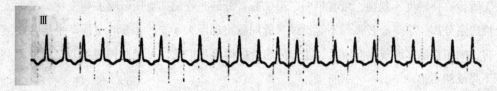

图14-6　房室结折返性心动过速

【治疗】

1. 急性发作期　根据患者有无器质性心脏病、既往的发作情况、治疗经过等做出相应处理：①部分患者仅需休息、镇静或采用兴奋迷走神经的方法就能终止发作。②但大多数患者需要药物治疗、食管心房调搏，甚至直流电复律等。③洋地黄制剂、钙通道阻滞药、β受体阻滞剂和腺苷等可通过抑制慢径路的前向传导而终止发作，Ⅰa、Ⅰc类抗心律失常药物则通过抑制快径路的逆向传导而终止心动过速。

2. 预防发作　频繁发作者可选用钙通道阻滞药（维拉帕米）、β受体阻滞剂（美托洛尔或比索洛尔）、Ⅰc类抗心律失常药物（普罗帕酮）、洋地黄制剂等作为预防用药。

3. 射频导管消融　发作频繁且药物治疗效果不佳或不能耐受药物不良反应的患者，进行射频导管消融能达到根治的目的，是治疗的首选。

室性心动过速

室性心动过速（ventricular tachycardia，VT）简称室速，是临床上较为严重的快速性心律失常，多数为阵发性。

【病因】

1. 器质性心脏病　为室速的主要病因，最常见的为冠心病，特别是心肌梗死或心力衰竭。心肌病、急性心肌炎、二尖瓣脱垂、心瓣膜病、先天性心脏病等。

2. 药物　抗心律失常药物、洋地黄制剂、三环类抗抑郁药等。

3. 酸碱平衡失调、电解质紊乱　特别是低钾血症、低镁血症。

4. 其他　如先天性或获得性长QT间期综合征、麻醉、心脏手术和心导管操作等。

【临床表现】

其症状取决于心室率、持续时间及有无器质性心脏病变。

NOTE

一、症状

①非持续性室速（发作时间<30 秒，能自行终止）通常无症状；②持续性室速（发作时间>30 秒，需药物或电复律始能终止），常有心悸、胸闷、低血压、少尿、晕厥、气促、心绞痛等症状。严重者易引起休克、Adams-Stokes 综合征、急性心力衰竭，甚至猝死。

二、体征

①听诊心律轻度不规则，可有第一、第二心音分裂，收缩期血压可随心搏变化。②如发生完全性房室分离，第一心音强弱不等，颈静脉间歇出现巨大 a 波。③若心室搏动逆传或持续夺获心房，则颈静脉 a 波规律而巨大。④部分患者脉搏不可扪及，可见脉搏短绌、交替脉，甚至血压下降或测不出。

【心电图检查】

心电图表现为：①3 个或 3 个以上连续出现畸形、增宽的 QRS 波群，QRS 间期一般≥0.12 秒，伴有继发性 ST-T 改变，心室率 100~250 次/分。②大多数患者室速发作时的心室率快于心房率，心房和心室分离，P 波与 QRS 波群无关或埋藏在增宽畸形的 QRS 波群及 ST 段上而不易辨认。③心室夺获：表现为室速发作伴有房室分离时，偶有窦性激动下传心室，出现提前的窦性心搏，QRS 波群为室上性，其前有 P 波且 PR 间期>0.12 秒。④室性融合波：系不完全性心室夺获，由下传的窦性激动和室性异位搏动共同激动心室而形成，图形介于窦性和室速的 QRS 波群之间。心室夺获和室性融合波是室速的可靠证据。⑤室速常由室性期前收缩诱发（图 14-7）。

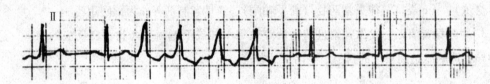

图 14-7　室性阵发性心动过速

【治疗】

一、治疗原则

立即终止发作，去除诱发因素，积极治疗原发病，预防复发。

二、终止发作

1. 药物治疗

（1）器质性心脏病患者的非持续性室速　应该认真评估预后并积极寻找可能存在的诱发因素。治疗器质性心脏病和纠正如心力衰竭、电解质紊乱、洋地黄中毒等诱因。对于上述治疗措施效果不佳且室速发作频繁、症状明显者，可按照持续性室速应用抗心律失常药，以预防或减少发作。

（2）器质性心脏病患者的持续性室速　大多预后不良，容易引起心脏性猝死。除了治疗基础心脏病、认真寻找可能存在的诱发因素外，必须及时终止室速。应用的药物为胺碘酮、普鲁卡因胺、β 受体阻滞剂和索他洛尔等，心功能不全患者首选胺碘酮。

（3）洋地黄类药物中毒引起的室速　立即停用该类药物，避免直流电复律，给予苯妥英钠静脉注射；无高钾血症的患者应给予钾盐治疗；镁离子可对抗洋地黄类药物中毒引起的快速性心律失常，可静脉注射镁剂。

2. 电学治疗

（1）对持续性室速，无论是单形性或多形性，有血流动力学障碍者不考虑药物终止，而应立即同步电复律。

（2）心率在 200 次/分以下，血流动力学稳定的单形性室速可置右心室临时起搏电极进行抗心动过速起搏。

三、预防复发

除针对病因治疗外，还包括药物治疗、射频导管消融及外科手术等。可以用于预防的药物包括胺碘酮、利多卡因、β 受体阻滞剂、普罗帕酮、美西律等。器质性心脏病伴血流动力学障碍的顽固性室速患者，宜安装埋藏式自动心脏复律除颤器（ICD），可显著降低器质性心脏病持续性室速患者的总死亡率和心律失常猝死率，效果明显优于包括胺碘酮在内的抗心律失常药物。

第四节　心房扑动与颤动

心房扑动（atrial flutter，简称房扑）和心房颤动（atrial fibrillation，简称房颤）在病因和发病机制上密切相关，且可互相转化。房颤是成人最常见的心律失常之一，临床上较房扑多见。二者都有引起心房内血栓形成与血栓性栓塞并发症的潜在危险，是脑卒中的常见原因之一。

【病因】

阵发性房扑可发生于无器质性疾病患者，持续性房扑常见于冠心病、高血压性心脏病、风湿性心脏病和甲亢性心脏病等，亦可见于心包炎、心肌病、肺源性心脏病、先天性心脏病及酒精中毒等患者。房颤其病因与房扑相似，多见于器质性心脏疾患，部分患者无明确病因，称为孤立性房颤或特发性房颤。

【临床表现】

房扑和房颤的症状与基础疾病情况、心室率快慢和心房收缩对心室充盈量的影响程度有关。少数患者可无症状，大多发作时有心悸感，伴原有症状加重，如气促、乏力、心绞痛发作、运动耐量减少、心力衰竭甚至肺水肿等。

房扑体格检查时可见快速的颈静脉搏动，其频率常为心室率的倍数，房扑的心室率可规则或不规则。

典型的房颤体征为：心律绝对不规则、第一心音强弱不等、脉搏短绌。如果房颤患者心室律突然变得规整，应考虑以下可能性：①恢复窦性心律。②转变为房性心动过速。③转变为房扑（固定的房室传导比率）。④发生房室结折返性心动过速或室性心动过速。如心室律变得慢而规则（30~60次/分），提示可能出现完全性房室传导阻滞，最常见原因为洋地黄中毒。

【心电图检查】

1. 房扑的心电图特点　①P波消失，代之以连续的形态、波幅、间隔规则的锯齿状F波，扑动波之间常无等电位线，频率通常在250~350次/分。②心室律可规则或不规则。③QRS波群形态多正常，当出现室内差异性传导或原先合并有束支传导阻滞时，QRS波群增宽，形态异常（图14-8）。

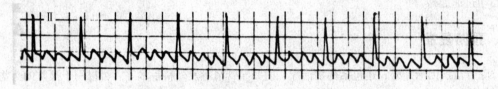

图14-8　心房扑动

2. 房颤的心电图特点　①P波消失，仅见心房电活动呈振幅不等、形态不一、间隔绝对不规则的f波，频率为350~600次/分。②QRS波群形态和振幅略有差异，RR间期绝对不等。③QRS波群形态通常正常，当心室率过快，发生室内差异性传导时，QRS波群增宽变形。如房颤伴三度或完全性房室传导阻滞时，可见逸搏心律（图14-9）。

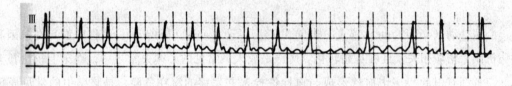

图14-9　心房颤动

【治疗】

一、原发疾病的治疗

针对基础疾病，如冠心病、高血压性心脏病、风湿性心脏病、心肌病等进行治疗。即使不能治愈病因，解除血流动力学异常也很关键。

二、房扑的治疗

1. 直流电复律　如果房扑患者有严重的血流动力学障碍或心力衰竭时，应立即给予同步直流电复律，所需能量相对较低（50J），但少数患者在恢复窦性心律即刻有发生血栓栓塞的可能。

2. 食管或心腔内心房快速起搏　食管调搏或右心房导管快速心房起搏在大多数患者中可有效终止房扑，恢复窦性心律或转变为伴有较慢心室率的心房颤动，改善临床症状。

3. 药物治疗　可选用胺碘酮、洋地黄类、钙通道阻滞药或β受体阻滞剂减慢房扑时的心室率，若心房扑动持续存在，可试用Ⅰa、Ⅰc类抗心律失常药物以恢复窦性心律和预防复发。

4. 射频消融 通过导管射频消融阻断三尖瓣环和下腔静脉之间的峡部，造成双向阻滞，对于治疗典型房扑十分有效。

三、房颤的治疗

1. 治疗目标 寻找与纠正诱因和病因；终止房颤，恢复窦律；控制心室率；预防房颤复发；预防血栓栓塞并发症。

2. 基本原则 在对病因、诱因治疗的基础上，根据患者个体情况选择控制心室率和（或）复律治疗，以及必要时给予抗凝治疗。如无紧急复律的指征，可先控制心室率，去除病因，然后再酌情进行复律。对持续数周且有临床症状的房颤患者，首先应抗凝和控制心室率，再进行恢复窦性心律的治疗。

3. 非药物治疗

（1）电复律 采用同步直流电复律，原理是瞬间内给予心脏以强大电能使心房肌细胞在短时间内同时除极，消除颤动波，从而重建窦性心律。电复律成功后血流动力学明显改善，心脏射血分数明显增加，患者临床症状缓解及生活质量提高。择期电复律的适应证为：①房颤病史小于1年。②应用抗心律失常药物但心室率控制不佳者，左心房内径≤45mm，心胸比例<0.55。③风湿性心脏瓣膜病二尖瓣狭窄矫正术后仍为房颤者。④甲亢症状已控制的房颤。⑤冠心病、高血压引起的房颤。以下房颤患者禁用于电复律：伴有高度房室传导阻滞；房颤前有病态窦房结综合征；有外周动脉栓塞史或怀疑心房内血栓未接受足够的抗凝治疗者；心胸比例>0.55，左心房内径>50mm者；或房颤病程超过5年者。

（2）射频消融治疗（RFCA） 主要应用于经抗心律失常药物治疗无效，或有明显症状的阵发性房颤患者及心室率不易控制的持续性房颤患者。经导管消融治疗房颤的主要术式是环肺静脉消融术和节段性肺静脉消融术。

4. 药物治疗原则

（1）药物复律 对病情稳定的房颤患者，优先选择药物复律。有器质性心脏病、心功能不全者，首选胺碘酮。无器质性心脏病者，首选普罗帕酮或氟卡尼。

（2）控制心室率 控制房颤时的心室率可减轻症状和改善血流动力学，也可预防心动过速性心肌病。对于所有房颤患者都需要适当控制心室率。心室率控制目标为：静息心室率为60~80次/分，中等程度运动时心室率为90~115次/分。常用药物β受体阻滞剂、非二氢吡啶类钙通道阻滞药、胺碘酮、洋地黄类药物。

（3）预防栓塞事件 除非为孤立性房颤或存在禁忌，所有房颤患者均应进行抗凝治疗。因为许多房颤患者未来会发生严重的致残性脑卒中或血栓栓塞，应根据患者的危险分层来确定抗凝策略。对于低危患者，常用药物有阿司匹林100mg，每天口服1次。对于高危患者，宜选用华法林治疗，应将凝血酶原时间国际标准化比值（INR）维持在2~3之间。新型口服抗凝药物治疗过程中无须常规监测凝血功能，更便于患者长期治疗。新型抗凝药物的代表包括直接凝血酶抑制剂达比加群酯及直接Xa因子抑制剂利伐沙班与阿哌沙班。2010年，欧洲房颤指南在CHADS$_2$评分的基础上提出了新的房颤患者脑卒中风险分级方法，即CHA$_2$DS$_2$-VASc评分系统，该评分越高，其罹患脑卒中的可能性越大。

5. 不同类型房颤的处理

对不同类型的房颤患者，应根据患者病情和房颤持续时间选择治疗方法。持续性房颤患者可选择性地进行复律治疗。

（1）初发房颤　患者首次出现房颤，房颤多在 1~2 天内自行转复为窦性心律。因此，对无器质性心脏病且临床症状轻的患者，应给予对症治疗，症状严重者可考虑药物复律。

（2）阵发性房颤　房颤持续时间一般<48 小时，多为自限性，但易反复发作，多推荐应用药物复律。应控制心室率和必要时抗凝治疗。

（3）持续性房颤　房颤持续时间>48 小时，需要控制心室率，必要时抗凝。一般不能自行复律，药物复律的成功率较低，常需电复律。

（4）永久性房颤　复律失败或单纯应用药物不能维持窦性心律，常需要控制心室率和必要的抗凝治疗。

第五节　房室传导阻滞

房室传导阻滞（atrial-ventricular block），是指冲动从心房传导至心室的过程中异常延迟，传导被部分阻断或完全阻断。其阻滞程度可分为一度（时间延迟）、二度（部分冲动传导中断）和三度（全部冲动传导中断）。房室传导阻滞的部位可以是房室结、希氏束或左右束支。

【病因】

本病大多见于器质性疾病，常见原因有各种心肌炎性病变、急性心肌缺血或坏死性病变、药物作用、电解质紊乱、传导系统或心肌退行性改变。偶可见于正常人，与迷走神经张力增高有关。

【临床表现】

除基础疾病相关表现外，一度房室传导阻滞无明显症状，听诊第一心音可略减弱；二度房室传导阻滞可有心脏停顿或心悸感，听诊可有心音脱漏，心室率缓慢时可有头晕、乏力、易疲倦、活动后气促；三度房室传导阻滞症状较明显，除上述症状外，其特异性体征是心室率缓慢且规则，并伴有第一心音强弱不等，心房、心室几乎同时收缩时，可闻及响亮而清晰的"大炮音"，当心室停搏较长时间，可出现晕厥、抽搐和发绀，即 Adams-Stokes 综合征发作，甚至导致死亡。

【心电图检查】

1. 一度房室传导阻滞　PR 间期大于 0.2 秒，每个 P 波后均有 QRS 波。一般 PR 间期超过按年龄和心率矫正的 PR 间期上限为延长；或前后两次测定结果比较，心率相同时的 PR 间期延长≥0.04 秒（图 14-10）。

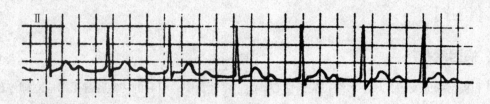

图 14-10 一度房室传导阻滞

2. 二度房室传导阻滞

（1）莫氏 I 型 又称文氏阻滞。其心电图特征为：①PR 间期依次逐渐延长，直至一个 P 波后脱漏 QRS 波，其后的 PR 间期重新回到初始的时限，然后再次逐渐延长，这种周而复始的现象称为文氏现象。②相邻 RR 间期进行性缩短，直至 P 波不能下传心室，发生心室脱漏。③包含 P 波在内的 RR 间期小于正常窦性 PP 间期的两倍（图 14-11）。

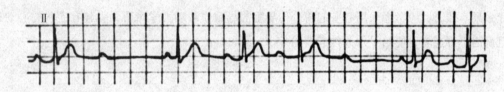

图 14-11 二度 I 型房室传导阻滞（莫氏 I 型）

（2）莫氏 II 型 P 波规则出现，QRS 波群周期性脱落，PR 间期固定，长 RR 间期等于短 RR 间期的两倍或整数倍。房室传导比例可固定，如 3∶1 或 3∶2；也可不定，如 3∶2 到 5∶4 等。下传的 QRS 波可正常或宽大畸形（图 14-12）。

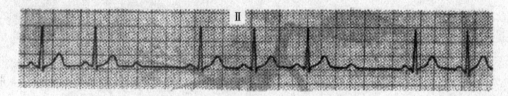

图 14-12 二度 II 型房室传导阻滞（莫氏 II 型）

3. 三度房室传导阻滞 心电图特征为：①全部 P 波不能下传，心室 PP 与 RR 间隔各有其固定的规律，P 波和 QRS 波没有固定关系。②心房率>心室率。③心室率慢而规则，心室起搏点如在房室束分叉以上，心室率 40~60 次/分，QRS 波群正常；如在房室束分叉以下（室内传导系统的远端），心室率常在 40 次/分以下，QRS 波群增宽（图 14-13）。

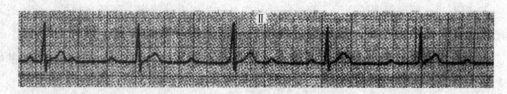

图 14-13 三度（完全性）房室传导阻滞

【治疗】

一、病因治疗

积极治疗原发病，如手术纠正先天性心脏病，洋地黄中毒引起的房室传导阻滞应立即停药。

二、药物治疗

常用的药物有阿托品、沙丁胺醇、异丙肾上腺素、氨茶碱等。当快速心律失常发作时，应慎用洋地黄、胺碘酮。心房扑动或心房颤动发作时不宜进行电复律。

三、人工起搏治疗

如心室率低于 40 次/分、QRS 波群宽大畸形，甚至出现心搏暂停、生命体征不稳或阿托品治疗效果不佳时，应考虑采用心脏起搏。传导阻滞导致血液动力学障碍，引起有症状的心动过缓且病因不可逆者，应给予永久性起搏治疗。

第六节　抗心律失常药物

广义的抗心律失常药物包括抗快速性心律失常药物和抗缓慢性心律失常药物。心律失常治疗的目的是：①消除心律失常的相关症状。②降低近期和远期心律失常性死亡的危险性。

一、抗快速性心律失常药物

（一）抗快速性心律失常药物的分类

Vaughan Williams 法是目前较常用的分类法，根据药物的主要作用通道和电生理特点，将药物分为 4 大类：Ⅰ类：钠通道阻滞药；Ⅱ类：β 受体阻滞剂；Ⅲ类：延长动作电位时程药（钾通道阻滞药）；Ⅳ：类钙通道阻滞药。

1. Ⅰ类：钠通道阻滞药

（1）Ⅰa 类　适度阻滞钠通道，降低动作电位 0 相上升速率，不同程度抑制心肌细胞膜 K^+、Ca^{2+} 通透性，延长复极过程，且以延长有效不应期（ERP）更为显著。本类药物有奎尼丁、普鲁卡因胺等。

（2）Ⅰb 类　轻度阻滞钠通道，轻度降低动作电位 0 相上升速率，降低自律性，缩短或不影响动作电位时程（APD）。本类药物有利多卡因、苯妥英钠等。

（3）Ⅰc 类　明显阻滞钠通道，显著降低动作电位 0 相上升速率和幅度，减慢传导性的作用最为明显。本类药物有普罗帕酮、氟卡尼等。

2. Ⅱ类：β 受体阻滞剂　阻断心脏 β 受体，抑制交感神经兴奋所致的起搏电流、钠电流和 L-型钙电流增加，表现为减慢 4 相舒张期除极速率而降低自律性，降低动作电位 0 相上升速率而减慢传导性。本类药物有普萘洛尔等。

3. Ⅲ类：延长动作电位时程药　抑制多种钾电流，延长 APD 和 ERP，对动作电位幅度和去极化速率影响小。本类药物有胺碘酮等。

4. Ⅳ类：钙通道阻滞药　抑制 L-型钙电流，降低窦房结自律性，减慢房室结传导性。本类药物有维拉帕米和地尔硫草。

（二）常用抗快速型心律失常药物（表14-1）

表 14-1　常用抗快速型心律失常药物

类别	药名	适应证	剂量和用法		主要不良反应
			治疗量	维持量	
Ⅰa 类	奎尼丁	室上性及室性心律失常	复律：口服 0.2～0.4g，每 2 小时 1 次，共 5 次；期前收缩：口服 0.2g，每天 3～4 次	口服：0.2～0.3 g，每天 3～4 次	胃肠道反应、房室及室内传导阻滞、Q-T 间期延长与尖端扭转型室速，低血压等
Ⅰb 类	普鲁卡因胺	室上性及室性心律失常	静脉注射：100mg，每 5 分钟 1 次，总量不超过 1g	口服：每次 0.25～0.5g，每天 4 次	低血压、室内传导阻滞及室性心律失常
	利多卡因	室性心律失常	静脉注射：50～100mg，每隔 5～10 分钟 1 次，总量不超过 300 mg	静脉注射 1～3mg/min	眩晕、感觉异常、意识模糊、抽搐、呼吸抑制、窦房结抑制及室内传导阻滞等
	美西律	室性心律失常	静脉注射：100～200 mg；口服：50～200 mg，每 6～8 小时 1 次	口服：每次 100mg，每天 3 次	房室及室内传导阻滞、低血压、震颤及共济失调等
	苯妥英钠	室性心律失常	静脉注射：100 mg，必要时间隔 10 分钟重复注射，总量不超过 300 mg	口服：每次 100mg，每天 3 次	头晕、嗜睡、粒细胞减少、呼吸抑制、窦性停搏及室性心律失常
Ⅰc 类	普罗帕酮	室上性及室性心律失常	静脉注射：70mg/次，3～5 分钟内注完；口服：每次 150mg，每天 2～4 次	口服：每次 100mg，每天 3 次	恶心、呕吐、体位性低血压、房室及室内传导阻滞
	莫雷西嗪	室上性及室性心律失常	静脉注射：每次 1～3mg/kg，稀释后 5 分钟上内缓慢静脉注射；口服：每次 150～200mg，每天 3 次	口服：每次 100mg，每天 3 次	震颤、眼球震颤、头痛、眩晕、恶心、呕吐、腹泻，大剂量应用时有心血管抑制作用
Ⅱ 类	普萘洛尔	室上性及室性心律失常	静脉注射：0.5～1mg，5～15 分钟内注完；口服：每次 10～20mg，每天 3～4 次	口服：每次 10～20mg，每天 3～4 次	心动过缓、心力衰竭、哮喘及低血压
	美托洛尔	室上性及室性心律失常	静脉注射：5mg 稀释后静脉注射，5 分钟注完，必要时 5 分钟后重复注射；口服：每次 25～50mg，每天 2 次	口服：12.5～50mg，每天 2 次	心动过缓、低血压、失眠、肢端发冷，腹胀或便秘等

NOTE

续表

类别	药名	适应证	剂量和用法		主要不良反应
			治疗量	维持量	
Ⅲ类	胺碘酮	室上性及室性心律失常	静脉注射：2.5～5mg/kg，稀释后缓慢静脉注射，而后以 0.5～1mg/min 静滴维持 口服：每次 200mg，每天 2～3 次	口服：每次 100～200mg，每天 1 次	肺纤维化、光过敏、角膜色素沉着、胃肠道反应、甲状腺功能亢进与甲状腺功能降低、心动过缓，偶尔发生尖端扭转型室速
	溴苄铵	室性心律失常	静脉注射：25～300mg（5～10mg/kg）静脉注射，必要时 10～15 分钟后重复注射，最大剂量 25mg/kg	口服：每次 100mg，每天 3 次	恶心、呕吐、腹部不适、低血压、心率加快及心律失常
Ⅳ类	维拉帕米	室性心律失常	静脉注射：5～10mg 缓慢注射，无效时 30 分钟后可重复静注 1 次	口服：每次 40～80mg，每天 2～3 次	心动过缓、低血压、房室传导阻滞、心搏停顿，禁用于严重的心衰、二度或三度房室阻滞、室速、心源性休克及其他低血压状态
	地尔硫䓬	室上性心律失常	静脉注射：75～150μg/kg 稀释后缓慢注射；口服：每次 30～60mg，每天 3～4 次	口服：每次 30～60mg，每天 3 次	眩晕、口干、心动过速和低血压等

二、抗缓慢性心律失常药物

随着人工起搏器在临床的广泛应用，目前抗缓慢性心律失常药物常用于轻中度缓慢性心律失常患者，或用于一过性缓慢性心律失常患者。主要可分为以下 3 类：①β 受体兴奋剂，如异丙肾上腺素、麻黄碱等。②M 胆碱能受体阻断剂，如阿托品、颠茄。③非特异性兴奋、传导促进剂，如糖皮质激素、氨茶碱、甲状腺素及某些中药等。

1. 阿托品　为 M 胆碱能受体阻断剂，阿托品可用于治疗迷走神经过度兴奋所致的窦房阻滞、房室阻滞等缓慢性心律失常。常见的不良反应有口干、视力模糊、心率加快、瞳孔扩大及皮肤潮红等。口服每次 0.3～0.6mg；肌肉或静脉注射，每次 0.5mg。

2. 异丙肾上腺素　对心脏 β 受体具有强大的激动作用，表现为正性肌力和正性频率，缩短收缩期和舒张期。适用于心室自身节律缓慢，高度房室传导阻滞或窦房结功能衰竭而并发的心脏骤停。常见不良反应是心悸、头晕。用药过程中应注意控制心率。如剂量过大，可致心肌耗氧量增加，引发心律失常，甚至产生危险的心动过速及心室颤动。禁用于冠心病、心肌炎和甲状腺功能亢进症等。

临床上应用抗心律失常药物时，引起原有心律失常加重或诱发新的心律失常，称为抗心律失常药的致心律失常作用。因此，在抗心律失常治疗过程中，正确及时识别抗心律失常药致心律失常作用并采取相应对策，有着非常重要的临床意义。

思考题

1. 期前收缩的病因有哪些？

2. 心房颤动的心电图特点是什么？

3. 简述房性心动过速的病因病机、心电图特征和治疗。

4. 阵发性室性心动过速临床表现有哪些？发作时应如何救治？

5. 试述房室传导阻滞的分型和治疗原则。

第十五章 心脏骤停与复苏

心脏骤停（cardiac arrest）是指心脏射血功能的突然停止。心脏骤停的患者如经及时有效的救治可能获救，这些救治措施称为心肺复苏（cardiopulmonary resuscitation，CPR）。在美国，心脏骤停最常见的原因是心脏性猝死（sudden cardiac death，SCD），在发展中国家 SCD 发生率明显低于西方国家。随着抢救技术的进步，患者恢复自主呼吸和循环的可能性较以往有了很大的提高，但长时间心脏骤停后导致缺血缺氧性脑病，成为影响预后的严重障碍。有学者提出心肺脑复苏（cardiac pulmonary cerebral resuscitation，CPCR）的概念，旨在强调脑保护和脑复苏的重要性，目前多数文献中 CPR 和 CPCR 是通用的。

【病因】

一、心脏性猝死

心脏性猝死是指因心脏原因引起的突然死亡，患者原来可有或无心脏疾病，常无任何危及生命的前期表现，特征为出乎意料的意外死亡。在世界范围内，特别是西方国家，冠状动脉粥样硬化性心脏病是导致 SCD 的最常见原因，其次为心肌病（肥厚型、扩张型），亦可由急性心肌炎、主动脉瓣膜病变、二尖瓣脱垂、非粥样硬化性冠状动脉异常、心内异常通道等所致。

二、非心源性心脏骤停

1. 严重的呼吸功能受抑制 重症肺炎、急性呼吸窘迫综合征（ARDS）、肺栓塞、严重的胸部损伤、气道阻塞（如气管内异物、溺水等）所致窒息、头面部外伤、脑卒中、巴比妥类药物过量、意识丧失者的舌后坠等，使呼吸功能受抑制，以致出现呼吸衰竭，可导致心脏骤停。

2. 严重水、电解质和代谢紊乱 严重高血钾（>6.5mmol/L）及低血钾较常见，严重高血镁、低血镁、高血钙、酸中毒也可发生心室颤动或心室停顿；低血糖也可导致心脏骤停。

3. 药物中毒或过敏反应 强心苷、氯喹等药物中毒；抗心律失常药物如利多卡因、奎尼丁、苯妥英钠、普罗帕酮、维拉帕米等导致的心律失常；其他如氨茶碱、氯化钙、青霉素、链霉素、某些血清制品等的严重不良反应。

4. 手术、治疗操作或麻醉意外 如心导管检查、安置心内膜起搏电极、心血管造影、心血管的介入性治疗、支气管镜检、胸腔手术、麻醉意外和压迫颈动脉窦不当等。

5. 心脏以外器官的严重疾患 如胆绞痛、肾绞痛、重症胰腺炎等。

6. 其他 严重的睡眠不足、酗酒、情绪激动、过度劳累，以及电击或雷击。

【病理生理】

心脏骤停时的病理生理变化主要是致命性心律失常，主要由心室颤动所致。心脏骤停表现为心跳和呼吸停止，是临床死亡的标志，但从生物学观点来看，此时机体尚未真正死亡，因为人体生命的基本单位——细胞仍维持着微弱的生命活动。如能及时正确救治，尚有可能存活，尤其是突然意外发生原发性心脏骤停者复苏成功率高，但继发于严重疾病者，抢救成功率则大为下降。心跳、呼吸停止，组织缺血缺氧使机体立即产生呼吸性和代谢性酸中毒及电解质紊乱，特别是细胞内酸中毒和细胞外高钾，缺氧时增多的自由基与生物膜的多价不饱和脂肪酸结合，造成细胞膜功能障碍，影响膜的通透性和多种酶的活性，钙离子内流增加，最终导致细胞死亡，进入不可逆性的生物学死亡。

心脏骤停常见的心电图类型包括以下 3 种。

1. 心室颤动　心室颤动多见于急性心肌梗死早期或严重心肌缺血时，也见于心脏外科手术等意外情况。亦可由持续性室性心动过速演变引起。此型最常见，复苏成功率较高，尤其是室颤波粗大者复苏成功率更高。

2. 心脏（室）停顿　心脏（室）停顿为心脏（室）完全丧失了收缩活动，多见于严重的心脏疾病、麻醉、外科手术等，常由缓慢性心律失常进展所致，复苏成功率较室颤者低。

3. 无脉搏性电活动　心室肌断续出现慢而极微弱的不完整收缩，频率 20~30 次/分以下。心电图上有间断出现的宽而畸形、振幅较低的 QRS 波群，但心脏听诊听不到心音，常规方法不能测出血压和脉搏。这种缓慢而无效的心室自身节律也被称为"电-机械分离"，多为严重心肌损伤的后果，也可见于大面积肺梗死、低血容量、张力性气胸和心包填塞等。此型预后差，复苏困难。

人体各系统组织对缺氧的耐受性不同，最敏感的是中枢神经系统（尤其是脑组织），其次是心肌，再次是肝脏和肾脏。循环停止 10~15 秒便可因大脑缺氧而出现意识丧失，脑循环完全终止仅 4~6 分钟，脑组织可发生不可逆性损害，如复苏过程中仍有微量的脑循环在运行，缺氧性脑损害的发展便可显著延迟。在缺氧、酸中毒、电解质紊乱及心电活动极不稳定的情况下，心肌收缩力严重抑制，处于弛缓状态，周围血管张力减低，心脏血管对儿茶酚胺的反应性大为减弱，室颤阈值降低而致顽固性室颤，最终心肌细胞停止收缩。肝脏发生小叶中心坏死，肾脏则产生肾小管坏死而致急性肾衰竭。心跳停止时间越长，复苏成功率越低，并发症、后遗症越多，脑复苏可能性越小，故抢救必须当机立断，分秒必争，立即施行心肺复苏术是避免生物学死亡的关键。

【临床表现与诊断】

心脏骤停的临床过程分为 4 个时期：前驱期、终末事件期、心脏骤停期和生物学死亡期。

1. 前驱期　许多患者在发生心脏骤停前数天、数周或数月可能出现一些非特异性症状，如心绞痛、胸闷、心悸加重和易于疲劳等。心电监护可发现频发、多源、成对出现或 R 波重于 T 波的室早、阵发性室速、心室率低于 50 次/分、QT 间期显著延长等，这些可能是心脏骤停的先兆，但心脏骤停也可无前驱期表现。

2. 终末事件期　为心脏骤停前的急性心血管改变时期，通常不超过 1 小时。典型表现为严

NOTE

重胸痛、急性呼吸困难、突然的心悸或眩晕。心电图表现为心率增快和室性期前收缩的恶性升级最为常见。

3. 心脏骤停期　因脑血流急剧减少而突然出现意识丧失或伴短暂抽搐（心脏骤停后 15 秒）；断续出现叹息样的无效呼吸动作，随后停止呼吸（心脏骤停 20~30 秒内）；皮肤苍白或明显发绀；昏迷多发生于心脏骤停 30 秒后；瞳孔散大，多在心脏骤停后 30~60 秒出现；可出现二便失禁。

4. 生物学死亡期　心脏骤停致脑组织发生不可逆损害后数分钟则进入生物学死亡期。

【病情评估】

关于预后，发生于急性大面积心肌梗死及血流动力学异常的心脏骤停，复苏不易成功，即时死亡率极高。左心室功能正常的患者及急性心肌梗死早期的原发性心室颤动且为非血流动力学异常者易复苏成功。脑复苏的结局根据格拉斯哥-匹兹堡脑功能表现计分（CPC）分为 5 级：①脑功能完好。②中度脑功能残障。③严重脑功能残障。④昏迷及植物状态。⑤脑死亡。其中脑功能完好和中度脑功能残障被认定为良好的神经学结局。

【复苏程序】

心肺复苏分为 3 个阶段，即基础生命支持（BLS）、高级生命支持（ALS）和停搏后处理。

一、基础生命支持

基础生命支持包括心跳呼吸停止的判断、开放气道（airway）、人工呼吸（breathing）和胸外按压（circulation），简称为 A-B-C 三部曲，以达到建立人工有效循环，给患者基础生命支持（basic life support，BLS）的目的。2010 年，国际复苏联络委员会（ILCOR）和美国心脏病学会（AHA）先后发表了最新的《心肺复苏与心血管急救指南》，已建议将 A-B-C（开放气道、人工呼吸、胸外按压）步骤改为 C-A-B（胸外按压、开放气道、人工呼吸），进一步强调人工循环的建立在心肺复苏中的重要性。

（一）心跳呼吸停止的判断

心跳呼吸停止的判断越迅速越好，现只需进行患者有无应答反应、有无呼吸及有无心跳三方面的判断。院内急救可能有所区别（如监护下的心脏骤停），但也应避免不必要的延误，如找听诊器听心音、测血压、接心电图、查瞳孔等。

1. 判断患者有无反应　循环停止 10 秒钟，大脑因缺氧而发生昏迷，故意识消失是首要表现。具体判断方法是拍打或摇动患者，并大声呼唤。

2. 判断有无呼吸　心脏骤停者大多呼吸停止，偶有叹息样或不规则呼吸，有些患者有明显气道梗阻表现。判断的方法是，观察胸廓有无起伏的同时，施救者将耳面部靠近患者口鼻，感觉和倾听有无气息，判断时间不应超过 10 秒钟。若不能肯定，应视为呼吸不正常，立即采取复苏措施。

3. 判断有无心跳　徒手判断的方法是触颈总动脉搏动，也应在 10 秒钟内完成。

近年来，触摸颈动脉搏动判断心跳的方法受到质疑，原因在于即使是受过训练的医务人员也很难在短时间内准确判断脉搏，从而导致复苏延误。《心肺复苏与心血管急救指南》取消了既往 CPR 程序中的"看、听和感觉呼吸",强调在确认成人患者无反应且没有呼吸或不能正常呼吸之后立即开始复苏步骤。专业医务人员检查脉搏的时间不应超过 10 秒钟,若 10 秒钟内不能确立存在脉搏与否,立即进行胸外按压。

（二）开放气道

心脏骤停后昏迷患者舌根、软腭及会厌等口咽软组织松弛后坠,必然导致上呼吸道梗阻。解除上呼吸道梗阻,开放气道的方法有:①仰头抬颏法:施救者一手置于患者额头,使头部后仰,另一手的示、中指置于患者颏下,抬起下颏使颈部前伸(图 15-1)。②托颌法:施救者的示指及其他手指置于下颌角后方,向上和向前用力托起,并利用拇指轻轻向前推动颏部使口张开,本方法用于怀疑有颈椎损伤的患者。

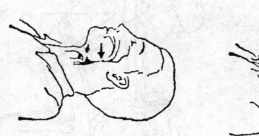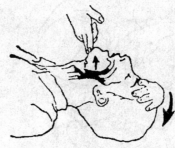

图 15-1 仰头抬颏法

绝大多数口腔软组织导致的气道梗阻,通过以上手法便可解除。效果不佳时应积极查找导致梗阻的原因,如口腔内有固体异物应立即用手清除。若有假牙松动时也应取下,但假牙固定良好时可以保留。

（三）人工呼吸

气管插管是建立人工通气的最好方法。但当时间或条件不允许时,口对口呼吸也不失为一种快捷有效的通气方法。口对口呼吸时,操作者用置于患者前额的手的拇指与示指捏住患者的鼻孔,用口严密包住被抢救者的口唇,缓慢吹气,每次吹气应持续 1 秒以上,待患者胸廓隆起后,放松鼻孔,迅速将口唇离开,患者胸部及肺部自行回缩有气流排出(图 15-2)。若患者牙关紧闭或口唇创伤者则可改为口对鼻人工呼吸,注意吹气时要捏紧患者口唇,而操作者口唇要密合于患者鼻孔的四周后吹气,其余操作同口对口人工呼吸。人工通气的频率为 10 次/分。气管切开的患者可采用口对套管呼吸。目前推荐使用有防护装置的通气,有益于防止疾病传播,有口对面罩呼吸、面部防护板及能提供正压通气的呼吸球囊面罩等装置。避免快速和过分用力加压通气,过度通气可能有害。无论采取何种方式通气,均要求在通气之前开始胸外按压。

（四）胸外按压

胸外按压是建立人工循环的主要方法,通过提高胸腔内压力和直接压迫心脏产生血流,可以为心脏和大脑提供一定水平的血流灌注,延误或中断胸外按压会降低存活率。有效的胸外按压心排血量可达正常的 1/3 或 1/4。成人患者按压频率为 100~120 次/分较为合理。

首先将患者仰卧于坚固的平地或平板上(若胸外按压在软床上进行,应在患者背部垫硬板),下肢稍抬高,以促进静脉回流。操作者宜跪在患者身旁或站在床旁。解开患者衣扣,松开裤带。按压时,应把掌根横轴置于患者胸骨长轴上,按压部位为胸骨下半部的中间,直接将手掌置于胸部中央，相当于双乳头连线水平即可。另一手掌重叠其上，双手指背屈不接触胸壁。按压时双侧肘关节伸直，上肢呈一直线，以双髋关节为轴，用肩背部力量垂直向下按压，使胸骨下陷至少 5cm（成人），而不超过 6cm，然后放松，放松时掌根不应离开胸壁，但避免按压间隙倚靠在患者胸上，以便每次按压后使胸壁充分回弹，双手位置保持固定（图 15-3）。尽可能减少胸外按压中断的次数和时间，按压中断时间不应大于 10 秒。

胸外按压部位过高易导致大血管损伤，过低易导致腹部脏器损伤或引起胃内容物反流，位置偏移易引起肋骨骨折、气胸、血胸等，故应保持正确的操作方法。

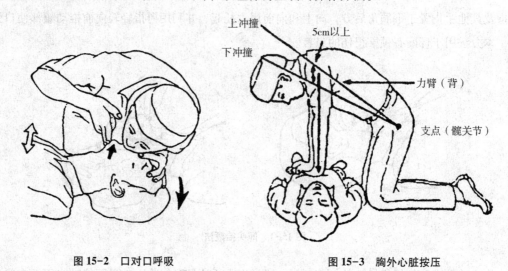

图 15-2　口对口呼吸　　　　　　　　　图 15-3　胸外心脏按压

胸外按压与人工呼吸应密切配合。无论单人或双人 CPR 按压和通气比例均为 30：2，即 30 次按压后 2 次人工呼吸。对于正在进行持续心肺复苏且有高级气道的患者，通气速率应为每 6 秒一次呼吸（即每分钟 10 次呼吸）。抢救中在进行 5 个按压/通气（30：2）周期后初步判定有无循环体征出现，无循环体征出现应重新进行 5 个周期的 CPR。如已恢复自主循环而无呼吸，应以 10 次/分的频率进行人工呼吸。

终止心肺复苏的指征：①被抢救者自主呼吸及心搏已经恢复。②复苏操作已达 30 分钟以上而患者仍呈深度昏迷，且自主呼吸、心跳一直未能恢复。③心电图一直呈一直线。

有效心脏复苏指征：①患者皮肤色泽改善。②瞳孔回缩。③出现自主呼吸。④意识恢复。

二、高级生命支持

高级生命支持（advanced life support，ALS）是在基础生命支持的基础上，应用辅助设备进行体表电除颤，开放气道、保障通气，建立复苏用药途径并应用药物治疗。

（一）体表电除颤

心脏骤停时的心律主要是心室颤动（VF）和无脉性室性心动过速（VT），早期电除颤是最有效的治疗方法。因为不进行除颤，数分钟后心室颤动就可能转为心室停顿。电击除颤应尽早进行，每延迟 1 分钟，死亡率增加 7%～10%。目前除颤器一般具有快速监测和诊断功能，不必进行盲目除颤。

一般将电除颤器两个电极分别置于胸骨右缘第 2 肋间和左侧第 5 肋间腋中线处。电击能量双相波初始电击使用 120～200J，其后选用相同或更大剂量；单相波初始及后续电击均采用

360J。对所有室颤或无脉性室速除颤治疗时，均采用单次电击策略。单次电除颤完毕立即恢复CPR，首先行胸外按压，完成5个30：2周期（约2分钟）的CPR后，再停止CPR（暂停时间不超过10秒钟）检查是否恢复自主心律及脉搏。对院外心脏骤停者，应立即开始CPR，尽早电除颤。院内心脏停搏一般发生于监测下或目击下，可首先进行电除颤。

（二） 呼吸管理

在ALS阶段，开放气道、保障通气非常重要。开放气道的辅助器械分为基本和高级两种，前者指口咽通气道和鼻咽通气道，后者包括气管内导管、食管气管联合导管和喉罩3种，而气管内导管是心脏骤停时管理气道的最佳方法。进行气管插管时应尽可能缩短胸外按压的时间。放置高级气道后，可连接呼气囊或呼吸机通气，通气频率10次/分，不必考虑通气与按压比，也无须中断胸外按压。

（三） 建立复苏用药途径及复苏药物

抢救心脏骤停的用药途径有静脉、骨髓腔、气管3种，静脉途径为首选。为了促进药物尽快进入中心循环，经外周静脉用药需再推20mL生理盐水，并抬高肢体10~20秒钟。

1. 肾上腺素 是CPR的首选药。用于电击无效的室颤、无脉室速、心脏停搏或无脉性电生理活动。用法是1mg静脉或骨髓腔内注射，每3~5分钟可重复使用。

2. 胺碘酮 用于对CPR、电击除颤和缩血管药等治疗无反应的室颤或无脉室速患者，初始剂量为300mg，随后可追加150mg。

3. 利多卡因 目前仅推荐在没有胺碘酮时应用利多卡因抢救心脏骤停。可静脉注射利多卡因100mg（1~1.5mg/kg）。若VF/VT持续存在，每隔5~10分钟追加0.5~0.75mg/kg，第1小时的总剂量不超过3mg/kg。

4. 阿托品 血流动力学不稳定的窦性、房性或交界性心动过缓为其应用的指征。用法为阿托品1mg静脉注射，可重复给予直至总量达3mg。目前不再建议在治疗无脉性电活动/心搏停止时常规使用阿托品。

5. 碳酸氢钠 复苏后动脉血气分析显示pH值<7.1时可考虑应用，或当存在危及生命的高钾血症、原有严重的代谢性酸中毒和三环类抗抑郁药中毒时，可考虑积极应用。初始剂量为1mmol/kg静脉滴注，是否重复应用应依据血气分析结果决定。

三、停搏后的处理

停搏后的处理是指自主循环恢复后采取的进一步治疗措施，应在ICU进行。

（一） 维持有效循环

冠脉缺血是心脏骤停的常见原因，故心脏复跳后应尽快进行心电图检查，明确有无ST段抬高和新发的左束支传导阻滞，如高度怀疑急性心肌梗死时应立即采取恢复冠脉供血的治疗，即使没有ST段抬高，也应考虑针对急性冠脉综合征进行内科或介入治疗。

心脏复跳后可有低心排血量或休克，可选用多巴胺、多巴酚丁胺、去甲肾上腺素等药物治疗。经常规治疗，血流动力学仍不稳定者，应做血流动力学监测，并根据监测结果给予血管收缩药和（或）扩张药物治疗。若有心律失常，应分析原因分别处理，如给予抗心律失常药物或进一步采用介入疗法及外科手术。

NOTE

（二）　维持呼吸

自主循环恢复后患者可有不同程度的呼吸功能障碍，应继续吸氧或使用机械通气治疗。自主循环恢复后缺氧和高碳酸血症，均可增加再次停跳的风险，故应保障充分的氧供和维持正常的动脉二氧化碳分压水平。但应注意避免心脏骤停后的过度通气，过度通气可导致高气道压力，使脑静脉压和颅内压增高，脑缺血加重。此外，保持呼吸道通畅是维持有效呼吸的前提，经常吸痰，排除气道内分泌物极为重要。

（三）　防治脑缺氧和脑水肿

脑复苏是心肺复苏能否最后成功的关键所在。

1. 降温　目前尚无任何具有循证医学证据支持的脑复苏药物，而治疗性轻度低温疗法是唯一得到证实的有效措施，以 $32℃ \sim 36℃$ 为宜，并至少维持 24 小时。

2. 控制抽搐和肌阵挛　可选用苯二氮草类、苯妥英钠和异丙酚，近年来较多应用异丙酚持续静脉滴注。

3. 脱水　常选用 20% 甘露醇 $1 \sim 2g/kg$ 快速静脉滴注，每天 $2 \sim 4$ 次。也可依据脑水肿程度联合使用复方甘油、呋塞米、白蛋白或地塞米松。

4. 高压氧治疗　此疗法通过增加血氧含量及弥散，提高脑组织氧分压，改善脑缺氧，降低颅内压，有条件时可采用。

（四）　血糖控制

复苏后高血糖与不良的神经学预后之间有明确相关性，而复苏后的昏迷患者发生低血糖时不易被及时发现，现认为用胰岛素将血糖控制在 $8 \sim 10mmol/L$ 水平是合理的。

（五）　防治急性肾损伤

心脏骤停时间较长或复苏后持续低血压，或用大剂量收缩血管药物后均可并发急性肾损伤，故要尽量缩短复苏时间，维持有效肾灌注压。心脏复苏后应留置导尿管记录 24 小时尿量。如心功能和血压正常而出现少尿（$<30mL/h$），在排除血容量不足之后，可试用呋塞米静脉注射，经注射呋塞米后仍无尿则应按急性肾损伤处理。

【预防】

预防心脏骤停的根本是防治器质性心脏病或影响心脏的其他因素，其中最重要的是防治冠心病。心脏骤停可发生在任何场所，复苏成功率与早期识别、早期抢救有关，故普及心肺复苏的知识与技术意义重大。建立社区急救医院，在最易发生心脏骤停的场所，如急诊室、手术室、冠心病监护病房等，均应有健全的复苏设备和专门训练的复苏队伍。及时发现并处理心脏骤停的先兆征象，有助于预防心脏骤停的发生或提高复苏的成功率。注意防止心脏骤停的复发，如积极治疗急性冠脉综合征；对持续性室速或室颤的存活者除了采用内、外科治疗原发病外，还可植入埋藏式自动心脏复律除颤器（ICD）。

思考题

1. 引起心脏骤停的原因有哪些？

2. 心肺复苏分为几个阶段？各阶段的主要内容是什么？

3. 引起心脏骤停的心律失常有哪些？

第十六章 人工心脏起搏、心脏电复律和心血管病介入性治疗

人工心脏起搏、心脏电复律及其他心血管病介入性治疗是与药物并用于临床的心血管诊疗技术。近 20 年来，随着生物医学、电子工程学的飞速发展，具有除颤、复律和起搏功能的埋藏式自动心脏复律除颤器和多部位生理性起搏技术已开始用于临床。同时随着医疗器械的更新进步，以冠心病和心律失常为代表的介入性治疗是临床医学发展最迅速的领域之一，技术趋于成熟，射频消融术已成为根治某些心律失常的主要治疗方法。介入技术微创、疗效好，较外科手术安全，得到临床肯定。

【人工心脏起搏】

人工心脏起搏（artificial cardiac pacing）是应用心脏起搏器发放人造的脉冲电流刺激并兴奋心脏，使其产生有效收缩以带动心脏搏动的治疗方法。目前应用的起搏器具有 4 大主要功能，即刺激心脏使之除极，感知心脏自身电活动信号，对增加的新陈代谢需要做出反应，提供频率适应性起搏。此外，还具有存储信息、诊断、程控、遥测等功能。

一、作用机制

心肌的收缩和舒张实现心脏的泵血功能，机械运动都是由心肌细胞动作电位的规律性发生与扩布引起的。当人为给予心肌电刺激，可引发心肌细胞的除极，继而引致心肌细胞的机械收缩。人工心脏起搏系统由脉冲发生器（又称起搏器）、电源和电极导线 3 部分组成。起搏器是一台微处理机，其两大主要功能是发放电脉冲起搏心脏和监测心脏的电活动，在设置的时间内（如设定的起搏频率 60 次/分，则起搏周期为 1000 毫秒），如无心电活动信号，则发放脉冲起搏心脏，使心脏恢复跳动，如有心电活动时（P 波或 R 波）可通过电极导线反馈至起搏器内，抑制脉冲发放。心动过速时，起搏器可发放高频率的程控脉冲夺获心脏，达到超速抑制或打断心动过速折返途径的效果，这种高频率的起搏方式又称为抗心动过速起搏（ATP）。利用这种方式，可达到终止快速心律失常的目的。埋藏式自动心脏复律除颤器（ICD）还可利用低能电击的方式终止室颤或室速。

二、适应证

（一）临时性起搏

1. 治疗性起搏 可用于急性心肌梗死、急性心肌炎、心脏手术后引起的严重房室传导阻滞、严重窦性心动过缓和窦性停搏伴有晕厥或持续低血压、心力衰竭、心绞痛等症状者；药物中毒（如锑、剂等）、高血钾引起的缓慢心律失常伴有症状者；心室停顿或严重心动过缓者的

NOTE

床边紧急抢救。

2. 预防性起搏　可用于慢性心脏传导功能障碍者需行大手术、分娩、心血管造影、冠心病介入手术、射频消融术等。

3. 诊断性起搏　用于窦房结、房室传导功能检查；预激综合征的鉴别诊断、临床电生理检查等。

4. 过渡性起搏　用于安置或更换永久性起搏器准备期间。

5. 超速起搏　用于抑制室上性、室性快速心律失常。

（二）永久性起搏

1. 心脏房室传导阻滞　三度和严重二度房室传导阻滞患者，在以下情况下应当植入永久性心脏起搏器：①出现有症状（如黑蒙、晕厥、重度乏力等，包括心力衰竭）的心动过缓，或临床治疗必须用药导致心动过缓出现症状时。②清醒时窦性心律下无症状，记录到≥3秒的心搏暂停，或每分钟小于40次的逸搏心律，或房室结水平以下的逸搏心律。③无症状的房颤和心动过缓时，至少有1次心脏停搏时间≥5秒。④房室结消融后患者。⑤心脏外科术后，无恢复的希望。⑥神经肌肉病。

以下情况推荐植入永久性心脏起搏器：①任何阻滞部位的伴有症状的心动过缓的二度房室传导阻滞，无症状的三度房室传导阻滞，平均心室率每分钟＜40次或＞40次，并伴有心脏增大（或左室功能异常），或阻滞在房室结以下。②无心肌缺血下，运动时的二度或三度房室传导阻滞。③逸搏心律每分钟＞40次，无症状也无心脏扩大的永久性三度房室传导阻滞；希氏（His）束及以下的无症状二度房室传导阻滞；伴有起搏器综合征表现或血流动力学异常的一度或二度房室传导阻滞；窄QRS波群的无症状的二度Ⅱ型房室传导阻滞。

2. 窦房结功能异常　症状性心动过缓和心脏变时功能不全患者，临床必须用药治疗后导致的有症状的窦房结功能异常者必须植入永久性心脏起搏器。在清醒时心率每分钟＜40次，有心动过缓的相关症状，建议植入永久性心脏起搏器；无心动过缓的相关症状，不建议植入永久性心脏起搏器。对有不能解释的晕厥患者，临床上或电生理检查发现显著的窦房结功能异常，应考虑植入永久性心脏起搏器。

3. 颈动脉窦综合征　正常人颈动脉窦受到刺激时心跳可减慢，但最长间歇应＜3秒。若患者有晕厥或先兆晕厥症状；行颈动脉窦按压出现窦性停搏和（或）房室传导阻滞，长间歇＞3秒，可诊断为颈动脉窦综合征。自发性颈动脉刺激和颈动脉按压诱导的心室停搏时间＞3秒导致的反复性晕厥，需植入永久性心脏起搏器。反复性晕厥，没有确切的颈动脉刺激事件，高敏感性心脏抑制反应心室停搏时间＞3秒者，要考虑植入永久性心脏起搏器。

4. 异位快速心律失常　药物难以控制的持续性室速、室颤，又不宜选择外科手术或导管消融治疗者，可安置埋藏式自动心脏复律除颤器。

5. 其他　如阵发性房性快速心律失常、伴左束支传导阻滞的心力衰竭和某些梗阻性肥厚型心肌病可选用多部位心脏起搏治疗。

三、起搏器功能及类型

起搏器种类不断增加，为便于运用及交流，目前通用1987年由北美心脏起搏电生理学会与英国心脏起搏和电生理学组专家委员会制定的NASPE/BPEG起搏代码，即NBG代码（见表

16-1）。

表 16-1　NBG 起搏器代码

第一位 起搏心腔	第二位 感知心腔	第三位 感知后反应方式	第四位 程控功能	第五位 其他
O 无	O 无	O 无	O 无	略
A 心房	A 心房	I 抑制	P 简单程控	
V 心室	V 心室	T 触发	M 多项程控	
D 心房+心室	D 心房+心室	D 双重（I+T）	C 遥测	
S 心房或心室	S 心房或心室		R 频率调整	

起搏器按照功能分为：①心房按需（AAI）型：电极置于心房。起搏器按照规定的周长或频率发放脉冲起搏心房，并下传激动心室。②心室按需（VVI）型：电极置于心室。起搏器按照规定的周长或频率发放脉冲起搏心室，如果有自身的心搏，起搏器能感知自身心搏的 QRS 波，起抑制反应，并重整脉冲发放周期，避免心律竞争。③双腔（DDD）起搏器：心房和心室都放置电极。④频率自适应（R）起搏器：本型起搏器的起搏频率能根据机体对心排血量（即对需氧量）的要求而自动调节适应，起搏频率加快，则心排血量相应增加，满足机体生理需要。

四、起搏方式选择

1. VVI 方式　是最基本的心脏起搏方式，优点是简单、方便。适用于：①一般性的心室率缓慢，无器质性心脏病，心功能良好者。②间歇性发生的心室率缓慢及长 RR 间隔。但有下列情况者不宜应用：① VVI 起搏时血压下降 20mmHg 以上。②已知有起搏器综合征，因 VVI 起搏干扰了房室顺序收缩及室房逆传，导致心排血量下降等出现的相关症状群。

2. AAI 方式　能保持房室顺序收缩，属生理性起搏，适用于房室传导功能正常的病窦综合征。不适宜应用者：①有房室传导障碍，包括有潜在发生可能者（用心房调搏检验）。②房颤患者。

3. DDD 方式　是双腔起搏器中对心房和心室的起搏和感知功能最完整者，故称为房室全能型。适用于房室传导阻滞伴或不伴窦房结功能障碍。不适宜应用者有慢性房颤-房扑，以免导致快速性心动过速。

4. 频率自适应（R）方式　起搏器可通过感知体动、血 pH 值判断机体对心排血量的需要而自动调节起搏频率，以提高机体运动耐量，适用于需要从事中至重度体力活动者。可根据具体情况选用 VVIR、AAIR、DDDR 方式。但心率加快后心悸等症状加重，或诱发心衰、心绞痛症状加重者，不宜应用该方式。

五、起搏方法

1. 临时性起搏　经静脉心腔内起搏是由颈内静脉、左锁骨下静脉或股静脉穿刺，在 X 线监测下或紧急情况下在床边非 X 线下将导管电极头端送至右心室尖部肌小梁处，将导管电极尾端连接临时起搏器进行起搏。一般临时起搏时间为 2 周内，但亦有 4 周的报道。此外，尚有胸壁起搏、经胸壁穿刺直接心脏起搏、经食管心房起搏、开胸直接心肌起搏等。

NOTE

2. 永久性起搏　多选用经静脉心内膜起搏方式。单腔起搏将电极导管送到右心室尖部,为接近生理性起搏,常把起搏电极固定在右室流出道。双腔起搏器需另置一起搏电极至右心房,带无关电极的起搏器多埋藏在胸壁胸大肌皮下。

六、并发症

1. 手术时的并发症　①室性早搏、短阵室性心动过速等心律失常,是手术时的常见并发症。②气胸。③误穿入锁骨下动脉。④静脉空气栓塞,少量进入空气可能影响不大,但大量气体的进入可能出现呼吸窘迫、晕厥、低血压、心脏骤停等严重并发症,需要紧急抢救。⑤皮下气肿。⑥臂丛损伤,可累及臂丛任何部位,包括臂丛上部和下部的损伤。⑦心脏穿孔引起的急性心包填塞。

2. 手术后的并发症　①囊袋出血。②与起搏器有关的感染,分为局部感染和全身感染。③电极移位。④起搏器综合征多见于病窦综合征,心室按需起搏有室房逆传时,由于房室失去顺序收缩,心排血量随之减小,可致头昏、气短、疲劳等症状。症状明显者,可根据病情选择心房同步、房室顺序或全自动起搏器。⑤其他有电路故障及电池耗竭时,可出现起搏频率变化,甚至发生起搏器频率奔脱,应立即切断电路,更换起搏器。定期随访并分析起搏功能,及时识别和处理起搏器故障,并关照患者不要进入高频电磁场所、磁共振检查区,不做电磁透热疗法,避免移动电话的干扰等。

【心脏电复律】

心脏电复律（cardioversion）是指用电能使异位快速心律失常转复为窦性心律的非药物治疗方法。发生危及生命的严重心律失常时,当药物治疗无效,心脏电复律往往起到挽救患者生命的作用。临床应用于治疗心房颤动、心房扑动、阵发性室性和室上性心动过速等快速性异位心律时,转复为正常窦性心律的成功率可达较高水平（78%~95%）。因此,目前国内外电转复心律失常方法已得到广泛应用。

一、作用机制

发生各种异位快速心律失常时,由于异位起搏点自律性增高或折返激动,使部分心肌电活动处于不同的位相,使用心脏电复律装置在极短时间内经胸壁或心脏通以强电流（直流电）,可使所有心肌纤维在瞬间同时除极,所有异位心律失常的折返通道和兴奋灶全部失活,由心脏起搏系统中自律性最高的窦房结恢复其心脏起搏点功能,心脏节律即转复为窦性心律。心脏电复律装置由电极、除颤、同步触发、心电示波、电源等部分组成,在心动周期任意时放电的方式,称为非同步电复律,用于心室颤动,也称为电除颤。同步触发装置通过 R 波触发放电,使电流仅在心动周期的绝对不应期中发放,避免诱发心室颤动,称为同步电复律。同步电复律用于转复 QRS 波和 T 波能分辨的室性及室上性心律失常,如房颤、房扑、快速性室上性心动过速。

二、适应证

1. 适用于药物治疗无效的异位快速心律失常,是心室颤动和扑动首选的治疗方法。

2. 伴心室率快的心房扑动和心房颤动也可首选本方法。但心房颤动复发率高,应严格选择:①持续时间<12 个月。②左房无明显扩大。③原发病已控制。④近期无栓塞史。⑤房颤伴心室率快,药物治疗无效者。

3. 室上性和室性心动过速因有复发倾向,一般经药物和其他治疗无效,伴有低血压、休克、心力衰竭等严重血流动力学障碍时可选用本法。

三、禁忌证

洋地黄中毒与电解质紊乱时电复律易引发室颤,暂不宜电复律。病窦综合征、心脏传导阻滞伴异位快速心律失常者均不宜电复律。

四、同步操作方法

1. 术前准备 非紧急情况的选择性电复律应做好术前准备:①调整水、电解质平衡,复律术当天禁食,并建立静脉通道,常需复查十二导联心电图。②使用洋地黄类药物者,复律前至少停用 24 小时以上。③栓塞史者术前 3 周,宜口服双香豆素类药物抗凝治疗,以防新生的血栓于转复时脱落。④房颤或房扑电复律前 1 天给奎尼丁 0.2g,每 6 小时 1 次(若有奎尼丁反应则用普鲁卡因胺或普罗帕酮),少数患者用药后心律转复,可免予电复律。⑤仰卧于硬板床上,去除假牙、手表等物品。⑥同步电复律神志清醒者,静脉缓慢注射地西泮或丙泊酚使麻醉达到患者睫毛反射开始消失的深度。

2. 充电 房颤充电到 100~200J,房扑充电到 50~100J,室上速、室速首次充电到 100~200J。

3. 安置电极板 电极板涂布导电糊或用生理盐水纱布包好并紧贴皮肤,一个电极板置于胸骨右缘第 2 肋间,另一个电极板置于左腋前线第 5 肋间。

4. 放电 操作时术者手握绝缘胶木手柄,紧压电极板,勿使盐水或导电糊外溢造成短路。操作者与其他任何人不得接触患者及病床,暂时关闭氧气与心电监护仪。按下同步放电按钮,若患者胸肌抽动,表示已放电,则放开按钮,并立即观察复律是否成功。应注意心电监护仪是否出现窦性心律。

5. 术后注意 密切观察患者呼吸、血压、心律情况直至苏醒,必要时给予吸氧。选用抗心律失常药物,如胺碘酮、普鲁卡因胺、苯妥英钠、普萘洛尔以维持心律,有栓塞史者继续抗凝治疗 4 周。

五、非同步操作方法

非同步电复律属紧急情况,为室颤、室扑的首选治疗,无须麻醉,不做同步测试,宜争分夺秒,开启除颤器,放置电复律电极板,电击能量双相波初始电击使用 120~200J,其后选用相同或更大剂量,单相波初始及后续电击均采用 360J(先前建议由 200J、300J 到 360J 依次递增)。其后根据心电监护情况重复放电或联用抗心律失常药物后再放电。

六、并发症

可出现心律失常、局部皮肤灼伤、栓塞、心肌损伤等并发症。

NOTE

七、埋藏式自动心脏复律除颤器

埋藏式自动心脏复律除颤器（ICD），是临床上治疗持续性或致命性室性心律失常的一个重要医学仪器。ICD具有支持性起搏和抗心动过速起搏、低能量心脏转复和高能量除颤等作用，能在几秒钟内识别患者的快速室性心律失常并能自动放电除颤，明显减少恶性室性心律失常的猝死发生率，挽救患者的生命。带有除颤功能的起搏器已在临床广泛运用。

【心血管病介入性治疗】

心血管病介入性治疗（interventional therapy for cardiovascular diseases）是一种新型诊断与治疗心血管疾病的技术，经过穿刺体表血管，在数字减影的连续投照下，送入心脏导管，通过特定的心脏导管操作技术对心脏病进行确诊和治疗的诊治方法。它是目前较为先进的心脏病诊疗方法，介于内科治疗与外科手术治疗之间，是一种有创的诊治方法。目前用于冠心病的经皮冠状动脉介入治疗（PCI）包括经皮穿刺腔内冠状动脉成形术及支架植入术、冠状动脉粥样斑块消除术、经皮激光血运重建术等介入性治疗技术。瓣膜病中有以治疗肺动脉狭窄和二尖瓣狭窄为主的经皮穿刺球囊肺动脉瓣成形术。心律失常的介入性治疗有射频导管消融术、多部位生理性起搏、心律转复除颤器、ICD植入术及先天性心脏病和周围血管病的导管介入性治疗。下面重点介绍几种常见心血管病介入治疗的临床应用。

一、经皮穿刺腔内冠状动脉成形术

经皮穿刺腔内冠状动脉成形术（percutaneous transluminal coronary angioplasty，PTCA）是将带有可扩张球囊的导管置入狭窄的冠状动脉处，再注入造影剂使球囊加压膨胀，从而达到扩张冠状动脉的治疗方法，也是PCI的基础。

1. 适应证

（1）病变部位　①前降支或右冠状动脉近端或中段病变。②被保护的左主干病变。③左主干较短或成角较小的回旋支病变。④冠状动脉搭桥术后大隐静脉桥病变。⑤血管开口处病变。

（2）病变形态　①偏心或对称病变。②孤立的短病变或<20mm的管状病变。③光滑或不规则病变，如溃疡等。④PTCA术中轻度夹层或内膜撕裂并发症的处理。一般认为临床上有心肌缺血客观证据，稳定或不稳定心绞痛，经药物治疗仍有症状的单支血管狭窄，病变血管经冠脉造影狭窄通常>75%，且影响大面积的心肌供血者可首先考虑。

2. 禁忌证　目前认为病变血管狭窄程度<50%或仅有痉挛；无支架准备的左主干明显狭窄>50%，左主干等同病变如左前降支和左回旋支近端狭窄>70%；三支血管病变合并左室功能障碍；冠脉完全闭塞、多支弥漫性小血管病变等患者，均不宜选用PTCA。

3. 并发症　主要并发症为冠状动脉急性闭塞、动脉内夹层分离或撕裂、严重心律失常，偶见心脏穿孔、心包填塞。

PTCA成功率在90%左右，但术后发生再狭窄率为40%左右，认为与反应性炎症、内膜血管的弹性回缩、内膜严重撕裂、血栓形成及闭塞有关。

二、经皮穿刺冠状动脉内支架植入术

经皮穿刺冠状动脉内支架植入术（percutaneous intracoronary stent implantation）系应用金属支架支撑于病变的冠状动脉内壁，使狭窄或塌陷的血管壁向外扩张的技术。支架植入后，新生的内皮细胞逐渐覆盖于支架表面，最终支架被完全包埋于血管壁内，支撑血管保持开放状态。该法是减少冠脉急性闭塞和降低再狭窄的一种 PTCA 术后重要的辅助治疗方法。

1. 适应证　①用于 PTCA 急性闭塞并发症，冠状动脉内支架能成功地打开血管、支撑和黏合撕裂的内膜。②用于 PTCA 术后再狭窄血管的再次 PTCA 时，支架能铺平血管壁，防止再狭窄发生。③在不稳定性心绞痛，左主干病变，搭桥术后静脉桥病变，偏心、钙化、成角及完全闭塞病变，术前预测 PTCA 术中内膜撕裂、急性闭塞及术后再狭窄可能性大的病例，主动放置支架，有助于提高 PTCA 临床效果，减少再狭窄发生率。④PTCA 结果不满意，残留狭窄明显的病变。

2. 禁忌证　有出血倾向，存在抗凝治疗禁忌证；无保护的左主干病变；或等同左主干病变血管直径≤2mm，近端血管明显扭曲；靶病变血管有大量血栓。

3. 并发症　血管内膜撕裂、冠状动脉闭塞、心律失常、冠状动脉狭窄、血栓栓塞、出血、支架脱落等。近年来为预防再狭窄，对复杂病变和高危患者已有药物洗脱支架用于临床。

三、冠状动脉内粥样斑块消除术

冠状动脉内粥样斑块消除术主要有冠状动脉内粥样斑块导管旋切或旋磨术等，以去除冠状动脉内粥样硬化病灶及弥漫性狭窄或较硬的粥样斑块等。上述治疗技术主要用于一些复杂的冠脉病变，但再狭窄率仍高，并发症多，远期疗效仍需观察。

四、经皮穿刺球囊肺动脉瓣成形术

经皮穿刺球囊肺动脉瓣成形术（percutaneous balloon pulmonic valvuloplasty，PBPV）是利用球囊扩张导管技术扩张狭窄的肺动脉瓣，因其较安全而有效，已成为治疗中、重度肺动脉瓣狭窄的首选方法。

1. 适应证　①典型的单纯性肺动脉瓣狭窄，且右心室与肺动脉的收缩压差大于 50mmHg。②严重先天性肺动脉瓣膜部狭窄合并不严重的右心室流出道狭窄等。

2. 并发症　并发症约 5%。球囊加压扩张时，右心室流出道完全阻塞可引起暂时性血压下降和心动过缓，偶有肺动脉损伤、心脏穿孔、肺动脉瓣关闭不全。

五、经皮穿刺球囊二尖瓣成形术

经皮穿刺球囊二尖瓣成形术（percutaneous balloon mitral valvuloplasty，PBMV）是将带球囊的心导管送入左心房达二尖瓣后加压扩张狭窄的瓣口，为治疗风湿性单纯二尖瓣狭窄的非外科手术方法。

1. 适应证　中、重度单纯二尖瓣狭窄具有：①年龄 55 岁以下。②心功能Ⅱ～Ⅲ级（NYHA分级）。③无风湿活动，心房内无血栓。④瓣膜无明显钙化、增厚硬化，瓣膜弹性和活动度好，无变形，瓣口面积大于 $0.5\ cm^2$，小于 $1.5cm^2$。⑤无体循环栓塞史。

NOTE

2. 禁忌证　伴有中、重度二尖瓣关闭不全；风湿活动；右心房巨大；升主动脉明显扩大；瓣膜重度钙化，腱索缩短；心脏或血管位置转变；脊柱畸形；严重肺动脉高压>90mmHg。

3. 并发症　心脏穿孔可引起心脏压塞、急性肺水肿等。国内报道手术死亡率为0.5%。

六、射频导管消融治疗

射频导管消融治疗（RFCA）是通过心导管将射频电流（高频电磁波）作为能量使该区域或心肌坏死或损坏，以治疗心律失常的方法。该法已成为房室结折返性心动过速、房室折返性心动过速、局灶性房速、狭部依赖性房扑、特发性室速等快速性心律失常的一线治疗手段，对顽固性室早和不适当窦性心动过速也显出高度的有效性和治愈性，对阵发性房颤治疗也取得很好的疗效。

1. 适应证　常用于药物治疗无效或不能耐受或不愿长期服药者的心律失常。主要有：①心房颤动伴有快速心室率和（或）预激综合征。②发作频繁的房室折返性或房室结折返性心动过速。③持续性心房扑动。④右室流出道的特发性室速，左室间隔部室速及束支折返性室速。

2. 禁忌证　妊娠期妇女禁用RFCA，儿童和老年人慎用。

3. 并发症　完全性房室传导阻滞、血栓栓塞、心脏破裂和心包填塞等。

七、其他先天性心脏病的介入治疗

如房间隔缺损闭合术、动脉导管未闭封堵术、主动脉瓣球囊腔内成形术等。

八、周围血管病的导管介入治疗

如非外科性下腔静脉阻断术、选择性注入化学药物介入术、带球囊导管术协助摘出动脉或静脉内血栓等。

思考题

1. 简述起搏器植入的适应证和手术并发症。
2. 简述经皮穿刺冠状动脉内支架植入术的适应证和禁忌证。

第十七章　高血压病

高血压（hypertension）是一种以体循环动脉血压持续升高为特征的心血管综合征，动脉压的持续升高可导致靶器官如心脏、肾脏、脑和血管的损害。

高血压分为原发性高血压（essential hypertension，即高血压病）和继发性高血压（secondary hypertension，即症状性高血压）。原发性高血压占高血压的95%以上，是一种以血压升高为主要临床表现，而病因尚未明确的独立疾病。继发性高血压，又称症状性高血压，是指由某些确定的疾病和原因引起的血压升高，高血压只是该种疾病的临床表现之一，占高血压的5%以下。

【流行病学】

全球高血压病患病率不尽相同，欧美国家较亚非国家高，工业化国家较发展中国家高。随着社会经济和居民生活方式的改变，我国的高血压病发病率逐年上升，女性高于男性，城市高于农村。2012年，我国18岁及以上居民高血压患病率为25.2%，估计目前我国成人高血压患者约为2.6亿。

【血压水平的定义与分类】

高血压定义：18岁以上的成年人，在未使用降压药物的情况下诊室测量血压，收缩压≥140mmHg和（或）舒张压≥90mmHg。

2010年修订的中国高血压防治指南把高血压分为正常、正常高值及高血压。根据血压增高的程度，可将高血压分为第1、2、3级（表17-1）。

表 17-1　血压水平的定义和分类

类别	收缩压（mmHg）	舒张压（mmHg）
正常血压	<120	<80
正常高值	120~139	80~89
高血压		
1级高血压（轻度）	140~159	90~99
2级高血压（中度）	160~179	100~109
3级高血压（重度）	≥180	≥110
单纯收缩期高血压	≥140	<90

注：当收缩压和舒张压分属于不同分级时，以较高的级别作为标准。

以上诊断标准适用于成人。

【病因和发病机制】

一、病因

高血压病因至今未明，目前认为是在一定的遗传易感性基础上与环境因素共同作用的结果。

（一）遗传因素

本病的发病具有较明显的家族聚集性。国内调查发现，与无高血压家族史比较，双亲一方有高血压病者其高血压患病率高1.5倍，双亲均有高血压者则高2~3倍。近年来发现，一些基因突变与高血压相关，一些与高血压相关的因素，如盐敏感、胰岛素抵抗等也可能是基因突变的中间表型。

（二）高血压的危险因素

1. 高钠低钾饮食　大量研究证实，钠的代谢与本病有密切关系，膳食中钠摄入量与血压水平呈正相关。人群平均每人每天摄入食盐每增加2g，则收缩压和舒张压分别升高2mmHg及1.2mmHg。世界卫生组织建议，成人每人每天摄盐量应控制在5g以下。钾对血压有独立于钠及其他因素的作用，钾与血压呈负相关。国外临床研究表明，限钠补钾可使高血压患者的血压降低，体重下降，且能抑制肾素释放和增加前列腺素的合成。

2. 超重和肥胖　身体脂肪含量与血压水平呈正相关。大量研究均表明，超重和肥胖是血压升高的重要独立危险因素，二者均可使交感神经活性升高，减轻体重有利于减低血浆去甲肾上腺素及肾上腺素水平。

3. 吸烟、饮酒　吸烟通过尼古丁引起肾上腺素能神经末梢释放去甲肾上腺素，从而升高血压，大量饮酒的升压作用主要反映在心排血量与心率增加，可能是交感神经活性增强的结果。

4. 社会心理因素　众多研究表明，不同的职业分工、经济条件、文化程度及各种社会生活事件的影响均与高血压的发生相关。长期的情绪紧张，如各种消极的精神状态均能导致血压升高。此外，高血压还与性格特征相关。长期从事高度精神紧张工作的人群高血压患病率增加。

5. 睡眠呼吸暂停　也是引起高血压的原因之一，其机制主要是因呼吸暂停导致缺氧，使交感神经活性增强。

6. 其他危险因素　包括年龄、缺乏体力活动、口服避孕药物等。

二、发病机制

1. 交感神经系统活性亢进　在高血压的形成和维持中起到极其重要的作用。高血压患者交感神经激活的发生机制可能与遗传、RAAS的激活、环境的持续过度刺激有关。另外脑缺血、高盐、肾上腺素和肥胖也可能促进交感神经系统的激活。交感神经递质〔主要为去甲肾上腺素（NE）〕兴奋心脏β受体，使心率加快，心肌收缩力加强，心排出量增加，导致血压上升；交感神经递质作用于血管可收缩动脉，促进血管重构，增加外周血管阻力，是高血压维持和加剧的结构基础。

2. 肾素-血管紧张素-醛固酮系统（RAAS）激活　RAAS 由肾素、血管紧张素原、AngⅠ、AngⅡ、血管紧张素转化酶、血管紧张素代谢产物、血管紧张素Ⅱ受体等组成。其中 AngⅡ 是最重要的成分，有强烈的收缩血管作用，可刺激肾上腺皮质分泌醛固酮，促使水钠潴留，并作用于心、肾、中枢和自主神经系统，促使水钠潴留和周围血管收缩，最终产生高血压。此外，体内其他激素，如糖皮质激素、生长激素、雌激素等升高血压的途径亦主要经由 RAAS。

3. 血管内皮功能紊乱　血管内皮不仅是一种屏障结构，还是人体最大的内分泌和旁分泌器官，能分泌多种血管活性物质，具有调节血管舒缩功能和血管重构等作用。在各种心血管危险因素作用下，血管内皮细胞形态结构的改变和功能的失调，引起 NO 的合成减少或缺失，内皮素（ET）的合成增多，导致血管痉挛性收缩，促进血压升高；血管内皮细胞还可促进血管平滑肌细胞的增殖，从而升高血压。内皮功能紊乱可能是高血压引起靶器官损伤及并发症的主要原因。

4. 胰岛素抵抗　是原发性高血压的一种独立危险因素。胰岛素抵抗是机体组织细胞对胰岛素作用敏感性和（或）反应性降低的一种病理生理反应。胰岛素抵抗造成继发性高胰岛素血症，可使电解质代谢发生障碍，通过 Na^+-K^+ 交换和 Na^+-K^+-ATP 酶激活，使细胞内钠增加，并可使 AT-Ⅱ 刺激醛固酮产生和作用加强，导致钠的潴留；促使血中儿茶酚胺水平增加，血管张力增高；可使细胞内钙升高，加强缩血管作用；并增加内皮素释放，减少扩血管的前列腺素合成，从而影响血管舒张功能。

5. 体液因素　神经体液因素调节异常和平衡失调，以及心血管局部旁分泌或自分泌功能紊乱是高血压病的发病基础之一。

【病理】

1. 动脉

（1）小动脉　小动脉病变是高血压病最重要的病理改变，早期可出现全身小动脉痉挛，长期痉挛可引起小动脉内膜压力负荷增加，出现玻璃样变，中层出现血管壁的重构。各期的小动脉病变均可使管腔狭窄，促进高血压的维持和发展。小动脉病变常累及腹腔器官、视网膜及肾上腺包膜的细动脉，最严重的是累及肾脏入球动脉，最终导致组织器官的缺血、损伤。

（2）大动脉　大动脉随着年龄增长，顺应性下降，是老年人收缩期高血压的重要原因，主要病理改变为中膜内皮细胞肥大和增生，中膜内胶原、弹性纤维及蛋白多糖增加，使中膜增厚，主要累及冠状动脉、脑动脉及颈动脉。

2. 心脏　左心室肥厚是对持续性血压升高、心肌工作负荷增加的一种适应性反应，是本病心脏最特征性的改变，长期的动脉管腔狭窄导致周围血管阻力上升是左心室肥厚的主要原因。早期左心室以向心性肥厚为主，长期病变可导致心肌退行性改变，心肌细胞萎缩，间质纤维化，心室壁变薄，左室腔变大，严重者可发生心力衰竭。

3. 脑　高血压可造成脑血管从痉挛到硬化的一系列改变，在小动脉硬化的基础上促使血栓的形成而产生脑梗死，脑动脉微动脉瘤在血管痉挛、血管腔压力波动时发生破裂出血，颅内外动脉内壁上的粥样斑块可造成脑栓塞。

4. 肾脏　肾小动脉病变最明显，主要发生在入球小动脉。早期患者肾脏外观无改变，随病变进展肾表面呈颗粒状，肾体积萎缩变小，表现为颗粒性固缩肾，为双侧对称性、弥漫性病变，最终可导致肾衰竭。急进型高血压时，入球小动脉中层可发生纤维素样坏死性炎症，叶间、弓状动脉内膜有细胞增生，胶原和成纤维细胞呈"洋葱皮"状同心圆排列，病情发展迅速，短期内患者可出现肾功能衰竭。

5. 视网膜　初期表现为视网膜小动脉的痉挛，逐渐发生硬化，严重者可发生视网膜出血、渗出及视乳头水肿。

【临床表现】

1. 血压变化　高血压初期血压呈波动性，血压可暂时性升高，但仍可自行下降和恢复正常。血压升高与情绪激动、精神紧张、焦虑及体力活动有关，休息或去除诱因血压可下降。随着病程迁延，尤其在并发靶器官损害或有并发症之后，血压逐渐呈稳定和持久性升高，此时血压仍可波动，但多数时间血压处于正常水平以上。

2. 症状　大多数患者起病隐袭，症状缺如或不明显，仅在体检或其他疾病就医时才被发现。有的患者可出现头痛、头晕、心悸、后颈部疼痛、后枕部或颞部搏动感，还有的表现为神经症状，如失眠健忘或记忆力减退、注意力不集中、耳鸣、情绪易波动或发怒及神经质等。病程后期心、脑、肾等靶器官受损或有并发症时，可出现相应的症状。

【并发症】

1. 心脏　左心室肥厚的可靠体征为抬举性心尖搏动，表现为心尖搏动明显增强，搏动范围扩大及心尖搏动左移。主动脉瓣听诊区第二心音可增强，带有金属音调。合并冠心病时可有心绞痛、心肌梗死和猝死，晚期可发生心力衰竭。

2. 脑　脑血管并发症在我国高血压病最常见，包括短暂性脑缺血发作、脑血栓形成、脑栓塞、高血压脑病及颅内出血等。

3. 肾脏　肾脏受累与高血压的程度及病程密切相关。随着病程的进展，可先出现微量蛋白尿，继之出现蛋白尿，当肾功能进一步减退时，可出现尿量减少，血中尿素氮、肌酐升高，最终发展为尿毒症。

4. 眼底　眼底血管被累及可出现视力进行性减退。

【实验室及其他检查】

1. 微量白蛋白尿（MAU）测定　是高血压患者肾脏损害及全身血管内皮功能异常的早期标志，因此，应将 MAU 作为初诊高血压患者的常规检查内容之一。患者早期尿常规正常，肾浓缩功能受损时尿比重逐渐下降，可见少量尿蛋白、红细胞，偶见管型。随着病情进展，尿蛋白增多，如 24 小时尿蛋白在 1g 以上时，提示预后差，此时红细胞及管型也可增多。

2. 血液生化检查　测定血钾、尿素氮、肌酐、尿酸、空腹血糖和血脂，包括血清总胆固醇（TC）、甘油三酯（TG）、高密度脂蛋白胆固醇（HDL）和低密度脂蛋白胆固醇（LDL）、同型半胱氨酸、血清胰岛素水平。

3. 胸部 X 线检查　可见主动脉迂曲、延长，主动脉升、弓、降部可扩张。还可了解大动脉和肺循环情况。左室增大显著可见左房亦增大，左室功能不良时，则出现肺淤血表现。

4. 心电图检查　可诊断高血压患者是否合并左心室肥厚、心肌缺血及心律失常。

5. 超声心动图检查　能更为可靠地诊断左心室肥厚，还可评价高血压患者的心功能。特别是在诊断射血分数保留性心力衰竭方面优于心电图。

6. 颈动脉超声检查 可为动脉粥样硬化的诊断提供一种无创、简便、重复性好的方法。颈动脉内膜中层厚度（IMT）和斑块可预测脑卒中和心肌梗死的危险。

7. 动态血压监测（ABPM） 一般检测时间 24 小时，测压时间间隔为 15~30 分钟，动态血压监测不仅真实地反映了各时间点的血压状况，而且揭示了高血压患者血压波动特点及昼夜变化规律，有助于筛选临界高血压及轻度高血压，鉴别"白大衣高血压"，预示靶器官损害程度，还能更好地评价降压药的疗效。目前尚无统一的动态血压正常值，但可参照以下正常上限标准：24 小时平均血压值<130/80mmHg，白昼均值<135/85mmHg，夜间均值<125/75mmHg。夜间血压均值比白昼降低>10%，如降低不及 10%，可认为血压昼夜节律消失。ABPM 具有如下优点：有助于明确高血压的诊断；了解血压的昼夜变化；反映血压变异性；观察降压药物的疗效等。

8. 眼底检查 视网膜中心动脉压可见增高，在病情发展的不同阶段可见下列眼底变化（目前采用 Keith-Wagener 眼底分级法）：①Ⅰ级：视网膜动脉变细，反光增强。②Ⅱ级：视网膜动脉狭窄，动静脉交叉压迫。③Ⅲ级：上述血管病变基础上有眼底出血、棉絮状渗出。④Ⅳ级：在上述基础上出现视乳头水肿。高血压眼底改变与病情严重程度和预后相关。

9. 其他检查 必要时采用其他方法，如心脏 MRI、磁共振血管造影（MRA）、CT 血管造影（CTA）、运动试验或冠状动脉造影等。对疑似继发性高血压的患者可行肾动脉造影、肾及肾上腺超声、CT、MRI、睡眠呼吸监测等检查。

【诊断】

主要根据诊室测量静息坐位肱动脉部位血压值，非同日测量 3 次血压均高于正常（收缩压≥140mmHg，舒张压≥90mmHg）可诊断为高血压。患者既往有高血压史，目前正服用抗高血压药物，即使血压已低于 140/90mmHg，仍诊断为高血压。

此外，高血压病的诊断还应包括：①鉴别原发性与继发性高血压。②高血压的分级及危险分层。③靶器官损害的程度。

【鉴别诊断】

1. 肾实质性疾病 原发或继发性肾脏实质病变，是常见的继发性高血压病因之一，包括急、慢性肾小球肾炎、多囊肾；肾实质性高血压的诊断依赖于：①肾脏实质性疾病病史，蛋白尿、血尿及肾功能异常多发生在高血压之前或同时出现。②体格检查往往有贫血貌、肾区肿块等。

2. 原发性醛固酮增多症 本病由于肾上腺自主分泌过多醛固酮，导致水钠潴留、高血压、低血钾和血浆肾素活性受抑制的临床综合征。常见原因是肾上腺腺瘤、单侧或双侧肾上腺增生。典型的症状和体征有：①轻至中度高血压。②多尿尤其夜尿增多，口渴，尿比重下降，碱性尿和蛋白尿。③发作性肌无力或瘫痪、肌痛、手足麻木等。凡高血压者合并上述 3 项临床表现，并有低钾血症、高血钠性碱中毒而无其他原因可解释的，应考虑本病之可能。

3. 嗜铬细胞瘤 一种起源于肾上腺嗜铬细胞的肿瘤，临床表现为持续性或阵发性高血压，伴典型的嗜铬细胞瘤三联征，即阵发性"头痛、多汗、心悸"，且可造成严重的心、脑、肾损害。CT、MRI可发现肾上腺或腹主动脉旁交感神经节的肿瘤。嗜铬细胞瘤的功能诊断主要依赖于生化检测体液中的儿茶酚胺含量及其代谢产物。

4. 库欣综合征　本病是由肾上腺皮质分泌过量糖皮质激素所致，除表现为高血压外，还有向心性肥胖、面色红润、皮肤紫纹、毛发增多，以及血糖增高等表现。

5. 肾动脉狭窄　肾动脉狭窄的根本特征是肾动脉主干或分枝狭窄，导致患肾缺血，肾素-血管紧张素系统活性明显增高，引起高血压及肾功能减退。肾动脉粥样硬化是最常见的病因，其次为大动脉炎及纤维肌性发育不良。

6. 主动脉缩窄　本病包括先天性主动脉缩窄及获得性主动脉缩窄。主动脉缩窄主要表现为上肢高血压，而下肢脉弱或无脉，双下肢血压明显低于上肢（ABI<0.9），听诊可发现狭窄的部位和程度。一般认为如果病变的直径狭窄≥50%，且病变远近端收缩压差≥20mmHg，则有血流动力学的功能意义。

【病情评估】

一、诊断性评估

对已明确诊断的高血压患者，诊断性评估包括是否有影响预后的心血管危险因素；是否存在靶器官损害；是否合并其他临床疾患（表17-2）。

表17-2　影响高血压危险分层的因素

心血管疾病的危险因素	靶器官损害	并存的临床情况
Ⅰ用于危险性分层的危险因素	◇左心室肥厚（心电图、超声	脑血管疾病
◇收缩压和舒张压的水平（1~3级）	心动图或X线）	◇缺血性卒中
◇男性>55岁	◇蛋白尿和（或）血浆肌酐浓	◇脑出血
◇女性>65岁	度轻度升高 106～177mmol/L	◇短暂性脑缺血发作（TIA）
◇吸烟	（1.2~2mg/dL）	心脏疾病
◇总胆固醇>5.72mmol/L（220mg/dL）	◇超声或X线证实有动脉粥样	◇心肌梗死
◇糖尿病	斑块（颈、髂、股或主动脉）	◇心绞痛
◇早发心血管疾病家族史（发病年龄	◇视网膜普遍或灶性动脉狭窄	◇冠状动脉血运重建
男<55岁，女<65岁）		◇充血性心力衰竭
		肾脏疾病
Ⅱ影响预后的其他危险因素		◇糖尿病肾病
◇高密度脂蛋白胆固醇降低		◇肾功能衰竭（血肌酐浓度>177mmol/
◇低密度脂蛋白胆固醇升高		L或2mg/dL）
◇糖尿病伴微白蛋白尿		血管疾病
◇葡萄糖耐量减低		◇夹层动脉瘤
◇肥胖		◇症状性动脉疾病
◇以静息为主的生活方式		重度高血压性视网膜病变
◇血浆纤维蛋白原增高		◇出血或渗出
		◇视乳头水肿

二、高血压的心血管危险分层

高血压及血压水平是影响心血管事件发生和预后的独立危险因素，但绝大部分的高血压患者尚存在除高血压外的其他心血管危险因素，10年内发生心血管事件的可能性：低危组<15%；中危组15%~20%；高危组20%~30%，很高危组≥30%。因此，高血压患者的诊断和治

疗不能只根据血压水平，必须对患者进行心血管风险的评估与分层。高血压明确诊断后，危险分层越高的患者越应积极有效地进行干预（表17-3）。

表17-3　高血压患者心血管危险分层标准

危险因素和病史	血压（mmHg）		
	1级	2级	3级
Ⅰ无其他危险因素	低危	中危	高危
Ⅱ1~2个危险因素	中危	中危	很高危
Ⅲ2~3个危险因素，靶器官损害或糖尿病	高危	高危	很高危
Ⅳ有并发症	很高危	很高危	很高危

三、预后

影响预后的因素除血压水平外，还包括左心室肥厚程度、心脏功能、血小板功能、血流变状况等。年龄亦是病残和死亡的主要原因。我国高血压病的致死原因，以脑血管疾病居多，其次为心力衰竭和尿毒症。

【治疗】

一、治疗目标

一般高血压患者，应将血压（收缩压/舒张压）降至140/90mmHg以下；65岁及以上的老年人，收缩压应控制在150mmHg以下，如能耐受还可进一步降低；伴有肾脏疾病、糖尿病或病情稳定的冠心病的高血压患者，治疗更宜个体化，一般可将血压降至130/80mmHg以下；脑卒中后的高血压患者，一般血压目标为<140/90mmHg；处于急性期的冠心病或脑卒中患者应按照相关指南进行血压管理；舒张压低于60mmHg的冠心病患者，应在密切监测血压的情况下逐渐实现降压达标。

二、非药物治疗（生活方式干预）

非药物治疗的主要措施包括：①减少钠盐摄入，增加钾盐摄入，饮食中摄入足量的水果和蔬菜及适量的低脂乳制品，减少饱和脂肪和总脂肪摄入量。②控制体重：成人保持正常体重（BMI 18.5~24.9kg/m²）；③戒烟；④限止饮酒：男性饮酒量每天不超过30mL酒精，相当于720mL啤酒或300mL葡萄酒或50mL白酒，女性及低体重者每天不超过15mL酒精。⑤运动：经常参加有氧运动（如走路），至少每天30分钟，每周5天。⑥减轻精神压力，保持心理平衡。

三、降压药物治疗

（一）降压药物应用的基本原则

1. 小剂量　初始治疗时通常应采用较小的有效治疗剂量，并根据需要逐步增加剂量。

2. 优先选择长效制剂　尽可能使用每天1次给药而有持续24小时降压作用的长效药物，以有效控制夜间血压与晨峰血压，更有效预防心脑血管并发症的发生。

3. 联合用药 既增加降压效果又不增加不良反应，在低剂量单药治疗疗效不满意时，可以两种或多种降压药物联合应用。

4. 个体化 根据患者具体情况和耐受性及个人意愿或长期承受能力，选择适合患者的降压药物。

（二）常用降压药物

1. 钙通道阻滞药（CCB） 尤其适用于老年高血压、单纯收缩期高血压、高血压伴稳定性心绞痛、冠状动脉或颈动脉粥样硬化及周围血管病患者。主要通过阻断血管平滑肌细胞上的钙离子通道发挥扩张血管、降低血压的作用。包括二氢吡啶类 CCB 和非二氢吡啶类 CCB，如硝苯地平、氨氯地平、非洛地平、维拉帕米等。硝苯地平控释片 30mg，每天 1 次；氨氯地平 5~10mg，每天 1 次；非洛地平缓释片 5~10mg，每天 1 次；维拉帕米缓释片 120~240mg，每天 1 次。

常见不良反应为反射性交感神经激活导致的心跳加快、面部潮红、脚踝部水肿、牙龈增生等。二氢吡啶类 CCB 没有绝对禁忌证，但心动过速与心力衰竭患者应慎用。

2. 血管紧张素转化酶抑制剂（ACEI） 适用于伴慢性心力衰竭、心肌梗死后伴心功能不全、糖尿病肾病、非糖尿病肾病、代谢综合征、蛋白尿或微量白蛋白尿患者。作用机理是抑制血管紧张素转化酶，阻断肾素-血管紧张素系统发挥降压作用。常用药包括卡托普利、依那普利、贝那普利、雷米普利、培哚普利等。卡托普利 25~50mg，每天 2~3 次；依那普利 5~10mg，每天 1~2 次；贝那普利 5~20mg，每天 1 次；雷米普利 2.5~5mg，每天 1 次；培哚普利 4~8mg，每天 1 次。

最常见的不良反应为持续性干咳，多见于用药初期，症状较轻者可坚持服药，不能耐受者可改用 ARB。其他不良反应有低血压、皮疹，偶见血管神经性水肿及味觉障碍。长期应用有可能导致血钾升高，应定期监测血钾和肌酐水平。禁忌证为双侧肾动脉狭窄、高钾血症及妊娠妇女。

3. 血管紧张素 II 受体拮抗剂（ARB） 适用于伴左室肥厚、心力衰竭、心房颤动预防、糖尿病肾病、代谢综合征、微量白蛋白尿或蛋白尿患者，以及不能耐受 ACEI 的患者。作用机理是阻断血管紧张素 II 受体发挥降压作用，产生具有 ACEI 相似的血流动力学效应。常用药包括氯沙坦、缬沙坦、厄贝沙坦、替米沙坦等。氯沙坦 50~100mg，每天 1 次；缬沙坦 80~160mg，每天 1 次；厄贝沙坦 150mg，每天 1 次；替米沙坦 40mg，每天 1 次。

本类药不良反应少见，偶有腹泻，长期应用可升高血钾，应注意监测血钾及肌酐水平变化。双侧肾动脉狭窄、妊娠妇女、高钾血症者禁用。

4. β受体阻滞剂 适用于伴有快速性心律失常、心绞痛、慢性心力衰竭、交感神经活性增高（如心率增快、焦虑、紧张），或甲亢患者。主要通过抑制过度激活的交感神经活性、抑制心肌收缩力、减慢心率而发挥降压作用。常用药物包括美托洛尔、比索洛尔、阿替洛尔等。美托洛尔 25~50mg，每天 1~2 次；比索洛尔 2.5~10mg，每天 1 次；阿替洛尔 12.5~50mg，每天 1~2 次。

常见的不良反应有疲乏、肢体冷感、激动不安、胃肠不适等，还可能影响糖、脂代谢。高度心脏传导阻滞、哮喘患者为禁忌证。慢性阻塞性肺疾病者、周围血管疾病或糖、脂代谢异常者及运动员慎用。

5. 利尿剂 适用于老年高血压、单纯收缩期高血压、伴有心力衰竭的患者，也是难治性高血压的基础药物之一。通过利钠排水、降低高血容量负荷发挥降压作用。主要包括噻嗪类利尿剂、袢利尿剂、保钾利尿剂与醛固酮受体拮抗剂等。在我国，常用的噻嗪类利尿剂主要有氢氯噻嗪和吲达帕胺。氢氯噻嗪 12.5~25mg，每天 1 次；吲达帕胺 1.25~2.5mg，每天 1 次。利尿剂水、电解质紊乱所致的不良反应较为常见。其不良反应与剂量密切相关，故通常应采用小剂量。噻嗪类利尿剂可引起低血钾，长期应用者应定期监测血钾，并适量补钾。痛风者禁用；高尿酸血症及明显肾功能不全者慎用。螺内酯长期应用有可能导致男性乳房发育。

6. α受体阻滞剂 不作为一般高血压治疗的首选药，适用于高血压伴前列腺增生患者，也用于难治性高血压患者的治疗。常用制剂有哌唑嗪 0.5~3mg，每天 2~3 次；多沙唑嗪 1~6mg，每天 1 次；特拉唑嗪 1~8mg，每天 1 次。开始用药应在入睡前，以防止体位性低血压的发生，使用中注意测量坐、立位血压，最好使用控释制剂。体位性低血压者禁用；心力衰竭者慎用。

7. 肾素抑制剂 为一类新型降压药，其代表药物为阿利吉伦，其对血管事件的影响尚待大规模临床试验的评估。

（三）降压药物的联合应用

1. 意义 研究表明，两种及两种以上药物联合应用治疗，可使高血压患者的血压达标率明显增加；联合用药可减少单一药物剂量，提高患者的耐受性和依从性；联合用药还可使不同的药物互相取长补短，有可能减轻或抵消某些不良反应。

2. 适应证 2 级高血压和（或）伴有多种危险因素、靶器官损害的高危人群，往往初始治疗即需要应用两种小剂量降压药物，如仍不能达到目标水平，可在原药基础上加量或可能需要 3 种，甚至 4 种以上降压药物。

3. 方法 两药联合时，降压作用机制应具有互补性。应具有相加的降压作用，并可互相抵消或减轻不良反应。例如，在应用 ACEI 或 ARB 基础上加用小剂量噻嗪类利尿剂，降压效果可达到甚至超过将原有的 ACEI 或 ARB 剂量翻倍的降压幅度。同样加用二氢吡啶类 CCB 也有相似效果。

4. 我国临床推荐的联合治疗

（1）主要推荐的优化方案 二氢吡啶类 CCB+ARB；二氢吡啶类 CCB+ACEI；ARB+噻嗪类利尿剂；ACEI+噻嗪类利尿剂；二氢吡啶类 CCB+噻嗪类利尿剂；二氢吡啶类 CCB+β受体阻滞剂。

（2）次要推荐的方案 利尿剂+β受体阻滞剂；α受体阻滞剂+β受体阻滞剂；二氢吡啶类 CCB+保钾利尿剂；噻嗪类利尿剂+保钾利尿剂。

（3）不做常规推荐的方案 ACEI+β受体阻滞剂；ARB+β受体阻滞剂；ACEI+ARB；中枢作用药+β受体阻滞剂。

四、难治性高血压

1. 定义 在改善生活方式的基础上，应用足够剂量且合理的 3 种降压药物（包括利尿剂）后，血压仍在目标水平之上，或至少需要 4 种药物才能使血压达标时，称为难治性高血压或顽固性高血压。

2. 常见原因 ①未察觉的继发原因。②治疗依从性差。③仍在应用升血压药物。④改善生活方式失败，体重增加，重度饮酒。⑤容量负荷过重，包括利尿剂治疗不充分、进展性肾功能不全、高盐摄入。⑥假性难治疗性高血压的原因：单纯性诊所（白大衣）高血压、患者胳膊较粗时未使用较大的袖带。

3. 处理方法 ①此类患者最好转至高血压专科治疗。②多与患者沟通，提高长期用药的依从性，并严格限制钠盐摄入。③选用适当的联合方案。④调整联合用药方案。在上述努力失败后，可在严密观察下停用现有降压药，重启另一种治疗方案。

五、高血压危重症

1. 高血压危象 是指原发性或继发性高血压患者在某些诱因的作用下，以血压突然和显著升高（通常210~220mmHg/130~140mmHg）伴有症状或心、脑、肾等靶器官急性损害，包括高血压急症和高血压亚急症：①高血压急症：伴有急性或进行性的中枢神经系统、心脏或肾脏等靶器官损害，包括高血压脑病、颅内出血、脑梗死、急性心力衰竭、肺水肿、急性冠脉综合征、主动脉夹层动脉瘤、子痫等。②高血压亚急症：仅有血压突然显著升高，不伴有急性靶器官损害。

2. 高血压脑病 高血压患者由于过高的血压突破了脑血流自主调节范围，使脑组织血流灌注过多引起脑水肿。主要表现为严重头痛、呕吐、意识障碍、精神错乱，甚至昏迷。

3. 高血压危重症的处理 详尽收集病史、体格检查及实验室检查结果，评价靶器官损害情况，确定是否为高血压危重症。处理高血压危重症时应根据患者具体情况做相应处理，最大限度地防止或减轻心、脑、肾等靶器官损害。初始阶段血压控制的目标为平均动脉压的降低幅度不超过治疗前水平的25%，在随后的2~6小时内将血压降至安全水平，一般为160/100mmHg左右，临床情况稳定后在24~48小时逐步降低血压达到正常水平。

思考题

1. 简述最新中国高血压防治指南关于成人血压水平的定义和分类，以及高血压的危险分层。

2. 降压药物有哪几类？如何合理选择降压药？

3. 降压治疗的目标是什么？降压治疗的用药原则是什么？

4. 难治性高血压的常见原因有哪些？如何处理？

5. 何谓高血压危重症？如何处理？

第十八章　冠状动脉粥样硬化性心脏病

冠状动脉粥样硬化性心脏病（coronary atherosclerotic heart disease）是指冠状动脉粥样硬化使管腔狭窄或阻塞，或（和）因冠状动脉功能性改变（痉挛）导致心肌缺血缺氧或坏死而引起的心脏病，统称为冠状动脉性心脏病（coronary heart disease），简称冠心病，亦称缺血性心脏病（ischemic heart disease）。本病多发生于40岁以上，男性多于女性，脑力劳动者居多。本病已成为欧美国家最多见的心脏病病种，亦是最主要的死因。在我国，近30年来本病患病率有明显上升趋势，是危害人民健康的常见病。

【病因和发病机制】

冠心病的病因是冠状动脉粥样硬化，其原因尚未完全明了，一般认为是多因素作用于不同环节累积的后果，而这些因素亦称为危险因素。

主要的危险因素有：①血脂异常。②高血压。③吸烟。④糖尿病或糖耐量异常。⑤年龄、性别。

其他危险因素有：①少动，长期精神紧张。②多吃，特别是西方的饮食方式。③肥胖。④遗传。⑤急躁，争强好胜，不善于劳逸结合的A型性格者。⑥胰岛素抵抗增强。⑦血中同型半胱氨酸增高。⑧血中纤维蛋白原及一些凝血因子增高。⑨长期口服避孕药。⑩病毒、衣原体感染等。

对动脉粥样硬化的发病机制，曾有多种学说从不同角度来阐述。近年来动脉粥样硬化的内皮损伤反应学说被不断修改和充实，目前多数学者支持这种学说。该学说认为，长期高脂血症导致胆固醇和氧化修饰低密度脂蛋白（oxLDL）等对动脉内皮产生损伤，单核细胞黏附在内皮细胞上的数量增多，并移入内膜下成为巨噬细胞，通过清道夫受体吞噬oxLDL，转变为泡沫细胞形成脂质条纹。由巨噬细胞合成和分泌血小板源性生长因子、内皮细胞生长因子、成纤维细胞生长因子和转化生长因子。这些因子共同促使脂肪条纹演变为纤维脂肪病变，再发展为纤维斑块。动脉内皮损伤，血小板黏附于内膜，形成附壁血栓，血小板释出强力的生长因子，包括巨噬细胞释出的上述4种因子进入动脉壁，使平滑肌细胞增生而促发动脉粥样硬化。这也是冠心病的主要发病机制。

【疾病分型】

1979年，世界卫生组织曾将冠心病分为5种类型：①隐匿型或无症状型。②心绞痛型。③心肌梗死型。④缺血性心肌病型。⑤猝死型。现在从提高诊治效果和降低死亡率出发趋向于将本病分为急性冠脉综合征（acute coronary syndrome，ACS）和慢性冠脉病（chronic coronary artery disease，CAD）两大类。ACS是一组综合病征，包括不稳定型心绞痛、非ST段抬高型心肌梗死和 ST 段抬高型心肌梗死，冠心病猝死也属于此范畴。它们共同的病理基础是不稳定的粥样斑块发生各种变化，如斑块内出血使其迅速增大或斑块纤维帽破裂，局部血小板激活聚集形成血栓，血管发生痉挛等引起冠脉不完全或完全性阻塞，而发生严重的胸痛等表现，需紧急处理。CAD 则包括稳定型心绞痛、无症状性心肌缺血（隐匿型冠心病）、冠脉正常的心绞痛（如 X 综合征）、缺血性心肌病（缺血性心力衰竭）。

本章仅述心绞痛和急性心肌梗死。

第一节 心绞痛

心绞痛（angina pectoris）是指因冠状动脉供血不足，心肌急剧的、短暂的缺血缺氧所引起的临床综合征，可伴心功能障碍，但没有心肌坏死。

【病因和发病机制】

本病是多病因的疾病，具体病因尚未明确。心绞痛多见于男性，多数患者在 40 岁以上，劳累、情绪激动、饱食、受寒、急性循环衰竭等可诱发。除冠状动脉粥样硬化外，其他如主动脉瓣狭窄或关闭不全、梅毒性主动脉炎、原发性肥厚型心肌病、先天性冠状动脉畸形、风湿性冠状动脉炎等亦能引起。

当心脏负荷突然增加，需血量增多，超过了冠状动脉供血的代偿能力；或需血量虽不增多，但冠脉痉挛，减少了供血量，或上述因素同时存在，都可引起心肌急剧、暂时缺血缺氧而发生心绞痛。产生疼痛感觉的直接因素可能是由于心肌缺血缺氧时，过多的代谢产物如乳酸、丙酮酸、磷酸等酸性物质及多肽类物质，刺激心脏内自主神经的传入纤维末梢，经 1~5 胸交感神经节和相应的脊髓段传至大脑而产生痛觉。这种痛觉反映在与自主神经进入水平相同的脊髓段的脊神经所分布的皮肤区域，即胸骨后、两臂前内侧及小指，多在左侧。

【病理】

心绞痛患者至少有一支冠状动脉的主支管腔显著狭窄达横切面的 70% 以上。有侧支循环形成者，则有关的冠状动脉阻塞更严重。另一方面，发现 15% 的心绞痛患者，其冠状动脉的主要分支无明显狭窄，提示患者的心肌血供和氧供不足可能是冠状动脉痉挛、冠状动脉循环的小动脉病变、血红蛋白和氧的解离异常、交感神经过度活动、儿茶酚胺分泌过多或心肌代谢异常等所致。

【病理生理】

患者在心绞痛发作之前，常有血压增高、心率增快、肺动脉压和肺毛细血管压增高的变化，反映心脏和肺脏的顺应性减低。发作时可有左室收缩力和收缩速度降低、射血速度减慢、左室收缩压下降、心搏量和心排血量降低、左室舒张末期压和血容量增加等左室收缩和舒张功能障碍的病理生理变化。左心室壁可呈收缩不协调或部分心室壁有收缩减弱的现象。

【临床表现】

一、症状

（一）典型心绞痛

1. 诱因 体力劳动、情绪激动、饱食、寒冷、吸烟、心动过速、休克等可诱发。

2. 部位 在胸骨体上段或中段后方，可波及心前区，范围有手掌大小，常放射至左肩、左臂内侧达无名指和小指，或至咽、颈及下颌部。

3. 性质 常为压迫、憋闷、紧缩感。

4. 持续时间 历时短暂，一般为3~5分钟，很少超过15分钟。

5. 缓解方式 去除诱因和（或）舌下含服硝酸甘油可迅速缓解。

（二）不典型心绞痛

不典型心绞痛是指典型心绞痛的5个特点中某些表现不典型，如胸痛部位不在胸骨后，而在胸骨下段、上腹部、左或右胸、颈、下颌及牙齿等；性质不典型，表现为烧灼感、闷胀感或仅有左前胸不适等；疼痛持续时限仅数秒钟或不适感（多为闷感）持续整天或数天等。

二、体征

发作时常有心率增快、血压升高、皮肤湿冷、出汗等。有时可出现第四心音或第三心音奔马律，暂时性心尖部收缩期杂音，第二心音分裂及交替脉。

【实验室及其他检查】

1. 实验室检查 血糖、血脂检查，心肌损伤标记物包括心肌肌钙蛋白I或T及同工酶（CK-MB）等；其他如血常规、甲状腺功能检查等。

2. 心电图检查 约有半数心绞痛患者，在未发作时ECG正常，部分患者可有ST段下移和（或）T波倒置，各种早搏、房室或束支传导阻滞等心律失常。极少数可有陈旧性心肌梗死的表现。运动负荷试验、动态心电图或心绞痛发作时的ECG记录，大部分可有特征性的缺血图形，即在以R波为主的导联中ST段呈水平型下移和（或）T波倒置；变异型心绞痛发作时则相关导联ST段呈弓背向上抬高，发作过后数分钟内逐渐恢复。

3. 放射性核素检查 多采用^{201}Tl（铊）-心肌显像或兼做负荷试验，因心肌摄取^{201}Tl的量与心肌血流成正比，故缺血或坏死心肌表现为放射性稀疏或缺损区。3小时后再分布，如为心肌缺血引起，稀疏或缺损则消失，如为心肌梗死则缺损区持续存在。用^{201}Tl负荷试验，可检出静息时心肌无缺血的患者。用^{99m}Tc标记红细胞行心室血池显影有助于了解室壁运动、心室的射血分数等。

4. 冠状动脉造影 对冠心病具有确诊价值。主要指征有：①经内科治疗无效的心绞痛，需明确冠状动脉病变情况以考虑介入治疗或旁路移植术。②胸痛似心绞痛而不能确诊者。③中老年患者心力衰竭、心律失常、心脏增大，疑有冠心病而无创性检查未能确诊者。通过造影可发现各支动脉狭窄性病变的部位并估计其程度。一般认为管腔狭窄大于70%可确诊，狭窄在50%~70%者也有一定的意义。

NOTE

5. 其他检查　冠脉 CT 已用于冠脉病变的诊断。超声心动图可探测到缺血区室壁运动异常。磁共振显像可同时获得心脏解剖、心肌灌注与代谢、心室功能及冠状动脉成像的信息。胸部 X 线摄片多无异常，或见主动脉增宽、心影增大、肺充血。冠状动脉内超声显像可显示血管壁的粥样硬化病变。

【诊断】

根据典型心绞痛的发作特点和体征，结合实验室检查及冠心病危险因素，除外其他原因所致的心绞痛，一般即可诊断。心电图检查包括发作时、静息时、动态或运动负荷心电图有无特征性改变对诊断有重大意义。对运动负荷试验须排除假阳性或假阴性结果，必要时可做放射性核素心肌显像、冠脉 CT 造影三维重建或 MRI、冠状动脉造影等检查，以明确诊断。

【鉴别诊断】

1. 心脏神经症　胸痛为短暂（几秒钟）的刺痛或持续（几小时）的隐痛，部位多在左胸乳房下心尖部附近，或常有变动，多出现于劳累后而不在当时，轻体力活动反觉舒服，有时可耐受较重劳动而不发生胸痛或胸闷。发作时无心电图改变，含硝酸甘油不能缓解。常伴有叹息性呼吸和心悸、乏力、失眠等其他神经症症状。

2. 急性心肌梗死　详见本章第二节"急性心肌梗死"。

3. 肋间神经痛　疼痛常沿肋间分布，不一定局限在前胸，为刺痛或灼痛，多为持续性而非发作性，用力呼吸、咳嗽、转动身体可加重疼痛。

4. 不典型神经痛　肌肉、骨、关节疾病胸肌劳损、颈椎病、胸椎病、肩关节及周围韧带病变、肋软骨炎等均可出现类似心绞痛症状，但这些病变都有局部压痛，疼痛常与某些姿势及动作有关，仔细 f 局部体检和 X 线检查常可明确诊断。

5. 胆系和上消化道病变　如贲门痉挛、胆囊炎、胆石症、消化性溃疡等。贲门痉挛多发生于饮食过快时，与劳力无关。消化性溃疡有与进餐时间相关的规律性，且疼痛时间较长。胆囊炎和胆石症均有局部压痛，需注意同时有胆系疾患和心绞痛患者，胆绞痛又能引起心绞痛发作，必须仔细诊断。

6. 其他疾病引起的心绞痛　严重的主动脉瓣狭窄或关闭不全、冠状动脉口狭窄或闭塞、肥厚型心肌病等均可引起心绞痛，应根据其他临床表现进行鉴别。

【病情评估】

一、严重度分级

根据加拿大心血管病学会（CCS）心绞痛严重度分级，可分为：

Ⅰ级：指轻体力活动不受限，如步行、登楼等，但强力、快速或持续用力时发作心绞痛。

Ⅱ级：指轻体力活动轻度受限。快步、饭后、精神应激、寒冷或刮风中或醒后数小时内发生心绞痛。或平地步行 200m 以上或登楼一层以上受限。

Ⅲ级：指轻体力活动明显受限，如平地步行 200m 或登楼一层即发生心绞痛。

Ⅳ级：指轻微活动或休息时即可引起心绞痛。

二、分型

以往心绞痛的分型有劳累性心绞痛、稳定型心绞痛、初发型心绞痛、恶化型心绞痛、自发性心绞痛、卧位型心绞痛、变异型心绞痛、梗死后心绞痛、混合性心绞痛等，现趋向于以稳定型心绞痛与不稳定型心绞痛进行分类。

1. 稳定型心绞痛（stable angina pectoris）　指稳定型劳累性心绞痛，是在冠状动脉的严重狭窄稳定在一定的范围，由于体力劳累、情绪激动或其他增加心肌耗氧量的情况所诱发心肌急剧的、暂时的缺血与缺氧，引起时限相仿（3~5 分钟）的心绞痛，且每次发作的性质、诱因和部位等无改变，休息或用硝酸酯制剂后消失。

2. 不稳定型心绞痛（unstable angina，UA）　指上述除稳定型心绞痛以外的所有类型的心绞痛，介于稳定型心绞痛与急性心肌梗死之间的临床状态。它是在粥样硬化病变的基础上继发病理改变，如冠状动脉内膜下出血、斑块破裂、破损处血小板与纤维蛋白凝集形成血栓、冠状动脉痉挛，以及远端小血管栓塞引起的急性或亚急性心肌供氧减少所致的急性冠脉综合征中的常见类型。综合分析有以下特点：

（1）过去未发生过心绞痛，初次发生心绞痛时间未到 1 个月，且常因较轻的负荷而诱发。

（2）原为稳定型心绞痛，在 1 个月内疼痛的频率、程度、时限、诱因经常变动且有加重趋势，服用硝酸酯制剂后不易缓解。

（3）休息状态下发作心绞痛或较轻微的负荷即可诱发。

（4）变异型心绞痛：指在心绞痛发作时，心电图有 ST 段抬高的表现。

（5）继发性 UA：指原有稳定的阻塞性冠状动脉病变者，由于贫血、感染、甲亢、心律失常等原因所诱发的心绞痛。

（6）心绞痛发作时监测心肌坏死标志物均在正常范围内。

（7）UA 的危险程度不同，其处理与预后亦有很大的不同。临床可分为 3 组：①低危组：指新发或原有心绞痛加重，程度为 CCS Ⅲ级或Ⅳ级，发作时 ST 段下移≤1mm，持续时间不足 20 分钟，但缓解期心电图正常或无改变。②中危组：指 1 个月内发作 1 次或数次，但 48 小时未发，静息或梗死后心绞痛持续不足 20 分钟，心电图有 T 波倒置，或病理性 Q 波。③高危组：指 48 小时内心绞痛反复发作，静息心绞痛并有一过性 ST 段改变，或新发生束支传导阻滞或室速，持续超过 20 分钟。

三、预后

稳定型心绞痛患者，经治疗后症状可缓解或消失，但有发生急性心肌梗死及猝死的危险。决定预后的主要因素为冠状动脉病变范围和心功能。约30%的不稳定型心绞痛患者在 3 个月内发生心肌梗死或猝死少见，但远期的病死率和非致死性事件的发生率高于急性 ST 段抬高性 AMI。

【治疗】

一、稳定型心绞痛的治疗

治疗原则是消除诱因，提高冠状动脉的供血量，降低心肌耗氧量，同时治疗动脉粥样

NOTE

硬化。

（一）发作时的治疗

目的为迅速终止发作。

1. 休息 立即停止活动，去除诱因。必要时予以镇静药物。

2. 药物治疗 主要使用硝酸酯制剂。药理作用为：①扩张冠脉，降低阻力，增加冠脉循环血流量。②扩张周围血管，减少静脉回心血量，降低心室容量、心腔内压、心排血量和血压，减低心脏前后负荷。③减低心肌耗氧量。不良反应为头昏、头胀痛、头部跳动感、面红、心悸等，偶有血压下降。禁忌证为青光眼、低血压、颅内压增高等。

（1）硝酸甘油 0.3~0.6mg，舌下含化。1~2 分钟起效，0.5 小时后作用消失；必要时可重复使用。对约 92% 的患者有效。长时间反复应用可产生耐药性，停用 10 小时以上可恢复疗效。

（2）硝酸异山梨酯 5~10mg，舌下含化。2~3 分钟起效，作用维持 2~3 小时。

（二）缓解期的治疗

1. 改善症状、减轻缺血发作的药物治疗

积极控制危险因素，保持良好心态、动静有度等健康的生活方式是防止心绞痛复发的重要措施。

（1）硝酸酯制剂 ①硝酸异山梨酯 5~20mg，每天 3 次，服后半小时起作用，持续 3~5 小时；缓释制剂药效可维持 12 小时，可用 20mg，每天 2 次。②5-单硝酸异山梨酯，为长效制剂，无肝脏首过效应，生物利用度近 100%，每次 20~40mg，每天 2 次。③硝酸甘油的长效制剂、皮肤贴片等可供应用。

（2）β 受体阻滞剂 通过阻断拟交感胺类对心脏受体的作用，减慢心率，降低血压，减低心肌收缩力和氧耗量，缓解心绞痛的发作。此外，使非缺血的心肌区小动脉收缩，故增加缺血区的血流量，改善心肌代谢，抑制血小板聚集；还可减低运动时血流动力的反应，使心肌氧耗量在同一运动量水平上明显减少。与硝酸酯类有协同作用，但开始剂量要小，以免引起体位性低血压等；避免突然停用，以防诱发心肌梗死的可能；低血压、支气管哮喘及心动过缓、二度或以上房室传导阻滞者禁用。常用制剂有：①美托洛尔 25~50mg，每天 2 次。②尚有阿替洛尔、比索洛尔、卡维地洛等。

（3）钙通道阻滞药 抑制钙离子进入细胞内，因而抑制心肌收缩，减少氧耗；扩张冠状动脉，解除冠脉痉挛；扩张周围血管，降低动脉压，减轻心脏负荷；降低血黏度。常用制剂有维拉帕米、硝苯地平、氨氯地平、地尔硫䓬等。目前推荐使用缓释、控释等长效制剂。不良反应为头痛、头晕、乏力等。

（4）曲美他嗪 通过抑制脂肪酸氧化和增加葡萄糖代谢，改善心肌氧的供需平衡而治疗心肌缺血，每次 20mg，每天 3 次，饭后服。

2. 改善预后的药物

（1）抗血小板聚集药物 阿司匹林 100~300mg，每天 1 次；双嘧达莫 25~50mg，每天 3~4 次；噻氯匹定 0.25g，每天 2 次；氯吡格雷，首次剂量 300mg，以后 75mg，每天 1 次。

（2）β 受体阻滞剂 可显著降低心血管事件的发生率。

（3）他汀类药物 能有效降低 TC 和 LDL-C，还有延缓斑块进展和抗炎等调脂以外的作用。所有冠心病患者应使用他汀类药物。常用辛伐他汀（20~40mg，每晚1次）、阿托伐他汀（10~80mg，每晚1次）、普伐他汀（20~40mg，每晚1次）、氟伐他汀（40~80mg，每晚1次）等。他汀类药物的总体安全性较高，但在长期应用或大剂量强化调脂治疗时仍应注意检测转氨酶及肌酸激酶等生化指标，及时发现药物可能引起的肝脏损害和肌病。

（4）ACEI或ARB 并非控制心绞痛的药物，但可降低缺血性事件的发生。ACEI能逆转左室肥厚及血管增厚，延缓动脉粥样硬化进展，能减少斑块破裂和血栓形成；另外，有利于心肌氧供/氧耗平衡和心脏血流动力学，并降低交感神经活性。不能耐受ACEI类药物者可使用ARB类。

（三）介入治疗

参见第十六章。

（四）主动脉-冠状动脉旁路移植术

主动脉-冠状动脉旁路移植术（coronary artery bypass grafting，CABG）是取自身动脉或静脉血管，一端吻合在主动脉，另一端与病变冠状动脉段的远端吻合。

二、不稳定型心绞痛的治疗

此类患者由于病情的不确定性，多须严密监控或住院治疗。

1. **一般治疗** 卧床休息，心电监测。有明确低氧血症（动脉血氧饱和度低于90%）或存在左心室功能衰竭时才需补充氧气。必要时予以小剂量镇静剂和抗焦虑药物。剧痛者可予吗啡。对中、高危险患者需监测心肌坏死标记物。

2. **缓解疼痛** 硝酸酯类药物，可选择口服、舌下含服、经皮肤或静脉滴注或微泵注射，用短效或长效制剂。如无禁忌证应尽早开始服用β受体阻滞剂，口服剂量应个体化。必要时可选用起效迅速的艾司洛尔静脉滴注。非二氢吡啶类钙通道阻滞药可作为次选药物，对治疗变异型心绞痛则疗效最佳。

3. **他汀类药物** 无论血脂是否增高，都应尽早使用他汀类药物。

4. **抗凝与抗血栓药物** 阿司匹林、氯吡格雷和肝素（含低分子肝素）对于UA治疗非常重要，与他汀类药物配合，可防止血栓形成，稳定斑块，阻止病情恶化。对于UA高危患者，可加用血小板糖蛋白Ⅱb/Ⅲa受体拮抗剂，如阿昔单抗、替罗非班等。阿司匹林75~325mg，每天1次；氯吡格雷首次剂量300mg，以后75mg，每天1次；肝素首先60IU/kg静脉注射，以后12IU/（kg·h）静脉滴注维持，治疗过程中需根据部分激活凝血酶时间（APTT）调整肝素用量。也可选用低分子肝素代替普通肝素，如依诺肝素40mg，每12小时1次。禁用溶栓药物，因其有促发心肌梗死的风险。

5. **其他** 有条件的医院应做急诊冠脉造影，选择介入治疗或外科手术治疗。UA病情稳定后，仍需继续予以抗血小板聚集、调脂等治疗，可参照稳定型心绞痛缓解期治疗。

【预防】

正常人群中预防动脉粥样硬化和冠心病属于一级预防。已有冠心病和MI患者还应预防再梗死和其他心血管事件属于二级预防，二级预防的主要措施可总结为ABCDE方案：A即抗血小板、抗心绞痛治疗和ACEI；B即β受体阻滞剂预防心律失常，控制血压；即控制血脂和戒烟；D 即控制饮食和糖尿病治疗；E 即健康教育和运动。

思考题

1. 冠心病的主要危险因素有哪些？

2. 不稳定型心绞痛有哪些特点？

3. 心绞痛缓解期的治疗药物有哪些？

第二节　急性心肌梗死

急性心肌梗死（acute myocardial infarction，AMI）是指在冠状动脉病变的基础上，冠状动脉供血急剧减少或中断，使相应部分的心肌因严重持久性缺血而发生局部心肌急性坏死。临床上有剧烈而较持久的胸骨后疼痛、发热、白细胞计数和血清心肌坏死标志物增高，以及进行性心电图变化，可发生心律失常、休克、心力衰竭，甚至猝死。近年来，我国发病率有明显增高的趋势。

【病因和发病机制】

本病的发生是在冠状动脉粥样硬化，粥样斑块破裂或糜烂基础上血小板聚集，并发血栓形成，粥样斑块内或其下发生出血、冠状动脉持久痉挛收缩、微血管栓塞，致使冠状动脉 1 支或多支血管发生严重狭窄、闭塞，进而导致急性或亚急性心肌供氧减少和缺血加重。当血供急剧减少或中断，而侧支循环尚未充分建立，使心肌严重而持久地缺血（>20 分钟），导致心肌坏死，即可发生 AMI。重体力活动、情绪过分激动、寒冷刺激、饱餐、进食过量高脂饮食、血压急剧升高（心肌需氧量猛增）、休克、脱水、出血、外科手术或严重心律失常（冠状动脉灌流量锐减）等，常是 AMI 发生的诱因。其他如炎症和（或）感染、贫血、先天性动脉畸形、动力性阻塞（冠状动脉痉挛或收缩）、进行性机械性阻塞、甲状腺功能亢进、血液高黏稠状态或低血压等，均可引起 AMI 的发生。

【病理】

一、冠状动脉病变

冠状动脉有弥漫广泛的粥样硬化病变，至少 1 支，也可多支受累，使管腔狭窄，多数横切面积减少 75% 以上。管腔完全闭塞者约半数以上有血栓形成。个别因冠脉痉挛所致的 AMI 可无严重粥样硬化病变。心肌梗死部位与闭塞的冠脉供血区一致，依次为：

1. 左冠状动脉前降支闭塞　导致左心室前壁、心尖部、下侧壁、前间隔和二尖瓣前乳头肌梗死。

2. 右冠状动脉闭塞　导致左心室膈面（右冠状动脉占优势时）、后间隔和右心室梗死，并可累及窦房结和房室结。

3. 左冠状动脉回旋支闭塞　导致左心室高侧壁、膈面（左冠状动脉占优势时）和左心房梗死，可累及房室结。

4. 左冠状动脉主干闭塞　导致左心室广泛梗死。右心室和左、右心房梗死较少见。

二、心肌病变

急性期时，心肌因缺氧致凝固性坏死，坏死组织周围出现炎症反应。病变常从心室壁的内膜和中层开始，再发展到外层心肌。坏死组织1~2周后开始吸收，并逐渐纤维化；6~8周后形成瘢痕而愈合，称为陈旧性心肌梗死。在心腔内压力的作用下，坏死的心室壁可产生心脏破裂（心室游离壁破裂、心室间隔穿孔或乳头肌断裂）或逐渐形成室壁瘤。如坏死未及心室壁厚度的1/2，过去称为心内膜下心肌梗死，因心电图中无Q波，又称无Q波心肌梗死，现归类为非ST段抬高型心肌梗死；如坏死达心室壁全层或大部分，称为透壁性心肌梗死，心电图中有Q波，又称有Q波心肌梗死，属于ST段抬高型心肌梗死，亦即典型的AMI。

【病理生理】

本病的病理生理特征主要表现为左心室舒张和收缩功能障碍、血流动力学异常和左心室重构。其严重程度和持续时间取决于梗死的部位、程度和范围。

1. 左心室功能　主要表现为左心室收缩功能减弱、顺应性减低、心肌收缩不协调，左心室压力曲线最大上升速度（dp/dt）减低，舒张末期压增高，舒张和收缩末期容量增多。射血分数减低，心搏量和心排血量下降，心率增快或有心律失常，血压下降。病情严重者，动脉血氧含量降低。急性大面积心肌梗死者，可发生泵衰竭——心源性休克或急性肺水肿。右心室梗死在心肌梗死患者中少见，其主要病理生理改变是急性右心衰竭的血流动力学变化。

2. 心室重构　心室重构作为AMI的后续改变，包括左心室体积增大、形状改变及梗死节段心肌变薄和非梗死节段心肌增厚，对心室的收缩效应和电活动均有持续不断的影响，在心肌梗死急性期后的治疗中要注意心室重构的干预。

【临床表现】

一、先兆

50%~81.2%的患者有先兆症状，主要表现为在发病前有乏力、胸部不适，活动时心悸、气急、烦躁、心绞痛等，其中最常见的是原有的稳定型心绞痛变为不稳定型；或既往无心绞痛，突然出现心绞痛，且发作频繁，性质较剧，持续较久，硝酸甘油疗效差，诱发因素不明显等。同时，心电图示ST段一过性明显抬高（变异型心绞痛）或压低，T波倒置或增高（"假性正常化"），应警惕近期内发生心肌梗死可能。若能及时诊断并住院治疗，可使部分患者避免发生AMI。

二、症状

1. 疼痛　最早出现和最突出的症状，部位、性质与心绞痛相似，程度更剧烈，范围较广，持续时间更长，可达数小时或数天，多无诱因，休息和含服硝酸甘油多不能缓解。患者常有烦躁不安、出汗、恐惧、濒死感，少数无疼痛，一开始即表现为休克或急性心力衰竭。部分患者疼痛性质和部位不典型，疼痛可位于上腹部，易被误认为急腹症。还有部分患者疼痛反射至下颌及颈背部，易被误认为骨关节痛。

2. 心律失常　见于75%~95%的患者，多发生于起病1~2天内，在24小时内最多见。以室性心律失常最多，尤其是室性期前收缩，若室早频发（每分钟5次以上）、多源、成对出现或呈短阵室性心动过速，或落在前一个心搏的易损期时，常为心室颤动先兆。AMI早期发生室颤是重要的死因，如伴有房室和束支传导阻滞，表明情况严重。危及生命的室速和室颤发生率高达20%。

3. 低血压和休克　疼痛时常有血压下降，若疼痛缓解后而收缩压仍低于80mmHg，有烦躁不安、面色苍白、皮肤湿冷、大汗淋漓、脉细而快、尿量减少、神志迟钝，甚至昏厥者，则为心源性休克，是广泛心肌坏死，心排血量急剧下降所致，可有神经反射致周围血管扩张，或血容量不足等因素参与。

4. 心力衰竭　主要是急性左心衰竭，可在起病最初数日发生或在疼痛、休克好转阶段出现，为梗死后心脏舒缩功能显著减弱或室壁运动不协调所致，出现呼吸困难、咳嗽、发绀、烦躁等症状，严重者出现肺水肿。随后可发生右心衰竭，部分右心室心肌梗死开始即可出现。急性心肌梗死引起的心力衰竭又称为泵衰竭，心源性休克是泵衰竭的严重阶段，如肺水肿和心源性休克同时出现则病情十分严重。

5. 胃肠道症状　疼痛剧烈时，常伴有恶心、呕吐、上腹胀痛和肠胀气，与迷走神经受坏死心肌刺激和心排血量降低、组织灌注不足等有关。重症患者还可出现呃逆。

6. 其他症状　多数患者发病后24~48小时出现发热，由坏死物质吸收引起，程度与梗死范围呈正相关，体温一般在38℃左右，持续约1周。还可有出汗、头晕、乏力、心动过速、白细胞增高和红细胞沉降率增快等。

三、体征

1. 心脏体征　心脏浊音界可轻至中度增大；心率多增快，少数也可减慢；心尖区第一心音减弱；可出现第四心音及第三心音奔马律；10%~20%的患者第2~3天出现心包摩擦音，为反应性纤维蛋白性心包炎所致；心尖区可出现粗糙的收缩期杂音或伴有收缩中晚期喀喇音，为二尖瓣乳头肌功能失调或断裂所致；常有各种心律失常。

2. 血压　早期可增高，以后几乎均降低。起病前有高血压者，血压可降至正常，且可能不再恢复到起病前的水平。

3. 其他　可有与心律失常、休克或心力衰竭有关的其他体征。

【并发症】

临床常见的并发症有乳头肌功能失调或断裂，心脏破裂，栓塞，心室壁瘤，心肌梗死后综合征等。

【实验室及其他检查】

一、心电图

（一）特征性改变

1. ST段抬高性AMI　①宽而深的Q波（病理性Q波）或QS波，反映心肌坏死。②ST段抬高呈弓背向上型，反映心肌损伤。③T 波倒置，往往宽而深，两支对称，反映心肌缺血。在背向心肌梗死区的导联则出现相反的改变，即 R 波增高、ST 段压低和 T 波直立并增高。

2. 非 ST 段抬高性 AMI 无病理性 Q 波，有普遍性 ST 段压低≥0.1mV，但 aVR 导联（有时还有 V_1 导联）ST 段抬高或有对称性 T 波倒置。也存在仅有 T 波倒置改变的心肌梗死。

（二） 动态性改变

1. ST 段抬高性 AMI ①起病数小时内，可无异常或出现高耸的 T 波。②数小时后，ST 段明显抬高，弓背向上，与直立的 T 波融合成单相曲线；数小时至 2 天内出现病理性 Q 波，同时 R 波减低，为急性期改变，大多数永久存在。③ST 段抬高持续数天至 2 周左右，逐渐回到基线水平，T 波则变为平坦或倒置，为亚急性期改变。Q 波在 3～4 天内稳定不变，以后 70%～80% 永久存在。④数周至数月后，T 波呈 V 形倒置，两支对称，波谷尖锐，为慢性期改变。T 波倒置可永久存在，也可在数月或数年内逐渐恢复。

2. 非 ST 段抬高性 AMI 先表现 ST 段普遍压低（除 aVR，有时 V_1 导联外），继而 T 波倒置，但始终不出现 Q 波。此种改变常可永久存在，也可在数月至数年内恢复。

（三） ST 段抬高性 AMI 定位

ST 段抬高性 AMI 定位是根据出现特征性改变的导联数来判断（表 18-1）。

表 18-1 ST 段抬高性心肌梗死的心电图定位诊断

导联	前间隔	局限前壁	前侧壁	广泛前壁	下壁①	下间壁	下侧壁	高侧壁②	正后壁③
V_1	+			+		+			
V_2	+			+		+			
V_3	+	+		+			+		
V_4		+		+				+	
V_5		+	+	+				+	
V_6			+						
V_7			+						+
V_8									+
aVR									
aVL		±	+	±	-	-		+	
aVF					+	+	+		
I	±		+	±	-	-		+	
II					+	+	+		
III					+	+	+		

注：1. ①即膈面。右心室心肌梗死不易从心电图得到诊断，但 CR_{4R} 或 V_{4R} 导联的 ST 段抬高，可作为下壁心肌梗死扩展到右心室的参考指标。②在 V_5、V_6、V_7 导联高 1～2 肋处可能正面有改变。③在 V_1、V_2、V_3 导联 R 波高。同理，在前侧壁梗死时，V_1、V_2 导联 R 波也增高。

2. "+" 为正面改变，表示典型 Q 波、ST 段上抬及 T 波变化；"-" 为反面变化，表示 QRS 主波向上，ST 段下降及与 "+" 部位的 T 波方向相反的 T 波；"±" 为可能有正面改变。

二、实验室检查

1. 血象、红细胞沉降率与 C 反应蛋白（CRP） 起病 24～48 小时后白细胞可增至（10～20）$\times 10^9$/L，中性粒细胞增多，嗜酸性粒细胞减少或消失；血沉增快；CRP 增高，均可持续 1～3 周。起病数小时至 2 天内，血中游离脂肪酸增高。

2. 血心肌坏死标志物测定 ①肌红蛋白在 AMI 后出现最早，但特异性不强。②血清肌钙蛋白 I（cTnI）或肌钙蛋白 T（cTnT）是诊断心肌梗死最特异和敏感的标志物，可反映微型梗死。③过去运用多年的血清心肌酶测定的临床重要性明显下降，因其特异性及敏感性均不如上述心肌坏死标志物，但仍有参考价值。特别是肌酸激酶同工酶 CK-MB 增高的程度能较准确反映梗死的范围，其高峰出现时间是否提前有助于判断溶栓治疗的成败。血清心肌坏死标志物的变化见表 18-2。

表 18-2　血清心肌坏死标志物的变化

心肌坏死标志物	升高时间（小时）	高峰时间（小时）	消失时间（天）
MB	1~2	8~12	1~2
cTnI	3~4	11~24	7~10
cTnT	3~4	24~48	10~14
CK	4~8	18~24	3~4
CK-MB	3~4	16~24	3~4
AST	8~12	24~48	3~6
LDH	8~10	72	7~14

注：MB：肌红蛋白；cTnI：肌钙蛋白 I；cTnT：肌钙蛋白 T；CK：肌酸磷酸激酶；CK-MB：肌酸磷酸激酶同工酶；AST：谷草转氨酶；LDH：乳酸脱氢酶。

三、放射性核素检查

正电子发射型计算机断层显像（PET）可观察心肌的代谢变化，判断心肌是否存活，是目前唯一能直接评价心肌存活的影像技术。急性期静脉注射 ^{99m}Tc-焦磷酸盐，慢性期静脉注射 ^{201}Tl，均可直接显像存活心肌。ECG 门控的心血池显像可评估室壁运动、室壁厚度和整体功能。

四、超声心动图检查

有助于了解心室壁的运动和左心室功能，诊断室壁瘤和乳头肌功能失调，检测心包积液及室间隔穿孔等并发症。多巴酚丁胺负荷超声心动图还可用于评价心肌存活性。

【诊断】

根据典型的临床表现，典型的心电图改变及血清肌钙蛋白和心肌酶的改变，一般可确诊。对老年患者，突发严重心律失常、休克、心力衰竭而原因未明，或突然发生较重而持久的胸闷或胸痛，均应考虑本病，并先按 AMI 处理，同时进行心电图、血清肌钙蛋白和心肌酶等的动态观察以明确诊断。对非 ST 段抬高性 AMI，实验室检查的诊断价值更大。

【鉴别诊断】

1. 心绞痛　AMI 所致的胸痛剧烈，持续时间长，常并发心律失常、左心衰竭、低血压，甚至休克，有特征性心电图改变及血清肌钙蛋白和心肌酶增高等，可与心绞痛鉴别。

2. 主动脉夹层分离　胸痛迅速达高峰，呈撕裂样，常放射至背、腹、腰或下肢，两上肢血压和脉搏有明显差别，可有偏瘫和主动脉瓣关闭不全的表现等。超声心动图、主动脉 CTA 等多能帮助诊断。未合并心肌梗死则无血清肌钙蛋白升高等。

3. 急性肺动脉栓塞　突发剧烈胸痛、气急、咳嗽、咯血或休克。但有右心负荷急剧增加的表现，如发绀、右心室急剧增大、肺动脉瓣第二心音亢进、颈静脉充盈、肝肿大等。典型心电图为出现 $S_I Q_{III} T_{III}$ 改变，即 I 导联 S 波加深，III 导联 Q 波显著、T 波倒置。胸部 X 线可出现卵圆形或三角形浸润阴影，肺动脉造影可确诊。

4. 急腹症 急性胰腺炎、消化性溃疡穿孔、急性胆囊炎、胆石症等，均有上腹部疼痛，可伴有休克。仔细询问病史，体格检查、心电图检查、血清肌钙蛋白和心肌酶测定可帮助鉴别。

5. 急性心包炎 尤其是急性非特异性心包炎可有较剧烈而持久的心前区疼痛。疼痛与发热同时出现，咳嗽、深呼吸及身体前倾常使疼痛加剧，早期即有心包摩擦音；全身症状一般不如心肌梗死严重；心电图除 aVR 外，其余导联均有 ST 段弓背向下的抬高、T 波倒置，无异常Q 波出现；血清肌钙蛋白和心肌酶无明显升高。

【病情评估】

一、Killip 分级

根据有无心力衰竭表现及相应的血流动力学改变严重程度，AMI 引起心力衰竭的 Killip 分级法可分为：

I 级：尚无明显的心力衰竭。

II 级：有左心衰竭，肺部啰音<50%。

III 级：有急性肺水肿，全肺大、小、干、湿啰音。

IV 级：有心源性休克等不同程度或阶段的血流动力学改变。

二、Forrester 分类

Forrester 等对原有血流动力学分级进行调整，并与临床进行对照，分为如下 4 类。

I 类：无肺淤血和周围灌注不足；肺毛细血管压力（PCWP）和心排血量指数（CI）正常。

II 类：单有肺淤血；PCWP 增高（>18mmHg），CI 正常 [>2.2L/（min·㎡）]。

III 类：单有周围灌注不足；PCWP 正常（<18mmHg），CI 降低 [<2.2L/（min·㎡）]，主要与血容量不足或心动过缓有关。

IV 类：合并有肺淤血和周围灌注不足；PCWP 增高（>18mmHg），CI 降低 [<2.2L/（min·㎡）]。

以 Killip 分级中的第 4 级、Forrester 分类中的第 4 类最为严重。

三、预后

AMI 的预后与梗死范围的大小、侧支循环建立的情况及治疗是否及时有关。急性期住院病死率一般为 30% 左右，采用监护治疗后约 15%，溶栓治疗后约 8%，及时做介入治疗后则降至 4%。死亡多发生于第 1 周内，尤其数小时内，如并发严重的心律失常、休克或心力衰竭者，病死率尤高。非 ST 段抬高性心肌梗死即使预后较佳，但长期预后亦较差，常发生再梗死或猝死。

【治疗】

及早发现，及早住院，并加强住院前的急救处理。治疗原则是尽快恢复心肌血供，做到在患者到达医院 30 分钟内开始溶栓或 90 分钟内开始介入治疗，挽救濒死心肌，缩小心肌缺血范围，防止梗死扩大，保护和维持心脏功能，及时处理心律失常、心力衰竭和各种并发症，防止猝死，不但使患者安全度过急性期，且保持尽可能多的有功能的心肌，以利于患者康复。

一、监护和一般治疗

1. 休息与护理 急性期 12 小时完全卧床休息，并保持环境安静，解除焦虑；若无并发症和低血压，此后可逐步增加活动量。病重或有并发症者，卧床时间宜适当延长。饮食应以必需的热量和营养、易消化、低钠、低脂肪、流质或半流质为宜，病情稳定后逐渐改为软食；少量多餐，严禁饱餐。保持大便通畅。

2. 吸氧与监护 对有呼吸困难和血氧饱和度降低者，最初几日间断或持续通过鼻导管或面罩吸氧。应密切监测心电图、心率、心律、血压和心功能的变化等，必要时进行血流动力学监测，为适时进行治疗、避免猝死提供客观资料。

3. 建立静脉通道 保持给药途径通畅。

4. 抗血小板聚集 如无禁忌，立即嚼服阿司匹林 300mg、氯吡格雷 300mg，此后每天口服阿司匹林 100mg、氯吡格雷 75mg，每天 1 次。

二、解除疼痛

1. 吗啡或哌替啶 吗啡 2~4mg 静脉注射或哌替啶 50~100mg 肌肉注射，必要时 5~10 分钟后重复 1 次，可减轻患者交感神经过度兴奋和濒死感。注意低血压和呼吸抑制的副作用。

2. 硝酸酯类药 通过扩张冠状动脉，增加冠状动脉血流量及静脉容量而降低心室前负荷。大多数 AMI 患者有应用硝酸酯类药物指征，而在下壁心肌梗死、可疑右室心肌梗死或明显低血压的患者（收缩压低于 90mmHg），不适合使用。

3. β 受体阻滞剂 能减少心肌耗氧量和改善缺血区的氧供需失衡，缩小梗死面积，减少复发性心肌缺血、再梗死、室颤及其他恶性心律失常，对降低急性期病死率有肯定的疗效。在没有心力衰竭、低心输出量状态、心源性休克危险性增高及其他 β 受体阻滞剂禁忌证的情况下，应在发病 24 小时内尽早常规口服应用。一般首选心脏选择性药物，如阿替洛尔、美托洛尔和比索洛尔。口服从小剂量开始，逐渐递增，使静息心率降至 55~60 次/分。

三、再灌注心肌

起病 3~6 小时（不超过 12 小时）进行，可使闭塞的冠脉再通，心肌得到再灌注，迅速解除疼痛并挽救濒临坏死的心肌，缩小梗死范围，改善预后。

（一）经皮冠状动脉介入治疗（percutaneous coronary intervention，PCI）

PTCA 或兼做支架植入术已被公认为首选的最安全有效的恢复心肌再灌注的治疗手段，其效果优于溶栓治疗，有条件者应尽早（住院 90 分钟内）施行。

具备施行介入治疗条件的医院在患者抵达急诊室明确诊断之后，对需施行直接 PCI 者一方面给予常规治疗和做术前准备，另一方面将患者送到心导管室。施行介入治疗的医院具备的基本条件包括：①能在患者住院 90 分钟内施行 PCI。②心导管室每年施行 PCI>100 例，并有心外科待命的条件。③施术者每年独立施行 PCI>30 例。④AMI 直接 PTCA 成功率在 90%以上。⑤在所送到的心导管室的患者中，能完成 PCI 者达 85%以上。PCI 治疗主要包括直接 PCI、补救性 PCI、溶栓治疗再通者 PCI。

（二）溶栓疗法

1. 药物静脉溶栓 在无禁忌证时，明确诊断后应立即（接诊后 30 分钟内）溶栓治疗，做介入治疗或转送患者可能错过最佳溶栓时机。应检查血小板、出凝血时间等。以纤维蛋白溶酶原激活剂激活血栓中纤维蛋白溶酶原，使其转变为纤维蛋白溶酶而溶解冠状动脉内的血栓。常用药物有：①尿激酶：30~60 分钟内静脉滴注 150 万~200 万 U。②链激酶或重组链激酶 150 万 U 60 分钟内静脉滴注。注意链激酶可引起过敏。③重组组织型纤维蛋白溶酶原激活剂（rt-PA）：100mg 在 90 分钟内静脉给予：先静脉注射 15mg，继而 30 分钟内静脉滴注 50mg，其后 60 分钟内再静脉滴注 35mg。用 rt-PA 前先用肝素 5000IU 静脉滴注，用药后续以肝素 700~1000IU/h 持续静脉滴注 48 小时，以后改为皮下注射 7500IU，每 12 小时 1 次，连用 3~5 天。除应用 rt-PA 必须应用肝素外，采用其他溶栓药物后也应复查凝血时间，待其恢复到正常值的 1.5~2 倍之间时，用肝素 500~1000IU/h 静脉滴注，以后根据凝血时间调整剂量，使其保持在正常值的 1.5~2 倍之间，5 天后停用。

2. 冠状动脉再通的判断

（1）直接指标 冠状动脉造影发现再通。

（2）间接指标 ①心电图抬高的 ST 段于 2 小时内回降>50%。②胸痛 2 小时内基本消失。③2 小时内出现再灌注性心律失常。④CK-MB 峰值提前出现（14 小时内）。

3. 溶栓的适应证和禁忌证

（1）适应证 ①心前区疼痛持续 30 分钟以上，硝酸甘油不能缓解。②心电图至少 2 个以上相邻导联 ST 段抬高，肢导联>0.1mV，胸导联>0.2mV，或病史提示 AMI 伴左束支传导阻滞，起病时间<12 小时，患者年龄<75 岁。③ST 段显著抬高的 AMI 患者，年龄>75 岁，可慎重考虑。④发病时间已达 12~24 小时，仍有进行性胸痛者。

（2）禁忌证 ①近期（2~4 周）有活动性内脏出血、外科大手术、活体组织检查、头部外伤、心肺复苏等病史。②高血压控制不满意，仍在 180/110mmHg 以上或慢性严重高血压病史。③高度怀疑主动脉夹层。④既往有出血性脑卒中或 6 个月内发生过缺血性脑卒中或脑血管事件。⑤中枢神经系统受损、颅内肿瘤或畸形。⑥糖尿病并发视网膜病变。⑦严重肝、肾疾病或其他恶性疾病。⑧各种血液病、出血性疾病或出血性倾向者，或目前正在使用治疗剂量的抗凝药。

四、再灌注损伤

再灌注损伤为 AMI 后冠脉再通所致，常表现为再灌注性心律失常，如出现各种快速、缓慢性心律失常，多为一过性，很少有严重的心律失常，但须随时做好抢救准备。

五、纠正心律失常

必须及时治疗，以免转变为严重心律失常，甚至猝死：①室性早搏或室性心动过速：利多卡因 50~100mg 静脉注射，无效可重复给药，直至消失或 1 小时内总量已达 300mg，有效后继以 1~3mg/min 静脉滴注维持。但对预防性治疗有争议。如室性心律失常反复发作可用胺碘酮治疗。②室颤采用非同步直流电复律；室性心动过速药物疗效不满意时也可用同步直流电复律。③缓慢心律失常：常用阿托品 0.5~1mg 肌肉或静脉注射。④二度、三度房室传导阻滞伴有血流动力学障碍：宜用人工心脏起搏器做临时起搏治疗，待传导阻滞消失后撤除。⑤室上性快速性心律失常：应用 β 受体阻滞剂、洋地黄制剂、维拉帕米、胺碘酮等药物无效时可考虑同步直流电复律治疗。

六、休克的处理

休克病因除心源性外，尚有血容量不足或周围血管舒缩功能障碍等因素，应分别处理。

1. 补充血容量　估计有血容量不足，或中心静脉压和肺小动脉楔压（PCWP）低者，用低分子右旋糖酐或 5%~10% 葡萄糖静脉滴注，输液后如中心静脉压上升>18cmH_2O，PCWP>15~18mmHg，则应停止。右心室梗死时，中心静脉压的升高不一定是补充血容量的禁忌。

2. 升压药　补充血容量后血压仍不升，而 PCWP 和心排血量正常时，提示周围血管张力不足，可选用多巴胺、间羟胺、去甲肾上腺素、多巴酚丁胺等静脉滴注。

3. 血管扩张剂　经上述处理血压仍不升，而 PCWP 增高，心排血量低或周围血管显著收缩以致四肢厥冷并有发绀时，硝普钠 15μg/min 开始静脉滴注，每 5 分钟逐渐增量至 PCWP 降至 15~18mmHg；或用硝酸甘油静脉滴注。

4. 其他　纠正酸中毒，避免脑缺血，保护肾功能，必要时使用洋地黄制剂，或使用主动脉内球囊反搏术进行辅助循环。

七、治疗心力衰竭

主要是治疗急性左心衰竭，以吗啡和利尿剂为主，也可用血管扩张剂或多巴酚丁胺或尽早使用 ACEI 等治疗。心肌缺血时，洋地黄药物易中毒，引起室性心律失常，宜慎用，尤其 AMI 后 24 小时内更应避免。右心室梗死者慎用利尿剂。

八、其他处理

1. β 受体阻滞剂　如美托洛尔等对前壁心肌梗死伴有交感神经功能亢进者，早期应用可防止梗死范围的扩大，改善急、慢性期的预后，但应注意对心肌收缩功能的抑制。β 受体阻滞剂有禁忌者可考虑应用地尔硫草，因其有类似 β 受体阻滞剂的效果。

2. ACEI　早期应用有助于改善恢复期心肌的重构，降低心力衰竭的发生率和死亡率。应从小剂量开始，逐渐增加至目标剂量。如不能耐受 ACEI 者，可选用氯沙坦或缬沙坦等。

3. 他汀类药物　除调脂作用外，他汀类药物还具有抗炎、改善内皮功能、抑制血小板聚集的多效性，因此，所有无禁忌证的患者应尽早开始他汀类药物治疗，且无须考虑胆固醇水平。

4. 极化液疗法　氯化钾 1.5g、胰岛素 10U 加入 10% 葡萄糖液 500mL 中，静脉滴注，每天 1 次，7~14 天为 1 个疗程。可促进心肌摄取和代谢葡萄糖，使钾离子进入细胞内，恢复细胞膜的极化状态，有利于心脏的正常收缩，减少心律失常，使心电图中抬高的 ST 段回落。

5. 抗凝疗法　①直接 PCI 患者：静脉推注普通肝素（70~100IU/kg），维持活化凝血时间

（ACT）250~300 秒。或者静脉推注比伐卢定 0.75mg/kg，继而 1.75mg/（kg·h）静脉滴注，并维持至 PCI 后 3~4 小时。②静脉溶栓患者：应至少接受 48 小时抗凝治疗。建议静脉推注普通肝素 4000IU，继以 1000IU/h 静脉滴注，维持 APTT 1.5~2 倍；或根据年龄、体重、肌酐清除率给予低分子肝素。

九、并发症的处理

并发栓塞时，用溶解血栓和（或）抗凝疗法；室壁瘤如影响心功能或引起严重的心律失常、心脏破裂、室间隔穿孔、乳头肌功能严重失调均可考虑手术治疗；心肌梗死后综合征可用糖皮质激素或阿司匹林、吲哚美辛等治疗。

十、非 ST 段抬高性心肌梗死的处理

此类心肌梗死的住院期间病死率较低，但再梗死率、心绞痛再发生率和远期病死率则较高，其治疗措施与 ST 段抬高性心肌梗死基本相同，但不宜应用溶栓疗法，对于症状较重、并发症严重者则以介入治疗为首选。

【预防】

主要是预防动脉粥样硬化和冠心病，冠心病者长期口服阿司匹林，或噻氯匹定、氯吡格雷，对抗血小板的积聚和黏附，有预防心肌梗死或再梗死的作用。但更要重视综合性的预防措施，包括控制血脂、饮食、血糖、血压及戒烟等，并可适度地进行运动。

思考题
1. 简述急性心肌梗死的临床表现。
2. 心绞痛和急性心肌梗死如何鉴别？
3. 简述 ST 段抬高性心肌梗死的定位诊断。
4. 急性心肌梗死溶栓的适应证与禁忌证是什么？
5. 如何纠正急性心肌梗死所致的心律失常？
6. 急性心肌梗死发生休克如何处理？

第十九章　心脏瓣膜病

心脏瓣膜病（valvular heart disease）是由于多种原因如炎症、退行性改变、缺血性坏死、黏液样变性、先天性畸形、创伤等，导致心脏瓣膜的功能或结构改变，以致瓣口狭窄和（或）关闭不全，或相对性关闭不全。以二尖瓣、主动脉瓣多见。慢性风湿性心脏病（chronic rheumatic heart disease）简称风心病，是风湿性心脏炎后遗留的心脏瓣膜病变，也称风湿性心脏瓣膜病。风心病仍是我国常见的心脏瓣膜病之一，但其发生率正在降低，而黏液样变性及老年瓣膜钙化退行性改变引起的瓣膜病则有所增多。不同病因易累及的瓣膜也不一样，风心病患者中二尖瓣最常受累，其次为主动脉瓣；而老年退行性瓣膜病以主动脉瓣膜病变最为常见，其次是二尖瓣病变。

【临床类型】

一、二尖瓣狭窄

绝大多数二尖瓣狭窄由风心病所致。单纯二尖瓣狭窄约占风心病的 25%，二尖瓣狭窄伴二尖瓣关闭不全约占 40%。20~40 岁多见，其中 2/3 为女性。大约半数患者无急性风湿热史，但常有反复链球菌扁桃体炎史或咽峡炎史。

（一）病理

二尖瓣狭窄分为两型：①隔膜型：以瓣膜交界处粘连为主，瓣膜增厚和僵硬较轻。②漏斗型：瓣膜明显增厚、纤维化，腱索、乳头肌也显著粘连、缩短，整个瓣膜成漏斗状，活动明显受限，常伴关闭不全。

（二）病理生理

正常二尖瓣质地柔软，瓣口面积 $4~6cm^2$；面积减小至 $1.5~2cm^2$、$1~1.5cm^2$ 或 $<1cm^2$ 时分别为轻、中、重度狭窄。根据狭窄程度、代偿状态及病程经过分为 3 期。

1. 左房代偿期　二尖瓣狭窄时，舒张期左房内血液进入左室障碍，左房内血液增多，左房发生代偿性扩张及肥厚以增强收缩，使血流加速而增加通过瓣口的流量，从而延缓左房压升高。

2. 左房失代偿期　左房压升高，致肺静脉及肺毛细血管压相继升高，管径扩张，管腔淤血即肺淤血，从而使肺顺应性降低。当肺毛细血管压超过 30mmHg 时，可致急性肺水肿。

3. 右心受累期　肺静脉压及肺毛细血管压升高，被动性和（或）通过神经反射性引起肺小动脉收缩，导致肺动脉高压；进一步引起肺小动脉内膜及中层增厚，血管腔变窄，更加重肺动脉高压，使右室后负荷增加，产生右室肥厚、扩张及右心衰竭。

（三）临床表现

1. 症状　左房代偿期可无症状，失代偿期及右心受累时可出现以下表现：

（1）呼吸困难　早期即可出现，开始为劳力性呼吸困难，随着狭窄加重，以后可有夜间阵发性呼吸困难、端坐呼吸，严重时为急性肺水肿。

（2）咯血　多为痰中带血丝或血痰，为支气管黏膜微血管和（或）肺泡毛细血管破裂所致，常伴有夜间阵发性呼吸困难。肺静脉与支气管静脉间侧支循环曲张破裂时，可致大咯血，血色鲜红。急性肺水肿时，可咳出或自口鼻涌出浆液性粉红色泡沫样痰。并发肺梗死时咯血量较大，多为暗红色。

（3）咳嗽　常见，多在夜间睡眠时及劳累后出现。左房压迫支气管时为干咳；继发支气管或肺部感染时常咳出黏液样痰或脓痰。

（4）血栓栓塞　为二尖瓣狭窄的严重并发症，约20%的患者在病程中发生血栓栓塞，其中约15%~20%由此导致死亡。亦有以此为首发症状的患者。

（5）其他症状　扩张的左心房和肺动脉压迫左喉返神经引起声音嘶哑，扩张的左房压迫食管产生吞咽困难。后期可出现食欲不振、恶心、呕吐、少尿、夜尿增多、肝区胀痛甚至黄疸等右心衰竭的症状。右心衰竭出现后，肺淤血减轻，原有的呼吸困难可减轻。

2. 体征　可见两颧潮红、口唇轻度紫绀，即"二尖瓣面容"，见于严重狭窄的患者，四肢末梢亦见发绀；儿童期起病者心前区隆起；明显右室肥厚者心尖搏动弥散、左移。心尖部可触及舒张期震颤。叩诊心浊音界向左扩大。听诊发现心尖区局限性舒张中晚期、低调隆隆样、递增型杂音，左侧卧位、用力呼气或体力活动后更清楚。心尖区第一心音（S_1）尖锐、短促而响亮（拍击性第一心音），二尖瓣开放拍击音为紧跟第二心音（S_2）的短促、清脆的拍击样声音，两者均见于隔膜型，表示二尖瓣弹性及活动度良好。肺动脉瓣区第二心音亢进、分裂，为肺动脉高压的表现。严重的肺动脉高压引起肺动脉及瓣环扩张，可导致相对性肺动脉瓣关闭不全而出现肺动脉瓣区舒张期杂音（Graham-Steell杂音），此杂音为高调递减型舒张早期或早中期杂音，呼气末增强。明显右室肥大引起相对性三尖瓣关闭不全时，可在三尖瓣区闻及收缩期吹风样杂音，吸气时增强，可向心尖区传导；还可有肝脏搏动。可伴有右心衰竭体征。

（四）实验室及其他检查

1. 心电图检查　轻度狭窄者可正常。典型改变为左房大、电轴右偏及右室肥大，可有房颤。左房大可有"二尖瓣型P波"，表现为P波增宽>0.12秒，伴切迹和（或）V_1导联P波终末电势（ptfV_1）≤-0.04mm·s。

2. 胸部X线检查　典型改变为左房大、右室肥大，左心耳明显增大；主动脉弓较小；二尖瓣叶可有钙化；肺淤血和肺间质水肿等。

3. 超声心动图检查　明确和量化诊断二尖瓣狭窄的方法。M型超声可见EF斜率下降，双峰不明显，前后叶于舒张期呈同向运动即城垛样改变；二尖瓣瓣叶增厚、畸形和钙化；左房增大且排空减慢；左心室腔正常或减小；可有右室肥大。二维超声心动图可见前叶瓣体于舒张期呈圆顶状凸起，后叶随前叶同向移动，左房大、右室大，能发现左房内附壁血栓、测量二尖瓣口的面积。经食管超声对左心房血栓的检出率更高。

4. 心导管检查　在考虑介入或手术时，出现下列情况可做心导管检查：①无创检查结果与临床检查对评估二尖瓣狭窄程度有分歧时。②多普勒平均压力阶差和瓣膜面积测定结果不一致时。

（五）诊断

如有二尖瓣区隆隆样舒张中晚期杂音及左心房大的证据，即可诊断为二尖瓣狭窄，超声心动图检查可确诊。

（六）鉴别诊断

1. 左房黏液瘤　是最常见的原发性心脏良性肿瘤，肿瘤蒂一般附着于房间隔。症状与体征随体位而改变，且为间歇性，可发现"肿瘤扑落音"，无开瓣音；常为窦性心律，无风湿热病史，有昏厥史，易发生反复动脉栓塞现象。超声心动图可见左房内有云雾状光团往返于左房和二尖瓣口之间。

2. 经二尖瓣口血流增加　严重二尖瓣反流、大量左向右分流的先天性心脏病（如室间隔缺损、动脉导管未闭）和高动力循环（如甲状腺功能亢进症、贫血）时，心尖区可有舒张中期短促的隆隆样杂音。

3. 肺结核或支气管扩张咯血　二尖瓣狭窄伴咯血时需与引起咯血的常见疾病相鉴别。肺结核咯血常有肺结核病史，可有低热、盗汗、乏力等结核中毒症状，胸片有结核病灶，痰中可找到结核杆菌。支气管扩张咯血可有慢性咳嗽或咳脓痰史，心脏无病理性杂音，高分辨 CT 可确诊。

二、二尖瓣关闭不全

二尖瓣关闭不全患者 50% 以上同时伴有二尖瓣狭窄。单纯二尖瓣关闭不全多见于男性，约占 3/5。

（一）病理

正常心脏二尖瓣瓣叶面积约为瓣口面积的 2.5 倍，故瓣叶能严密闭合。慢性患者中，由于风湿热造成的瓣叶损害所引起者最多见，占全部二尖瓣关闭不全患者的 1/3。病理变化主要是慢性炎症和瘢痕使瓣叶变硬、缩短及变形，或腱索粘连、融合、变粗等而导致瓣膜不能正常关闭，病程久者可钙化使关闭不全加重。二尖瓣关闭不全还可见于瓣膜变性、先天性畸形、二尖瓣瓣环钙化、左心室扩大等。急性患者多因腱索断裂、瓣膜毁损或破裂、乳头肌坏死或断裂及人工瓣膜置换术后开裂而引起，可见于感染性心内膜炎、急性心肌梗死、穿通性或闭合性胸外伤及自发性腱索断裂。

（二）病理生理

左室收缩时大部分血液进入主动脉，部分血液经关闭不全部位反流入左房；左室舒张时，较正常更多的血液进入左室，导致左室舒张末期容量增大，从而引起左房大、左室大。左心衰竭时，左室舒张末期压增高，左房压也增高而产生肺淤血，继而肺动脉高压、右室肥大，最后引起全心衰竭。

（三）临床表现

1. 症状　轻度二尖瓣关闭不全可无症状。严重关闭不全时有疲乏、心悸、胸痛、昏厥、体位性低血压，肺淤血时有呼吸困难，但咯血及栓塞远较二尖瓣狭窄少。后期可出现右心衰竭的症状。从初次风湿热到出现明显二尖瓣关闭不全的症状可长达 20 年；一旦发生心力衰竭，则进展迅速。

2. 体征　心尖搏动增强呈抬举性，向左下移位，范围增大；偶可触及收缩期震颤。心浊音界向左下扩大。心尖区可闻及响亮、粗糙、音调较高的 3/6 级或以上的全收缩期吹风样杂音，常向左腋下、左肩胛下部传导，吸气时减弱，呼气时增强，杂音常掩盖第一心音，肺动脉瓣区第二心音正常或亢进、分裂，因舒张期大量血流入左室，心尖区常有第三心音（S_3）出现。

（四）实验室及其他检查

1. 心电图检查　早期正常，以后可有左房肥大、左室肥厚及劳损。慢性者多有房颤。

2. 胸部 X 线检查　早期可无异常发现。严重者可见左心室和左心房增大。可有肺淤血、肺动脉高压、右室增大，主动脉弓正常或略小。

3. 超声心动图检查　M 型超声可测定出左房、左室肥大，室间隔及左室后壁运动常增强，前叶振幅增加、EF 斜率增大。二维超声可见二尖瓣装置的形态特征，有助于明确病因。超声心动图可对心腔大小、心功能和合并其他瓣膜损害提供诊断资料。脉冲多普勒超声可于收缩期在左心房内探及高速射流，从而确诊二尖瓣反流。彩色多普勒血流显像诊断二尖瓣关闭不全的敏感性可达 100%，并可对二尖瓣反流进行半定量及定量诊断。

（五）诊断

心尖区响亮、粗糙、音调较高的全收缩期吹风样杂音伴左房、左室增大，可诊断为二尖瓣关闭不全，超声心动图检查可确诊。如同时有二尖瓣狭窄、其他瓣膜损害或风湿热病史，除外其他原因所致二尖瓣关闭不全，可诊断为风心病二尖瓣关闭不全。

（六）鉴别诊断

1. 三尖瓣关闭不全　为全收缩期杂音，在胸骨左缘第 4、5 肋间最清晰，右室扩大显著时，杂音可移至心尖区，但杂音传导不会超过腋中线，且吸气时增强。此外，尚可见颈静脉搏动及肝脏扩张性搏动。多普勒超声可在右房内发现来自三尖瓣口的收缩期湍流。

2. 室间隔缺损　为全收缩期杂音，在胸骨左缘第 4、5 肋间最清晰，不向腋下传导，常伴胸骨旁收缩期震颤。超声心动图等检查可予以鉴别。

3. 相对性二尖瓣关闭不全　发生于高血压性心脏病、主动脉瓣关闭不全、心肌炎、扩张型心肌病、贫血性心脏病等，均可在心尖区或心前区听到比较响亮的收缩期杂音，伴有左室扩大及二尖瓣环扩大，但二尖瓣无增厚及钙化。超声心动图等检查可发现各疾病的特征性表现。

4. 二尖瓣脱垂综合征　大多为原发性，主要为瓣膜的黏液样变。也可由多种疾病引起，如 Marfan 综合征、心肌病等。当心脏收缩时，二尖瓣即脱垂入左心房而形成二尖瓣关闭不全，可在心尖区闻及收缩中晚期喀喇音，伴有收缩晚期杂音并广泛放散。M 型超声心动图可见"吊床样"图形等特征性改变。

三、主动脉瓣关闭不全

主动脉瓣关闭不全多见于男性，约占 2/3。多数患者同时有二尖瓣病变。

（一）病理生理

舒张期左室除接受左房的血液外，还接受从主动脉反流的血液，使左室舒张期容量增加，左室收缩期心搏出量较正常多。左室先扩大随后肥厚，因左室收缩末期压不增加，左房及肺静脉压也不增加，故左心衰竭出现甚晚，最后也可引起右心衰竭。左室搏出量增大、收缩压增高，主动脉内血液反流回左室使舒张压降低，故脉压差增大并有周围血管征。舒张压降低、冠状动脉供血不足、左室内压增加、心脏扩大等因素引起心肌耗氧量增加，均可产生心肌缺血和左室功能恶化。

（二）临床表现

1. 症状 轻度主动脉瓣关闭不全早期常无症状，重者可有心悸、头部搏动感和心前区不适；左心衰竭时可见呼吸困难等，随着病情的进展出现右心衰竭的症状。少数可因心肌缺血发生心绞痛。也可因舒张压过低，快速改变体位时产生眩晕、头昏等脑缺血表现。

2. 体征 心尖搏动向左下移位，增强呈抬举样。心浊音界向左下扩大。胸骨左缘第3、4肋间可听到舒张期高调、递减型、吹风样杂音，常传至心尖区，前倾坐位、呼气末明显。主动脉瓣区第二心音减弱或消失，心尖区第一心音减弱。反流明显时可在心尖区听到低调、柔和的舒张中期杂音。显著的主动脉瓣关闭不全时，可出现收缩压增高、舒张压降低及脉压差增大、水冲脉、毛细血管搏动征、枪击音、颈动脉搏动明显及随心搏呈节律性点头运动等周围血管征。

（三）实验室及其他检查

1. 心电图检查 轻者心电图可正常。严重者电轴左偏，左室肥厚劳损。亦可见束支传导阻滞。

2. 胸部 X 线检查 左室增大，心影呈靴形，升主动脉扩张、迂曲、延长。透视下可见主动脉和左室搏动振幅明显增加；晚期左心房增大；左心衰竭时有肺淤血。

3. 超声心动图检查 M 型可见舒张期二尖瓣前叶有细颤波，主动脉瓣开放及关闭速度增加，舒张期双波相距>1mm，二尖瓣早期关闭，左室增大，左室流出道增宽，左室后壁及室间隔搏动幅度增加。二维超声可见主动脉瓣关闭时不能合拢。多普勒超声在主动脉瓣的心室侧（左心室流出道）可探及全舒张期反流束，为最敏感的确定主动脉瓣反流方法，并可通过计算反流量与搏出量的比例，判断其严重程度。

（四）诊断

根据主动脉瓣第二听诊区有舒张期递减型吹风样杂音，左室增大及周围血管征等，可诊断主动脉瓣关闭不全，超声心动图检查可确诊。如有风湿热病史，或同时有二尖瓣损害，除外其他原因所致的主动脉瓣关闭不全，可诊断为风心病主动脉瓣关闭不全。

（五）鉴别诊断

1. 动脉粥样硬化性主动脉瓣关闭不全 多见于60岁以上的患者，多有动脉粥样硬化病史，主动脉瓣区第二心音亢进。X 线检查发现主动脉延长增宽且可有钙化影，不伴有二尖瓣器质性病变。

2. 肺动脉瓣关闭不全 常为肺动脉高压引起，可听到 Graham-Steell 杂音，在胸骨左缘第2肋间最响，沿胸骨左缘向下传导，吸气时更明显。无周围血管征及血压改变，常有肺动脉瓣区第二心音亢进、肺动脉高压体征。多普勒超声可鉴别。

3. 梅毒性主动脉瓣关闭不全 主要由于主动脉根部扩张所致。发病年龄较晚，多在40~60岁。不伴有二尖瓣病变的体征。舒张期杂音在胸骨右缘第2肋间最响。较易发生心绞痛。梅毒血清学试验阳性，有梅毒感染史。

四、主动脉瓣狭窄

主动脉瓣狭窄由风心病所致者大多同时有主动脉瓣关闭不全及二尖瓣病损。单纯性主动脉狭窄多由于先天性畸形、老年性主动脉瓣钙化所致，极少数为炎症所致，且多见于男性。

（一）　病理生理

主动脉瓣狭窄时，左室排血受阻，致左室逐渐呈向心性肥厚。主动脉瓣严重狭窄（主动脉瓣口面积<1cm²）时心排血量减少，导致主动脉内压下降，心肌肥厚及左室内压增高挤压心室壁内小动脉而使冠状动脉阻力增加，两者均可引起冠状动脉流量减少；左室肥厚、室内压增加及射血时间延长而致心肌耗氧量增加。因此，主动脉瓣狭窄者常可出现心绞痛。

（二）　临床表现

1. 症状　轻度狭窄多无症状。病变加重时，出现疲乏、劳力性呼吸困难。心绞痛与冠心病劳累性心绞痛相似，是最早期的症状，见于95%有症状者。部分患者出现晕厥或黑蒙。心绞痛、晕厥和心力衰竭是典型主动脉瓣狭窄的常见三联征。也有部分患者自觉症状尚不明显而猝死。

2. 体征　心尖搏动呈抬举样，可有主动脉瓣区收缩期震颤；第一心音减弱，因左室顺应性下降，左房收缩加强而出现第四心音（S_4）；胸骨右缘第2肋间听到响亮粗糙的、喷射性收缩期杂音，向颈动脉及锁骨下动脉传导，可伴有收缩早期喷射音；主动脉瓣区第二心音减弱，因左室射血时间延长可出现第二心音逆分裂。重度狭窄者可出现收缩压下降、脉压差小、脉搏细弱。

（三）　实验室及其他检查

1. 心电图检查　中度狭窄者可出现QRS波群电压增高伴轻度ST-T改变，严重者可出现左室肥厚伴劳损，可有左房肥大。少数可有左束支传导阻滞。

2. 胸部X线检查　单纯主动脉瓣狭窄时左室呈向心性肥厚，故心影可正常，到晚期心力衰竭时可有左室大及肺淤血。升主动脉根部常因收缩期血流急促喷射冲击而有狭窄而后扩张。偶见主动脉瓣钙化和左心房增大。

3. 超声心动图检查　M型可见主动脉瓣开放幅度减小（<15mm），瓣叶增厚，主动脉根部扩大，左室后壁及室间隔呈对称性肥厚，左室流出道增宽。二维超声可观察到瓣膜收缩期开放呈圆顶形，瓣口缩小，瓣膜活动受限，左室向心性肥厚，并可确定瓣口面积。多普勒超声可诊断主动脉瓣狭窄并估计其程度。

4. 心导管检查　对需做人工瓣膜置换者，如超声心动图不能提供准确的狭窄程度，应做心导管检查。常用左心双腔导管同步测定左心室和主动脉压，再根据二者收缩期峰值压差可计算出瓣口面积。

（四）　诊断

根据胸骨右缘第2肋间响亮粗糙的喷射性收缩期杂音、收缩期震颤及第二心音减弱、左室增大等，可做出主动脉瓣狭窄的诊断，超声心动图检查可确诊。

（五）　鉴别诊断

1. 梗阻性肥厚型心肌病　收缩期杂音在心尖与胸骨左缘之间，不向颈部及锁骨下传导，不占整个收缩期，很少有收缩期震颤，无收缩早期喷射音。超声心动图能发现左室流出道狭窄和非对称性室间隔肥厚，舒张期室间隔与左室后壁厚度之比≥1.3，二尖瓣收缩期前移，无主动脉瓣狭窄。

2. 先天性主动脉瓣狭窄　无风湿热病史，年龄很小即有主动脉瓣狭窄的征象，且杂音等随年龄增长而改变。超声心动图有助于诊断。

五、联合瓣膜病变

联合瓣膜病变又称多瓣膜病，是指 2 个或 2 个以上的瓣膜病变同时存在。临床上，风心病常以复杂的联合瓣膜病变的形式出现。在病理生理和临床上总是以某一瓣膜病变表现较为突出，且相互影响。二尖瓣狭窄合并主动脉瓣关闭不全时，心尖区舒张期隆隆样杂音可以减轻，主动脉瓣关闭不全的周围血管征可以不明显。二尖瓣狭窄合并主动脉瓣狭窄时，二尖瓣狭窄的舒张期杂音和主动脉瓣狭窄的收缩期杂音均减弱。

【并发症】

1. 心力衰竭　心脏瓣膜病变最常见的并发症和死因。感染、风湿活动、妊娠、分娩、过劳、心律失常等为常见诱因。

2. 心律失常　以房颤多见，患者常先有房早，以后转为房性心动过速、房扑、阵发性房颤及持久性房颤。一旦出现房颤，病情迅速加重。若左心室肥厚、冠状动脉病变、瓣膜钙化或退行性病变者，可出现各种室性心律失常，或房室传导阻滞，甚至出现晕厥、猝死。

3. 栓塞　最常见于二尖瓣狭窄并发房颤者。房颤使心房失去统一协调的有效收缩而诱发或加重心力衰竭，心房内易形成血栓，脱落后引起动脉栓塞。脑动脉栓塞最多见，四肢、肠、肾、脾等处也可发生动脉栓塞。左房内如有大块血栓形成，可阻塞二尖瓣口发生昏厥。长期慢性充血性心力衰竭的患者，栓子可来自右心房和周围静脉而导致肺动脉栓塞。

4. 亚急性感染性心内膜炎　多见于风心病早期，年轻人为主，较多见于二尖瓣和主动脉瓣关闭不全的患者。草绿色链球菌为主要致病菌。

5. 肺部感染　长期肺淤血易引起肺部感染并诱发或加重心力衰竭。

【病情评估】

依据瓣膜血流动力学改变及其结局和相关症状，瓣膜的形态改变对心脏瓣膜病进行分期，不同分期采取不同的治疗方式。瓣膜疾病分为 A、B、C、D 4 期，分别是危险期、进展期、无症状重度病变期和有症状重度病变期。

A. 危险期　具有发生瓣膜病危险因素的患者。

B. 进展期　有进展性瓣膜病的患者（无症状轻至中度瓣膜病变）。

C. 无症状重度病变期　无症状重度瓣膜病的患者又分为：①C1 期：左、右心室处于代偿期。②C2 期　左、右心室失代偿期。

D. 有症状重度病变期　有瓣膜病症状的患者。

【治疗】

一、一般治疗

保持和改善心脏代偿功能，限制体力活动，防治链球菌感染，防止风湿热复发，防治并发症。特别注意预防风湿热复发，须长期使用苄星青霉素，也要特别注意预防感染性心内膜炎。

如出现心力衰竭和房颤时应积极治疗，详见有关章节。如无禁忌，可长期使用华法林以预防栓塞。

二、经皮气囊瓣膜成形术

此术适用于单纯性瓣膜狭窄者，包括二尖瓣、三尖瓣和主动脉瓣、肺动脉瓣。气囊导管经外周血管插至狭窄的心瓣膜处，利用气囊加压充盈产生的膨胀力使狭窄的瓣膜口扩大。适应证为：①对瓣叶活动度好、无明显钙化、瓣下结构无明显增厚的患者效果更好。②对高龄伴有严重冠心病，因其他严重的肺、肾、肿瘤等疾病不宜或拒绝外科瓣膜分离、替换手术者。③妊娠伴严重呼吸困难者。④外科分离术后再狭窄的患者。此疗法高效、手术创伤小、危险性小、康复快，为缓解狭窄的首选方法。二尖瓣狭窄有左房内血栓者禁用本法。对于有血栓或有慢性房颤的患者应在术前用华法林充分抗凝。手术死亡率<0.5%，效果与外科闭式分离术相似，故基本可取代后者。

三、二尖瓣直视分离术

二尖瓣直视分离术为在体外循环下，直视分离融合的交界处、腱索和乳头肌，去除瓣叶的钙化斑，清除左心房内血栓。适用于瓣叶严重钙化、病变累及腱索和乳头肌、左心房内有血栓或狭窄的患者。较外科闭式分离术效果佳，手术死亡率<2%。

四、人工瓣膜替换术

人工瓣分为机械瓣和生物瓣。机械瓣耐用，不引起排异反应，不导致钙化及感染，但需终身抗凝。生物瓣不需长期抗凝，较少排异反应，但易因感染性心内膜炎或钙化、机械损伤而失效。适应证为：①心脏瓣膜病患者，心功能Ⅲ或Ⅳ级，经积极内科治疗无效者。②有明显主动脉瓣和（或）二尖瓣关闭不全致左室明显增大者。③瓣膜广泛钙化而不能分离或修补者。

思考题

1. 试述二尖瓣狭窄的临床表现。
2. 二尖瓣狭窄伴咯血时需与哪些常见疾病相鉴别？
3. 试述主动脉瓣关闭不全的鉴别诊断。
4. 心脏瓣膜病有哪些并发症？
5. 经皮气囊瓣膜成形术的适应证哪些？

NOTE

第二十章　病毒性心肌炎

心肌炎（myocarditis）是指病原微生物感染或物理化学因素引起的心肌细胞、心内膜、心外膜的炎症反应，最终可导致整个心脏结构损害。病毒性心肌炎（viral myocarditis）是指由病毒感染所致的局限性或弥散性心肌炎性改变。约占心肌炎的50%。本病可见于各年龄段，但以儿童及青少年多见，一般以20~30岁为最多。

【病因和发病机制】

一、病因

各种病毒都可引起心肌炎，其中以引起肠道和上呼吸道感染的各种病毒最多见。主要是柯萨奇B组2~5型和A组9型病毒，其次是艾柯病毒和腺病毒。此外，流感病毒、风疹病毒、丙型肝炎病毒、虫媒病毒、合胞病毒及HIV的感染也与心肌炎的发生明显相关。

二、发病机制

病毒性心肌炎确切发病机制尚不清楚，动物实验证明病毒性心肌炎发病过程分为两个阶段。

1. 病毒复制损伤期　大多在病毒侵入的早期，典型病毒感染产生全身性病毒血症和相关的血管炎症反应，病毒吸附于心肌细胞膜上的该病毒受体后，开始脱衣壳，进入心肌细胞复制和释放病毒，复制过程中破坏心肌细胞。在病毒侵入的5~10天，心肌组织呈现树突细胞和巨噬细胞浸润，启动抗原非依赖性针对病毒的IgM抗体反应，随后病毒被单核-吞噬细胞系统清除，心肌中病毒存在不超过18天。

2. 免疫介导损伤期　动物实验表明，在病毒侵入的3~10天，免疫应答细胞释放细胞因子、白细胞介素、穿孔素、活性氧簇、蛋白酶、肿瘤坏死因子、调节生长因子（如TGF-β）等。小鼠感染柯萨奇病毒后6~7天，由脾脏产生的溶细胞性T淋巴细胞杀伤和溶解心肌细胞。自然杀伤（NK）细胞可抗病毒，保护机体免受病毒感染，但也作为免疫效应细胞，对感染病毒的心肌细胞攻击杀伤，造成心肌坏死。

【病理】

本病的病理改变缺乏特异性，从病变性质可分为以心肌变性、坏死为主的心肌炎和以间质损害为主的间质性心肌炎。前者可引起心肌细胞溶解、坏死、变性和肿胀等；后者以心肌纤维之间和血管周围结缔组织中炎性细胞浸润为主要表现。从病变范围可分为局灶性和弥漫性心肌炎。根据病程发展可分为急性和慢性心肌炎。

【临床表现】

由于病情轻重不同，患者临床表现差异较大，取决于病变的广泛程度与部位，轻症可无症状，重者可并发严重心律失常、心功能不全、心源性休克，甚至猝死。

一、症状

1. 病毒感染本身的表现 约有 1/2 病例于发病前 1~3 周有上呼吸道或消化道病毒感染的前驱症状。患者多有发热（轻度或中度）、咽痛、咳嗽、全身不适、乏力等"感冒"样症状，或恶心、呕吐、腹泻等胃肠道症状。有时病毒同时侵犯其他系统，可出现相应系统感染的表现。

2. 心脏受累的表现 病毒感染后 1~3 周，患者出现头晕、乏力、心悸、呼吸困难、胸部不适、心前区疼痛、浮肿。少数患者无明显自觉症状。大部分患者以心律失常为主诉或首发症状。其中少数患者可发生晕厥或 Adams-Stokes 综合征。极少数患者可发生心力衰竭、心源性休克或猝死。

二、体征

1. 心率改变 心率增快与体温不相称，或心率异常缓慢。

2. 心音改变 心尖区第一心音减弱或分裂，心音可呈胎心音样；可听到第三心音。

3. 心脏增大 轻者心脏暂时性增大，心脏增大显著反映心肌炎广泛而严重。

4. 心脏杂音 心尖区可闻及收缩期吹风样杂音或舒张期杂音，是因左心室扩大造成相对性二尖瓣关闭不全或狭窄所致。杂音强度不超过 3 级，心肌炎好转后可消失。

5. 心律失常 可出现多种心律失常，以早搏和房室传导阻滞最常见；心房颤动、病态窦房结综合征也可出现。心律失常是引起猝死的主要原因之一。

6. 心包摩擦音 当炎症累及心包时可闻及心包摩擦音。

7. 心力衰竭、心源性休克 重症患者可出现颈静脉怒张、肺部啰音、肝肿大、奔马律、交替脉及血压下降、脉搏细速、四肢厥冷、尿少等体征。

【实验室及其他检查】

1. 血液生化检查 白细胞计数可升高，急性期患者血沉可加快。部分患者血清心肌酶、肌钙蛋白增高，其对心肌损伤的诊断有较高的特异性和敏感性。

2. 外周血病原学检查 应用酶联免疫吸附试验（ELISA）检测血清中柯萨奇病毒 B-IgM 抗体，敏感性高，可用于早期诊断。急性期和恢复期前后 2 次测定血清病毒中和抗体、血凝抑制抗体或补体结合抗体效价有 4 倍或以上升高或一次高达 1：640，外周血检出肠道病毒核酸，血清中特异性 IgM 1：320 以上阳性等，都是可能而不是肯定的病原学诊断指标。反转录-多聚合酶链反应（RT-PCR）可检测外周血白细胞或血清肠道病毒 RNA。肝炎病毒血清学检查对心肌炎病原学诊断也具有临床价值。

3. 心电图检查 对心肌炎诊断的敏感性高，但特异性低。心电图改变以心律失常尤其是期前收缩最常见，其次为房室传导阻滞，若同时伴有束支传导阻滞，常提示病变广泛。此外，心室肥大、QT 间期延长、ST-T 改变也可出现。

4. 胸部 X 线检查　患者可有不同程度的心脏扩大，病情严重者可出现肺淤血或肺水肿征象。

5. 超声心动图检查　无特异性，可有心功能异常、节段性及区域性室壁运动异常，其程度取决于病毒累及心室的程度和范围。

6. 同位素心肌显像　^{111}铟单克隆抗肌球蛋白抗体心肌显像，对心肌坏死检测敏感性较高，但特异性较差。

7. 心内膜心肌活检（EMB）　可见心肌炎性细胞浸润伴有心肌细胞坏死和（或）邻近心肌细胞变性。EMB 是确定活动性心肌炎的唯一方法，但一般不作为常规检查。

8. 病原学诊断　从咽拭子或心肌组织中分离出病毒，或在血清中检测特异性病毒抗体滴度，以及应用病毒基因探针原位杂交法和原位 RT-PCR 检查，有助于病因学诊断。

9. MRI 检查　主要表现为磁共振成像 T_2 加权图局灶性信号增高，T_1 加权图无明显改变，提示心肌细胞内炎症病灶及水肿。

【诊断】

主要依靠前驱感染病史、心脏表现、病原学结果、心肌损伤标志物检测等资料综合分析，并排除其他疾病而做出诊断。根据 1999 年中华心血管病学会拟订的成人急性病毒性心肌炎诊断参考标准，凡由病毒感染所致心肌炎，病程在 3 个月以内者为急性病毒性心肌炎。其诊断要点如下：

1. 上呼吸道感染、腹泻等病毒感染后 3 周内出现心脏表现　如出现不能用一般原因解释的感染后重度乏力、胸闷、头昏（心排血量降低所致）、心尖部第一心音明显减弱、舒张期奔马律、心包摩擦音、心脏扩大、充血性心力衰竭或 Adams-Stokes 综合征等。

2. 上述感染后 3 周内新出现下列心律失常或心电图改变　①窦性心动过速、房室传导阻滞、窦房阻滞或束支传导阻滞。②多源、成对室性期前收缩，自主性房性或交界性心动过速，阵发或非阵发性室性心动过速，心房或心室扑动或颤动。③2 个以上导联 ST 段呈水平型或下斜型下移 ≥0.01mV 或 ST 段异常抬高，或有异常 Q 波。

3. 心肌损伤的参考指标　病程中血清心肌肌钙蛋白 I 或肌钙蛋白 T（强调定量测定）、CK-MB 明显增高。超声心动图示心腔扩大，或室壁活动异常，和（或）核素心功能检查证实左室收缩功能或舒张功能减低。

4. 病原学依据　①在急性期从心内膜、心肌、心包或心包穿刺液中测出病毒、病毒基因片段或病毒蛋白抗原。②病毒抗体：第二份血清中同型病毒抗体（如柯萨奇 B 组病毒中和抗体或流行性感冒病毒血凝抑制性抗体等）滴度较第 1 份血清升高 4 倍（2 份血清应相隔 2 周以上）或一次抗体效价 ≥1：640 者为阳性，320 者为可疑阳性（如果以 1：32 为基础者则宜以 ≥256 为阳性，128 为可疑阳性，根据不同实验室标准做决定）。③病毒特异性 IgM ≥1：320 者为阳性（按照各实验室诊断标准，但需在严格质控条件下）。如同时血中肠道病毒核酸阳性者更支持近期病毒感染。

对同时具有上述 1、2（①、②、③中任何 1 项）、3 中任何两项，在排除其他原因心肌疾病后，临床上可诊断为急性病毒性心肌炎。如同时具有 4 中①项者，可从病原学角度确诊急性病毒性心肌炎。如仅具有 4 中②、③项者，在病原学上只能拟诊为急性病毒性心肌炎。

诊断病毒性心肌炎时，应除外甲亢及影响心肌的其他疾患，如风湿性心肌炎、中毒性心肌炎、冠心病、结缔组织病及克山病等。

【鉴别诊断】

1. 风湿性心肌炎　除具有心肌炎的表现外，往往有近期链球菌感染史证据（如咽痛、抗"O"升高、咽拭阳性等）；且多为全心受累，杂音多较明显且较恒定；常伴有风湿热的其他特征性表现，如多发性关节炎、皮下结节、环形红斑等；糖皮质激素与抗风湿治疗有效。

2. 冠心病　多为慢性起病，发展缓慢，常有心肌缺血、损伤或坏死的证据；发病年龄较大，无前驱性上呼吸道及肠道病毒感染的实验室证据；多有肥胖、高血压、糖尿病等易患因素；常有心绞痛，对硝酸甘油反应良好。冠状动脉造影可确诊。

3. 其他　尚须与甲亢、中毒性心肌炎等鉴别。

【病情评估】

一、临床分型

1. 亚临床型　患者多无明显症状，心电图示 ST-T 改变、期前收缩等。数周后心电图可恢复正常。

2. 轻症自限型　病毒感染数周后，患者出现心悸、胸闷等症状，无心脏结构改变及心力衰竭症状。心电图示 ST-T 改变、期前收缩等，心肌酶及肌钙蛋白可高于正常，经治疗可逐渐恢复。

3. 隐匿进展型　病毒感染后临床表现为一过性心肌炎症状，随着病程延展可表现为扩张型心肌病。

4. 急性重症型　病毒感染 1~2 周内出现心悸、胸痛、气短等症状，伴心动过速、奔马律、心力衰竭及心源性休克，可于数日内死于心衰或恶性心律失常。

5. 猝死型　患者多于活动后猝死，死前无明显临床症状，尸检可证实为急性病毒性心肌炎。

二、预后

本病预后取决于临床类型，大多数患者经过规范治疗后可康复。极少数患者由于心肌弥漫性炎症和坏死，发生急性心力衰竭、心源性休克或严重心律失常而死亡，约 12.5% 的患者演变为扩张型心肌病。

【治疗】

治疗目标：提高病毒性心肌炎的治愈率，减少心肌炎后遗症，降低扩张型心肌病的发生率。目前对病毒性心肌炎尚无特效疗法，主要是根据病情及时采取综合措施，包括以下几方面：

一、一般治疗

急性病毒性心肌炎尽早卧床休息，可以减轻心脏负荷。有严重心律失常、心力衰竭的患者，应卧床休息 1 个月，半年内不参加体力活动；无心脏形态功能改变者，休息半个月，3 个月内不参加重体力活动。

二、抗病毒治疗

抗病毒治疗主要用于疾病的早期，一般抗病毒药物不能进入细胞，因而对细胞内病毒无效。

1. 干扰素　α-干扰素能够阻断病毒复制和调节细胞免疫功能。于感染前、后给予干扰素，都显示有抗病毒和保护心肌细胞的作用。α-干扰素 100 万~300 万 U，每天 1 次肌肉注射，2 周为 1 个疗程。

2. 中药治疗　黄芪有抗病毒、调节免疫功能的作用，还能改善内皮细胞生长及正性肌力作用。黄芪注射液 20mL 加入 5% 葡萄糖注射液 250mL，静脉滴注，每天 1 次，疗程 2 周。

三、抗菌治疗

病毒感染常继发细菌感染，在治疗初期应常规应用青霉素 400 万~800 万 U/d 或克林霉素 1~2g/d，静脉滴注 1 周。

四、保护心肌

心肌炎时，自由基产生增多，而超氧化物歧化酶活性下降，自由基加重心肌细胞损伤。

1. 维生素 C　研究证明，维生素 C 有明显保护心肌不受自由基和脂质过氧化损伤，使细胞内外脂质过氧化物明显降低。维生素 C 0.2g，每天 3 次，疗程 1~3 个月。

2. 牛磺酸　具有增加心肌收缩力、减轻细胞膜脂质过氧化、抑制细胞内 Ca^{2+} 超负荷和 Na^+ 升高等作用。牛磺酸 2g，每天 3 次，疗程 1~3 个月。

3. 辅酶 Q10 片　参与氧化磷酸化及能量的生成过程，并有抗自由基及膜稳定作用。辅酶 Q10 片 10mg，每天 3 次，疗程 1~3 个月。

4. 曲美他嗪　通过抑制游离脂肪酸 β 氧化，促进葡萄糖氧化，产生更多 ATP，增加心脏收缩功能。曲美他嗪 20mg 口服，每天 3 次，疗程 1 个月。

五、免疫抑制剂治疗

多数学者主张在病程早期不宜常规使用激素，对于病情较重，出现严重心律失常、心源性休克、心脏扩大伴心力衰竭等严重并发症者，可以短期应用激素。

六、对症治疗

1. 心力衰竭　可按照常规的纠正心力衰竭措施治疗。但洋地黄用量宜偏小；卡托普利 12.5~37.5mg/d，分次口服。

2. 心律失常　完全性房室传导阻滞、病态窦房结综合征患者，可安装临时起搏器。可短期应用地塞米松 10mg 静脉滴注，每天 1 次。不能恢复者可选择安装永久起搏器。其他类型心律失常者，宜根据心律失常类型选择药物治疗。

思考题

1. 病毒性心肌炎的诊断标准是什么？

2. 病毒性心肌炎的主要临床表现是什么？

3. 病毒性心肌炎的确诊依据是什么？

NOTE

第三篇 消化系统疾病

第二十一章 消化系统疾病概论

消化系统疾病属内科常见病，包括消化道、消化腺及腹膜、肠系膜、网膜等脏器的疾病。在我国，消化系统恶性肿瘤居首位，我国是食管癌高发国，胃癌和肝癌的病死率位于消化系统前两位，近年来大肠癌、胰腺癌发病率明显上升。慢性病毒性肝炎、肝硬化、酒精性肝病、非酒精性脂肪性肝病均为我国目前常见的慢性肝病。幽门螺杆菌（helicobacter pylori，Hp）感染被确认为是胃炎和消化性溃疡发病率高的主要病因。西方国家常见的炎症性肠病近年在我国明显增多。随着功能性胃肠病诊断标准的全球共识形成，各种功能性胃肠病报道不断攀升。

一、消化系统疾病的诊断思路

消化系统疾病诊断的主要依据是病史，其次是体格检查。实验室和影像学检查则能提供客观肯定或否定的依据。特异性症状能引导做出诊断，但消化系统症状不仅来自消化系统疾病和功能失常，也能通过血流和神经系统发生。

（一）症状

消化系统疾病的症状多样，包括吞咽困难、食欲不振、反酸、恶心、呕吐、呃逆、嗳气、腹痛、腹胀、腹泻、便秘、呕血、黑便、黄疸、便血等，典型症状有诊断意义。临床上其他系统疾病也常有消化系统症状，故全面了解症状的特点（诱因、性质、部位、程度、时间、急性、慢性、间歇或持续、加剧和缓解的规律），伴随症状，用药情况等对诊断极为重要。此外，患者的一般状态对诊断及治疗亦有意义。

（二）体格检查

全身检查和腹部检查同样重要，如皮肤黏膜出现如色素沉着、黄疸、瘀点、瘀斑、蜘蛛痣、肝掌等是诊断肝病的线索；反复口腔溃疡可能与炎症性肠病有关；左锁骨上淋巴结肿大见于消化道恶性肿瘤转移。

（三）实验室检查和影像技术

1. 实验室检查 全血细胞计数、肝功能、血尿淀粉酶、甲胎蛋白、癌胚抗原、病毒性肝炎标志物检测等，对消化道疾病筛查甚为有益。

2. 影像技术 ①超声检查已在消化系统广泛应用，超声具有无创且价廉的特点，是首选的非创伤性检查。超声还常用于引导各种经皮穿刺操作。②X线检查是诊断胃肠道疾病的常用手段，其优势在于可发现胃肠道的运动异常。腹部平片可观察腹膜腔内有无游离气体等情况。数字减影血管造影技术对肝肿瘤和不明原因消化道出血的诊断具有相当重要的价值，并可同时进行介入治疗。③CT 对脂肪肝、肝硬化、肝癌、胰腺炎等实质脏器及胆系的病变等有重要诊断价值。磁共振胰胆管造影术（MRCP）正在替代侵入性的逆行胰胆管造影（ERCP），成为胰胆管病变的主要无创诊断手段；磁共振血管造影（MRA）可显示门静脉及腹腔内动脉。④放射性核素检查：^{99m}Tc-PMT 肝肿瘤阳性显像可协助原发性肝癌的诊断。⑤正电子发射型计算机断层显像（PET）反映生理功能而非器官解剖结构，与 CT 和 MRI 结合可提高功能性疾病诊断的准确性。这些检查手段的选择视消化道疾病的急性程度和待检疾病而定。

3. Hp 检测　Hp 感染是多种消化系统疾病的主要病因，可采用血清学检测、胃黏膜活检标本做尿素酶试验、组织学检查、培养染色镜下观察，以及 ^{14}C 或 ^{13}C 尿素呼气试验等检测。

4. 内镜检查　内镜分为胃镜、十二指肠镜、小肠镜、结肠镜、腹腔镜、胆道镜等，其中胃镜和结肠镜最为普及。结合喷洒染色剂、放大内镜，能够发现微小病变，提高早期肿瘤的诊断率。ERCP 是胆系、胰管疾病的主要诊断和治疗手段。胶囊内镜和双气囊小肠镜的发明对不易发现的小肠病变诊断有特殊价值，如小肠出血、早期克罗恩病（Crohn 病）等，已成为小肠疾病诊断的主要手段。超声内镜检查通过内镜前端的超声探头，可探查消化道壁内外的病变，结合病变大小、范围，帮助判断疾病性质，必要时可引导穿刺活检病理检测。

5. 活组织检查　取活组织做病理学检查具有确诊价值。包括内镜直视下取材，超声或 CT 引导下细针穿刺取材（如 1 秒钟肝穿刺活检）等，应尽量在影像引导下穿刺取材。

6. 胃肠功能性疾病和动力性检查　是诊断胃肠道动力障碍性疾病的常用检测。目前临床上常做的包括食管、胆道、直肠等处的压力测定，食管 24 小时 pH 监测，胃排空时间测定等。

二、消化系统疾病的治疗进展

消化系统疾病的治疗分为一般治疗、药物治疗、手术或介入治疗。

（一）一般治疗

饮食不当会诱发或加重病情，应避免烟、酒、刺激性食物，以及引起过敏的食物，给予高营养、易消化的食物，必要时静脉补充营养物质。某些疾病需要限制饮食甚至禁食。临床上功能性胃肠病很常见，而精神紧张或生活紊乱会诱发或加重病情，故应与患者交流，消除紧张情绪，调整不良生活方式，心理帮助或药物治疗都相当重要。

（二）药物治疗

感染性疾病经抗菌药物治疗多可治愈，如细菌引起的胃肠道炎症、胆系炎症、Hp 相关性胃炎等。病因未明的消化系统疾病，主要针对发病机制治疗，如抑酸剂和促胃肠动力药治疗胃食管反流病，抑酸剂和黏膜保护剂治疗消化性溃疡，抑制炎症反应药物治疗炎症性肠病等。止吐、镇痛、止泻等对症治疗，不仅能解除痛苦，并能避免代谢紊乱，防止病情加重。

（三）手术或介入治疗

按照循证医学要求，手术应从患者实际情况出发，结合患者意愿，考虑可能引起的并发症、术后复发的风险，认真权衡利弊。恶性肿瘤应早切除，急性消化道穿孔、大出血内科治疗无效、消化道器质性梗阻的疾病常需要手术治疗，晚期肝病可考虑肝移植等。

近年来"内镜下治疗"技术发展迅速，包括消化道狭窄部位的扩张术及支架放置术，消化道息肉切除术，食管胃底静脉曲张止血（硬化剂或组织黏合剂注射及圈套结扎术），非静脉曲张上消化道出血止血治疗（钛夹钳夹、氩气、激光、注射、微波、药物喷洒等），早期胃癌、早期食管癌、早期结肠癌黏膜下剥离切除术，十二指肠乳头括约肌切开术，胆道碎石和取石术，胆管内、外引流术，经皮内镜下胃造瘘术等。血管介入技术，如经颈静脉肝内门体静脉分流术（TIPS）治疗门脉高压，血管支架置入术治疗 Budd-Chiari 综合征、肝动脉栓塞化疗（TAE）治疗肝癌等。超声引导下穿刺内、外引流术或注射术治疗囊肿、脓肿及肿瘤亦得到广泛应用。介入治疗具有创伤小、恢复快、疗效好等优点，得到越来越广泛的应用，是消化系统疾病治疗的方向。

思考题

1. 消化系统疾病的诊断依据包括什么？
2. 简述消化系统疾病治疗的发展趋势。

第二十二章　胃　炎

胃炎（gastritis）是指胃黏膜的炎症，发病率在消化系统疾病中居首位。常伴有上皮损伤、细胞再生。根据发病缓急分为急性胃炎、慢性胃炎。

第一节　急性胃炎

急性胃炎（acute gastritis）是由多种原因引起的胃黏膜的急性炎症。内镜检查可见胃黏膜充血、水肿、出血、糜烂（或伴浅表溃疡）等一过性病变。病理组织学特征为胃黏膜固有层见到以中性粒细胞浸润为主。急性胃炎主要包括：①Hp 感染相关的急性胃炎：由于胃酸的强力抑菌作用，除 Hp 之外的细菌很难感染胃黏膜，进食被微生物和其毒素污染的不洁食物所引起的急性胃肠炎，多表现为肠道炎症。②急性糜烂出血性胃炎：以多发性糜烂为特征的急性胃黏膜病变，常伴有胃黏膜出血，一过性浅表溃疡形成。此型临床常见，本节重点讨论。

【病因和发病机制】

急性糜烂出血性胃炎常由下列因素引起：

1. 理化因素　如过冷过热过硬的食物、异物、乙醇、咖啡、浓茶、尼古丁及一些刺激性调味品等会损伤胃黏膜，诱发急性炎症。乙醇具有亲脂性，高浓度乙醇可直接破坏胃黏膜屏障。

2. 药物　阿司匹林、吲哚美辛等非甾体类抗炎药（NSAID）、糖皮质激素、某些抗肿瘤药、口服氯化钾或铁剂等，这些药物直接损伤胃黏膜。其中，NSAID 还通过抑制环氧合酶的作用阻碍胃黏膜生理性前列腺素的合成，削弱黏膜的屏障功能。糖皮质激素则抑制黏膜上皮细胞修复，减少黏液分泌，刺激胃蛋白酶和胃酸分泌而损伤胃黏膜。

3. 应激　严重创伤、大手术、大面积烧伤、颅内病变或多器官功能衰竭等均可引起胃黏膜糜烂、出血，严重者发生急性溃疡并发大出血，如烧伤所致者称为 Curling 溃疡，中枢神经系统病变所致者称为 Cushing 溃疡。一般认为应激状态下胃黏膜微循环障碍造成黏膜缺血、缺氧而发病。

正常黏膜的屏障保护功能是维持胃腔与胃黏膜内氢离子高梯度状态的重要保证，当上述因素破坏了胃黏膜屏障，胃腔内的氢离子便会反渗进入胃黏膜内，进一步加重胃黏膜的损害，最终导致胃黏膜糜烂和出血。上述各种因素亦可增加十二指肠液反流入胃腔，其中所含的胆汁、胆盐、各种胰酶，可能损伤胃黏膜屏障，造成胃黏膜的多发性糜烂。

NOTE

【临床表现】

急性胃炎多起病迅速，表现为饱胀、疼痛、恶心、呕吐、食欲减退等症状。急性胃肠炎患者还有腹部绞痛、水样便，严重者可伴有发热、脱水，甚至休克。急性糜烂出血性胃炎还会出现上消化道少量间歇性出血，少数患者表现为呕血和黑便。对于近期或长期服用 NSAID 患者，粪便隐血试验可呈阳性，症状易被原发病掩盖。查体可发现上腹压痛、肠鸣音亢进等。

【诊断】

确诊依靠急诊胃镜检查，胃镜下可见弥漫性糜烂、出血灶和浅表溃疡，一般应激所致的胃黏膜损伤以胃体、胃底为主，而 NSAID 或乙醇等则引起以胃窦为主的损伤。宜在出血后 24~48 小时内进行内镜检查，因胃黏膜修复损伤快，错过胃镜检查时机可能无法确诊。

【治疗】

对急性糜烂出血性胃炎应针对病因和原发病采取防治措施。立即去除病因，停用 NSAID，给予流质或软食，严重呕吐者应禁食。对处于急性应激状态的严重疾病患者，除积极治疗原发病外，应给予 H_2 受体拮抗剂或质子泵抑制剂抑制胃酸分泌，或服用黏膜保护剂；对服用 NSAID 不能停药的患者可酌情应用质子泵抑制剂、H_2 受体拮抗剂等。对已发生上消化道大出血者，按照上消化道大出血治疗原则综合治疗，静脉滴注质子泵抑制剂或 H_2 受体拮抗剂可有助于止血和促进病变愈合。

第二节　慢性胃炎

慢性胃炎（chronic gastritis）是由各种病因引起的胃黏膜慢性炎症。慢性胃炎有多种分类方法，目前我国采纳了国际上新悉尼系统的分类方法，根据病理组织学改变和病变在胃的不同部位，结合病因，将慢性胃炎分成非萎缩性（浅表性，non-atrophic）、萎缩性（atrophic）和特殊类型（special forms）3 类。

【病因和发病机制】

1. Hp 感染　目前认为 Hp 感染是慢性胃炎最主要的病因。Hp 是在 1982 年才被发现并分离的一种革兰阴性菌，微嗜氧，一端带有数条鞭毛，能长期稳定地定居于胃窦部，在黏膜小凹及表面黏液层中繁殖：①绝大多数慢性活动性胃炎患者胃黏膜中可检出 Hp。②根除 Hp 可使胃黏膜炎症消退。③从动物模型和志愿者中可复制 Hp 感染引起的慢性胃炎。④Hp 具有尿素酶，能分解尿素产生氨，加上自身分泌的细胞毒素如细胞毒素相关基因（Cag A）和空泡毒素A（Vac A），可造成黏膜上皮细胞的变性坏死及黏膜的炎症反应。Hp 的抗原物质还能引起宿主对于黏膜的自身免疫反应。

2. 自身免疫　部分慢性胃炎患者血液中能检测到自身抗体，如壁细胞抗体（PCA），伴恶性贫血者还可查到内因子抗体（IFA）；还可伴有其他自身免疫病如桥本甲状腺炎、白癜风等，提示本病属于自身免疫疾病。自身抗体攻击壁细胞，最终造成壁细胞分泌胃酸减少，内因子抗体与内因子结合，引起维生素 B_{12} 吸收不良，导致恶性贫血。

3. 其他发病因素 幽门括约肌功能不全时富含胆汁和胰酶的十二指肠液反流入胃，可削弱胃黏膜屏障功能。酗酒、服用 NSAID 等药物、某些刺激性食物等均可反复损伤胃黏膜。这些因素均可与 Hp 感染协同作用而引起或加重胃黏膜慢性炎症。流行病学调查显示，高盐饮食和缺乏新鲜蔬菜、水果与胃黏膜萎缩、肠化生的发生密切相关。

【病理】

慢性胃炎是胃黏膜损伤与修复并存的慢性过程，病理学特征包括炎症、萎缩和肠化生。炎症主要为淋巴细胞和浆细胞浸润黏膜层；Hp 引起的慢性胃炎常有淋巴滤泡形成。中性粒细胞浸润见于炎症活动期。慢性炎症过程中可出现胃黏膜萎缩，表现为炎症细胞浸润引起胃黏膜固有腺体数量减少甚至消失，被纤维组织或纤维肌性组织代替，称为非化生性萎缩。如表现为胃固有腺体被肠腺样腺体（肠化生分为小肠型和大肠型，完全型和不完全型）或假幽门腺所代替，称为化生性萎缩。胃上皮或化生的肠上皮在再生过程中发生发育异常，可形成异型增生，表现为细胞异型性和腺体结构的紊乱，异型增生是胃癌癌前病变。

【临床表现】

本病起病多隐匿，多数患者无症状；有症状者常表现为不规则上腹痛或不适、上腹胀、早饱、嗳气、恶心等消化不良症状，这些症状及严重程度与慢性胃炎的内镜所见及组织病理学改变并无肯定的相关性。自身免疫性胃炎患者可伴有贫血，还可伴有维生素 B_{12} 缺乏的其他临床表现。慢性胃炎除了上腹可有轻压痛外，一般无明显的体征。

【实验室及其他检查】

1. 胃镜及活组织病理学检查 胃镜检查并取活组织做病理组织学检查是确诊慢性胃炎的可靠方法。内镜下非萎缩性胃炎可见点、片状或条状红斑、黏膜粗糙不平、出血点或斑、黏膜水肿、渗出等表现。内镜下萎缩性胃炎表现为黏膜红白相间或以白色为主，皱襞变平甚至消失，色泽灰暗，血管显露；局部黏膜呈颗粒状或结节状，可伴有糜烂、出血、胆汁反流。临床上内镜下所见与组织活检标本显微镜下所见不尽一致，两者应结合。精准取材、活检够深度才能保证病理诊断的准确性，胃窦小弯、大弯、胃角及胃体下部小弯是常用的取材部位。

2. Hp 检测 活组织病理学检查时可同时检测 Hp，活检部位决定快速尿素酶检查的阳性率。药物根除 Hp 的疗效，推荐采用非侵入性检查（^{14}C 或 ^{13}C 尿素呼气试验）。

3. 自身免疫性胃炎的相关检查 疑为自身免疫性胃炎者应检测血 PCA 和 IFA，伴恶性贫血时 IFA 多呈阳性。血清维生素 B_{12} 浓度测定及维生素 B_{12} 吸收试验有助于恶性贫血的诊断。

4. 血清胃泌素 G_{17}、胃蛋白酶原 I 和 II 测定 有助于判断萎缩是否存在及其分布部位和程度。胃体萎缩者血清胃泌素 G_{17} 水平显著升高、胃蛋白酶原 I 和（或）胃蛋白酶原 I／II 比值下降；胃窦萎缩者血清胃泌素 G_{17} 水平下降、胃蛋白酶原 I 和胃蛋白酶原 I／II 比值正常；全胃萎缩者则两者均低。

【诊断】

胃镜检查及活组织病理学检查是确诊依据。Hp 检测有助于病因诊断。怀疑自身免疫性胃炎应检测相关自身抗体及血清胃泌素。

【鉴别诊断】

消化性溃疡、胃癌、神经官能症、慢性胆囊炎等都可以表现为上腹不适，胃镜和肝胆 B 超可以鉴别。

【病情评估】

关于慢性胃炎的预后，Hp 相关性慢性胃炎可长期存在，少部分患者可发展为慢性多灶萎缩性胃炎，这类患者发生胃癌的危险明显高于普通人群。由 Hp 感染引起的胃炎 15%～20% 会发生消化性溃疡。Hp 可引起胃黏膜 Hp 相关性淋巴组织淋巴瘤，根治 Hp 后淋巴瘤能消失。不同地区、不同人群、不同个体感染 Hp 的后果差异很大，目前被认为是细菌、宿主和环境因素三者共同作用的结果。

【治疗】

1. 根除 Hp 根除 Hp 可改善胃黏膜炎症，预防消化性溃疡及可能降低胃癌发生的危险性，部分患者消化不良症状也可改善。中国慢性胃炎共识意见建议根除 Hp 特别适用于：①伴有胃黏膜糜烂、萎缩及肠化生、异型增生者。②有消化不良症状者。③有胃癌家族史者。

2. 对症治疗 消化不良症状与慢性胃炎之间并不存在明确的关系，对症治疗属于功能性消化不良的经验性治疗，抑酸或抗酸药、促胃肠动力药、胃黏膜保护药、中药均可试用。有恶性贫血时注射维生素 B_{12} 后可纠正贫血。

3. 异型增生的治疗 异型增生是胃癌癌前病变，应予以高度重视。对轻度异型增生除积极治疗外，建议定期随访。对肯定的重度异型增生者有学者建议宜采用内镜下胃黏膜切除术或手术治疗。

思考题

1. 慢性胃炎的最可靠的确诊方法是什么？
2. 简述 Hp 对胃黏膜的影响。

第二十三章 消化性溃疡

消化性溃疡（peptic ulcer，PU）主要指发生在胃和十二指肠的慢性溃疡，因溃疡形成与胃酸和胃蛋白酶的消化作用有关而得名，包括胃溃疡（gastric ulcer，GU）和十二指肠溃疡（duodenal ulcer，DU）。溃疡的黏膜缺损超过黏膜肌层，不同于糜烂。其临床特点为慢性、周期性、节律性的上腹部疼痛。

消化性溃疡是常见病、多发病，呈全球性分布，但在不同国家和地区其发病率有明显差异。国外统计资料显示，约有10%的人一生中曾罹患过此病。本病可发生于任何年龄，中年最常见；DU好发于青壮年，而GU好发于中老年，后者发病高峰比前者约迟10年。溃疡好发于男性。临床上DU比GU多见，两者之比为（2~3）：1。

【病因和发病机制】

生理情况下，胃、十二指肠黏膜经常接触有强侵蚀力的胃酸和在酸性环境下被激活能水解蛋白质的胃蛋白酶；此外还经常受摄入的各种有害物质的侵袭，但却能抵御这些损害因素，维持黏膜的完整性，说明胃、十二指肠黏膜具有完善的防御和修复机制。目前认为，只有当某些因素损害了这一机制才可能发生胃酸和胃蛋白酶侵蚀黏膜而导致溃疡形成。近年的研究认为，Hp和NSAID是损害这一机制从而导致溃疡发生的最常见病因。过度胃酸分泌远远超过黏膜的防御和修复作用也可能导致消化性溃疡发生。现将这些病因及其导致溃疡发生的机制分述如下。

1. Hp Hp被确认为是消化性溃疡的重要病因主要基于两方面的证据：①消化性溃疡患者的Hp检出率显著高于普通人群，在DU的检出率约为90%、GU为70%~80%。②成功根除Hp不但可以促进溃疡愈合，并且可以改变溃疡病的自然病程，使其复发率降至5%以下。但感染Hp的人群中仅有约15%发生消化性溃疡，目前认为这是Hp、宿主和环境因素三者相互作用的不同结果。Hp感染引起的胃黏膜炎症削弱了胃黏膜的屏障功能，胃溃疡好发于非泌酸区与泌酸区交界处的非泌酸区侧，反映了胃酸对屏障受损的胃黏膜的侵蚀作用。

2. 非甾体类抗炎药（NSAID） 引起消化性溃疡的另一个常见病因。大量研究显示，服用NSAID患者发生消化性溃疡及其并发症的危险性显著高于普通人群。在长期服药患者中10%~25%可发现胃或十二指肠溃疡，有1%~4%患者发生出血、穿孔等并发症。NSAID引起的溃疡以GU多见。溃疡症状及其并发症发生率与服药种类、剂量、疗程、患者年龄等因素有关。

NSAID通过削弱黏膜的防御和修复功能而导致消化性溃疡发病，通过抑制环氧合酶（COX）而起作用。COX是花生四烯酸合成前列腺素的关键限速酶，COX有两种异构体，即结构型COX-1和诱生型COX-2。COX-1在组织细胞中恒量表达，催化生理性前列腺素合成而参与机体生理功能调节；COX-2主要在病理情况下由炎症刺激诱导产生，促进炎症部位前列腺素的合成。传统的

NSAID 如阿司匹林、吲哚美辛等通过抑制 COX-2 而减轻炎症反应，但特异性差；同时抑制了 COX-1，导致胃肠黏膜生理性前列腺素 E 合成不足。后者通过增加黏液和碳酸氢盐分泌、促进黏膜血流增加、细胞保护等作用在维持黏膜防御和修复功能中起重要作用。

目前认为，Hp 和 NSAID 是引起消化性溃疡发病的两个独立因素。

3. 胃酸和胃蛋白酶 溃疡的最终形成是由于胃酸和胃蛋白酶对黏膜自身消化所致。因胃蛋白酶活性具有 pH 依赖性，在 pH 值>4 时便失去活性，因此在探讨溃疡发病机制和治疗措施时主要考虑胃酸。无酸情况下罕有溃疡发生，抑制胃酸分泌药物能促进溃疡愈合的事实均证明胃酸在溃疡形成过程中的决定性作用。胃酸的这一损害作用只是在正常黏膜防御和修复功能遭受破坏时才能发生。

约有 33%DU 患者中存在五肽胃泌素刺激的最大酸排量（MAO）增高。GU 患者基础酸排量（BAO）及 MAO 多属正常或偏低，可能与 GU 患者伴多灶萎缩性胃炎、壁细胞泌酸功能受损有关。在胃泌素瘤患者，极高的胃酸损害作用远远超过黏膜的防御作用，可直接导致溃疡形成。

4. 其他与消化性溃疡发病有关的因素 ①吸烟：吸烟者消化性溃疡发生率比不吸烟者高，吸烟影响溃疡愈合和促进溃疡复发。②遗传：目前认为遗传主要是增加了 Hp 的易感性，包括 Hp 感染的"家庭聚集"现象，O 型血人群的胃上皮细胞表面表达更多黏附受体而有利于 Hp 定植。③目前公认急性应激可引起应激性溃疡。研究发现，长期精神紧张、过度疲劳，确实易使溃疡发作或加重，但情绪应激主要起诱发作用，可能通过神经内分泌途径影响胃和十二指肠分泌、运动和黏膜血流的调节。④胃、十二指肠运动异常：研究发现，部分 DU 患者胃排空增快，这增大了十二指肠球部酸负荷；部分 GU 患者有胃排空延迟，这可增加十二指肠液反流入胃，加重胃黏膜屏障损害。

消化性溃疡是一种多因素疾病，其中 Hp 感染和服用 NSAID 是已知的主要病因，溃疡发生是黏膜侵袭因素和防御因素失衡的结果，胃酸在溃疡形成中起关键作用。

【病理】

DU 多发生在十二指肠球部前壁；GU 多发生在胃角和胃窦小弯侧。组织学上，GU 大多发生在幽门腺区侧（幽门腺区与胃底腺区交界处）。幽门腺区黏膜可随着年龄增长而扩大，使其与泌酸腺区之交界线上移，故老年患者 GU 的部位较高。溃疡多为 1 个，也可多发，呈圆形或椭圆形。DU 直径多<1cm，GU 要比 DU 稍大，直径<2cm。溃疡边缘光整，底部洁净，由肉芽组织构成，上面覆盖有灰白色或灰黄色纤维渗出物。溃疡活动期周围黏膜常有炎症水肿。溃疡一般累及黏膜肌层，深者可达固有肌层甚至浆膜层，溃破血管时引起出血，穿破浆膜层时可引起穿孔。溃疡愈合时周围黏膜水肿、炎症消退，边缘新生上皮细胞逐渐覆盖溃疡面，其下的肉芽组织纤维化，变为瘢痕，瘢痕收缩使周围黏膜皱襞向其集中。

【临床表现】

本病临床表现不一，典型表现为慢性、周期性、节律性的上腹部疼痛，体征多不典型。但是少数患者可无症状，部分以出血、穿孔等并发症为首发表现。

一、症状

（一）上腹部疼痛

常因精神刺激、过度疲劳、饮食不当、服用药物、季节变化等因素诱发或加重。

1. 疼痛特点

（1）慢性　消化性溃疡多反复发作，病程很长，平均6~7年，病史可达数十年，甚至更长。

（2）周期性　上腹部疼痛呈反复周期性发作，尤以 DU 更为明显。疼痛可持续几天、几周或更长时间，之后出现较长时间的缓解，亦有短时间内复发者。发作期与缓解期相交替。一般在秋冬和冬春之交发病。

（3）节律性　疼痛呈节律性并与饮食明显相关。DU 多饥饿时疼痛，进食后缓解；一部分 DU 患者有午夜痛，常被痛醒。GU 疼痛不甚规则，常在餐后1小时内发生，至下次餐前自行消失。

2. 疼痛性质及部位　疼痛可为钝痛、烧灼痛、胀痛或饥饿痛。GU 疼痛部位见于中上腹部或偏左，DU 疼痛多位于中上腹部偏右侧。突发疼痛或者疼痛突然加重，剧烈持续，由上腹部迅速向全腹弥漫，应注意急性游离穿孔发生。疼痛较重，向背部放射，经抗酸治疗不能缓解，应考虑后壁慢性穿透性溃疡。

（二）其他症状

常有反酸、嗳气、恶心、呕吐等消化道症状。可有失眠、多汗等全身症状。

二、体征

溃疡发作期上腹部可有局限性压痛，但并无特异性，若并发梗阻、穿孔、出血时则出现重要体征。

三、特殊类型

1. 复合溃疡　指胃和十二指肠同时发生的溃疡。DU 往往先于 GU 出现。幽门梗阻发生率较高。

2. 幽门管溃疡　位于胃远端与十二指肠交界的幽门管，长约2cm。幽门管溃疡与 DU 相似，但腹痛的节律性不明显，伴呕吐多见，对药物治疗反应较差，较易并发幽门梗阻、出血和穿孔等并发症。

3. 球后溃疡　发生在十二指肠球部远段的溃疡称为球后溃疡。多发生在十二指肠大乳头的近端。具有 DU 的临床特点，夜间痛及背部放射痛多见，对药物治疗反应较差，易并发出血。

4. 巨大溃疡　溃疡直径>2cm。对药物治疗反应较差，愈合较慢，易发生慢性穿透或穿孔。胃的巨大溃疡应与癌性溃疡鉴别。

5. 老年人消化性溃疡　临床表现多不典型，GU 多位于胃体上部甚至胃底部，溃疡常较大，需与胃癌鉴别。

6. 无症状性溃疡　约15%消化性溃疡患者无明显症状，以出血、穿孔等并发症为首发表现。可见于任何年龄，以老年人较多见。NSAID 引起的溃疡约半数无症状。

【并发症】

1. 出血 溃疡侵蚀周围血管可引起出血。出血是消化性溃疡最常见的并发症，溃疡是上消化道大出血最常见的病因。

2. 穿孔 发生率在 5%~10%，DU 多于 GU。溃疡穿透浆膜层进入游离腹腔称为游离穿孔，可形成急性弥漫性腹膜炎；溃疡穿透浆膜层与邻近器官组织粘连，称为穿透性溃疡，最常穿透的器官为胰腺；后壁穿孔或穿孔较小者只引起局限性腹膜炎时，称为亚急性穿孔；部分溃疡穿透空腔器官，如胆总管、结肠，可则形成瘘管。穿孔的典型临床表现为突发上腹部剧烈疼痛，并迅速向全腹蔓延，常伴恶心、呕吐、发热，患者多烦躁不安，面色苍白，四肢湿冷，脉细速，板状腹，腹部压痛、反跳痛，肝浊音界缩小或消失，肠鸣音减弱或消失。部分患者胃肠漏出物沿结肠旁沟向右下腹流动，易误诊为阑尾炎。血常规示白细胞及中性粒细胞增高。腹部 X 线检查发现膈下游离气体影，是诊断穿孔的重要依据，但无膈下游离气体并不能排除穿孔存在。

3. 幽门梗阻 约占 4%，呕吐是其特异表现，呕吐无胆汁的发酵宿食、量多，吐后症状减轻。因反复呕吐、进食少，患者易出现脱水及营养不良。梗阻多因溃疡周围组织充血、水肿及幽门痉挛引起，随着炎症的好转而缓解，称为暂时性、功能性梗阻；若由溃疡瘢痕收缩或与周围组织粘连所致，称为持久性、器质性梗阻。查体可有胃型、胃蠕动波及振水音。

4. 癌变 GU 癌变率估计在 1% 以下，罕见十二指肠球部溃疡有癌变者。癌变多发生于溃疡的边缘。若 GU 患者年龄在 45 岁以上、疼痛的节律性消失、食欲减退、体重明显减轻、粪便隐血试验持续阳性、病情逐渐加重、内科治疗效果较差者，需警惕癌变的可能，应定期复查胃镜。

【实验室及其他检查】

1. 胃镜检查 是确诊消化性溃疡的首选方法。可直接观察溃疡形态，还可在直视下取组织做病理学检查及 Hp 检测。因此，胃镜检查对消化性溃疡的诊断及胃良性、恶性溃疡的鉴别最重要。内镜下可见溃疡多呈圆形、椭圆形或线形，边缘清晰，底部光整，上覆灰黄色或白色渗出物（苔），周围黏膜可有充血、水肿，可见皱襞向溃疡集中。溃疡分为活动期（A）、愈合期（H）和瘢痕期（S），每期又分为两个阶段。

2. X 线钡餐检查 适用于对胃镜检查有禁忌或拒绝胃镜检查者。溃疡的 X 线征象有直接和间接两种：龛影是直接征象，对溃疡有确诊价值；十二指肠球部激惹相、畸形，胃大弯侧痉挛性切迹均为间接征象，仅提示可能存在溃疡。

3. Hp 检测 是消化性溃疡诊断的常规检查项目，因为有无 Hp 感染决定治疗方案的选择。检测方法分为侵入性和非侵入性两大类。前者需通过胃镜钳取胃黏膜活组织进行检测，主要包括快速尿素酶试验、组织学检查和 Hp 培养；后者主要有 ^{13}C 或 ^{14}C 尿素呼气试验、粪便 Hp 抗原检测及血清学检查（定性检测血清抗 Hp-IgG 抗体）。

快速尿素酶试验是侵入性检查的首选方法，操作简便、费用低。组织学检查可直接观察 Hp，与快速尿素酶试验结合，可提高诊断准确率。Hp 培养技术要求高，主要用于科研。^{13}C

NOTE

或 ^{14}C 尿素呼气试验检测 Hp 敏感性及特异性高而无须胃镜检查，常作为根除治疗后复查的首选方法。

特别要注意，如果近期使用过抗生素、质子泵抑制剂、铋剂等药物，因有暂时抑制 Hp 作用，可使上述检查（血清学检查除外）呈假阴性。

4. 胃液分析和血清胃泌素测定　由于 GU 患者胃酸多正常或偏低，虽然部分 DU 患者胃酸升高，但与正常人有很大重叠，所以胃液分析对消化性溃疡的诊断价值不大，主要用于胃泌素瘤的诊断。如 BAO>15mmol/h，MAO>60mmol/h，BAO/MAO>60%，血清胃泌素升高>500pg/mL，提示胃泌素瘤。

【诊断】

慢性、周期性、节律性的上腹疼痛，且疼痛可为进食或抗酸药所缓解是诊断消化性溃疡的重要线索。但应注意，有典型溃疡样上腹痛症状者不一定是消化性溃疡，部分消化性溃疡患者可无任何症状。因此，单纯依靠症状很难做出准确诊断。X 线钡餐检查发现龛影提示溃疡，胃镜检查是确诊依据。

【鉴别诊断】

1. 慢性胃炎　表现为上腹部饱胀、嗳气，上腹饱胀进食后加重，无消化性溃疡节律性疼痛特点，但消化性溃疡常合并慢性胃炎，鉴别困难时可行胃镜检查确诊。

2. 功能性消化不良　患者常有上腹胀痛、反酸、嗳气、烧灼感、恶心、呕吐、食欲减退等症状，酷似消化性溃疡，易混淆。鉴别依靠胃镜检查和 X 线钡餐。

3. 十二指肠炎　为十二指肠局限或弥漫性炎症，可继发于 DU，临床症状与 DU 相似，X 线钡餐造影表现为 DU 的间接征象，易误诊，需胃镜检查鉴别。

4. 胆囊炎与胆结石　进食油腻食物后出现向右肩背部放射的右上腹痛，可伴发热、黄疸，Murphy 征阳性。腹部 B 超、MRCP、ERCP 可协助诊断。

5. 胃癌　早期胃癌无症状或和 GU 在症状上相似，难于区分时可行胃镜、活检组织病理检查，可确诊。胃癌的胃镜特点为：①溃疡一般较大，形状不规则。②底部不平，苔污秽。③溃疡边缘呈结节状隆起。④周围皱襞中断。⑤胃壁僵硬、蠕动减弱。必须注意，对于怀疑胃癌而 1 次活检结果阴性者，有必要在短期内复查胃镜再次活检；即使这样仍有漏诊胃癌的可能，因此对初诊为胃溃疡者，必须在完成正规治疗的疗程后行胃镜复查，胃镜复查溃疡缩小或愈合不是鉴别良性、恶性溃疡的最终依据，必须重复活检加以证实。

6. 胃泌素瘤　亦称 Zollinger-Ellison 综合征，是胰腺非 β 细胞瘤分泌大量胃泌素所致。肿瘤也可位于胃窦部、十二指肠、大网膜、横结肠系膜及腹腔其他部位。肿瘤往往很小（<1cm），生长缓慢，半数为恶性。大量胃泌素可刺激壁细胞增生，分泌胃酸明显增加，患者表现为难治性、顽固性、多发性溃疡。溃疡位于十二指肠球部及以下部位，甚至于空肠近端等非典型部位，并多有腹泻及消瘦。同时存在高胃酸分泌（BAO 和 MAO 均明显升高，且 BAO/MAO>60%）及高空腹血清胃泌素（>200pg/mL，常>500pg/mL）。CT 检查有助于诊断。

【病情评估】

一、病情严重度

溃疡并发消化道大出血、幽门梗阻、穿孔和癌变者，病情急危重，需要及时治疗。

二、预后

消化性溃疡由于治疗效果提高，预后远较过去为佳，死亡率显著下降。死亡主要见于高龄患者，死亡的主要原因是并发症，特别是消化道大出血。

【治疗】

治疗的目的是消除病因，缓解症状，促进愈合，防止复发和防治并发症。治疗措施包括一般治疗、药物治疗、并发症治疗、手术治疗等。

一、一般治疗

生活、饮食规律，避免过度劳累和精神紧张。戒烟酒，NSAID 药物尽可能慎用或停用。

二、药物治疗

主要包括根除 Hp、抑酸及保护胃黏膜。治疗 DU 的重点在于根除 Hp 与抑酸，GU 的治疗侧重于保护胃黏膜。

1. 抑制胃酸分泌 碱性抗酸剂（如氢氧化铝、碳酸氢钠等）中和胃酸，缓解溃疡疼痛，但对促进溃疡愈合效果不佳，故目前已很少单一使用此类药物治疗溃疡。

（1）H_2 受体拮抗剂（H_2RA） H_2RA 可以选择性竞争结合壁细胞膜上的 H_2 受体，从而抑制胃酸分泌，目前使用的有西咪替丁、雷尼替丁、法莫替丁等。

（2）质子泵抑制剂（PPI） 是通过抑制胃酸分泌关键酶，即 H^+-K^+-ATP 酶（质子泵）而发挥作用，阻断壁细胞内的 H^+ 转移至胃腔。临床使用的有奥美拉唑 20mg/d、泮托拉唑 40mg/d、雷贝拉唑 10mg/d，兰索拉唑 30mg/d、埃索美拉唑 20mg/d。

2. 根除 Hp 的治疗 见表 23-1。

表 23-1 根除 Hp 四联疗法方案

PPI（选择一种）	抗生素 1（选择一种）	抗生素 2（选择一种）	铋剂
埃索美拉唑 40mg/d	阿莫西林 1000mg/d	克拉霉素 1000mg/d	枸橼酸铋钾 440mg/d
奥美拉唑 40mg/d	四环素 1500mg/d	左氧氟沙星 500mg/d	
雷贝拉唑 20mg/d		呋喃唑酮 200mg/d	
兰索拉唑 60mg/d		甲硝唑 800mg/d	
泮托拉唑 80mg/d			
上述剂量分 2 次口服，疗程 10~14 天			

根除 Hp 不仅可以降低溃疡的复发率，而且可以缩短溃疡愈合的自然病程，改变治疗转归。对 Hp 相关性溃疡，均应抗 Hp 治疗。根除 Hp 的治疗方案目前推荐四联疗法。一种 PPI 和一种

NOTE

铋剂加上阿莫西林、克拉霉素、呋喃唑酮、甲硝唑（或替硝唑）、某些喹诺酮类（如左氧氟沙星）等抗生素中的 2 种，疗程为 10 天，可根据情况延长至 14 天。四联疗法目前被广泛应用，因其 Hp 根除率较高，被推荐为标准治疗方案。但随着 Hp 耐药增多，对不同抗生素的耐药问题不断出现。根除 Hp 治疗结束后至少 4 周后应常规复查 Hp，以判断 Hp 是否已被根除，在检查前至少停用 PPI 或铋剂 2 周，以免出现假阴性结果。

3. 保护胃黏膜药物

（1）硫糖铝 为氢氧化铝和硫酸化二糖的复合物，在酸性胃液中凝聚成糊状黏稠物，覆盖溃疡面形成保护膜，阻止 H^+ 反渗，促进黏膜再生和溃疡愈合；同时可与胃蛋白酶络合抑制该酶分解蛋白质。每天 4 次，每次 1g，三餐前 1 小时和睡前口服，4~6 周为 1 个疗程。不良反应有便秘、口干、皮疹、眩晕、嗜睡等。

（2）枸橼酸铋钾 枸橼酸铋钾在胃酸作用下形成白色氧化铋沉淀，在溃疡面形成一种铋肽复合物保护膜，抑制胃蛋白酶活性，并有较强的抗 Hp 作用。每天 4 次，每次 0.3g（含铋 110mg），分别于三餐前半小时和晚饭后 2 小时服用。服药期间会出现黑舌、黑粪，少数有恶心、呕吐、便秘、腹泻等情况。疗程不宜太长。

（3）前列腺素 E 米索前列醇具有抑制胃酸分泌、增加胃十二指肠黏膜的黏液及碳酸氢盐分泌和增加黏膜血流等作用，主要用于 NSAID 溃疡的预防，腹泻是常见的不良反应。因会引起子宫收缩，故孕妇忌用。

4. NSAID 溃疡的治疗 如病情允许应立即停用 NSAID，或改用对黏膜损伤少的 NSAID，如特异性 COX-2 抑制剂（如塞来昔布）。并选用 H_2RA 或 PPI 治疗。因 Hp 和 NSAID 是引起溃疡的两个独立因素，因此应检测 Hp 如果阳性应实施根除治疗。溃疡愈合后，如不能停用 NSAID，无论 Hp 阳性还是阴性都要继续 PPI 长疗程维持治疗，预防溃疡复发。对于发生 NSAID 溃疡并发症的高危患者，如既往有溃疡病史、高龄、同时应用抗血小板聚集药或糖皮质激素者，应常规予以抗溃疡药物预防，目前认为 PPI 预防效果较好。

三、并发症治疗

1. 急性上消化道出血 见第二十九章。

2. 急性穿孔 及早行外科手术治疗。

3. 幽门梗阻 应先积极内科治疗，措施包括：①禁食和持续胃肠减压，以解除胃潴留。②静脉输液，纠正水、电解质紊乱和代谢性碱中毒。③每晚用生理盐水洗胃并抽出胃内容物以减轻炎症及水肿。④营养状况较差者，应及时给予全胃肠外营养。⑤应用 H_2RA 或 PPI 抑制胃酸分泌。⑥应用多潘立酮、西沙必利等促胃动力药物，禁用抗胆碱能药物。⑦经 1~2 周内科积极治疗无效者，应考虑手术治疗。

4. 癌变 详见第二十四章。

四、手术介入治疗

手术介入治疗主要限于少数有并发症者，包括：①大量出血经内科治疗无效。②急性穿孔。③瘢痕性幽门梗阻。④胃溃疡癌变。⑤严格内科治疗无效的顽固性溃疡。

思考题

1. 试述消化性溃疡的常见临床表现。

2. 消化性溃疡如何诊断？

3. 哪些患者需要根除 Hp？根除 Hp 的具体方案有哪些？

第二十四章 胃 癌

胃癌（gastric cancer）是指发生于胃黏膜的恶性肿瘤。临床表现为上腹部疼痛、厌食、进行性消瘦、贫血，晚期上腹部可扪及肿块。胃癌在消化系统癌症中居第一位，居癌症病死率第三位，发病年龄以中老年为主，55~70 岁最多，发病率和病死率以男性居高，男女之比约为 2：1。

【病因和发病机制】

目前胃癌的病因尚未完全明了，可能与下列因素有关。

1. Hp 感染 流行病学显示：①Hp 高感染地区、高感染人群，大多是胃癌的高发地区和高发人群。②Hp 抗体阳性人群发生胃癌的危险性高于阴性人群。③Hp 成功诱发蒙古沙鼠胃癌实验模型，提示 Hp 感染与胃癌的发生有相关性。WHO 已将 Hp 列为人类胃癌的 I 类致癌源。Hp 导致的慢性炎症可能成为一种内源性致突变原；Hp 可促进公认的致癌物 N-亚硝基化合物的合成；Hp 本身也是硝酸盐还原菌，具有催化亚硝化作用而致癌。

2. 饮食因素 食物、饮水、食品加工、贮存或烹饪方法，均对胃癌的发生产生影响。例如，经常食用腐烂霉变食品、油炸食品、咸菜、腌制烟熏食品，摄入过多食盐，缺乏新鲜蔬菜和水果的人群，胃癌发病率较高。其发生机制可能与长期食用硝酸盐较高的食物，胃内细菌将硝酸盐还原为亚硝酸盐，再与胺结合生成致癌物质亚硝胺有关。

3. 环境因素 与胃癌的发生有密切关系。一般认为，火山岩地带、高泥炭土壤、石棉地区的居民发病率较高，这可能与水土中含硝酸盐过多、微量元素比例失调及化学污染等相关。

4. 遗传因素 胃癌有家族聚集倾向，尤其在一些青少年胃癌病例中，遗传因素的作用可能更大些。一般认为，遗传素质使易感者对致癌物质更敏感。

5. 癌前状态 包括癌前疾病和癌前病变。

（1）癌前疾病 指与胃癌相关的胃良性疾病，有发生胃癌的危险性，包括：①慢性萎缩性胃炎。②胃息肉，特别是>2cm 的广基息肉。③胃溃疡。④残胃炎，癌变常发生在毕 II 式胃切除术后 10~15 年。

（2）癌前病变 指较易转为癌组织的病理学变化，包含：①肠型化生。②异型增生。

【病理】

1. 部位 好发部位依次为胃窦、胃体、贲门。

2. 分期

（1）早期胃癌 指病变局限于黏膜及黏膜下层，无论有无淋巴结转移。

（2）进展期（中、晚期）胃癌 指癌性病变超过黏膜下层，侵及肌层（中期）、浆膜或浆膜外（晚期）。

3. 组织分类 分化良好程度依次为管状腺癌、黏液腺癌、髓样癌、弥散型癌。

4. 转移途径

（1）淋巴转移 是最早和最常见的转移方式。转移到锁骨上窝的称为 Virchow 淋巴结。

（2）血行转移 出现较晚，最常转移至肝脏，还可转移到肺、腹膜、脑、肾、肾上腺、骨和骨髓。

（3）直接蔓延 癌细胞直接蔓延至相邻器官，如食管、肝、脾、胰、横结肠、大网膜。

（4）种植转移 癌细胞侵及浆膜层脱落到腹腔，种植于肠壁或盆腔。女性卵巢受癌细胞植入呈实体性黏液癌，称为 krukenberg 瘤。

【临床表现】

一、症状

取决于肿瘤发生的部位、病理性质、病程长短及有无转移。早期可无或仅有非特异性的轻微消化不良症状，易被疏忽，待出现明显症状时多已进入晚期。

1. 上腹疼痛 是最常见的症状。早期仅为上腹部饱胀不适、隐痛，餐后明显，部分患者有明显的上腹痛。进展期胃癌可呈持续性上腹痛，且不能被抑酸剂所缓解。

2. 食欲减退 可为首发症状，胃癌晚期有厌肉食及腥味食物。

3. 恶心呕吐 胃窦癌引起幽门梗阻时可出现恶心、呕吐，呕吐物为黏液及宿食，有腐臭味。贲门癌可有吞咽困难或食物反流。

4. 呕血、黑便 部分患者可出现黑便，尤其是中晚期胃癌或溃疡型胃癌更常见。当癌瘤侵蚀大血管引起大量出血时可引起呕血和黑便。

5. 全身症状 可出现低热、疲乏无力、体重减轻、贫血、毛发脱落等。

二、体征

早期可无明显体征，当出现明显体征时多已进入中晚期。

1. 腹部肿块 为胃癌的主要体征，多位于上腹部偏右，有压痛。肿瘤转移至肝脏或卵巢时，可在相应部位触及肿块。

2. 淋巴结肿大 胃癌最易通过淋巴道转移，胃的淋巴系统与锁骨上淋巴结相连，故常在左锁骨上窝触及肿大的淋巴结。

3. 腹水 当癌细胞侵犯肝、门静脉、腹膜时，可发生血性腹水。

4. 伴癌综合征 部分胃癌可伴随发作性血栓性静脉炎、过度色素沉着、膜性肾炎、黑棘皮病、皮肌炎等，并有相应的体征。有时可在消化系统症状出现前先独立发生。

【实验室及其他检查】

1. 胃镜及活组织检查 是诊断胃癌最重要、最可靠的手段。通过胃镜，可直接观察、摄影，结合黏膜活检，可提高早期诊断的准确性。黏膜活检取材应在病灶边缘与正常组织交界处，至少取 6 块以上。

2. 超声内镜检查 将超声探头引入内镜的一种检查，具有超声波与内镜的双重检查功能，可显示胃壁各层与周围 5cm 范围内的声学结构，能清晰地观察到肿瘤浸润的范围与深度，了解有无局部淋巴结转移，还可发现向腔外生长的肿瘤。

3. X 线钡餐检查　采用气钡双重对比法、压迫法和低张造影技术，提高检查准确率，进展期胃癌 X 线钡餐诊断率可达 90%。X 线征象有充盈缺损、癌性龛影、皮革胃及胃潴留等表现。但对早期胃癌诊断率低，癌瘤直径<1cm 的小胃癌难以发现，胃底癌也易漏诊。

4. 粪便隐血试验　呈持续阳性有辅助诊断意义，可将此检查作为胃癌筛选的首选方法。

5. 血液检查　呈低色素性贫血，血沉增快，血清癌胚抗原（CEA）可出现异常。

【诊断】

主要依靠内镜结合胃黏膜活检及 X 线钡餐检查。为提高诊断率，凡 40 岁以上，特别是男性，出现不明原因的上腹部不适、食欲不振、体重明显减轻者，应警惕胃癌的可能性；尤其是原有上腹痛而近期疼痛性质及节律发生改变者，或经积极治疗而病情继续发展者，宜及早进行检查；对胃癌癌前疾病和癌前病变者，应定期复查胃镜以便尽早发现早期胃癌。

【鉴别诊断】

1. 胃溃疡　溃疡型胃癌需与良性胃溃疡鉴别。详见第二十三章。

2. 胃内其他恶性肿瘤　胃原发性淋巴瘤的症状类似胃癌，X 线钡餐及胃镜检查可见胃黏膜皱襞粗大、僵硬，单发或多发性结节，但胃蠕动存在。胃平滑肌肉瘤的 X 线钡餐检查可见边缘整齐的圆形充盈缺损，如病变发生溃疡则中央可见典型的"脐样溃疡龛影"。胃镜活组织病理检查可明确诊断。

【治疗】

一、手术治疗

外科手术切除加区域淋巴结清扫是目前唯一可能治愈胃癌的手段，除不能耐受手术或有远处转移外，皆应手术并力争根治。手术疗效取决于胃癌的分期、侵袭的深度和扩散的范围。对早期胃癌行胃部分切除术，如已有局部淋巴结转移，应同时加以清扫；即使是进展期胃癌，如无手术禁忌证或远处转移，也应尽可能手术切除，有时须做扩大根治术。已有远处转移者，一般不做胃切除，仅做姑息手术以保证消化道通畅和改善营养。

二、内镜下治疗

具有直接、有效、不良反应小等优点。通过内镜实施局部电灼、微波、激光、注射无水酒精等方法，可以杀灭癌细胞，延长生存期。对早期胃癌虽不如手术可靠，但对有多种并发症、不能耐受手术者，采用内镜下治疗也可达到治疗目的。

三、化学治疗

一般作为术前、术后辅助治疗及肿瘤播散者治疗，可达到以下目的：①缩小原发灶，提高手术切除率。②减少术中肿瘤细胞播散、种植的机会。③消灭可能残留的病灶，防止转移和复发。④通过姑息化疗以控制病情发展，延长生存期。

5-氟尿嘧啶（5-FU）是胃癌化学治疗的基础药物，其通过改进剂型的衍生物使药效倍增，如卡培他滨、S-1、优氟啶（UFD）、去氧氟尿苷（5′-DFUR）等。其他常用化疗药有奥沙利铂、紫杉类、亚叶酸钙（CF）、伊立替康（CPT-11）、表阿霉素（EPI）、阿霉素（ADM）、顺铂（DDP）、依托泊苷（VP-16）等。联合化疗疗效优于单药，化疗方案依据患者一般情况、治疗的耐受性等而决定。

四、其他治疗

放射治疗、靶向治疗均可作为胃癌的辅助治疗，后者的高效低毒特性已引起临床医师的重视，如表皮生长因子受体（EGFR）抑制剂西多昔单抗、吉非替尼、拉帕替尼等。

【预防】

由于胃癌的病因未明，故尚缺乏有效的预防方法。根据流行病学资料，减少环境污染，改善饮食习惯，多吃新鲜蔬菜、水果，戒除烟酒嗜好，避免或减少摄入可能致癌的物质，积极根治 Hp，可减少发病率。对癌前疾病和癌前病变者，应密切随访以早期发现变化，及时进行治疗。

思考题

1. 如何尽早发现早期胃癌？
2. 胃癌的病理类型与临床预后的关系如何？
3. 胃癌癌前病变和癌前疾病包括哪些？与胃癌的关系如何？

NOTE

第二十五章　溃疡性结肠炎

溃疡性结肠炎（ulcerative colitis，UC）是一种病因不明的直肠和结肠慢性非特异性炎症性疾病，病变主要累及大肠黏膜与黏膜下层。临床表现为腹泻、黏液脓血便、腹痛，病程迁延，轻重不等，常反复发作。可发生在任何年龄，以青壮年多见，亦可见于儿童或老年，男女发病率相仿。本病在欧美国家发病率较高，我国近年患病率也有所增加。

【病因和发病机制】

本病的病因和发病机制至今尚未完全明确，但多数认为与下列因素有关。

1. 免疫因素　大多数溃疡性结肠炎患者伴发结节性红斑、虹膜炎、系统性红斑狼疮、自身免疫性溶血性贫血等免疫性疾病，且用肾上腺皮质激素治疗常能奏效；在患者血清中检测出抗自身结肠上皮细胞的抗体。

2. 遗传因素　本病发病率在种族间有明显差异，白种人远高于黄种人和黑种人。患者一级亲属发病率显著高于普通人群，而患者配偶的发病率不增加。在动物中用转基因方法导入与人自身免疫病有关的 HLA-B27 基因，已成功制造出与人溃疡性结肠炎相似的模型。提示遗传因素与本病相关。

3. 感染因素　本病可能由痢疾杆菌、溶组织阿米巴或病毒、真菌所引起，病原微生物乃至食物抗原可能是其非特异性促发因素。但至今未检出与本病有恒定明确关系的病原体。

4. 精神神经因素　本病可因紧张、劳累而诱发，患者常有精神紧张和焦虑表现。由于大脑皮质活动障碍，可通过自主神经系统引起肠道运动亢进、平滑肌痉挛、肠血管收缩、组织缺氧、毛细血管通透性增加，从而使结肠黏膜发生炎症、糜烂及溃疡。

本病的发病机制可概括为，遗传易感者通过环境、外源因素等使肠黏膜受损，致敏肠道淋巴组织导致免疫调节和反馈失常，形成自身免疫反应而出现慢性、持续的炎症反应。

【病理】

病变主要位于直肠和乙状结肠，可扩展至降结肠、横结肠，甚至全结肠。病变一般局限于黏膜及黏膜下层，故少见穿孔、周围脓肿或瘘管等并发症。活动期以黏膜弥漫性、连续性溃疡糜烂为主，结肠炎症反复发作和修复过程中，常出现炎性息肉、纤维瘢痕组织形成，导致结肠缩短、结肠袋消失和肠腔缩窄等，少数可癌变。

【临床表现】

本病起病隐匿，少数急性起病。病程呈慢性过程，表现为活动期与缓解期交替出现，少数患者症状持续并逐渐加重。劳累、饮食失调、精神刺激、继发感染等可诱发或加重病情。

一、消化系统表现

1. 腹泻和黏液脓血便　是最主要的症状。黏液脓血便是本病活动期的重要表现，大便次数及便血程度可反映病情轻重。轻者每天排便 2~4 次，为软便、稀糊便，便血轻或无；重者每天 10 次以上，频繁排出稀水样便，脓血显见，甚至大量便血。病变局限在直肠者，鲜血附于粪便表面，可伴里急后重感；病变扩展至直肠以上者，血液混于粪便中。

2. 腹痛　轻者或缓解期可无腹痛，或仅有腹部不适，多位于左下腹或下腹部，也可涉及全腹，有疼痛→便意→排便→缓解的规律。如果炎症波及腹膜，或并发中毒性巨结肠，可呈持续剧烈腹痛。

3. 其他症状　重度患者可伴有食欲不振、腹胀，甚至恶心、呕吐。

4. 体征　轻、中度患者仅左下腹部轻压痛，有时可触及呈管状的乙状结肠。若出现腹肌紧张、反跳痛、肠鸣音减弱等征象，应警惕结肠扩张、肠穿孔等并发症发生。

二、全身表现

活动期可有发热，重度常出现高热；病情持续活动或重度患者常伴有衰弱、消瘦、贫血、低蛋白血症、脱水、电解质紊乱等表现。尤易发生低血钾。

三、肠外表现

可伴有多种肠外表现，如关节炎、结节性红斑、虹膜炎、骶髂关节炎、强直性脊柱炎、坏疽性脓皮病、口腔复发性溃疡等，有些表现可随结肠炎控制而缓解或消失。

【并发症】

1. 中毒性巨结肠　多见于重度患者。因广泛而严重的结肠炎症侵及肌层及肌间神经，使肠壁张力低下，结肠蠕动消失，大量肠内容物和气体积聚，从而导致急性结肠扩张，其中以横结肠最为严重。低钾、钡灌肠、抗胆碱能药物、吗啡制剂等是其诱发因素。临床表现为病情迅速恶化，中毒症状明显，出现鼓肠、腹部压痛、肠鸣音消失；有脱水和电解质紊乱。血常规示白细胞计数明显升高，X 线腹部平片可见结肠扩大、结肠袋消失。易引起急性肠穿孔，预后差，病死率高。

2. 其他　可并发癌变、肠道大出血、肠穿孔、肠梗阻、瘘管及肛周脓肿等。

【实验室及其他检查】

1. 血液检查　血红蛋白有不同程度下降，为小细胞低色素性贫血。血沉增快和 C 反应蛋白增高，是活动期的标志。同时白细胞计数及中性粒细胞也增高。严重者血清白蛋白降低，电解质紊乱（尤以低钾最明显），凝血酶原时间延长。

2. 粪便检查　包括常规及病原学检查，后者是本病诊断和鉴别诊断的重要内容。肉眼可见黏液脓血便，镜检见红细胞、白细胞和巨噬细胞。至少连续 3 次粪便培养致病菌阴性。病原学应包括常规致病菌和特殊细菌培养，同时从粪便中查找阿米巴滋养体及包囊；做粪便血吸虫集卵和孵化，以排除相关感染性结肠炎。

3. 结肠镜检查　是确诊本病的主要方法，可直接观察肠黏膜变化，准确了解病变范围及分期。内镜下特征为，肠黏膜普遍充血、水肿，表面粗糙呈细颗粒状；结肠袋变浅、变钝或消失，黏膜血管模糊、质脆、易出血；重者可见弥漫性糜烂、多发性浅溃疡和隐窝脓肿；慢性病变可见假息肉及黏膜桥形成。镜下可行黏膜活组织检查。

4. 其他检查 无条件行结肠镜检查或检查遇肠腔狭窄镜端无法通过时，可应用钡剂灌肠检查、CT 或 MRI 显示结肠镜检查未及部位。钡剂灌肠主要征象为：①黏膜粗乱和（或）颗粒样改变。②肠管边缘呈锯齿状或毛刺样改变，肠壁有多发性小充盈缺损。③肠管短缩，袋囊消失呈铅管样。重度患者不宜做钡灌肠，以免诱发中毒性巨结肠或引发穿孔。

【诊断】

本病诊断缺乏金标准，主要结合临床、内镜和组织病理学表现进行综合分析，在排除感染性和其他非感染性结肠炎的基础上做出诊断。

主要诊断依据为：慢性持续性腹泻、黏液脓血便、腹痛，有不同程度全身症状，有反复发作的趋势；多次粪检无病原体发现；结肠镜及 X 线钡灌肠检查显示结肠炎病变。完整诊断应包括临床类型、严重程度、病变范围、病情分期及并发症。

【鉴别诊断】

1. 慢性菌痢 伴黏液脓血便的 UC 需与慢性菌痢鉴别。患者常有急性菌痢病史，粪便可培养分离出痢疾杆菌，结肠镜检取其脓性分泌物培养阳性率更高，抗菌药物治疗有效。

2. 阿米巴痢疾 病变主要侵犯近端结肠，溃疡较深，其边缘为潜行性，溃疡之间的黏膜多为正常，粪便检查或通过结肠镜取溃疡渗出物于显微镜下可找到溶组织阿米巴滋养体或包囊，抗阿米巴治疗有效。

3. 大肠癌 中年以上便血患者需除外大肠癌。直肠指检可触及肿块，结肠镜及钡剂灌肠检查对鉴别诊断有价值。但要注意与溃疡性结肠炎癌变鉴别。

4. 血吸虫病 有疫水接触史，常伴肝脾肿大，粪便镜检可发现血吸虫卵，毛蚴孵化试验阳性，结肠镜下可见黏膜下黄色颗粒，活检黏膜可发现血吸虫卵。

5. 克罗恩病 病变常累及回肠末端及其邻近结肠，常呈节段性或跳跃式分布，临床表现为右下腹或脐周疼痛，排便后可缓解；有腹泻，但脓血便少见；病变处常可触及包块；易形成瘘管；结肠镜检查可见非连续性的纵行溃疡，溃疡周围黏膜正常或呈鹅卵石样改变；活检病变肠壁可见黏膜固有层有非干酪性肉芽肿及大量淋巴细胞聚集。

6. 肠易激综合征 粪便中有黏液但无脓血，粪便镜检正常或仅见少许白细胞，结肠镜检无器质性病变。精神紧张可诱发或使症状加重。

此外，还应与肠结核、沙门菌结肠炎、抗菌药物相关性肠炎、真菌性肠炎、缺血性肠炎、放射性肠炎、结肠息肉、结肠憩室炎、白塞病等鉴别。

【病情评估】

一、临床类型

本病分为初发型和慢性复发型：①初发型：指无既往病史而首次发病。②慢性复发型：指临床缓解期再次出现症状，临床最多见。

二、分期

本病分为活动期和缓解期。

三、严重程度

活动期按严重程度分为轻、中、重度。①轻度：腹泻每天<4次，为黏液便，便血轻或无，一般情况好，无发热，血沉正常。②中度：介于轻、重型之间。③重度：腹泻每天≥6次，多为明显黏液脓血便，发热（体温>37.8℃），脉搏>90次/分，血红蛋白<100g/L，血沉>30mm/h，一般情况较差。

【治疗】

本病以内科治疗为主，以达到控制急性发作，缓解症状，防治并发症，减少复发的目的。

一、一般治疗

活动期应注意充分休息，给予流质饮食；严重者暂禁食，予胃肠外营养；病情缓解后可改为易消化、少渣的饮食；减少脂肪摄入，补充足够热量，避免生冷和刺激性食物。加强支持治疗，贫血者可输血，低蛋白血症者输入血清白蛋白；及时纠正水、电解质紊乱。腹痛、腹泻者注意慎用止泻药、抗胆碱能药物、阿片制剂、NSAID等，以免诱发结肠扩张。

二、药物治疗

1. 氨基水杨酸制剂　为治疗轻度和中度UC的主要药物，包括传统的柳氮磺吡啶（SASP）和其他各种不同类型的5-氨基水杨酸（5-ASA）制剂。不良反应有恶心、呕吐、食欲减退、皮疹、精子数量减少及形态异常、白细胞减少、再生障碍性贫血及溶血反应等，故用药期间应定期复查血象。5-ASA的特殊制剂美沙拉嗪、奥沙拉嗪、巴柳氮等，能到达远端回肠和结肠发挥作用，疗效与SASP相仿，不良反应明显减少，但价格昂贵。如病变局限于直肠，可用SASP或5-ASA灌肠，也可使用栓剂。

2. 糖皮质激素　作用机制为非特异性抗炎和抑制免疫反应。适用于重度UC或氨基水杨酸制剂治疗无效的轻、中度患者，尤其是病变较广泛者。一般用泼尼松40~60mg/d，重度患者先用甲泼尼龙40~60mg/d，或氢化可的松300~400mg/d静脉滴注，1周后改为口服泼尼松60mg/d，症状缓解后开始逐渐缓慢减量至停药。病变局限在直肠和乙状结肠者，可用琥珀酸氢化可的松（忌用酒石酸制剂）100~200mg或地塞米松10mg加生理盐水100mL保留灌肠，每晚1次；也可使用布地奈德泡沫剂每次2mg，每天1~2次保留灌肠。

3. 免疫抑制剂　糖皮质激素无效或依赖者，可试用硫唑嘌呤（AZA）或6-巯基嘌呤（6-MP）。临床常将氨基水杨酸制剂与硫唑嘌呤类药物合用，但氨基水杨酸制剂会增加硫唑嘌呤类药物骨髓抑制的毒性，应特别注意。近年来应用CsA，也可获得良好疗效。

三、手术治疗

大出血、穿孔、癌变及高度疑为癌变是外科手术治疗的绝对指征；积极内科治疗无效的重度 UC，尤其是合并中毒性巨结肠内科治疗无效者宜更早行外科干预；内科治疗效果不佳和（或）药物不良反应已严重影响生活质量者，可考虑外科手术。

【预防】

初发型应治疗彻底，以免反复发作。平时应注意饮食卫生，生活规律，减少过敏食物及损伤肠道药物的摄入，减少精神负担和精神创伤，避免感染性疾病的发生。

思考题

1. 溃疡性结肠炎应与哪些炎症性肠病鉴别？试述其同异点。
2. 试述溃疡性结肠炎的药物治疗原则。

第二十六章　肝硬化

肝硬化（hepatic cirrhosis）是由各种病因长期损害肝脏所引起的，以肝组织弥漫性纤维化、假小叶和再生结节形成为特征的慢性肝病。临床主要表现为肝功能减退和门静脉高压，晚期可出现多种严重并发症。肝硬化是我国消化系统常见病，发病高峰年龄在 35~48 岁，男性明显多于女性，并发症的死亡率高。

【病因和发病机制】

一、病因

1. 病毒性肝炎　是我国肝硬化最常见的原因，主要为慢性乙型、丙型和丁型病毒性肝炎演变而来。甲型和戊型病毒性肝炎一般不发展为肝硬化。

2. 慢性酒精中毒　是欧美国家肝硬化最常见的原因。乙醇及其中间代谢产物（乙醛）对肝脏的毒性作用，可引起酒精性肝炎和脂肪肝，继而发展为肝硬化。

3. 胆汁淤积　肝外胆管梗阻或肝内胆汁淤积持续存在时，由于高浓度的胆酸和胆红素对肝细胞的毒性作用，可引起原发性或继发性胆汁性肝硬化。

4. 循环障碍　慢性充血性心力衰竭、缩窄性心包炎、肝静脉和（或）下腔静脉阻塞等，可使肝脏长期淤血、缺氧、坏死，最终形成淤血性（心源性）肝硬化。

5. 非酒精性脂肪性肝炎　也是肝硬化的一个常见病因，如代谢综合征、药物等原因导致肝细胞脂肪变性和坏死，形成脂肪性肝炎，发展成肝硬化。

6. 其他　寄生虫（血吸虫、华支睾吸虫、疟原虫等）、营养不良（慢性炎症性肠病、长期食物中缺乏蛋白质或维生素等）、工业毒物或药物（四氯化碳、砷、甲基多巴、四环素等）、遗传和代谢性疾病（肝豆状核变性、血色病、半乳糖血症、酪氨酸代谢紊乱症等）、自身免疫性肝炎等，均可引起肝组织纤维化，最终形成肝硬化。约 10% 的肝硬化病因未能明确，称为隐源性肝硬化。

二、发病机制

上述各种有害因素引起广泛的肝细胞变性、坏死及肝小叶纤维支架塌陷，残存肝细胞不沿原支架排列再生，形成不规则的再生结节；汇管区大量纤维组织增生形成纤维隔，包绕再生结节或将残留肝小叶重新分割，形成假小叶；纤维隔血管交通吻合支的出现和再生结节压迫及弥漫增生的纤维组织牵拉门静脉、肝静脉分支，均可造成肝内血循环的紊乱。一方面引起肝细胞缺氧和营养障碍，加重肝细胞坏死；另一方面使流入肝血窦的门静脉血发生淤积及窦后肝静脉流出道受阻，从而导致门静脉高压。

【病理】

在大体形态上，肝脏早期肿大，晚期明显缩小，质地变硬，表面弥漫性分布大小不均的结节和塌陷区。

在组织学上，正常肝小叶结构破坏，被假小叶所取代。假小叶的肝细胞索排列紊乱，中央静脉缺如、偏位或内含二三个中央静脉；假小叶内肝细胞常出现不同程度的变性和坏死，汇管区因结缔组织增生而明显增宽，并可见不同程度的炎症细胞浸润。

根据结节形态将肝硬化分为3型：①小结节性肝硬化：结节大小较一致，直径在3~5mm，最大不超过1cm。②大结节性肝硬化：结节粗大不均，直径在1~3cm，最大可达5cm。③大小结节混合性肝硬化：肝内同时存在大、小结节两种病理形态。

【临床表现】

本病起病隐匿，病程发展缓慢，可潜伏3~5年或更长，患者在相当长的时期内症状轻微，少数重症肝炎者3~6个月便可发展为肝硬化。临床上将肝硬化分成肝功能代偿期和失代偿期，但两期界限很难截然分开。

一、代偿期

症状较轻，往往缺乏特异性。食欲减退和乏力为早期突出表现，还可伴有恶心、腹胀、上腹不适或隐痛、轻微腹泻等，多呈间歇性出现，过度疲劳可诱发，休息或治疗可缓解。肝脏轻度肿大，质地偏硬，无或有轻度压痛。肝功能检查多数正常或轻度异常。

二、失代偿期

（一）肝功能减退的表现

1. 全身表现　一般状况较差，精神萎靡，消瘦，乏力，皮肤干枯，面色晦暗无光泽，伴色素沉着（肝病面容），可有夜盲、浮肿、舌炎、不规则低热等。

2. 消化道症状　食欲不振甚至厌食，多有上腹部饱胀不适、恶心、呕吐，易腹泻。上述症状与肝硬化门静脉高压时胃肠道淤血水肿、消化吸收不良和肠道菌群失调等有关。常伴有不同程度的肝细胞性黄疸。

3. 出血倾向和贫血　患者常有牙龈出血、鼻出血、皮肤黏膜出血点或紫癜，女性可有月经过多。出血与凝血因子合成减少、脾功能亢进、毛细血管脆性增加等因素有关。肠道吸收障碍、脾功能亢进及出血等可引起不同程度的贫血。

4. 内分泌失调　肝功能减退时对雌激素、醛固酮和抗利尿激素的灭活作用减弱，引起这些激素在体内蓄积。雌激素增多，通过负反馈机制抑制腺垂体的分泌功能，从而影响垂体-性腺轴、垂体-肾上腺皮质轴的功能，致雄激素、糖皮质激素减少。雌、雄激素平衡失调，表现为男性性欲减退、睾丸萎缩、毛发脱落、乳房发育，女性月经失调、闭经、不孕等；可出现肝掌、蜘蛛痣。糖皮质激素分泌减少，可引起皮肤色素沉着，尤其是面部黝黑。继发性醛固酮和抗利尿激素增多，导致钠、水潴留，引起尿量减少、水肿和腹水。

（二）门静脉高压症

1. 脾肿大　脾脏因长期淤血而肿大，多呈轻、中度肿大，部分可达脐下。上消化道大出血时，脾脏可短暂缩小。晚期常继发脾功能亢进，引起白细胞、血小板和红细胞计数减少。若合并脾周围炎、脾静脉栓塞时可有左上腹疼痛。

2. 侧支循环的建立和开放　是门静脉高压症的特征性表现。当门静脉压力增高>10mmHg时，消化器官和脾脏回心血液流经肝脏受阻，为减少淤血，门静脉系与腔静脉系之间的交通支大量开放并扩张为曲张的静脉（图26-1）。主要有3支重要的侧支循环开放：①食管和胃底静脉曲张。②腹壁和脐周静脉曲张。③痔静脉扩张。

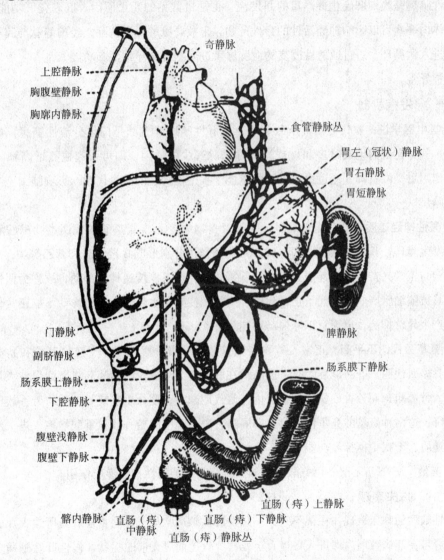

图26-1　门静脉回流受阻时，侧支循环血流方向示意图

3. 腹水　为肝硬化失代偿期最突出的体征之一。腹水一般发展缓慢，上消化道大出血、感染等因素可促使腹水迅速增长。腹水出现前常有腹胀，中等以上腹水常伴下肢浮肿；大量腹水时腹部膨隆，状如蛙腹，可出现脐疝；显著抬高的横膈可引起端坐呼吸。腹水形成与门静脉压力增高、低白蛋白血症、肝淋巴液生成过多、继发性醛固酮增多、抗利尿激素增多及有效循环血容量不足有关。部分患者同时伴有胸水，多见于右侧。

NOTE

【并发症】

一、上消化道出血

上消化道出血是肝硬化最常见的并发症，表现为呕血与黑便。大量出血可引起失血性休克或诱发肝性脑病。出血多为食管-胃底静脉曲张破裂，部分为并发消化性溃疡、急性胃黏膜糜烂引起。

二、肝性脑病

肝性脑病是晚期肝硬化最严重的并发症，也是最常见的死亡原因。肝硬化肝功能衰竭时，肠道和体内一些可以影响神经活性的毒性产物，未被肝脏解毒和清除，经门静脉与腔静脉间的交通支进入体循环，透过通透性改变的血脑屏障进入脑部，导致大脑功能紊乱，主要表现为神经和精神异常。

（一）发病机制

1. 氨中毒学说　氨代谢紊乱所致氨中毒是肝性脑病（尤其是门体分流性脑病）的重要发病机制。若存在氨的生成过多和（或）代谢清除过少的诱因，即可引起血氨增高和（或）对氨毒性作用耐受性下降，通过血脑屏障的氨能干扰中枢神经的能量代谢，影响脑细胞功能而发生肝性脑病。

2. 假性神经递质　肝功能衰竭时，肝脏对食物中芳香族氨基酸的代谢产物酪胺和苯乙胺的清除发生障碍，其进入脑组织内，经 β 羟化酶作用分别形成 β 羟乙胺和苯乙醇胺，后两者的化学结构与正常兴奋性神经递质去甲肾上腺素相似，但不能传递神经冲动，故称为假性神经递质。当其被脑细胞摄取并取代了正常递质，则神经传导发生障碍，兴奋冲动不能正常传至大脑皮质而产生异常抑制，出现意识障碍与昏迷。

3. 氨基酸代谢不平衡　正常人芳香族氨基酸在肝脏分解代谢，支链氨基酸在胰岛素作用下进入骨骼肌代谢。肝功能衰竭时，胰岛素在肝内的灭活减少，高胰岛素血症促使大量支链氨基酸进入骨骼肌，而芳香族氨基酸在肝内分解代谢减少，使血中支链氨基酸与芳香族氨基酸的比值下降，这两种氨基酸竞争性通过血脑屏障，进入脑中的芳香族氨基酸增多，进一步形成假性神经递质，干扰中枢神经功能。

4. 其他　γ-氨基丁酸、色氨酸、硫醇类等都具有抑制性神经递质作用。

（二）临床表现

肝性脑病的临床表现往往很不一致。急性肝性脑病常见于急性重症肝炎所致大片肝细胞坏死，患者可在起病数周内即进入昏迷直至死亡，昏迷前可无前驱症状。慢性肝性脑病多由门体分流和慢性肝功能衰竭所致，突出表现为慢性反复发作性木僵与昏迷，多见于肝硬化门体分流术后患者。

上消化道出血、高蛋白饮食、大量放腹水、排钾利尿、感染、呕吐、腹泻或便秘、手术麻醉、低血糖等均可诱发肝性脑病。

临床将肝性脑病分为 4 期。

一期（前驱期）：出现轻度性格改变和行为失常，可有扑翼样震颤，脑电图多数正常。

二期（昏迷前期）：一期症状加重，出现意识错乱，睡眠障碍，行为失常，肌张力增加，腱反射亢进，锥体束征阳性，扑翼样震颤存在，脑电图有特征性异常改变。

三期（昏睡期）：以昏睡和精神错乱为主要表现，各种神经体征持续或加重。扑翼样震颤仍可引出，脑电图有异常波形。

四期（昏迷期）：神志完全丧失，不能唤醒。由于患者处于昏迷状态，无法引出扑翼样震颤，脑电图明显异常。

三、肝肾综合征

表现为自发性少尿或无尿、氮质血症、稀释性低钠血症和低尿钠，系因失代偿期肝硬化出现大量腹水时，有效循环血容量减少，肾血流量减少，肾内血流重新分布等所致。

四、感染

肝硬化患者抵抗力低下，加之门体静脉间侧支循环建立，增加了肠道病原微生物进入人体的机会，被称为肠道细菌移居，故易并发各种感染。如自发性腹膜炎、肺炎、胆道感染、结核性腹膜炎等。自发性腹膜炎多为革兰阴性杆菌引起，表现为发热，腹痛，腹部压痛和反跳痛，腹水迅速增长，严重者引发脓毒性休克。少数患者可无腹痛和发热，表现为肝功能恶化或顽固性腹水，易被漏诊。

五、原发性肝癌

详见第二十七章。

六、其他

电解质和酸碱平衡紊乱、肝肺综合征、门静脉血栓形成、门脉高压性胃病等。

【实验室及其他检查】

1. 肝功能试验　肝硬化代偿期肝功能多为正常或轻度异常，失代偿期则多有较全面的损害。血清白蛋白降低、球蛋白增高，白蛋白与球蛋白比例降低或倒置；血清蛋白电泳中，γ球蛋白增高；血清 ALT 与 AST 增高；凝血酶原时间在失代偿期有不同程度延长；血清胆红素有不同程度增高；血清Ⅲ型前胶原肽（PⅢP）、透明质酸、层黏连蛋白等肝纤维化指标可显著增高。

2. 影像学检查　食管吞钡 X 线检查显示虫蚀样或蚯蚓状充盈缺损及纵行黏膜皱襞增宽，提示食管静脉曲张；胃底静脉曲张时，可见菊花样充盈缺损。应用超声检查可测量肝、脾、门静脉主干及脾静脉，显示肝硬化及门腔侧支开放状况，发现腹膜腔积液并估计腹水量。CT 和 MRI 可显示肝叶比例失调，右叶萎缩，左叶增大，肝表面不规则，脾大，腹水等。

3. 腹水检查　一般为淡黄色的漏出液，如并发自发性腹膜炎，腹水可呈渗出液性质或介于漏出液和渗出液之间。若腹水呈血性，应高度怀疑癌变，需做细胞学检查。

4. 免疫学检查　细胞免疫功能减退，体液免疫检查可见 IgG 升高，可出现非特异性自身抗体，如抗核抗体、抗平滑肌抗体等。肝炎病毒标记物阳性者，提示病因为相应的病毒性肝炎。肝细胞严重损害时甲胎蛋白（AFP）可升高，若持续明显升高，应怀疑有合并肝癌的可能。

5. 内镜检查　胃镜可直接观察静脉曲张的程度与范围；并发上消化道出血时，可判明出血部位和病因,并进行止血治疗。腹腔镜能窥视肝外形、表面、色泽、边缘及脾脏等改变,在直视下还可做穿刺活组织检查,其诊断准确性优于盲目性肝穿刺。

6. 肝穿刺活检　是确诊代偿期肝硬化的唯一方法。若见假小叶形成即可确诊。

【诊断】

早期肝硬化的诊断较为困难,对于病毒性肝炎、长期饮酒等患者,必须严密随访观察,必要时做肝活检以早期诊断。肝功能失代偿期的肝硬化,有肝功能损害和门脉高压的临床表现,配合实验室和其他检查能确诊。

【鉴别诊断】

1. 肝肿大　与慢性肝炎、原发性肝癌、脂肪肝或血吸虫病等鉴别。
2. 脾肿大　与慢性粒细胞性白血病、特发性门脉高压症或疟疾等鉴别。
3. 上消化道出血　与消化性溃疡、胃癌或糜烂性胃炎等鉴别。
4. 腹水　与充血性心力衰竭、结核性腹膜炎、慢性肾小球肾炎或腹膜肿瘤等鉴别。

【病情评估】

对肝硬化患者,临床常采用 Child-Pugh 分级(表 26-1)来评估其肝脏储备功能,并有助于判断预后,指导治疗方案的选择。

表 26-1　肝硬化患者 Child-pugh 分级标准

项目	分数		
	1	2	3
肝性脑病(期)	无	Ⅰ~Ⅱ	Ⅲ~Ⅳ
腹水	无	轻度,易消退	中度,难消退
胆红素(μmol/L)	<34	34~51	>51
白蛋白(g/L)	>35	28~35	<28
凝血酶原时间延长(秒)	<4	4~6	>6

注:根据 5 项的总分判断分级,A 级 5~6 分,B 级 7~9 分,C 级≥10 分。

【治疗】

目前无特效治疗方法。关键在于早期诊断,针对病因及时处置,加强一般治疗,防止或延缓病情进展。对已进入失代偿期的患者主要采取对症治疗,改善肝功能和抢救危急的并发症。

一、一般治疗

1. 病因治疗　积极治疗病因,阻止其继续损害肝脏。
2. 休息　肝功能代偿期患者可参加一般轻工作,注意劳逸结合,避免过劳;失代偿期或出现并发症者,需卧床休息。
3. 饮食　宜进食高热量、高蛋白、足量维生素、低脂肪及易消化的食物,避免进食粗糙、坚硬的食物。有腹水者,应低盐饮食。有肝性脑病先兆者应限制或禁食蛋白,慎用巴比妥类镇静药，禁酒，禁用损害肝脏的药物。

4. 营养支持疗法　对病情重、进食少、营养状况差者，可适当通过静脉补充营养，纠正水、电解质紊乱，必要时输注白蛋白或血浆。

二、药物治疗

1. 保护肝细胞的药物　用于转氨酶及胆红素升高的肝硬化患者。

（1）促进胆汁排泄及保护肝细胞　如熊去氧胆酸、谷胱甘肽、水飞蓟素、复方甘草酸苷等。

（2）维生素类　B族维生素有防止脂肪肝和保护肝细胞的作用，如复合维生素 B 制剂等；维生素 C 有促进代谢和解毒的作用；维生素 E 有抗氧化和保护肝细胞作用；维生素 K 可在凝血障碍时应用；慢性营养不良者，可适当补充维生素 B_{12} 和叶酸。

2. 抗肝纤维化药物　目前尚无特效药物。

三、腹水的治疗

1. 限制水和钠的摄入　卧床休息结合限钠饮食是腹水治疗的基础，有自发性利尿、促进腹水消退的疗效。一般限制食盐量（<5g/d），如有稀释性低钠血症，应限制液体摄入。

2. 利尿　由于肝硬化患者有继发性醛固酮增多，故首选醛固酮拮抗剂螺内酯。螺内酯为潴钾利尿剂，单独使用可致高钾血症，还可出现男性乳房发育。目前多主张螺内酯与排钾利尿剂呋塞米联合应用，可减少电解质紊乱，并有协同利尿作用。两者用药比例为 100mg：40mg。宜从小剂量开始使用，以免诱发肝性脑病、肝肾综合征和电解质紊乱等。用药剂量以每天体重减轻不超过 0.5kg 为宜。

3. 提高血浆胶体渗透压　对改善机体状况，恢复肝功能和促进腹水消退非常有利。可定期、少量、多次静脉输注白蛋白、血浆或新鲜血。

4. 放腹水疗法　仅限用于利尿剂治疗无效，或由于大量腹水引起呼吸困难者。大量放腹水时（5~6L），同时每放 1L 腹水补充白蛋白 6~8g，此法治疗难治性腹水比应用大剂量利尿剂疗效好，且不良反应也少。

5. 其他

（1）自身腹水浓缩回输术　适用于低蛋白血症的大量腹水，对利尿剂无反应的难治性腹水及大量腹水需迅速消除者（如紧急手术前准备）。但感染性或癌性腹水、严重心肺功能不全、凝血功能明显障碍、上消化道活动性出血者，不宜应用此疗法。

（2）介入及外科手术　如经颈静脉肝内门-体分流术、腹腔-颈内静脉分流术、胸导管颈内静脉吻合术、脾切除术等，可有效降低门静脉高压，治疗难治性腹水，消除脾功能亢进。

四、并发症治疗

（一）上消化道出血

见第二十九章。

（二）肝性脑病

1. 去除诱因　及时控制上消化道出血和感染；避免大量利尿和放腹水；禁用巴比妥类、

苯二氮䓬类镇静剂；对躁狂者，可试用异丙嗪、扑尔敏等抗组胺药代替镇静剂；迅速纠正水、电解质和酸碱平衡失调。

2. 减少肠道氨的生成和吸收

（1）饮食　限制蛋白质摄入，以碳水化合物为主要食物，保证每天足够热量和足量维生素。病情改善后，逐日增加蛋白质的供给量，可先供给植物性蛋白质。

（2）灌肠或导泻　口服或鼻饲25%硫酸镁导泻，或用生理盐水加食醋配制成弱酸性溶液灌肠，以促进肠内积食、积血或其他含氮物质的排出，减少氨的产生和吸收。乳果糖口服后在结肠内被细菌分解为乳酸和乙酸，既可酸化肠道，减少氨的形成和吸收，又有轻泻作用，有利于肠内含氮物质的排出，对肝性脑病有确切疗效。一般用量以调整至患者每天2~3次软便为度。口服乳梨醇也有相同疗效。

（3）调整肠道内环境　口服抗生素可抑制肠道细菌生长，减少氨的生成，与乳果糖合用有协同作用。口服粪肠球菌、乳酸杆菌、双歧杆菌等不产尿素酶的有益菌，可抑制有害菌的生长，减少氨的生成，并有酸化肠道作用，对防止氨和有害物质吸收也有一定疗效。

3. 降低血氨药物

（1）谷氨酸盐　可与氨结合而形成谷氨酰胺，从而降低血氨。常用谷氨酸钠或谷氨酸钾加入葡萄糖溶液中静脉滴注，可根据血钾、血钠水平选用钾盐或钠盐及调整使用比例。该药呈碱性，故碱血症者不宜选用。

（2）精氨酸　可促进鸟氨酸循环而降低血氨。该药呈酸性，适用于伴有碱中毒者。

（3）鸟氨酸、门冬氨酸、鸟氨酸-α-酮戊二酸　均能促进体内的尿素合成而降低血氨。

4. 纠正氨基酸代谢紊乱　应用支链氨基酸，有利于纠正氨基酸代谢不平衡，减少假神经递质的形成，同时有助于改善患者的氮平衡。

5. 人工肝　通过血浆置换、血液灌流等方法，可清除血氨和其他毒性物质，对急、慢性肝性脑病有一定疗效。

五、肝移植术

对于各种不可逆的终末期肝病，肝移植是一种公认有效的方法。

【预防】

病毒性肝炎的防治是我国预防本病的关键。严格筛选献血者，对乙型肝炎易感者应加强疫苗接种，防止通过血液传播肝炎病毒。慢性肝病患者应注意劳逸结合，合理营养，慎用有损于肝脏的药物，定期检测肝功能。

思考题

1. 如何根据肝硬化腹水产生机理选择治疗方案？
2. 试述肝功能失代偿期内分泌失调的表现及产生机理。
3. 肝性脑病诱因有哪些？与发病机制的关系如何？

第二十七章　原发性肝癌

原发性肝癌（primary carcinoma of the liver）是指发生于肝细胞或肝内胆管细胞的恶性肿瘤。临床表现为肝区疼痛、进行性肝肿大、食欲减退、消瘦、黄疸等。肝癌为我国常见恶性肿瘤之一，病死率高，在消化系统恶性肿瘤中居第三位，仅次于胃癌和食管癌，高发于东南沿海地区。平均发病年龄因地理位置而异，以40~49岁最多，男女之比为（2~4）∶1。

【病因和发病机制】

目前本病病因和发病机制尚未完全阐明，可能与下列多种因素有关。

1. 病毒性肝炎　乙型肝炎病毒（HBV）及丙型肝炎病毒（HCV）与肝癌发生有明显相关性。HBV感染是我国肝癌的主要发病因素，HCV抗体阳性者患肝癌的危险性较阴性者高15~20倍。

2. 黄曲霉毒素　黄曲霉毒素B_1与肝癌有密切关系，是已知最强的致癌物。流行病学调查显示，粮油、食品受黄曲霉毒素B_1污染严重的地区，肝癌发病率高；动物实验发现，被黄曲霉菌污染的霉玉米和霉花生能导致肝癌。

3. 肝硬化　肝硬化与肝癌密切相关。病理检查显示，50%~90%的原发性肝癌合并有肝硬化，多为乙型、丙型病毒性肝炎所导致的结节性肝硬化。酒精性肝硬化也可引发肝癌。

4. 其他　可疑致癌因素有：①乙醇中毒。②亚硝胺类。③有机氯类。④偶氮芥类。⑤华支睾吸虫感染可刺激胆管上皮增生而产生胆管细胞癌。⑥池塘中生长的蓝绿藻产生的藻类毒素，可污染水源，也可能与肝癌发生有关。

【病理】

一、分型

1. 大体形态分型

（1）块状型　最多见，直径≥5cm；若≥10cm称为巨块型。可呈单个、多个或融合成块，多为圆形，质硬，呈膨胀性生长，易引发肝破裂。

（2）结节型　为大小和数量不等的癌结节，直径一般<5cm，常伴有肝硬化。

（3）弥漫型　最少见，可见有米粒至黄豆大小的癌结节弥散分布于整个肝脏，与肝硬化结节常难以区别，患者常因肝功能衰竭而死亡。

（4）小癌型　直径<3cm的孤立癌结节，或相邻两个癌结节直径之和<3cm者称为小肝癌。患者一般无明显临床症状，AFP可阳性，肿瘤切除后可恢复正常。

2. 组织学分型

（1）肝细胞型　癌细胞由肝细胞发展而来，此型约占肝癌的90%。

（2）胆管细胞型　由胆管细胞发展而来，此型少见。

（3）混合型　上述二型同时存在，或呈过渡形态，此型最少见。

二、转移途径

1. 血行转移　分为肝内转移和肝外转移。肝内转移发生最早、最常见，可侵犯门静脉分支并形成癌栓，脱落后在肝内引起多发性转移灶，门静脉主干瘤栓阻塞可引起门静脉高压和顽固性腹水。肝外转移最常见部位为肺，还可累及肾上腺、骨、肾、脑等器官。

2. 淋巴转移　转移至肝门淋巴结最多，也可转移到主动脉旁、脾、胰及锁骨上淋巴结。

3. 种植转移　发生率低。种植于腹膜者可形成血性腹水；种植于女性盆腔时，可形成卵巢较大肿块。

【临床表现】

本病起病隐匿，早期症状常不明显，经 AFP 普查检出的早期病例可无任何症状和体征，称为亚临床肝癌。因出现症状而自行就诊者多数已属中晚期。

1. 肝区疼痛　最常见，半数以上患者有肝区持续性钝痛或胀痛，这是由癌肿快速生长使肝包膜被牵拉所致。如肿瘤生长缓慢也可无疼痛或仅有轻微钝痛。疼痛部位与肿瘤位置相关，肝右叶肿瘤可致右季肋部疼痛；肝左叶肿瘤易误诊为胃疼；侵犯膈肌时疼痛可放射至右肩背；癌肿向后生长可致右腰疼痛。当肝表面的癌结节破裂时，血液及癌组织流入腹腔，可引起剧烈腹痛和腹膜刺激征。

2. 进行性肝肿大　为中晚期肝癌的主要体征。肝脏质地坚硬，表面凹凸不平呈结节状，边缘不规则，常伴有不同程度的压痛。

3. 黄疸　一般出现在晚期，可为广泛癌肿浸润引起的肝细胞性黄疸，或因肿瘤压迫胆管或侵犯肝内胆管引起的阻塞性黄疸。

4. 恶性肿瘤的全身表现　进行性消瘦、食欲减退、乏力、发热、牙龈出血、营养不良和恶病质。也可出现自发性低血糖症、红细胞增多症等伴癌综合征。

5. 转移灶表现　可因转移部位不同而异。肺转移可引起咳嗽、咳血、呼吸困难；胸腔转移可出现血性胸水；骨骼或脊柱转移可有局部疼痛或神经受压症状；脊神经损害时可引起截瘫；颅内转移可出现相应的定位症状和体征，颅内高压可导致脑疝而突然死亡。

【并发症】

1. 肝性脑病　常出现在肝癌终末期，约占肝癌死亡原因的1/3。

2. 上消化道出血　约15%的肝癌患者死于原有的肝硬化或门静脉、肝静脉癌栓所致的食管-胃底静脉曲张破裂出血；胃肠黏膜糜烂、凝血功能障碍等也可引起上消化道出血。

3. 肝癌结节破裂出血　发生率为9%~14%，破裂可限于包膜下，或破入腹腔，引起相应的临床表现。

【实验室及其他检查】

1. 肿瘤标志物检测

（1）甲胎蛋白（AFP） 是当前诊断肝细胞癌最特异的标志物，已广泛用于肝细胞癌的普查、诊断、疗效判断和预测复发。正常人血清中含微量 AFP（$<20\mu g/L$），孕妇、新生儿及睾丸或卵巢生殖腺胚胎瘤患者也可升高。诊断肝细胞癌标准为：①AFP$>500\mu g/L$ 持续 4 周。②AFP由低浓度逐渐升高不降。③AFP$>200\mu g/L$ 持续 8 周。AFP 浓度通常与肝癌大小呈正相关。此外，部分肝炎、肝硬化及少数消化道肿瘤肝转移者也可测得 AFP 增高，但增高程度多不如原发性肝癌明显。

（2）其他 γ-谷氨酰转肽酶同工酶-Ⅱ、异常凝血酶原、血清岩藻糖苷酶等肝癌标志物检测对原发性肝癌，尤其是 AFP 阴性肝癌有辅助诊断意义，但均不能取代 AFP 在肝癌诊断中的地位。血清 AFP 联合 1~2 项其他肝癌标志物检测可明显提高原发性肝癌的诊断率。

2. 超声显像检查 可显示直径$>2cm$ 的肿瘤，除能确定肿瘤的大小、形状、部位、与血管的关系外，还可显示肝静脉、门静脉内的癌栓。彩色多普勒血流成像已广泛用于临床，尤其是可测量出肿瘤的血流，推测肿瘤性质，还可在超声引导下穿刺活检或癌瘤内局部注射治疗。

3. CT、MRI 检查 多层螺旋 CT 图像清晰，增强 CT 扫描显示肝癌结节呈动脉期增强、静脉期低密度的"快进快出"表现，诊断肝癌灵敏、准确，已是诊断肝癌的常规检查方法。MRI 检查无电离辐射，无须造影剂即可显示三维图像，对肝癌的诊断、观察肿瘤内部结构及与肝脏良性病变的鉴别价值优于 CT。

4. 肝动脉造影 是目前用于小肝癌定位诊断的最佳方法。采用选择性肝动脉造影或数字减影肝血管造影可显示 $0.5\sim1cm$ 的微小肿瘤。由于检查有一定创伤性，一般不列为首选，多在超声显像、CT 或 MRI 检查不满意时进行，常在肝动脉栓塞化疗时使用。

5. 肝组织活检及细胞学检查 在超声或 CT 引导下用细针穿刺癌结节行组织细胞学检查，是目前获得 2cm 直径以下小肝癌确诊的有效方法。要注意可能引起出血、癌肿破裂及针道转移。

【诊断】

有典型表现者诊断不难，但已属晚期，关键是早期诊断。对有肝炎病史的中年患者，尤其是男性，如有不明原因的肝区疼痛、消瘦、进行性肝肿大，应做 AFP、超声、CT 等有关检查以帮助诊断。对上述高危人群，应每年定期行血清 AFP 联合超声普查，以尽早发现癌灶。

【鉴别诊断】

1. 继发性肝癌 原发于消化道、肺部、泌尿生殖系统、乳房等处的癌灶常转移至肝脏。一般病情发展较缓慢，AFP 多为阴性，通过病理检查和找到肝外原发癌可以确诊。

2. 肝硬化 原发性肝癌多发生在肝硬化基础上，有时二者鉴别较为困难。肝硬化病情发展较慢，常有明显肝功能损害和轻度 AFP 升高。若肝硬化患者出现明显肝肿大，或在原肝萎缩变形影像中发现占位性病变，则高度提示癌变可能，应反复检测 AFP 等肝癌标志物，结合

NOTE

CT、MRI 等影像学检查帮助鉴别诊断。

3. 肝脓肿　肝癌肿块较大、中心坏死或合并感染时，或慢性肝脓肿吸收机化时，二者不易鉴别。肝脓肿有明显感染表现，如发热、肝区疼痛和明显触痛。超声检查可探及肝内液性暗区。超声引导下行诊断性肝穿刺有助于确诊。

4. 邻近肝区的肝外肿瘤　来自于肾、肾上腺、胰腺、结肠及腹膜后软组织肿瘤，也可在上腹部出现包块，但 AFP 为阴性，超声、CT 等检查有助于区别，必要时通过剖腹探查明确诊断。

5. 肝脏非癌性占位性病变　肝血管瘤、肝囊肿、肝包虫病等，通过超声、CT 或 MRI 检查有助于鉴别，必要时通过腹腔镜明确诊断。

【治疗】

肝癌治疗力争达到三点目标：①根治。②延长生存期。③减轻痛苦，提高生存质量。

一、外科手术治疗

手术完整切除肿瘤是根治肝癌最有效的方法。凡有手术指征者均应不失时机争取手术切除，若无法行一期切除，也应争取在介入治疗后行二期切除。手术适应证为：①无明显心、肾、肺损害，能耐受手术者。②肝功能代偿良好，无明显黄疸、腹水者。③无远处转移者。④影像学提示肿瘤局限于一叶或半肝，有切除可能，或尚可行姑息性外科治疗者。⑤较小或局限的复发性肝癌有切除可能者。⑥肝内占位经各种检查不能完全排除恶性肿瘤而又易于切除者。

二、肝动脉栓塞化疗（TACE）

为肝癌非手术疗法中首选的方法。在 X 线引导下，经皮穿刺股动脉，将导管插至支配肿瘤血供的肝固有动脉或其分支，注射抗肿瘤药物和栓塞剂（碘化油和颗粒明胶海绵），阻断肿瘤血供，造成其缺血坏死，同时发挥局部抗肿瘤药物持久、良好的化疗作用。TACE 可使肝癌明显缩小，也为手术切除提供机会。

三、射频消融治疗

超声、CT 或 MRI 影像引导定位，经皮、经腹腔镜或经开腹手术，用物理或化学方法使肿瘤组织凝固坏死，从而达到杀伤肿瘤细胞、缩小癌灶、减轻症状的目的，也为肿瘤的二期切除创造条件。主要包括射频、微波及无水酒精注射。

四、放射治疗

近年来放疗的重要性日益引起重视。随着放射源、放射设备和技术的进步及定位方法的改进，放疗疗效有所提高，应用范围更加广泛，如立体定向放射治疗（SBRT）、质子束治疗（PBT）等安全、有效的放疗手段。

五、全身化疗

主要适用于有肝外转移、局部病变不适合手术、局部治疗失败、弥漫型肝癌、合并门静脉主干和（或）下腔静脉癌栓者。不推荐传统化疗。含奥沙利铂的联合化疗可获得较好疗效。分子靶向药物索拉非尼能延缓肝癌病情进展，明显延长晚期患者生存期，且安全性较好。

六、肝移植术

主要用于小肝癌合并严重肝硬化者。但静脉癌栓、肝内播散或肝外器官转移者应为禁忌。因肝源短缺等因素，目前暂不推荐对肝功能良好、能耐受肝切除的患者行肝移植术。

【预防】

积极防治 HBV 和 HCV 感染引起的病毒性肝炎、肝硬化；注意饮食卫生，防止粮食霉变及食物污染；在肝癌高发区应定期进行人群普查。

思考题

1. 简述肝癌的普查对象和方法。
2. 如何判断肿瘤标志物检测的临床意义？
3. 如何根据病情选择适当的治疗方案？

第二十八章　急性胰腺炎

　　急性胰腺炎（acute pancreatitis，AP）是指多种病因引起的胰酶激活，继以胰腺局部炎症反应为主要特征，病情较重者可发生全身炎症反应综合征（SIRS）并可伴有器官功能障碍的疾病。根据严重程度临床分为轻症急性胰腺炎（mild acute pancreatitis，MAP），中重症急性胰腺炎（moderately severe acute pancreatitis，MSAP）和重症急性胰腺炎（severe acute pancreatitis，SAP）三级。本病为常见急腹症，可发生于任何年龄，女性多于男性。

【病因和发病机制】

　　1. 胆道疾病　为最常见的病因。由胆道结石、感染、蛔虫引起的 AP 称为胆源性急性胰腺炎，其中以胆石症为最常见。发生机制为：①胆石、感染、蛔虫等引起壶腹部狭窄，胆汁排出障碍，当胆道内压力超过胰管内压力时，胆汁通过共同通道逆流入胰管，激活胰酶而致 AP。②胆石移行过程中造成胆总管、壶腹部损伤，或胆道炎症引起暂时性 Oddi 括约肌松弛，十二指肠内容物反流入胰管，激活胰酶而致 AP。③胆道炎症时，胆汁中的细菌毒素、游离胆酸、溶血卵磷脂等可通过淋巴管扩散至胰腺，激活胰酶而致 AP。

　　2. 大量饮酒和暴饮暴食　大量饮酒可通过刺激胃酸分泌而促进胰腺外分泌，同时可引起十二指肠乳头水肿和 Oddi 括约肌痉挛，致使胰液排泄受阻，胰管内压力增高。暴饮暴食使大量食糜在短时间内进入十二指肠内，使其压力升高，剧烈呕吐也可使十二指肠内压力骤升，若伴 Oddi 括约肌松弛的疾患，则富含肠激酶的十二指肠内容物可反流入胰管，激活胰酶；酒精还可改变胰液内蛋白质成分，形成蛋白栓子阻塞胰小管，使胰液排泄受阻而致 AP。

　　3. 胰管梗阻　胰管肿瘤、结石、蛔虫和胰管狭窄等均可引起胰管阻塞，导致胰液排出受阻，胰内压力增高，引发胰腺腺泡破裂，胰液溢入胰实质而引起 AP。

　　4. 手术与创伤　胰腺本身及其周围器官（如胃、胆）手术或外伤，可直接或间接损伤胰组织和胰腺血供引起胰腺炎；逆行胰胆管造影（ERCP）时，注射压力过高可致胰腺腺泡损伤引起 AP。

　　5. 感染　AP 可继发于某些急性传染病，如流行性腮腺炎、伤寒、链球菌败血症、传染性单核细胞增多症、柯萨奇病毒、Echo 病毒和肺炎衣原体感染等。

　　6. 其他　高钙血症（如甲状旁腺瘤、维生素 D 过多等）可引起胰管钙化，胰液引流障碍，同时增高的血钙可促使胰蛋白酶原激活。动脉粥样硬化等血管病变可致胰腺缺血性坏死，称为"胰卒中"。已知某些药物如糖皮质激素、噻嗪类利尿剂、硫唑嘌呤、四环素、磺胺类等，可增加胰液分泌或胰液黏稠度，导致胰小管梗阻、压力增高而使小管及腺泡破裂，引起胰腺炎。还有部分为病因不明的特发性 AP。

　　正常情况下，胰腺在一系列防御机制作用下避免受到损害，当以上各种病因单独或同时作用于胰腺，使其自身防御机制中某些环节被破坏，引起胰腺分泌过度旺盛、胰液排泄障碍或胰腺血循环紊乱，从而引发胰腺自身消化和由此产生的全身连锁反应。胰蛋白酶激活其他胰酶，其中的弹力蛋白酶可水解细胞外基质的弹力纤维，引起出血和血栓形成；胰脂肪酶水解各种脂质、甘油三酯，产生对微血管有毒性的游离脂肪酸，导致脂质过氧化，引发胰腺及其周围脂肪坏死；磷脂酶 A_2 分解各种磷脂，破坏膜磷脂结构及微血管，增加血管通透性和缺血，引起胰实质凝固性坏死和脂肪组织坏死及溶血；激肽释放酶产生缓激肽，使血管扩张，通透性增加，引起低血压、休克和水肿。此外，胰酶的释放还激活了补体系统及凝血-纤溶系统，引起小血管内血栓形成。以上胰酶及坏死物质还可通过激活和释放一些细胞因子经血液循环和淋巴途径，抵达远处器官，引起多脏器损害。

【病理】

1. 急性水肿型　胰腺充血、水肿和炎性细胞浸润，血管变化不明显。

2. 急性坏死型　胰腺及周围组织脂肪坏死和钙化，可并发胰腺脓肿、假性囊肿或瘘管形成。显微镜下胰腺组织呈凝固性坏死，局限或弥漫性胰腺出血、血栓形成。

【临床表现】

一、症状

1. 腹痛　为本病主要和首发的症状。常于饱餐、饮酒或脂肪餐后突然发作，腹痛剧烈，呈绞痛、钻痛或刀割样，为持续性疼痛伴阵发性加剧，可向腰背部呈束带状放射，弯腰抱膝位疼痛可稍减轻。腹痛多位于中上腹或左上腹，轻症者 3~5 天可缓解，重症者剧痛延续较长，并发腹膜炎时可扩散至全腹痛。少数年老体弱者腹痛可不明显。

2. 恶心、呕吐　多数起病即有恶心、频繁呕吐胃内容物，甚至呕吐胆汁或咖啡渣样液体，吐后腹痛不能缓解。多同时伴有明显腹胀，甚至出现麻痹性肠梗阻。

3. 发热　多数有中度以上发热，持续 3~5 天热退。重症患者常持续高热不退，尤其是合并腹膜炎、胰腺脓肿或胆道感染时。

4. 休克　为 SAP 的重要特征，极少数可无明显腹痛而突然发生休克，甚至猝死。引起休克的主要原因为：①大量液体渗入腹腔、胸腔，频繁呕吐丢失液体及胰腺、消化道出血致有效循环血容量不足。②缓激肽等血管活性物质增加，使周围血管扩张。③坏死的胰腺释放心肌抑制因子，使心肌收缩不良。④感染。

5. 其他　多有轻重不等的脱水。低钙血症可引起手足抽搐，为预后不良的征兆。

二、体征

1. 轻症急性胰腺炎　腹部体征较轻，与腹痛程度常不相称。多数有上腹部压痛，无腹肌紧张和反跳痛，肠鸣音可减少。

2. 重症急性胰腺炎　腹肌强直，全腹明显压痛、反跳痛，肠鸣音减弱或消失，提示出现急性腹膜炎。若脐周皮肤出现青紫，称为 Cullen 征；两腰部皮肤呈暗灰蓝色，称为 Grey-Turner 征，系胰酶、坏死组织及出血沿腹膜间隙与肌层渗入腹壁下所致。并发胰腺及周围脓肿或假性囊肿时，可在上腹部触及有明显压痛的肿块；若肿块压迫胆总管可出现黄疸。胆总管或壶腹部结石、胰头炎性水肿压迫胆总管及胰腺炎致肝细胞损害时，均可引起黄疸。

【并发症】

MSAP 及 SAP 可出现多种并发症，MAP 很少引起并发症。

1. 局部并发症 4 周以内的局部渗液依照有无坏死分为急性胰周液体积聚（APFC）和急性坏死物积聚（ANC）。4 周后持续存在的 APFC 一旦形成囊壁包裹则称为胰腺假性囊肿，ANC 被囊壁包裹则称为包裹性坏死（WON）。

2. 全身并发症 ①急性呼吸衰竭：可突然出现进行性呼吸窘迫、焦虑、多汗伴明显紫绀，常规吸氧不能缓解。②急性肾衰竭：主要由于低血容量、休克及血管活性物质的作用引起肾缺血、急性肾小管坏死、弥散性血管内凝血（DIC）所致。③心力衰竭和心律失常：其发生可能与心肌缺血、心肌的直接损害及心肌抑制因子等有关。④消化道出血：上消化道出血多由于黏膜糜烂或应激性溃疡所致，下消化道出血可由胰腺坏死贯穿横结肠引起。⑤胰性脑病：表现为精神异常（幻觉、谵妄、躁狂）和定向障碍等，甚至昏迷，多出现在疾病早期或恢复期。⑥感染：可引起败血症，早期以革兰阴性杆菌为主，后期常为混合菌，严重患者因机体抵抗力低下，加之大量使用抗生素，极易合并真菌感染。

【实验室及其他检查】

1. 白细胞计数测定 常有白细胞增多和中性粒细胞核左移。

2. 淀粉酶测定 ①血清淀粉酶在起病 6~12 小时开始上升，约 24 小时达高峰，48 小时左右开始下降，多持续 3~5 天。血清淀粉酶超过正常值 3 倍（>500U/L，苏氏单位）即可确诊 AP。必须强调淀粉酶活性的高低与病情不一定呈正相关，SAP 淀粉酶可正常或低于正常；要注意鉴别其他急腹症如消化性溃疡穿孔、胆石症、胆囊炎、肠梗阻等引起的血清淀粉酶增高，但一般不超过正常值的 2 倍。②尿淀粉酶一般较血清淀粉酶晚 2 小时开始升高，下降较慢，持续 1~2 周，但受患者尿量及肾功能等因素影响。③胰源性腹水和胸水中淀粉酶含量明显高于血清。

3. 血清脂肪酶测定 常在起病后 24~72 小时开始上升，持续 7~10 天，对就诊较晚、血清淀粉酶已降至正常的 AP 患者有诊断价值，且特异性较高。但其升高程度与病情严重度不呈正相关。

4. 生化检查 ①血糖：暂时性血糖升高系机体对 AP 的应激反应，如持续空腹血糖 >10mmol/L，则反映胰腺组织坏死、胰岛细胞损害严重。②血钙：急性胰腺炎常伴低钙血症，且血钙降低程度与病情严重度平行，若血钙 <1.5mmol/L，则提示预后不良。③血清 AST、LDH、胆红素可增高。④血尿素氮、肌酐常有不同程度的升高。

5. 腹部超声检查 可作为常规初筛检查，可以初步判断胰腺组织形态学变化。对胰腺肿大、假性囊肿有诊断意义，同时有助于判断有无胆道疾病及腹水。但因受 AP 时胃肠道积气较多的影响，对判断 AP 的病理类型作用有限。

6. 腹部 CT 检查 推荐 CT 扫描作为诊断 AP 的标准影像学方法。可确定有无胰腺炎、病变严重程度、病变范围、有无局部并发症等。增强 CT 检查可提高判断的准确性。

7. 腹部平片检查 对排除其他急腹症如内脏穿孔等有重要意义，还可发现麻痹性肠梗阻征象。

【诊断】

AP 的诊断依据包括临床特征、血清胰酶浓度及 CT 检查。临床上符合以下 3 项特征中的 2

项即可诊断 AP：①与 AP 相符合的腹痛。②血清淀粉酶和（或）脂肪酶浓度至少高于正常上限值 3 倍。③腹部影像学检查符合 AP 影像学改变。

【鉴别诊断】

1. 消化性溃疡急性穿孔　　AP 并发腹膜炎时需与之鉴别。本病多有较典型的溃疡病史，腹膜炎同时伴有肝浊音界消失、X 线腹部立位平片见膈下游离气体等穿孔征象；血淀粉酶可升高，但一般不超过正常值的 2 倍。

2. 胆石症和急性胆囊炎　　常有反复发作的胆绞痛史，疼痛位于右上腹，常向右肩部放射，有时可触及肿大的胆囊，Murphy 征阳性，血及尿淀粉酶可轻度升高。B 超检查可确诊。要注意胆源性胰腺炎时胆道疾病和胰腺炎同时存在。

3. 急性肠梗阻　　AP 伴麻痹性肠梗阻时需与机械性肠梗阻鉴别。两者均有腹痛、腹胀、呕吐、停止排便排气，但后者可见肠形及蠕动波，肠鸣音亢进，血淀粉酶仅有轻度升高。

4. 急性心肌梗死　　急性下壁心肌梗死时可出现上腹部疼痛，但心电图显示心肌梗死特征性改变，血清心肌酶和肌钙蛋白升高，血尿淀粉酶正常，可资鉴别。

【病情评估】

一、尽早判断 SAP

SAP 病情复杂且发展险恶，故临床应尽早做出判断。AP 患者若出现以下情况或全身并发症即应考虑为 SAP，如休克、腹膜炎、胸膜炎、皮肤瘀斑、血钙降低、血糖升高、呼吸衰竭、肾衰竭、心力衰竭和严重心律失常、消化道出血、DIC、胰性脑病等。

二、严重程度分级

1. MAP　　不伴有器官功能衰竭及局部或全身并发症，通常在 1~2 周内恢复，病死率极低。

2. MSAP　　伴有一过性（<48 小时）的器官功能障碍。早期死亡率低，后期如坏死组织合并感染，死亡率增高。

3. SAP　　伴有持续（>48 小时）的器官功能衰竭。早期病死率高，如后期合并感染则病死率更高。

三、病程分期

MSAP 及 SAP 病程较长，临床分为 3 个时期。

1. 早期（急性期）　　发病至 2 周，以 SIRS 和器官功能衰竭为主要表现。此期构成第一个死亡高峰，治疗重点是加强重症监护、稳定内环境及器官功能保护治疗。

2. 中期（演进期）　　发病 2 周至 4 周，以 APFC 和 ANC 为主要病变。坏死灶多为无菌性，也可能合并感染。治疗重点是综合防治感染。

3. 后期（感染期）　　发病 4 周以后，可发生胰腺及胰周坏死组织合并感染、全身细菌感染、深部真菌感染等，可导致病情迅速恶化，继发脓毒血症、MODS 或 MOF、腹腔出血、消化道瘘等相关并发症，可危及生命。由此构成了第二个死亡高峰，原则上应不失时机地进行外科干预。

【治疗】

一、内科治疗

1. 一般治疗 严密监测生命体征；积极补充血容量，维持水、电解质和酸碱平衡；疼痛剧烈者给予哌替啶；SAP 应加强全身营养支持，通常早期采用全胃肠外营养（TPN），待病情趋向缓解时，尽早实施空肠插管给予肠内营养（EN），以预防肠源性感染和肠道衰竭。

2. 减少胰腺分泌

（1）禁食　腹胀明显者可行持续胃肠减压。

（2）抑酸治疗　可用 H_2 受体拮抗剂或质子泵抑制剂，通过抑制胃酸而减少胰液分泌，同时有防治应激性溃疡的作用。

（3）生长抑素及其类似物　具有抑制胃酸、胰液和胰酶等分泌的作用，多推荐对 SAP 患者在禁食、胃肠减压和积极补充循环血容量基础上尽早使用。如奥曲肽首剂 100μg 静脉注射，继以 25μg/h 维持静脉滴注，持续 3~7 天。

3. 抑制胰酶活性 适用于 SAP 早期，但疗效尚有待于证实：①抑肽酶可抗胰血管舒缓素，抑制缓激肽原变为缓激肽，尚可抑制蛋白酶、糜蛋白酶和血清素。10 万~25 万 U/d，溶于葡萄糖液中静脉滴注。②加贝酯 100~300mg/d 溶于 500~1500mL 葡萄糖盐水中静脉滴注。③乌司他丁可抑制胰蛋白酶等各种胰酶，还可稳定溶酶体膜，抑制心肌抑制因子和炎性介质的释放。10 万~30 万 U/d，静脉滴注。

4. 抗感染 常规使用抗菌药物，尤其对胆源性胰腺炎或胰腺坏死组织继发感染者。应选择广谱高效的抗生素，并兼顾抗厌氧菌感染。可选择第三代头孢菌素或亚胺培南静脉滴注。应注意真菌感染的发生。

二、外科治疗

不主张早期手术。一般认为，理想的手术时机是发病 4 周以后。胰腺及胰周坏死合并感染是外科治疗的指征，无菌性坏死积液无症状者无须手术治疗，伴有胃肠道压迫症状者往往需要外科干预。

三、其他治疗

1. 内镜治疗 是胆源性胰腺炎治疗的重大突破。内镜下 Oddi 括约肌切开术（EST）可用于胆源性胰腺炎胆道紧急减压、引流和去除胆石梗阻；对于假性囊肿及胰腺脓肿患者，可采用内镜下内引流术。

2. 腹腔灌洗 可清除或稀释腹腔渗液中的胰酶、炎性因子、内毒素和病原菌，减轻对腹膜的刺激和腹膜感染；同时可减少这些物质进入血循环后对全身脏器的损害，降低多器官衰竭的发生率。

【预防】

积极治疗胆道疾病，戒酒及避免暴饮暴食。

思考题

1. 哪些征象提示重症急性胰腺炎？
2. 急性胰腺炎的病理分型和临床分级有何关系和意义？
3. 试述急性胰腺炎时淀粉酶检测的时机、结果判断及临床意义。

第二十九章 上消化道大出血

消化道以屈氏韧带（Treitz 韧带）为界，其上的消化道出血称为上消化道出血，其下的消化道出血称为下消化道出血。大出血是指在短时期内的失血量超过 1000mL 或循环血容量的 20%。临床表现为呕血、黑便、血便等，并伴有血容量减少引起的急性周围循环障碍，是临床常见急症，病情严重者，可危及生命。

【病因】

上消化道疾病及全身性疾病均可引起上消化道出血。临床上常见的病因包括消化性溃疡、食管-胃底曲张静脉破裂、急性糜烂出血性胃炎、胃癌、食管贲门黏膜撕裂综合征（Mallory-Weiss 综合征）等。血管畸形诊断比较困难，特别需要注意。

1. 上消化道疾病

（1）食管疾病 食管炎（反流性食管炎、食管憩室炎），食管癌，食管损伤（物理损伤；Mallory-Weiss 综合征、器械检查、异物或放射性损伤；化学损伤，如强酸、强碱等化学剂引起的损伤）。

（2）胃、十二指肠疾病 消化性溃疡，胃泌素瘤，急性糜烂出血性胃炎，胃癌，胃血管异常［血管瘤、动静脉畸形、胃黏膜下恒径动脉破裂（又称 Dieulafoy 病变）等］，其他肿瘤（平滑肌瘤、平滑肌肉瘤、淋巴瘤、神经纤维瘤、壶腹周围癌），胃黏膜脱垂，急性胃扩张，胃扭转，膈裂孔疝，十二指肠憩室炎，急性糜烂性十二指肠炎，胃手术后病变（吻合口溃疡、吻合口炎或残胃黏膜糜烂、残胃癌），其他病变（如重度钩虫病、胃血吸虫病、胃或十二指肠克罗恩病、胃或十二指肠结核、嗜酸性粒细胞性胃肠炎、胃或十二指肠异位胰腺组织等）。

2. 门静脉高压引起的食管-胃底曲张静脉破裂或门脉高压性胃病。

3. 上消化道邻近器官或组织的疾病

（1）胆道出血 胆管或胆囊结石，胆道蛔虫病，胆囊或胆管癌，术后胆总管引流管造成的胆道受压坏死，肝癌、肝脓肿或肝血管瘤破入胆道。

（2）胰腺疾病累及十二指肠 胰腺癌、急性胰腺炎并发脓肿溃破。

（3）主动脉瘤破入食管、胃或十二指肠。

（4）纵隔肿瘤或脓肿破入食管。

4. 全身性疾病

（1）血管性疾病 过敏性紫癜，遗传性出血性毛细血管扩张，弹性假黄瘤，动脉粥样硬化等。

（2）血液病 血友病、血小板减少性紫癜、白血病、DIC 及其他凝血机制障碍。

（3）尿毒症。

（4）结缔组织病 结节性多动脉炎、系统性红斑性狼疮或其他血管炎。

（5）急性感染 流行性出血热、钩端螺旋体病等。

（6）应激相关胃黏膜损伤 各种严重疾病引起的应激状态下产生的急性糜烂出血性胃炎乃至溃疡形成，统称为应激相关胃黏膜损伤，可发生出血，溃疡侵犯较大血管时易发生大出血。

【临床表现】

上消化道大出血的临床表现主要取决于出血量、出血速度、患者的年龄和一般状况等。

1. 呕血与黑便 呕血与黑便是上消化道出血的特征性表现。出血部位在幽门以上者常伴呕血。若出血量较少、速度慢，可不呕血。反之，幽门以下出血如出血量大、速度快，反流入胃腔可引起恶心、呕吐而表现为呕血。上消化道大出血之后，多有黑便。

呕血多为棕褐色咖啡渣样，如出血量大，与胃酸混合不充分，则为鲜红色或有血块。黑便呈柏油样，黏稠而发亮，当出血量大时，血液刺激肠道蠕动加快，粪便可呈暗红甚至鲜红色。

2. 失血性周围循环衰竭 急性大失血由于循环血容量迅速减少而导致周围循环衰竭。一般表现为头昏、心悸、出汗、口渴、乏力，突然起立时发生晕厥、四肢湿冷、心率加快、血压偏低等。严重者呈休克状态。

3. 贫血和血象变化 急性大出血后均有失血性贫血，但在出血的早期，血红蛋白浓度、红细胞计数与红细胞比容可无明显变化。在出血后，组织液渗入血管内，使血液稀释，一般需经 3~4 小时才出现红细胞、血红蛋白数值降低，出血后 24~72 小时血液稀释到最大限度。出血 24 小时内网织红细胞可增加，至出血后 4~7 天可高达 5%~15%。大量出血后 2~5 小时，白细胞计数可升高，血止后 2~3 天才恢复正常。但在肝硬化患者，伴有脾功能亢进时，则白细胞计数可不增高。急性出血患者为正细胞正色素性贫血，在出血后骨髓有明显代偿性增生，可暂时出现大细胞性贫血，慢性失血则呈小细胞低色素性贫血。贫血程度除取决于失血量外，还和出血前有无贫血基础等因素有关。

4. 发热 上消化道大出血后，由于血液蛋白质分解产物吸收等因素，影响体温调节中枢，多数患者在 24 小时内出现低热，出血停止后持续 3~5 天降至正常。

5. 氮质血症 上消化道大出血后，由于大量血液蛋白质的消化产物在肠道被吸收，血中尿素氮浓度可暂时增高，称为肠源性氮质血症。一般出血后数小时血尿素氮开始上升，24~48 小时可达高峰，大多不超出 14.3mmol/L，出血停止 3~4 天后降至正常。

【诊断】

一、诊断的确立

根据呕血、黑便和失血性周围循环衰竭的临床表现，呕吐物或黑便隐血试验呈强阳性，血红蛋白浓度、红细胞计数及红细胞比容下降的实验室证据，可做出上消化道大出血的诊断，但必须注意以下情况：①及早诊断上消化道大出血，有少数患者出血速度快，可能在呕血及黑便前出现急性周围循环衰竭的征象，所以要早期识别是否大出血，同时还要排除其他原因所致的内出血，如异位妊娠、脾破裂等引起的出血性休克。②应排除呼吸道、口、鼻、咽喉部出血；拔牙或扁桃体切除后吞下血液；进食引起的黑便，如炭粉、铁剂、动物血及某些中药引起的黑便。呕血还需与咯血鉴别。③判断上消化道还是下消化道出血：呕血提示上消化道出血，黑便大多来自上消化道出血，而血便大多来自下消化道出血。但是，上消化道短时间内大量出血亦可表现为暗红色甚至鲜红色血便，此时如不伴呕血，常难与下消化道出血鉴别，胃管抽吸胃内容物检查有助于诊断，必要时在病情稳定后行急诊胃镜检查。高位小肠乃至右半结肠出血，如血在肠腔停留时间久亦可表现为黑便，这种情况应先经胃镜检查排除上消化道出血后，再行下消化道的相关检查。

二、寻找出血的病因

根据既往史和临床表现可为判断出血的原因提供重要线索，但确诊出血的原因和部位需依靠器械检查：①临床线索：慢性、周期性、节律性上腹痛多提示出血来自消化性溃疡，特别是出血前疼痛加剧，出血后减轻或缓解。有服用 NSAID 或应激状态者，可能为急性糜烂出血性胃炎。有病毒性肝炎、血吸虫病或酗酒病史，出现门静脉高压的临床表现者，可能是食管胃底曲张静脉破裂出血。需注意，肝硬化导致上消化道大出血的原因，除食管-胃底曲张静脉破裂的出血外，约有 1/3 患者出血来自消化性溃疡、急性糜烂出血性胃炎或其他原因。此外，对中年以上的患者近期出现上腹痛，伴有厌食、消瘦者，应警惕胃癌的可能性。②胃镜检查：是确定上消化道出血病因的首选。可在直视下观察判断出血病变的部位、原因及出血情况。多主张在出血后 24~48 小时内进行检查，称为急诊胃镜检查。这可提高出血病因诊断的准确性，如急性糜烂出血性胃炎可在短短几天内愈合而不留痕迹；血管畸形则有活动性出血或出血期才易于发现。急诊胃镜检查还可评估再出血的风险，并同时行内镜下止血治疗。在急诊胃镜检查前需先补充血容量，纠正休克，改善贫血。如有大量活动性出血，可先插胃管抽吸胃内积血，并用生理盐水灌洗，以免积血影响观察。③X 线钡餐检查：主要用于患者有胃镜检查禁忌或不愿进行胃镜检查者，或对经胃镜检查出血原因不明，而病变在十二指肠降段以下小肠段者，则有特殊诊断价值。主张在出血停止 2 周以上和病情基本稳定数天后进行。④其他检查：选择性腹腔动脉造影、放射性核素扫描、胶囊内镜及小肠镜检查等主要适用于不明原因的消化道出血。如患者处于上消化道持续严重大量出血的紧急状态，此时行选择性肠系膜动脉造影可能发现出血部位，并可同时进行介入治疗。

【病情评估】

一、出血严重程度和周围循环状态

成人每天消化道出血量达 5~10mL 时，粪便隐血试验阳性；每天出血量在 50mL 以上时，可出现黑便；胃内贮积血量达 250~300mL，可引起呕血。一次性出血量在 400mL 以内，一般不引起全身症状，因轻度血容量减少可由组织液及脾储血所补充。数小时内出血量在 1000mL 以上时，可出现周围循环衰竭表现。心率>120 次/分，血红蛋白<70g/L，面色苍白，四肢湿冷，烦躁不安或神志不清，提示出血量大，需积极抢救。

二、出血是否停止

上消化道大出血经过恰当治疗，可于短时间内停止出血。由于肠道内积血需经数天（一般约3天）才能排尽，故不能以黑便作为判断出血是否停止的指标。临床上出现下列情况应考虑继续出血或再出血：①反复呕血，或黑便次数增多，粪质稀薄，甚至呕血转为鲜红色，黑便转为暗红色，伴肠鸣音亢进。②虽经补液、输血，周围循环衰竭的表现未见明显改善，或暂时好转后又恶化。③血红蛋白浓度、红细胞计数与红细胞比容继续下降，网织红细胞计数持续升高。④在补液与尿量足够的情况下，血尿素氮持续或再次增高。

三、预后

病死率随着出血病因而不同，为4.7%~50%。如何早期识别再出血及死亡危险性高的患者，是急性上消化道大出血治疗的重点。提示危险性增高的主要因素有：①高龄患者（>60岁）。②有严重基础疾病（心、肺、肝、肾功能不全，脑血管意外等）。③出血量大或短期内反复出血。④特殊病因和部位的出血（如食管-胃底曲张静脉破裂出血，曲张静脉表面红色征）。⑤消化性溃疡伴有内镜下活动性出血，或近期出血征象如暴露血管或溃疡面上有血痂。

【治疗】

本病变化快、病情急，严重者可危及生命，应采取积极抢救措施。迅速补充血容量、抗休克应放在治疗的首位。

一、一般急救措施

患者应卧位休息，保持呼吸道通畅，避免呕出物反流引起窒息，必要时吸氧。活动性出血期应禁食。

严密监测患者生命体征，如心率、血压、呼吸、尿量及神志变化；观察呕血与黑便情况；定期复查红细胞计数、血红蛋白浓度、血尿素氮等；必要时行中心静脉压测定；对老年患者根据情况进行心电监护。

二、积极补充血容量

尽快补充血容量，首先建立有效的静脉输液通道，查血型和配血。配血需要时间，期间可先输平衡液或葡萄糖盐水。输血是改善急性失血性周围循环衰竭的关键，一般输浓缩红细胞，严重大出血时可输全血；对于肝硬化食管-胃底曲张静脉破裂出血者，应输新鲜全血，输入量要适中，以免引起门静脉压力增高而导致再出血。

紧急输血指征：①体位改变即出现晕厥、血压下降和心率加快。②失血性休克。③血红蛋白低于70g/L或红细胞比容低于25%。输血量视患者周围循环动力学及贫血改善而定，尿量恢复是重要的指标。输液、输血应注意避免过快、过多，以防引起肺水肿。心脏病或老年患者可根据中心静脉压调节输入量。

三、止血措施

1. 食管-胃底曲张静脉破裂大出血 往往出血量大、再出血率高、死亡率高，在止血措施

NOTE

方面有其特殊性。

(1) 药物止血 ①血管加压素：通过收缩内脏血管，减少门静脉血流量，降低门静脉压。一般给予 0.2U/min 持续静脉滴注，根据治疗反应，可逐渐增加剂量至 0.4U/min。不良反应有腹痛、血压升高、心律失常、心绞痛，严重者可发生心肌梗死。②生长抑素及其类似物：可明显减少门静脉及其侧支循环血流量，止血效果肯定，不伴全身血流动力学改变，几乎没有严重不良反应。该类药物已成为治疗食管-胃底曲张静脉出血的最常用药物。14 肽天然生长抑素，首剂 250μg 静脉缓注，继以 250μg/h 持续静脉滴注。由于药物半衰期极短，应持续给药，如中断时间超过 5 分钟，需重新注射首剂。8 肽的生长抑素类似物奥曲肽，该药半衰期较长，常用量为首剂 100μg 静脉缓注，继以 25~50μg/h 持续静脉滴注。

(2) 内镜治疗 ①硬化栓塞疗法（EVS）：是当前控制食管-胃底曲张静脉破裂出血的首选方法，成功率超过 90%。常用的硬化剂有聚桂醇注射液（乙氧硬化醇）、乙醇胺油酸酯、十四烷基硫酸钠等。②食管曲张静脉结扎术（EVL）：是目前治疗食管曲张静脉破裂出血的重要手段。

(3) 三腔二囊管压迫止血 经鼻或口腔插入三腔二囊管，进入胃腔后应抽出胃内积血预防感染及肝性脑病。先后注入胃囊和食管囊适量气体，充气囊压迫胃底及食管曲张静脉。此法止血效果肯定，但患者痛苦大，并发症较多。宜限于药物治疗仍出血不止而又不能立即行内镜、介入或手术治疗的患者作为暂时止血。并发症有：①呼吸道阻塞和窒息。②食管壁受压缺血、坏死、破裂。③吸入性肺炎。④气囊漏气导致止血失败。

(4) 外科手术或经颈静脉肝内门体静脉分流术（TIPS） 急诊外科手术并发症多、死亡率高，应尽量避免。但在大量出血、其他方法治疗无效时唯有进行外科手术。有条件的单位亦可用经颈静脉肝内门体静脉分流术治疗，该法尤适用于等待做肝移植的患者。

2. 非曲张静脉上消化道大出血 除食管-胃底曲张静脉破裂出血之外的其他病因引起的上消化道大出血，以消化性溃疡所致出血最为常见。止血措施主要有：

(1) 提高胃内 pH 值 凝血过程具有高度 pH 值敏感性。pH 值>6 时血小板聚集及血浆凝血功能能够正常发挥止血作用，pH 值<5 时新形成的凝血块在胃液中会迅速被溶解，pH 值<4 时则血液不能凝固。因此，抑制胃酸分泌提高胃内 pH 值具有重要作用。临床上，对消化性溃疡和急性胃黏膜损害所引起的出血，常规给予 H_2 受体拮抗剂或质子泵抑制剂，后者提高及维持胃内 pH 值的作用优于前者。急性大出血期应静脉给药。

(2) 内镜治疗 内镜下如见有活动性出血或暴露血管的溃疡应进行内镜止血。止血方法包括钛夹或止血夹钳夹、氩气、高频电灼、激光、热探头、微波、药物注射等。

(3) 手术治疗 经内科积极治疗效果不佳者，应把握时机进行手术治疗，指征是：①年龄 50 岁以上并伴动脉硬化、经治疗 24 小时后出血不止。②严重出血经内科积极治疗后仍不止血。③近期反复多次出血者。④合并幽门梗阻、胃穿孔或疑有癌变者。

(4) 介入治疗 严重消化道大出血患者内科治疗无效等情况下，可考虑在选择性肠系膜动脉造影找到出血灶的同时进行血管栓塞治疗。

思考题

1. 上消化道大出血的常见病因有哪些？

2. 试述上消化道大出血的诊断思路。

3. 简述上消化道出血正确评估出血量的方法。

4. 影响上消化道大出血预后的因素有哪些?

5. 食管胃底曲张静脉破裂大出血治疗措施包括哪些?

第四篇 泌尿系统疾病

第三十章 泌尿系统疾病概论

泌尿系统包括肾脏、输尿管、膀胱、尿道、前列腺（男性）等器官，主要功能是形成和排泄尿液，并以此排泄人体的代谢产物，调节内环境和水、电解质及酸碱平衡。同时，肾脏还具有某些内分泌功能，对维持内环境的稳定起到相当重要的作用。

一、肾脏的结构与生理功能

肾脏起源于中胚层，人胚肾的发生相继经过前肾、中肾和后肾阶段，后肾起源于输尿管芽和后肾胚芽，最后由后肾发育为肾脏。肾脏为成对的扁豆状器官，位于腹膜后脊柱两旁浅窝中。肾脏的血液供应直接来自腹主动脉，由腹主动脉分出左、右肾动脉。流经皮质部位的血液占整个肾脏血液供应的90%。

1. 肾小球滤过功能 是代谢产物排泄的主要形式。其中含氮类废物如尿素、肌酐等多由肾小球滤过排出。肾小球滤过是通过具有半透膜性质的滤过膜来完成的。肾小球滤过率（glomeruar filtration rate，GFR）是指单位时间内两肾生成滤液的量，正常成人为125mL/min左右。

2. 肾小球旁器的功能 肾小球旁器由致密斑、入球小动脉、出球小动脉、球外系膜细胞组成，是一个具有内分泌功能的特殊结构。

3. 肾小管重吸收和分泌功能 肾小球每天滤过的原尿可达180L，其中电解质成分与血浆基本相似。但正常人每日排出的尿量仅1500mL左右，原尿中99%以上的水和很多物质被肾小管重吸收。集合管对水的重吸收是决定尿的浓缩和稀释的关键部位。近端肾小管主要承担滤液的重吸收功能，90%的HCO_3^-、70%的水和Na^+、Cl^-、全部的葡萄糖和氨基酸被重吸收。近端肾小管除具有重吸收功能外，还与有机酸的排泄有关。远端小管是调节尿液最终成分的主要场所。

4. 肾脏和激素 肾脏不仅是激素作用的靶目标，同时它还合成、调节和分泌激素，影响非肾的功能，如红细胞生成及骨的代谢。此外，肾脏还对部分激素的清除和灭活起重要的作用。

二、泌尿系统疾病的实验室检查

（一）尿液检查

1. 蛋白尿 是肾脏病的常见临床表现。大量蛋白尿常表现为持久的细小泡沫尿。根据蛋白尿量分为肾病水平蛋白尿（≥3.5g/d，也称大量蛋白尿）和非肾病水平蛋白尿。

根据蛋白尿形成的机制，可分为：①肾小球性蛋白尿：由于肾小球滤过屏障异常引起的蛋白尿，多见于各种肾小球疾病，其特点为肾病水平的蛋白尿较为常见，成分以白蛋白等中大分子为主。②肾小管性蛋白尿：由于肾小管功能缺陷，使由肾小球正常滤出的小分子蛋白如 β_2 微球蛋白（β_2-MG）、α_1 微球蛋白（α_1-MG）等不能有效重吸收，出现在尿液中，一般蛋白量 <2g/d。③溢出性蛋白尿：血循环中的异常蛋白质，经过肾小球滤出，肾小管不能完全将其吸收，因而产生了蛋白尿。④组织性蛋白尿：为泌尿系组织破坏及分泌（如肾盂肾炎、尿路肿瘤）产生的蛋白尿，常 <0.5g/d。

2. 血尿　新鲜尿液 10mL 在 3000r/min 离心 5 分钟，沉渣中红细胞 >3 个/HP，称为血尿。可被肉眼察觉者，称为肉眼血尿；仅可通过显微镜检查者，称为镜下血尿。根据血尿的来源不同，又可将血尿分为初段血尿、终末血尿、全程血尿。根据病因不同，可以分为肾性血尿和非肾性血尿。

区分血尿的来源：①尿相差显微镜检查：用于明确血尿来源，将尿中红细胞分成 3 种类型，即均一红细胞型、异形性红细胞、混合性血尿。一般肾性血尿以混合血尿多见，其中异形红细胞占 75% 以上。均一红细胞则多见于肿瘤、结石等。②尿红细胞容积分布曲线：肾小球源性血尿呈非对称曲线，其峰值红细胞容积小于静脉红细胞分布曲线的红细胞容积峰值；非肾小球源性血尿呈对称曲线，其峰值红细胞容积大于静脉红细胞分布曲线的红细胞容积峰值；混合性血尿同时具备以上两种曲线特征，呈双峰。以上两种鉴别血尿来源的方法有一定互补性，临床上可配合使用。

3. 管型尿　管型尿是尿液中的蛋白质在肾小管、集合管内凝固而形成的一种圆柱状结构。细胞管型或较多的颗粒管型与蛋白尿同时出现，往往提示有肾实质性损害。

4. 白细胞尿、脓尿和细菌尿　正常人的尿中只含少量的白细胞，尿白细胞计数 >5 个/HP 为白细胞尿。细胞发生蜕变，称为脓尿。清洁中段尿涂片每个高倍镜视野均可见细菌，或培养菌落计数 $>10^5$ 个/mL 时，称为细菌尿。

（二）肾小球滤过功能

1. 血清肌酐检测　是常用的了解肾功能的主要方法之一，升高提示肾功能损害。但敏感性较低，不能反映早期的肾功能减退，一般肾小球滤过功能减退至正常的 50% 时才开始升高。

2. eGFR 估算　目前推荐根据血肌酐来计算 GFR，即 eGFR。

3. 内生肌酐清除率（Ccr）　反映肾小球滤过功能和粗略估计有效肾单位的数量，故为测定肾损害的定量试验。由于尿肌酐尚有部分来自肾小管分泌，故 Ccr 高于 GFR。正常人 Ccr 为 80~120mL/（min·1.73m^2）。

4. 同位素测定 GFR　目前认为通过同位素测定 GFR 较血肌酐或 Ccr 更能反映肾小球功能，但方法繁琐，不适用于门诊长期随访患者。

（三）影像学检测

超声检查、腹部平片和静脉肾盂造影、CT 和 MRI 检查等。

（四）肾脏病理学检测

经皮肾穿刺活体组织病理诊断对多种肾脏疾病的诊断、病情评估、预后判断和治疗指导都非常有价值。肾脏活检的病理检查包括常规光学显微镜检查、免疫荧光（包括 IgG、IgA、IgM、C3、C1q）及多种特殊染色和电子显微镜检查。

三、泌尿系统疾病的常见临床表现

肾脏及其他泌尿系疾病经常会同时出现一组临床症状和体征，临床上称为综合征。

1. 急性肾小球肾炎　急性起病，同时或数天内出现血尿、蛋白尿、水肿和高血压。常有前驱感染，临床上最典型的为链球菌感染后急性肾小球肾炎。大多数患者预后良好，尿检异常多于 1 年内消失。

2. 急进性肾小球肾炎　以数月内出现的进行性加重的肾功能减退为特征的一组临床综合征，常伴血尿和蛋白尿，临床上常见的为抗肾小球基底膜病、抗中性粒细胞胞浆抗体相关的血管炎等。

3. 慢性肾小球肾炎　缓慢起病，早期常无明显症状，血尿和蛋白尿迁延或逐渐加重，随病情加重可逐渐出现高血压和肾功能异常。

4. 无症状性蛋白尿和（或）血尿　以轻、中度蛋白尿和（或）血尿、病程迁延为特点，多不伴有水肿、高血压及肾功能损害的一种疾病。预后较好。

5. 肾病综合征　是由一组由大量蛋白尿、低蛋白血症、严重水肿和高脂血症为临床表现的临床症候群。可分为原发性肾病综合征和继发性肾病综合征，后者包括糖尿病肾病、狼疮性肾炎等。

四、泌尿系统疾病的防治

（一）一般防治措施

坚持良好的生活规律，注意休息，避免劳累或剧烈的情绪波动，过度疲劳是病情加重的重要原因；避免使用肾毒性药物或毒物；合适的饮食。

应注意通过科学合理的饮食安排，减轻肾脏负担，调理机体脏腑功能，以纠正水、电解质紊乱及酸碱平衡失调。

（二）针对病因及发病机制的治疗

1. 针对免疫发病机制的治疗　目前研究认为，人类多数肾小球疾病、部分肾间质疾病和肾小管疾病为免疫介导疾病，所以常包括糖皮质激素及免疫抑制剂治疗。此外，某些血液净化治疗（包括免疫吸附、血浆置换等）能有效清除体内的免疫复合物，用于治疗危重的免疫相关性肾病，如重症狼疮性肾炎和 ANCA 相关性肾炎等。

2. 针对非免疫发病机制的治疗　非免疫因素性肾病是指由许多非免疫性因素导致的肾脏损害，研究认为与肾素-血管紧张素系统（RAS）、活性氧（RROS）系统的激活有关。血管紧张素转化酶抑制剂（ACEI）和血管紧张素受体拮抗剂（ARBs）具有肾脏保护的作用，是目前肾脏病治疗中除了免疫抑制治疗以外，最重要的治疗措施之一。ROS 系统在各类肾脏疾病中均具有重要作用，缺乏抗氧化因子加重肾损伤，清除氧自由基则阻止或减轻肾损害。目前常用的抗氧化剂有还原性谷胱甘肽、维生素 E、维生素 C、维生素 A 等。

（三）合并症和并发症的治疗

主要有纠正高血压、贫血、钙磷代谢紊乱等对症治疗，包括红细胞生成素、活性维生素 D_3、HMG-CoA 还原酶抑制剂的应用。

（四） 替代治疗

当肾脏疾病进展到一定程度，肾功能减退到只有正常的 25% 时，即使基础疾病已停止活动，肾功能也会通过某些共同损害机制持续不停地减退，直至出现尿毒症。目前的肾脏替代治疗主要包括血液透析、腹膜透析和肾脏移植等。

思考题

1. 肾脏有哪些生理功能？

2. 什么是蛋白尿？

3. 肾活检有什么意义？

4. 肾脏病的治疗包括哪些方面？

第三十一章 慢性肾小球肾炎

慢性肾小球肾炎（chronic glomerulonephritis，CGN）简称慢性肾炎，是原发于肾小球的一组疾病。临床特点是病程长，呈缓慢进行性，以蛋白尿、血尿、高血压、水肿为基本临床表现，可有不同程度的肾功能减退。

【病因和发病机制】

仅有少数慢性肾炎是由急性肾炎发展所致（直接迁延或临床痊愈若干年后再发）。绝大多数病因尚不确切，部分与溶血性链球菌、乙型病毒性肝炎病毒等感染有关。

一、免疫反应

主要包括体液免疫和细胞免疫，其中前者在慢性肾炎发病机制中的作用已得到了公认。

1. 体液免疫 通过以下两种方式形成肾小球内免疫复合物（immune complex，IC）。

（1）循环免疫复合物沉积 非肾小球抗原刺激机体产生相应抗体，在血液循环内抗原抗体结合形成循环免疫复合物（circulating immune complex，CIC）。某些情况下，CIC 在肾脏沉积或为肾小球所捕捉，激活炎症介质后导致肾炎的产生。一般认为肾小球系膜区和（或）内皮下 IC 常为 CIC 的发病机制。

（2）原位免疫复合物形成 血液循环中相应抗体与肾小球内固有成分（抗原）或与肾小球内的植入抗原在肾小球原位结合形成原位免疫复合物（in situs immune complex，in situs IC），从而引起肾炎。一般认为，肾小球基底膜上皮细胞侧 IC 常为 in situs IC 的发病机制。

2. 细胞免疫 抗体-补体系统介导的组织损伤中其效应细胞主要为中性粒细胞，而 T 淋巴细胞介导的免疫发病机制中其效应细胞主要为单核-巨噬细胞。单核-巨噬细胞除可以释放活性氧代谢产物和蛋白酶外，还可以释放在纤维素沉积和新月体形成中起重要作用的促凝组织因子；释放与细胞外基质堆积、组织修复和瘢痕形成有关的转化生长因子 β（transforming growth factor beta，TGF-β）。近年来的研究显示，T 淋巴细胞不仅可以帮助体液免疫系统产生免疫球蛋白，而且还直接参与免疫发病机制。

二、炎症反应

炎症介导系统可分为炎症细胞和炎症介质两大类，炎症细胞可产生炎症介质，炎症介质又可趋化、激活炎症细胞，各种炎症介质间又相互促进或制约，形成一个十分复杂的网络体系。

1. 炎症细胞 主要包括单核-吞噬细胞、中性粒细胞、嗜酸性粒细胞及血小板、肾小球固有细胞等。炎症细胞可以产生多种炎症介质，促进炎症病变的持续进展，导致肾小球硬化与小管间质的纤维化。

NOTE

2. 炎症介质 包括补体、凝血因子、中性蛋白酶、血管活性胺细胞因子、生物活性肽、生物活性酯、活性氧和活性氮等。炎症介质可以通过收缩或舒张血管影响肾脏局部血流动力学，作用于肾脏固有细胞，改变细胞生物学特性，从而介导炎症损伤及其硬化病变。

三、非免疫机制的作用

在肾小球免疫损伤的基础上，非免疫机制参与并进一步加重肾单位损伤。肾小球血流动力学改变致肾小球内高压力、高灌注及高滤过（"三高"），可促进肾小球硬化；肾小球病变合并体循环高血压、大量蛋白尿，以及肾功能不全时蛋白质和磷摄入不当等，均可导致或促进肾小球硬化。同时，高脂血症和某些细胞因子的作用，也加剧了肾小球硬化的进程。

【病理】

慢性肾炎为一种双肾、弥漫性受累的肾小球病变，可表现为系膜增生性肾小球肾炎（IgA肾病和非IgA系膜增生性肾小球肾炎）、局灶节段硬化性肾小球硬化、系膜毛细血管性肾炎、膜性肾病等。随着病情的进展，各种病理类型均可转化为不同程度的肾小球硬化、肾小管萎缩和肾间质纤维化，最终进展为硬化性肾小球肾炎，肾脏体积缩小。应注意，慢性肾炎中IgA肾病（IgA nephropathy）是亚太地区最常见的类型，占本病的1/3~1/2。

【临床表现】

本病的临床表现多样、轻重不一，可发生于任何年龄，但以青中年男性为多见。以蛋白尿、血尿、水肿和高血压为基本症状。早期无特异性表现，可有乏力、疲倦、腰部酸痛、纳差。也可表现为大量蛋白尿以至出现肾病综合征。

1. 蛋白尿 慢性肾炎患者的尿蛋白常在 $1\sim3g/d$，早期表现为肾小球毛细血管壁破裂，滤过膜孔径加大，通透性增强或电荷屏障作用受损，使血液中相对分子量较小的血浆蛋白（以清蛋白为主）滤出原尿中；损害较重时，球蛋白及其他少量相对大分子量蛋白滤出也增多，表现为非选择性蛋白尿。出现非选择性蛋白尿提示预后较差。

2. 血尿 肾小球源性血尿的主要原因为GBM断裂，红细胞通过断裂处时因血管内压力变形，同时在肾小管各段时受到不同渗透压和pH作用。异性红细胞比例大于75%。

3. 水肿 首先发生在组织疏松的部位，如眼睑或颜面部、足踝部，以晨起明显，严重时可以涉及下肢及全身。性质软而易移动，临床上呈现凹陷性浮肿，即用手指按压局部皮肤可出现凹陷。

4. 高血压 几乎每一种肾脏病一旦发展到影响肾小球功能时常出现高血压。因此，肾实质性高血压的发生率与肾小球的功能状态关系密切。肾小球功能减退时，血压趋向升高，终末期肾衰高血压的发生率可达83%。肾性高血压可分为容量依赖型高血压和肾素依赖型高血压两种。

（1）容量依赖型高血压 肾实质损害后，肾脏处理水、钠的能力减弱。当钠的摄入量超过机体的排泄能力时，就会出现水钠潴留。水钠潴留在血管内，会使血容量扩张，可发生高血压。同时水钠潴留可使血管平滑肌细胞内水钠含量增加，血管壁增厚，弹性下降，血管阻力以及对儿茶酚胺的反应增强，这些亦可使血压升高。

（2）肾素依赖型高血压　发病机理为肾动脉狭窄，肾内灌注压降低和肾实质疾病，以及分泌肾素的细胞肿瘤，都能使球旁细胞释放大量肾素，引起血管紧张素Ⅱ活性增高，全身小动脉管壁收缩而产生高血压。肾素及血管紧张素Ⅱ又能促使醛固酮分泌增多，导致水钠潴留，使血容量进一步增加，从而加重高血压。由于肾实质损害后激肽释放酶及前列腺素的释放减少，这些舒张血管物质的减少也是高血压形成的重要因素。

5. 肾功能异常　在早期缺乏特异性的表现，故常常被忽视，Ccr 可出现异常；严重异常时主要表现为血肌酐、尿素氮等水平升高，是慢性肾炎进一步恶化、预后不佳的指征。

【实验室及其他检查】

1. 尿常规检查　多为轻度尿异常，尿蛋白常在 $1\sim3g/d$，尿沉渣镜检红细胞可增多，可见管型。

2. 尿蛋白圆盘电泳　尿蛋白电泳可表现为选择性或非选择性蛋白尿，更多地表现为非选择性蛋白尿。

3. 尿红细胞相差显微镜和尿红细胞平均容积（MCV）测定　尿异形红细胞>75%，尿红细胞 MCV<75fl。

4. 肾功能检查　早期正常或轻度受损（Ccr 下降或轻度氮质血症），可持续数年至数十年；晚期出现血肌酐升高、Ccr 下降。

5. 肾穿刺检查　如有条件且无禁忌证，或治疗效果欠佳，且病情进展者，宜做肾穿刺病理检查。

6. 肾脏超声检查　慢性肾炎可为正常，或为双肾一致的病变，可有回声增强、双肾缩小等变化。

【诊断】

凡存在临床表现如血尿、蛋白尿、水肿和高血压者均应警惕慢性肾炎的可能。但确诊前需排除继发性肾小球疾病，如系统性红斑狼疮、糖尿病、高血压肾病的可能。诊断疑难时，应做肾穿刺病理检查。

【鉴别诊断】

凡尿检验异常（蛋白尿、血尿等）、水肿及高血压病史 1 年以上，均应考虑本病。主要应与下列疾病鉴别。

1. 继发性肾小球疾病　首先需与狼疮性肾炎鉴别，系统性红斑狼疮多见于女性，可伴有发热、皮疹、关节炎等多系统受累表现，实验室可见血细胞下降，免疫球蛋白增加，可找到狼疮细胞，抗 Ds-DNA 抗体、抗 Sm 抗体、抗核抗体阳性等，血清补体水平下降，肾组织学检查可见免疫复合物广泛沉着于肾小球的各部位，免疫荧光检查 IgG、IgA、IgM、C3 常呈阳性。其他尚需鉴别的有过敏性紫癜性肾炎、糖尿病肾病、痛风肾、多发性骨髓瘤肾损害、肾淀粉样变等，各有特点。

2. 原发性高血压继发肾损害　本病患者年龄较大，先有高血压后见蛋白尿，尿蛋白量常较少，一般<1.5g/d，罕见有持续性血尿和红细胞管型，肾小管功能损害一般早于肾小球损害。

肾穿刺病理检查常有助于鉴别。

3. 慢性肾盂肾炎 多见于女性，常有尿路感染病史。多次尿沉渣检查发现白细胞、脓细胞、细菌和尿细菌培养异常，对其活动性感染诊断有重要意义。肾功能损害多以肾小管损害为主，可有高氯性酸中毒，低磷性肾性骨病，而氮质血症和尿毒症较轻，且进展缓慢。静脉肾盂造影和核素检查（肾图及肾扫描等）如发现有两侧肾脏损害不对称者，则更有助于诊断。

4. 其他原发性肾小球疾病

（1）**感染后急性肾炎** 本病是常见病，好发于儿童及青年，临床特点是起病急，表现为血尿、蛋白尿、高血压、水肿、肾小球滤过率降低。以溶血性链球菌感染后 1~3 周发病为多见，血沉可增快。大部分患者循环免疫复合物阳性，血清总补体及 C3、备解素下降，补体水平于 8 周内恢复正常，如其持续下降，则应怀疑系膜毛细血管性肾炎或其他系统性疾病（如系统性红斑狼疮等）。可有一过性氮质血症，肾小管功能多正常。抗链球菌溶血素 O 抗体（ASO）滴度升高，提示近期曾有链球菌感染；抗脱氧核糖核酸酶 B 及抗透明质酸酶在由皮肤感染引起的急性肾炎中阳性率较高。本病的预后大多良好，而慢性肾炎无自愈倾向，呈慢性进展。

（2）**无症状性血尿和（或）蛋白尿** 主要表现为无症状性肾小球源性血尿和（或）蛋白尿的一组肾小球疾病，无水肿、高血压和肾功能减退，病理改变多较轻；本病可长期迁延，也可间歇性时轻时重，大多数患者肾功能可长期维持正常。

【病情评估】

慢性肾炎呈进行性进展，最终发展至终末期肾衰竭，进展的速度主要取决于肾脏的病理类型、延缓肾功能减退的措施及避免加重肾脏损害的因素，包括感染、劳累、妊娠及肾毒性药物（如氨基糖苷类抗生素、含马兜铃酸中药等）均可能损伤肾脏。

【治疗】

主要目的是防止或延缓肾功能进行性恶化，改善缓解临床症状及防治严重并发症。应采用综合性防治措施，对水肿、高血压，或肾功能不全患者应强调休息，避免剧烈运动和限制钠盐，根据肾活检的病理类型进行针对性治疗。

一、饮食治疗

根据肾功能减退程度给予优质低蛋白饮食 0.6~1g/（kg·d），以优质蛋白（牛奶、蛋、瘦肉等）为主。适量增加碳水化合物的摄入以保证机体代谢所需的热量，防止负氮平衡。注意控制每天钠盐的摄入量。

二、控制高血压和保护肾功能

控制高血压尤其肾内毛细血管高压是延缓慢性肾炎进展的重要措施。慢性肾炎时，正常肾单位和（或）有病变的肾单位处于代偿性高血流动力学状况，以及全身性高血压均可加重肾小球进行性损害，故应积极控制高血压，防止肾小球硬化。血压控制欠佳时，常主张联合用药。一般来讲，血压的控制目标为蛋白尿<1g/d，血压控制在 130/80mmHg；蛋白尿≥1g/d 者，血压<125/75mmHg。同时首选具有肾脏保护作用的 ACEI/ARB。

1. ACEI/ARB 肾小球有入球和出球小动脉，血管紧张素 Ⅱ 对出球小动脉的收缩作用明显强于入球小动脉。血管紧张素 Ⅱ 减少时，出球小动脉舒张，降低肾小球内高压力、高灌注和高滤过，发挥对肾小球血流动力学的特殊调节作用；并能通过抑制细胞因子、减少尿蛋白和细胞外基质的蓄积，起到减缓肾小球硬化的发展和肾脏保护作用，是治疗慢性肾炎高血压和（或）减少尿蛋白的首选药物。Ccr<30mL/min 时慎用。绝大多数患者应终身服药。可选用福辛普利等，起始剂量为 10 mg/d，一般可一次顿服，血压耐受的情况下，剂量增倍则效更佳；或氯沙坦 50mg/d，每天 1 次。不良反应有血肌酐、血钾升高、咳嗽或轻度贫血等，需注意肾功能、血钾。

2. 钙通道阻滞药 钙通道阻滞药临床证据表明，可有效控制血压并改善肾功能，对非糖尿病性慢性肾脏疾病肾功能的保护与否尚待研究。常用的有氨氯地平 5~10mg，每天 1 次。不良反应主要有头痛、水肿，少数有疲劳、恶心、潮红和头晕。

3. 其他 ①β 受体阻滞剂：常用美托洛尔 12.5~50mg/d，每天 2 次；索他洛尔 160~640mg/d，每天 2 次。②α 受体阻滞剂：3~6mg/d，每天 3 次，需注意体位性低血压。

三、利尿剂

水钠潴留明显者加用利尿剂。肾功能较差时，噻嗪类无效或疗效差时，应改用祥利尿剂。常用氢氯噻嗪 12.5~25mg，或呋塞米 20~40mg，均为每天 1~3 次。应用时注意体内电解质紊乱、高血脂、高血糖、高凝状态等情况。

四、抗凝和血小板解聚药物

据报道，抗凝和血小板解聚药可延缓病变进展，部分患者还可减少蛋白尿。高凝状态明显者和某些易引起高凝状态的病理类型，如膜性肾病、系膜毛细血管性肾炎患者，可长期应用，详见第三十二章。

五、糖皮质激素和细胞毒药物

一般不主张积极应用，但患者肾功能正常或仅轻度受损，肾脏体积正常，病理类型较轻（如轻度系膜增生性肾炎等），尿蛋白较多，如无禁忌者可试用，详见第三十二章。

六、其他

积极防治各种感染，禁用或慎用肾毒性药物，积极纠正高脂血症、高血糖、高尿酸血症。可选用人工虫草制剂和黄葵胶囊。

附 IgA 肾病

IgA 肾病是指肾小球系膜区以 IgA 或 IgA 沉积为主的原发性肾小球病，又称为 Berger's 病，是我国肾小球源性血尿最常见的病因。发病率在不同地区有明显的差别。在原发性肾小球疾病肾活检中 IgA 肾病所占百分比在亚洲明显高于其他地区。我国 IgA 肾病的发病率占肾病中的 26%～34%。IgA 肾病可发生在任何年龄，但 80% 的患者在 16～35 岁之间发病，男女之比约为 2：1或3：1。

IgA 肾病病理变化多种多样，可涉及增生性肾小球肾炎几乎所有的病理类型，病变程度轻重不一，主要病理类型为系膜增生性肾小球肾炎。肾组织免疫病理检查证明在肾小球系膜区单纯 IgA 或以 IgA 为主的免疫球蛋白沉积，呈块状或颗粒状分布；伴局灶或弥漫的系膜细胞增生，部分患者可出现肾小球硬化。电镜下可见系膜区电子致密物呈团块样沉积。

临床表现可包括原发性肾小球病的各种临床表现，主要为发作性肉眼血尿和（或）持续性镜下血尿，多数患者发生于前驱感染（上呼吸道感染、皮肤感染、急性胃肠炎等）后。伴或不伴无症状性蛋白尿，24 小时尿蛋白定量通常<1g。少数患者可表现为肾病综合征、急性肾炎综合征。半数以上成年 IgA 肾病患者发生高血压。约半数患者在确诊 10～20 年后逐渐进入慢性肾功能衰竭。下列因素提示预后较差：起病年龄较大的男性患者，伴有高血压者，尤其是难以控制的高血压，大量蛋白尿，肾穿刺时即发现血清肌酐升高，病理变化为严重的增生、肾小球硬化、新月体形成、毛细血管壁损害、间质纤维化。

迄今为止，IgA 肾病尚缺乏特异的血清学和免疫学诊断性检查。尿常规常表现为持续性镜下血尿和（或）蛋白尿。尿相差显微镜异形红细胞比例>50%。多数患者表现为轻度蛋白尿，也有部分患者为大量蛋白尿。IgA 肾病的患者可有不同程度的肾功能减退。主要表现为肌酐清除率降低、血肌酐和尿素氮升高，血尿酸晚期也常升高；同时可出现不同程度的小管功能减退。IgA 肾病患者血清 IgA 水平升高差异较大，在我国有 10%～30% 的患者出现 IgA 水平升高，但不具备特异性。

IgA 肾病的确诊依赖于肾活检尤其是免疫荧光检查，如有 IgA 或以 IgA 为主的免疫复合物在肾小球系膜区弥漫性沉积，而患者无肾外体征，临床排除继发性 IgA 肾病，如过敏性紫癜、系统性红斑狼疮、链球菌感染后肾炎、遗传性肾病等，则可做出诊断。

IgA 肾病肾脏免疫病理相同，但临床表现、病理改变和预后变异甚大，治疗应根据不同的临床、病理综合给予合理治疗。单纯性血尿或（和）轻微蛋白尿患者，避免劳累、预防感冒和避免使用肾毒性药物，可试用雷公藤多苷治疗。肾病综合征患者，肾功能正常、病理改变轻微者，给予糖皮质激素；病变活动者，与细胞毒药物联合应用。表现急进性肾小球肾炎，尤其是广泛新月体形成伴有急骤肾功能减退者，可用甲泼尼龙联合细胞毒药物进行冲击疗法，必要时可联合血液净化疗法。对于慢性肾炎患者，以延缓肾功能恶化为主要治疗目的。合并高血压者，积极控制高血压。尿蛋白<1g/d，肾功能正常者，可应用 ACEI 或 ARB；尿蛋白>1g/d，病理显示活动性病变为主，可试用糖皮质激素或加细胞毒药物，以延缓肾功能进展。

IgA 肾病的自然病程差异很大，目前多数研究认为 IgA 肾病不是一种良性病变。平均而言，23% 的 IgA 肾病出现临床缓解，20% 的患者 10 年后进展为终末期肾衰，30% 患者于 20 年后进展为终末期肾衰，而另外 30% 的患者表现为不同程度的肾功能下降。IgA 肾病已成为引起终末期肾衰特别是青壮年终末期肾衰最常见的病因之一。

思考题

1. 简述慢性肾小球肾炎的临床表现。
2. 简述慢性肾小球肾炎的鉴别诊断。
3. 慢性肾小球肾炎的治疗包括哪些方面？
4. 简述 IgA 肾病的病理特点及临床表现。

第三十二章 肾病综合征

肾病综合征（nephrotic syndrome，NS）是因多种疾病和不同病因、病理损害所致的一组临床综合征，包括大量蛋白尿（尿蛋白≥3.5g/d），常伴有相应的低蛋白血症（血浆白蛋白≤30g/L）、水肿、高脂血症。

【病因】

根据病因分为原发性和继发性肾病综合征，原发性肾病综合征的诊断主要依靠排除继发性肾病综合征。糖尿病、系统性红斑狼疮、过敏性紫癜、淀粉样变、肿瘤、药物及感染等皆可引发继发性肾病综合征。本章主要阐述原发于肾小球疾病所表现的肾病综合征。

【病理】

1. 微小病变型肾病 微小病变型肾病（minimal change disease，MCD）在光镜下肾小球基本正常，仅近端小管上皮细胞可见脂肪变性。免疫荧光阴性。其特征性改变和主要诊断依据是电镜下有肾小球脏层上皮细胞足突融合（图 32-1）。

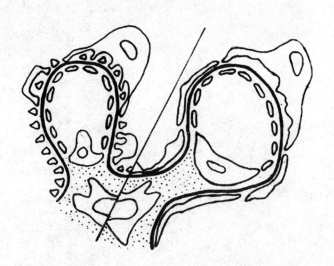

图 32-1 MCD（左）正常，（右）上皮细胞足突广泛融化、消失

2. 系膜增生性肾小球肾炎 系膜增生性肾小球肾炎（mesangial proliferative glomerulonephritis，MsPGN）的病理特征是光镜下系膜细胞和细胞外基质弥漫增生，可分为轻、中、重度。根据免疫荧光结果可分为 IgA 肾病（单纯 IgA 或以 IgA 沉积为主）和非 IgA 系膜增生性肾小球肾炎（以 IgG 或 IgM 沉积为主），常伴有 C3 的沉积，在肾小球系膜区或沿毛细血管壁呈颗粒状沉积。电镜下可见系膜区有电子致密物沉积（图 32-2）。

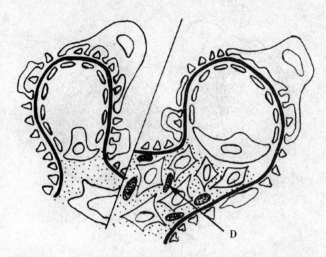

图 32-2　MsPGN（左）正常，（右）系膜细胞和基质增生、电子致密物（D）沉积

3. 局灶性和（或）节段性肾小球硬化　局灶性和（或）节段性肾小球硬化（focal segmental glomerulosclerosis，FSGS）在光镜下部分肾小球呈节段性玻璃样硬化，有时可见硬化区周围上皮细胞增生并与肾小囊粘连。免疫荧光肾小球硬化区可见 IgM 和 C3 沉积。电镜下系膜基质增多，病变部位电子致密物沉积，肾小球上皮细胞广泛足突融合。

4. 膜性肾病　膜性肾病（membranous nephropathy，MN）以肾小球基膜上皮细胞下弥漫的免疫复合物沉着，肾小球毛细血管基底膜弥漫性增厚为特点。免疫荧光显示免疫球蛋白和补体围绕毛细血管壁或基底膜弥漫颗粒样沉积。电镜下可见基底膜上皮下或基底膜内有分散或规则分布的电子致密物沉积，上皮细胞广泛足突融合（图 32-3）。

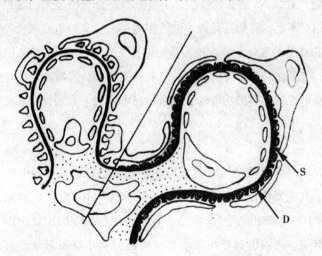

图 32-3　MN（左）正常，（右）上皮下免疫复合物（D）沉积、

GBM 增厚、钉突（S）形成、上皮细胞足突融合

5. 膜增生性肾小球肾炎　膜增生性肾小球肾炎（membranoproliferative glomerulonephritis，MPGN）又称为系膜毛细血管性肾小球肾炎（mesangiocapillary glomerulonephritis，MCGN），本病的病理特点是光镜下可见系膜细胞及系膜基质的弥漫重度增生，广泛插入到肾小球基底膜和内皮细胞之间，肾小球基底膜呈分层状增厚，毛细血管袢呈"双轨征"。免疫病理检查可见 IgG、C3 呈颗粒状沿基底膜和系膜区沉积。电镜下可见电子致密物沉积于系膜区和内皮下（图 32-4）。

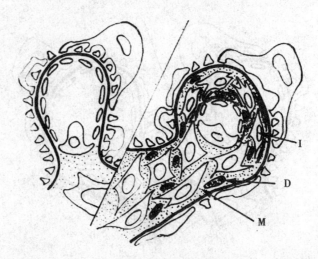

图32-4　MPGN（左）正常，（右）系膜（M）增生、电子致密物（D）沉积、广泛插入（I）突融合

【临床表现】

一、蛋白尿

大量蛋白尿（尿蛋白≥3.5g/d），主要成分为白蛋白。检测24尿蛋白定量应准确，用以评估疗效。

二、血浆蛋白异常

1. 低白蛋白血症　这是NS必备的特征，主要原因是自尿中丢失白蛋白；其次，肝脏代偿性合成白蛋白增加相对不足，胃肠道黏膜水肿蛋白质摄入、吸收不良或丢失等。

2. 其他血浆蛋白成分的变化　除血浆白蛋白浓度下降外，NS还有其他血浆蛋白成分的变化，如各种球蛋白、与凝血纤溶有关的蛋白质、转运蛋白等，其增减取决于丢失与合成间的平衡。这些成分的改变可导致抗感染功能低下、血栓易形成及一系列代谢紊乱等后果。

三、高脂血症和脂尿

血浆胆固醇、甘油三酯和磷脂均可明显增加，低密度脂蛋白（LDL）及极低密度脂蛋白（VLDL）浓度增高。其主要机制为肝脏脂蛋白合成（以VLDL为主）增加，同时外周利用和（或）分解脂蛋白减少。高脂血症是NS常见动脉硬化性合并症的主要原因，并与血栓形成及进行性肾小球硬化有关。高脂引起肾小球硬化的机制与肾小球系膜细胞存有LDL受体，LDL刺激系膜细胞增生等有关。NS之高脂血症可随蛋白尿消失、血浆白蛋白回升而恢复正常，故多呈一时性。

四、水肿

低白蛋白血症导致血浆胶体渗透压下降，水分由血管腔内进入组织间隙，这是造成NS水肿的基本机制。NS的钠、水潴留主要在血管外，即组织间液增加，当其容量增加超过5kg，即出现可察觉的凹陷性水肿，程度常与低蛋白血症正相关。但这些并非水肿产生的唯一机理，循环渗透因子的出现也可能参与其中。患者的血容量多正常，甚至增多。心钠素对肾小管调节功能障碍是 NS 钠潴留的主要原因，严重时可引起胸、心包、纵隔、腹腔积液，颈部皮下水肿，以致呼吸困难。

五、病理类型相关的临床表现

MCD 是导致儿童原发性 NS 最常见疾病之一，占 80%~90%，在成人中也不少见。男性多于女性，少数患者伴有镜下血尿，一般无持续性高血压及肾功能减退。

MsPGN 好发于青少年，男性多见。多数患者起病前有上呼吸道感染等前驱感染症状，部分患者起病隐匿。临床主要表现为蛋白尿或（和）血尿，约 30% 表现为 NS。随肾脏病变程度由轻至重，肾功能不全及高血压的发生率逐渐增加。

FSGS 以青少年多见，男性多于女性。起病隐匿，常伴血尿和高血压、肾功能损害。上呼吸道感染或其他诱发因素可使临床症状加重。

MN 以男性多见，发病的高峰年龄是 50~60 岁。起病较隐匿，常以不明原因的浮肿就诊。大量蛋白尿多见，70%~80% 的患者表现为 NS。部分患者有自然缓解倾向，约有 25% 患者会在 5 年内自然缓解。大多数患者肾功能正常或轻度受损。动静脉血栓的发生率较高，其中尤以肾静脉血栓最常见（10%~40%）。

MPGN 好发于青少年，无明显性别差异，常合并上呼吸道的前驱感染病史。高血压、贫血及肾功能损害常见，常呈持续进行性发展。

【并发症】

一、感染

常由肺炎球菌、溶血性链球菌等引起的呼吸道、泌尿道、皮肤炎症和自发性腹膜炎等。起病多隐袭，临床表现不典型。应用糖皮质激素常加重细菌感染（尤其是结核菌感染）；应用细胞毒类药物则加重病毒（麻疹病毒、疱疹病毒等）的易感性。易致感染的机制与血 IgG 和补体成分（如 B 因子）明显下降、白细胞功能减弱、低转铁蛋白及低锌血症有关。此外，体腔及皮下积液均有利于感染。一般不主张常规应用抗生素预防感染，但一旦发生感染应选择无肾毒性的抗生素。

二、血栓、栓塞

血栓、栓塞是 NS 严重的、致死性的并发症之一。8%~50% 的 NS 患者可通过血管造影、超声多普勒发现血栓、栓塞，其中以肾静脉血栓最多见。糖皮质激素及强利尿剂增加血栓、栓塞性并发症的发生率。虽此并发症大多是轻型，甚至无症状，但也可发生严重的蛋白尿、血尿甚至肾功能衰竭。

三、急性肾功能损伤

1. 急性肾衰竭 当患者血容量严重下降时（特别是小儿），诱发肾前性氮质血症，呈少尿、尿钠减少伴四肢厥冷、静脉充盈不佳、体位性血压下降、脉压小、血液浓缩、血球压积上升等临床表现。这种急性肾前性少尿，可被血浆或人体白蛋白滴注纠正。另有一种特发性急性

NOTE

肾衰竭，多发生于起病后 1 个月左右，无任何诱因，突发少尿、无尿、尿钠排出增多、肾功能急骤恶化，不伴有低血容量的表现，给予胶体液扩容不仅不能利尿，反致肺水肿，此时常需透析治疗。此外，还有药物及急性肾静脉血栓形成所致者。

2. 肾小管功能损害　除原有肾小管功能损伤外，因大量重吸收尿蛋白可加重肾小管（近曲小管为主）功能损伤。临床常见 NS 伴有肾性糖尿和（或）氨基酸尿，严重者部分呈范可尼综合征，大多可随蛋白尿消减而好转。如出现近曲小管损害者，常提示糖皮质激素疗效差，预后不佳。

四、其他

除蛋白质营养不良引起肌肉萎缩、儿童生长发育障碍外，NS 尚有维生素 D 缺乏，钙磷代谢障碍，继发性甲状旁腺功能亢进，小细胞性贫血，锌缺乏所致乏力、伤口愈合缓慢，以及铜缺乏等营养不良的表现。

【实验室及其他检查】

1. 24 小时尿蛋白定量　大于 3.5g/24h。

2. 尿常规　尿蛋白++~+++，可见红细胞。

3. 肝肾功能及血脂　血浆白蛋白明显下降（<30g/L），总胆固醇、甘油三酯、VLDL 和 LDL 常升高，HDL 也可升高。肾功能可正常或下降。

4. 纤溶系统　纤维蛋白原常升高，纤维蛋白溶酶原和抗凝血酶Ⅲ可下降。

5. 免疫球蛋白和补体　血补体水平可正常或下降。免疫球蛋白下降，有时可检出循环免疫复合物。

6. 尿纤维蛋白降解产物（FDP）和 C3　可升高。

7. 经皮肾穿刺　可明确诊断，指导治疗或判断预后。

【诊断】

1. 蛋白尿　持续 24 小时尿蛋白≥3.5g。

2. 低蛋白血症　低白蛋白血症时血浆白蛋白量≤30g/L。

3. 高脂血症　高胆固醇血症伴或不伴高甘油三酯血症，血清中 LDL、VLDL 和 Lp（a）浓度增加。

4. 浮肿。

上述蛋白尿、低蛋白血症（低白蛋白血症）是诊断 NS 的必备条件；高脂血症、浮肿并非诊断 NS 的必备条件；尿沉渣中检出多数的卵圆形脂肪体、双屈光性脂肪体是诊断 NS 的参考。

【鉴别诊断】

主要鉴别原发性与继发性肾小球疾病。小儿应着重除外遗传性、感染性疾病及过敏性紫癜等所致的继发性 NS；中青年则应着重除外结缔组织病、感染、药物引起的继发性 NS；老年应着重考虑代谢性疾病及肿瘤等引起的继发性 NS。

1. 狼疮性肾炎　临床上多见于青年女性，常伴多系统侵犯，检验有抗核抗体等多种自身抗体阳性，活动期血清 IgG 增高，补体 C3 下降。肾组织光镜特点为，病变呈多样性及不典型性，有时可见白金耳样病变及苏木素小体。免疫病理检查呈 IgG、IgA、IgM、C3 等阳性。电镜证实电子致密物不仅沉着于上皮下，也可见于系膜区，甚至内皮下。

2. 紫癜性肾炎　有过敏性紫癜的临床表现，血清 IgA 检测可增高，免疫病理检查为 IgA 及 C3 为主的沉积物，故易于鉴别。

3. 糖尿病肾病　通常糖尿病病史>10 年、血糖控制不佳才引发 NS。眼底检查有非增殖性或增殖性特殊改变。

4. 乙型病毒性肝炎病毒相关性肾炎　病毒血清学检查提示病毒血症，肾组织免疫病理检查发现乙型病毒性肝炎病毒抗原成分，特别是 HBeAg。

5. 恶性肿瘤　中、老年患者应除外恶性肿瘤引起的继发性 NS。常见的有多发性骨髓瘤、霍奇金及非霍奇金淋巴瘤、乳腺癌、胸腺瘤、结肠癌、支气管小细胞肺癌、间皮瘤及前列腺癌等。

6. 药物性膜性肾病　金制剂、汞、青霉胺、非固醇类消炎药均可引起膜性肾病。应注意用药史，及时停药可能缓解病情。

【病情评估】

NS 的病理类型不同，预后各异。

MCD 患者有 30%~40% 可在发病数月内自发缓解；激素治疗缓解率高（儿童约为 93%，成人约为 80%）。蛋白尿在数周内转阴，但容易复发。长期反复发作或激素疗效不佳者，需行肾活检确认有无病理类型的改变。

多数 MsPGN 患者对激素和细胞毒药物有良好的反应，50% 以上的患者经激素治疗后可获完全缓解。治疗效果与病理改变的轻重程度有关，病理改变轻者疗效较好，病理改变重者则疗效较差。

FSGS 患者对激素和细胞毒药物治疗的反应性较差，疗程要较其他病理类型患者适当延长。预后与激素治疗的效果及蛋白尿的程度密切相关。激素治疗反应性好者，预后较好；约半数患者在 5 年内发展至肾衰竭。

激素和细胞毒药物治疗可使部分 MN 患者缓解，但长期和大剂量使用激素和细胞毒药物有较多的毒副作用，因此必须权衡利弊，慎重选择。MN 患者 10 年存活率约为 75%。

MPGN 目前尚无有效的治疗方法，激素和细胞毒药物仅在部分儿童病例有效，在成年人效果不理想。约 50% 的患者在 10 年内发展至终末期肾衰竭。

【治疗】

一、一般治疗

卧床休息为主，但应保持适度床上及床旁活动，以防止肢体血管血栓形成。进易消化、清淡、半流质饮食。水肿时进低盐饮食，每天摄取食盐 2~3g，适当控制饮水量，禁食腌制食品，尽量少用味精及碱。蛋白质的摄入量应为 0.8~1g/（kg·d）。每摄入 1g 蛋白，必须同时摄入非蛋白热量 33kcal，应供给优质蛋白，如鱼、鸡蛋、瘦肉等。出现氮质血症时，则应进低蛋白

饮食 [0.65g/（kg·d）]。近年有报道，患者进食蔬菜、豆类饮食后不仅血脂下降，而且尿蛋白也明显减少，这与其中含有类黄酮有关。水肿时应低盐（<3g/d）饮食。低脂摄入也是饮食治疗的措施，富含可溶性纤维的食品（燕麦、米糠等）也有利于降脂。

二、抑制免疫与炎症反应

1. 糖皮质激素　此类药物对单核-巨噬细胞及 T 淋巴细胞的抑制效应强于 B 细胞。可抑制巨噬细胞对抗原的吞噬和处理，抑制其产生 IL-1 及表达 Fc 和 C3 受体；抑制激活的 T 淋巴细胞产生 IL-2、IFN-γ、IL-6 等。较大剂量时可抑制 B 细胞产生抗体，并促进抗体的分解，从而抑制体液免疫反应；较小剂量时即可抑制磷脂酶的活性，从而减轻炎症反应。

（1）适应证　①MCD。②轻度 MsPGN。③部分 FSGS 患者有效，足量疗程 3～4 个月，以至半年。④病变进展快的 MN（同时加烷化剂）。

糖皮质激素对 MPGN 无效。

（2）常用药物　口服药为泼尼松及泼尼松龙，静脉用药为甲泼尼龙。使用原则是，起始足量、缓慢减药、长期维持。常用泼尼松 1mg/（kg·d），清晨顿服或分 3～4 次服，维持 8～12 周。有效者（在用药 1 周左右出现尿量增加，2 周左右尿蛋白明显减少，甚至消失）逐渐减药，每 2～3 周减少原用药量的 5%～10%。减至每天 10～15mg 时，可改为隔天顿服（即将 2 天总量隔天清晨顿服），继续减量至最小有效剂量，维持 6～12 个月。

原则上初发病例病程在 6 个月以内，若病理变化属 MCD，尿蛋白选择性好，无合并症者，可采用中等剂量治疗；若病情较为复杂，无应用激素的禁忌证者，可试用大量冲击疗法；如有激素的禁忌证者，则宜先用小剂量至病情或全身情况改善后，再用中等剂量或大剂量冲击疗法。

（3）不良反应　除激素的常见不良反应（如类肾上腺皮质功能亢进综合征、诱发或加重感染、骨质疏松、诱发上消化道出血等）外，还可使入球小动脉阻力下降，从而增加肾小球内高压状态，加速肾小球硬化。应注意激素使用期间病情变化的监测及不良反应的防治。

2. 细胞毒药物　此类药物对分化相的细胞作用最强，与 DNA 交联，抑制其复制。明显抑制分泌免疫球蛋白的 B 细胞，降低抗体水平；也可抑制辅助/诱导性 T 淋巴细胞及细胞毒/抑制性 T 淋巴细胞，干扰细胞释放炎症介质，抑制纤维化的发生发展。

（1）适应证　"激素依赖型"或"激素无效型"的患者均适用，可协同激素治疗。一般不作为首选或单独的治疗药物。

（2）常用药物　①环磷酰胺（CTX）：用药剂量每天 100～200mg [2～5mg/（kg·d）]，分次口服；或 CTX 冲击治疗 200mg，每天或隔天静脉注射，总量 6～8g。②苯丁酸氮芥：为氮芥衍生物，与环磷酰胺作用相似，但疗效较差。常用量为 0.1～0.2mg/（kg·d），口服。

（3）不良反应　骨髓抑制、肝脏损害、脱发、化学性膀胱炎、精子缺乏等。

3. 钙调磷酸酶抑制剂（CnI）　钙调磷酸酶（Cn）是 T 淋巴细胞信号通路中的关键分子，对细胞和体液免疫应答均有调节作用。CnI 通过形成可以抑制 Cn 的复合物而发挥免疫抑制作用。用药后血容量、肾血流量、肾小球滤过率均可下降。

（1）适应证　糖皮质激素无效及皮质激素依赖性 NS 患者。

（2）常用药物　①CsA：3.5～5mg/（kg·d），分 2 次口服，需监测 CsA 谷、峰血药浓度，

谷浓度 125～175ng/mL，峰浓度 400～600ng/mL。②FK506：起始剂量 0.05～0.075mg/（kg·d），监测 FK506 血药浓度在 5～10ng/mL 范围内；若 NS 缓解，足量使用 3 个月后 FK506 减 1mg/d；继续使用 3 个月后 FK506 再减 1mg/d；根据缓解情况逐渐减量。

（3）不良反应　肾毒性、高血压、高尿酸血症、牙龈增生、多毛症。

4. 霉酚酸酯（MMF）　此类药物水解后产生活性成分麦考酚酸，可高效、选择性、非竞争性、可逆性地抑制次黄嘌呤单核苷酸脱氢酶，高度选择性地阻断 T 和 B 细胞鸟嘌呤核苷酸的经典合成，从而抑制其增殖。还可阻断细胞表面黏附分子合成，抑制动脉平滑肌细胞、成纤维细胞、内皮细胞的增生。

（1）适应证　主要用于Ⅳ型狼疮性肾炎，也可用于激素耐药和复发的肾病综合征患者。

（2）常用剂量　初始剂量 1.5g/d，分 3 次口服，维持 3 个月；维持剂量 1g/d，分 2～3 次口服，疗程 6～9 个月。

（3）不良反应　为剂量依赖性，一过性、轻微的上腹不适和（或）稀便，偶见肝脏毒性。长期应用可诱发感染。

5. 来氟米特（LEF）　体内活性主要通过其活性代谢产物 A771726（M1）而产生。可选择性抑制 T 淋巴细胞和 B 淋巴细胞增殖，抑制二氢乳酸脱氢酶的活性，从而抑制嘧啶从头合成途径，抑制酪氨酸激酶参与的信号转导途径，抑制 NF-κB 等抗体的产生和分泌。

（1）适应证　不建议作为初次治疗药物，但对于烷化剂和 CnI 有禁忌证或抵抗时可使用。

（2）常用剂量　初始剂量 50～100mg，每天 1 次口服，3 天后改为维持剂量 20～30mg。注意检测肝功能。

（3）不良反应　腹泻、腹痛、恶心、口腔溃疡、脱发、皮疹、感染及肝酶上升。其中肝酶上升为剂量依赖性，并可恢复。

目前主张根据不同的病理类型制定治疗方案：①MCD：激素治疗缓解率高，初治者首选单用激素治疗。长期反复发作或激素疗效不佳者，可合用细胞毒药物。CTX 在减少复发方面优于 CsA。②MsPGN：表现为轻度 MsPGN 者，治疗方案同 MCD；而中重度者初治就应联合应用激素及免疫抑制剂。多数患者对激素和细胞毒药物有良好的反应，50% 以上的患者经激素治疗后可获完全缓解。③FSGS：足量激素治疗 4～6 个月无效者才称为激素抵抗；激素抵抗者可试用 CsA，其他免疫抑制剂 CTX 和硫唑嘌呤可考虑作为二线治疗药物与激素合用。④MN：初治者建议交替使用质激素和细胞毒性药物（CTX）治疗；CsA 和 FK506 也可考虑在初次治疗中使用，且适用于不能耐受 CTX 或有禁忌证的患者。建议至少治疗 6 个月，6 个月后未缓解则停用；6 个月后能完全或部分缓解可继续使用。4～8 周后减至初始剂量的 50%，总疗程至少 12 个月。使用 CnI 的患者需定期监测血药浓度。对于复发的患者，建议使用初次治疗中诱导缓解的相同药物；但亦可根据实际情况直接换用其他一线治疗方案。⑤MPGN：疗效不佳，目前没有激素和细胞毒药物治疗有效的证据。

三、对症治疗

1. 蛋白尿　ACEI 及 ARB 除可降低血压外，也可通过降低肾小球内压力而减少尿蛋白。前者常用贝那普利 10mg/d，后者常用氯沙坦 50mg/d。用于降尿蛋白时，剂量较常规剂量大才能发挥良好疗效。NS 患者应用 ACEI/ARB 后，突然发生低血压和 GFR 下降者，则提示其血容量严重不足，可注射白蛋白等扩容。

2. 水肿 ①袢利尿剂：对钠、氯和钾的重吸收具有强力的抑制作用，常用呋塞米 20~40mg，每天 1~3 次口服，或静脉应用 20~200mg；布美他尼 1~2mg，每天 1~3 次。②噻嗪类利尿药：主要抑制钠、氯的重吸收，增加钾的排泄而利尿。常用氢氯噻嗪 25~50mg，每天 2~3 次。③保钾利尿剂：排钠、排氯、保钾，可与噻嗪类利尿药合用，氨苯蝶啶 50mg，每天 3 次，或醛固酮拮抗剂螺内酯 20mg，每天 3 次。④渗透性利尿剂：如甘露醇、低分子右旋糖酐、人体白蛋白或血浆，主要是提高胶体渗透压而利尿，低分子右旋糖酐 250mL 静脉滴注，人体白蛋白 10g 静脉滴注，但有加重心衰、肾脏负担的风险，不推荐常规使用。

不良反应：NS 患者血容量可增多、正常或减少，血容量改变不一定与水肿程度相关。血容量增加者，应用利尿药后常可改善。对血容量减少者，用利尿药后，血容量更为减少，导致心血管功能不稳定，甚至出现急性肾衰竭。应用袢利尿剂与噻嗪类利尿剂须注意低钾，与螺内酯等保钾利尿剂合用可加强利尿效果，并减少电解质紊乱。白蛋白过多输入可引起肾小球上皮细胞损伤。

四、并发症的治疗

1. 感染 无须预防性使用抗生素。一旦发生感染，有明确感染灶者尽快去除，应及时选用对致病菌敏感、强效、无肾毒性的抗生素积极治疗。严重感染难以控制时，可酌情激素减量或停用。

2. 血栓、栓塞 一般认为，易发生血栓的情况有：①肾病综合征的严重程度（血浆白蛋白≤20g/L）。②基础的肾脏疾病。③既往血栓栓塞事件。④家族血栓栓塞病史。⑤合并血栓形成的高危因素（充血性心衰、长期卧床、病态肥胖症等），应开始预防性抗凝治疗。可给予低分子肝素或肝素钠治疗，维持试管法凝血时间于正常 1 倍；也可使用华法林，维持凝血酶原时间国际标准化比值（international normalized ratio，INR）1.5~2.5。也可以辅助可用抗血小板聚集药物，如双嘧达莫 300~400mg，分 3~4 次口服，或阿司匹林 40~300mg/d 口服治疗。

已发生血栓、栓塞患者尽早（≤6 小时）给予尿激酶或链激酶全身或局部溶栓。

3. 急性肾衰竭 经过及时正确的治疗，大部分患者有望恢复。寻找肾功能急性恶化的原因，积极治疗原发病，慎用肾毒性药物；加强利尿、碱化尿液，缓解肾间质水肿及冲刷阻塞肾小管管型；利尿无效时，达到透析指征者，及时给予透析治疗，可缓解肾脏负担，度过急性期。

4. 蛋白质及脂代谢紊乱 首选饮食结构的调整及加强运动，必要时可加用调脂药物。常用 β-羟-β-甲戊二酸单酰辅酶 A 还原酶抑制剂，如阿托伐他汀可选择性减低胆固醇；氯贝丁酯类，如非诺贝特以降低甘油三酯为主。

五、其他

1. 免疫增强剂 刺激 T 淋巴细胞功能，加强免疫调节。常用制剂有左旋咪唑，常用剂量为 2.5mg/kg，每周 2 次至每天 1 次，用药 1~18 个月。或用卡介菌多糖核酸等。黄芪注射液在增强免疫功能的同时具有利尿作用。

2. 免疫球蛋白 其机制可能是与肾小球内的免疫复合物结合，而改变其晶格状态，从而促进其溶解；或封闭巨噬细胞和 B 细胞的 Fc 受体，从而抑制 B 细胞合成抗体等有关。常用 IgG 0.4g/（kg·d）静脉注射，5 天为 1 个疗程，1 个月后可重复。

思考题

1. 肾病综合征包括哪些病理类型？
2. 简述肾病综合征的诊断标准及鉴别诊断。
3. 简述肾病综合征的常见并发症及其发病机制。
4. 肾病综合征的治疗包括哪些药物？作用机制及不良反应是什么？
5. 简述肾病综合征的并发症及处理。

第三十三章　尿路感染

尿路感染（urinary tract infection，UTI）简称尿感，是各种病原微生物直接侵袭泌尿系统所致的感染性化脓性炎症，可分为上尿路感染（主要是肾盂肾炎）和下尿路感染（主要是膀胱炎）。很多微生物侵入尿路均可引起尿感，但以细菌性尿感最为常见。女性发病率明显高于男性，比例约为 8：1，未婚女性发病率 1%~2%，已婚女性增高约为 5%。

【病因和发病机制】

任何细菌入侵尿路均可引起尿感，最常见的是革兰阴性杆菌，其中大肠埃希菌占 80%~90%，其次是副大肠埃希菌、变形杆菌、克雷白杆菌、产气杆菌、产碱杆菌和绿脓杆菌。5%~10% 的尿感由革兰阳性细菌引起，主要是粪链球菌和葡萄球菌。结核分枝杆菌、衣原体、真菌也可导致尿感。通常尿感由一种细菌所致，偶可两种以上细菌混合感染。混合感染多见于长期用抗生素治疗、尿路器械检查以及长期留置导尿管之后。长期留置导尿管、肾移植及身体抵抗力极差的患者偶见厌氧菌感染。

无症状细菌尿、非复杂性尿感或首次发生的尿感常为大肠埃希菌所致；而住院期间发生的、复杂性的、反复再发的、尿路器械检查后发生的尿感，则多为粪链球菌、变形杆菌、克雷白杆菌和绿脓杆菌所引起。绿脓杆菌常见于尿路器械检查后，变形杆菌则多见于伴有尿路结石者，金黄色葡萄球菌常见于败血症等血源性尿感。近年来，由于抗生素及免疫抑制剂的广泛应用，革兰阳性菌及耐药菌致病者明显增加。

一、感染途径

1. 上行感染　绝大多数由细菌经尿道上行感染膀胱，甚或肾盂而引起，此种途径最多见。细菌进入膀胱后，30%~50% 可经输尿管上行而致肾盂肾炎。其机制与多种原因引起的膀胱输尿管反流及某些致病菌的菌毛附着于尿路黏膜再上行至肾盂有关。

2. 血行感染　细菌从体内的感染灶侵入血流，到达肾脏及尿路引起感染。此种途径少见，低于尿感的 3%。金黄色葡萄球菌败血症患者常见血源性肾感染。此外，变形杆菌、绿脓杆菌和粪链球菌偶可经血流引起肾盂肾炎。

3. 直接感染　泌尿系周围器官、组织感染性病变，直接侵入泌尿系。

4. 淋巴道感染　下腹部和盆腔器官，特别是升结肠与右肾的淋巴管相通，因此，盆腔器官炎症时，细菌可能藉以进入肾脏。

二、易感因素

1. 尿路梗阻　是诱发尿感并易于上行的最主要原因。梗阻可由尿路解剖或功能异常引起，包括结石、肿瘤、畸形或神经性膀胱等。梗阻后尿流不畅，细菌不易被冲洗清除而郁积繁殖，加之梗阻以上部位的尿路组织受压增加，影响其血液供应和生理功能，黏膜抵抗力降低，故易致感染。

2. 膀胱输尿管反流及其他尿路畸形和结构异常 正常排尿期间，功能完整膀胱的输尿管瓣膜可阻止膀胱内含菌尿液上行入肾，膀胱输尿管反流时，则可随之进入肾盂引起感染。

3. 器械使用 用尿路器械诊治时，有可能带入细菌，且常致尿路损伤，留置导尿时间越长，感染率越高。

4. 代谢因素 慢性失钾，可导致肾小管病损而易继发感染；高尿酸血症、高钙血症或酸碱代谢异常，可使尿酸或钙质沉积于肾脏，易致尿感；糖尿病者易患肾脓肿等并发症。

5. 机体抗病能力 与排尿通畅、尿路黏膜分泌有机酸及 IgA、尿 pH 值等有关。

6. 其他 如妊娠、尿道口周围炎、重症肝病、晚期肿瘤、长期卧床等也易引发尿感。

三、细菌的致病力

细菌黏附于尿道上皮细胞表面的能力在尿感的发病中起重要作用。例如，大肠埃希菌的菌体抗原（O 抗原）类型与其致病力有关，引起尿感的大肠埃希菌大多是 O 血清型 1、2、4、6、7、16、18 和 75。其致病力还与荚膜抗原（K 抗原）有关。含某些血清型的 K 抗原及量多的大肠埃希菌毒力强，比量少者更易于侵入膀胱并致上行感染。

【临床表现】

一、膀胱炎

常见于年轻女性，主要表现为膀胱刺激征，即尿频、尿急、尿痛，尿液常混浊，并有异味，约 30% 出现血尿。一般无明显的全身感染症状，但少数患者可有腰痛、低热（<38℃）。血白细胞计数常不增高。

二、急性肾盂肾炎

常发生于育龄妇女，临床表现有：

1. 泌尿系统症状 膀胱刺激征、腰痛和（或）下腹部痛、肋脊角及输尿管点压痛、肾区压痛和叩痛。腰痛程度不一，多为钝痛、酸痛。

2. 全身感染症状 寒战、发热、头痛、恶心、呕吐、食欲不振等，常伴有血白细胞计数升高和血沉增快。体温多超过 38℃。

三、慢性肾盂肾炎

病程隐蔽，少数可间歇发生症状性肾盂肾炎，但更为常见的是间歇性无症状细菌尿和间歇性尿急、尿频等下尿路感染症状。可有间歇性低热。疾病后期，肾小管功能损害，可出现多尿、夜尿增多、电解质紊乱、肾小管性酸中毒等。最终可致肾小球功能受损而导致肾衰竭。

【并发症】

1. 肾乳头坏死 指肾乳头及其邻近肾髓质的缺血性坏死，是肾盂肾炎的严重并发症。常

NOTE

发生于严重肾盂肾炎伴糖尿病或尿路梗阻时，主要表现为寒战、高热、剧烈腰痛或腹痛和血尿等，可并发革兰阴性杆菌败血症，或导致急性肾衰竭。

2. 肾周围脓肿　常由严重肾盂肾炎扩展而来，致病菌多为革兰阴性杆菌，特别是大肠埃希菌。多见于糖尿病、尿路结石等患者。发病时除原有肾盂肾炎症状加剧外，常出现明显单侧腰痛和压痛，向健侧弯腰时，可使疼痛加剧。影像学检查有助于诊断。

3. 革兰阴性杆菌败血症　多见于复杂性尿感患者，尤其长期留置性导尿的患者。来势凶险，突然寒战，高热，常引起休克，预后严重。

【实验室及其他检查】

1. 血常规　急性肾盂肾炎时，血白细胞可轻或中度增加，中性白细胞常增多。

2. 尿常规　尿色在含脓、血较多时呈混浊。尿沉渣镜检白细胞>5 个/HP，对尿感诊断意义较大；部分患者可有红细胞，少数出现肉眼血尿。尿蛋白含量多为微量~+。有白细胞管型者，多为肾盂肾炎。

3. 尿细菌学检查　尿标本可取清洁中段尿，必要时导尿或膀胱穿刺取材，临床常取清洁中段尿培养及进行药敏试验。如细菌定量培养菌落计数$\geqslant 10^5$/mL，则可确诊；如菌落计数为$10^4 \sim 10^5$/mL，则结果可疑；如$<10^4$/mL，则为污染。

4. 亚硝酸还原试验　诊断尿感的敏感性$\geqslant 70\%$，特异性$\geqslant 90\%$，作为尿感的过筛实验。

5. 其他实验室检查　慢性肾盂肾炎可出现肾小管功能减退，晚期血尿素氮及血肌酐升高，同位素肾图有肾功能减退的表现。尿沉渣中抗体包裹细菌阳性者，常为肾盂肾炎。肾盂肾炎时尿酶排出量增多，尿 β_2 微球蛋白升高，提示近端肾小管受损，支持上尿路感染。

6. 影像学检查　尿路 X 线（腹部平片和静脉肾盂造影）及 B 超检查的主要目的是及时发现引起尿感反复发作的易感因素，如结石、梗阻、反流、畸形等。慢性肾盂肾炎可有两侧或一侧肾脏缩小，肾盂形态异常等改变。

【诊断】

1. 急性膀胱炎　常以尿路刺激征为突出表现，一般少有发热、腰痛；尿白细胞增多，尿细菌培养阳性等即可确诊。

2. 急性肾盂肾炎　常有全身（发热、寒战，甚至毒血症状）、局部（明显腰痛、输尿管点和/或肋脊点压痛、肾区叩痛）症状和体征。常合并：①膀胱冲洗后尿培养阳性。②尿沉渣镜检白细胞管型，除外间质性肾炎、狼疮性肾炎等。③尿 N-乙酰-β-D-氨基葡萄糖苷酶（NAG）、β_2-MG 升高。④尿渗透压降低可诊断。

3. 慢性肾盂肾炎　①反复发作的尿感病史。②影像学肾外形凹凸不平且双肾大小不等，或静脉肾盂造影见肾盂肾盏变形、缩窄。③合并持续性肾小管功能损害即可确诊。

【鉴别诊断】

不典型尿路感染要与下列疾病鉴别。

1. 全身性感染疾病　注意尿感的局部症状，并做尿沉渣和细菌学检查，鉴别不难。

2. 肾结核　肾结核膀胱刺激征多较明显，晨尿结核杆菌培养可阳性，尿沉渣可找到抗酸杆菌，静脉肾盂造影可发现肾结核 X 线征，部分患者可有肺、生殖器等肾外结核病灶。肾结核可与尿感并存，如经积极抗菌治疗后，仍有尿感症状或尿沉渣异常者，应考虑肾结核。

3. 尿道综合征 仅有膀胱刺激征，而无脓尿及细菌尿，多见于中年妇女，尿频较排尿不适更突出，有长期使用抗生素而无效的病史，长期服用安定片有一定疗效。

4. 非淋球性尿道炎 即除了淋球菌以外，由其他病原体引起的尿道炎，是最常见的性传播疾病之一，也可与淋病并发或交叉感染。男性和女性症状有所不同，男性典型的症状是尿道瘙痒伴有不同程度的尿频、尿急、尿痛及排尿困难，女性多无症状。PCR 法可查到沙眼衣原体或解脲支原体 DNA，但有一定的假阳性率。

【病情评估】

一、临床分型、分期

根据临床症状的有无，尿感可分为有症状尿感和无症状细菌尿；根据感染发生的部位可分为上尿路感染和下尿路感染，前者为肾盂肾炎，后者主要为膀胱炎。肾盂肾炎又可分为急性肾盂肾炎和慢性肾盂肾炎。根据有无尿路功能或解剖学的异常等，尿感还可以分为复杂性尿感和非复杂性尿感。根据尿感是初发还是再发，可分为初发尿感（首次发作）和再发性尿感（6 个月内发作≥2 次或 1 年内≥3 次），后者又分为复发和重新感染。

二、预后

急性非复杂尿感使用抗生素治疗，90%可治愈。复杂性尿感治愈率低，容易复发，持续性细菌尿或反复发作者>50%。非复杂性肾盂肾炎很少会引起进行性肾损害。

【治疗】

尿路感染的治疗原则是：积极彻底进行抗菌治疗，消除诱发因素，防止复发。

一、一般治疗

发热或症状明显时应卧床休息。宜多饮水以增加尿量，促进细菌和炎症分泌物的排泄。给予足够热量及维生素等。

二、抗菌治疗

1. 急性膀胱炎

（1）目前推荐短疗程（3 天）疗法：选用 STS、阿莫西林或诺氟沙星连用 3 天，治愈率 90%，可显著降低复发率，副作用少。

（2）单剂抗菌疗法：对无复杂因素存在的急性膀胱炎可选用。常用磺胺甲基异噁唑（SMZ）2g、甲氧嘧啶（TMP）0.4g、碳酸氢钠 1g，一次顿服（简称 STS）。也可氧氟沙星 0.4~0.6g，一次顿服；阿莫西林 1g，一次顿服。

（3）对有多次发作者，可给予短程疗法治疗。停药 7 天后均需尿细菌定量培养，仍为阳性者，应继续给予 2 周抗生素治疗。对于妊娠妇女、糖尿病患者和复杂性尿感者，应采用较长疗程抗生素治疗。

2. 急性肾盂肾炎 尿标本采集后立即进行治疗，一般首选对革兰阴性杆菌有效的抗生素，但应兼顾革兰阳性菌感染。72 小时无效者根据药敏结果调整用药。常用抗菌药有喹诺酮类、半合成青霉素类、头孢类。病情较轻者，可选择口服制剂，疗程 10~14 天，治愈率 90%；若伴有严重全身中毒症状者，应选用静脉给药，如氨苄西林每天 4~6g，头孢哌酮每天 2~4g，或头孢曲松每天 2g。必要时联合用药。热退后连续用药 3 天再改为口服，总疗程一般为 2 周。

3. 慢性肾盂肾炎 常为复杂性尿感，治疗的关键是去除易感因素；急性发作时，治疗同急性肾盂肾炎。反复发作者，应根据病情和参考药敏试验结果制定治疗方案。如联合几种抗菌药物，分组轮流使用，疗程适当延长至症状改善，菌尿消失，再以一种药物低剂量长期维持，如头孢克洛，每次 0.25g，每天 1~2 次；或复方新诺明，每晚服 1~2 片，疗程半年至 1 年。

三、疗效评定

1. 有效 治疗后反复查尿沉渣镜检及细菌学正常。

2. 治愈 症状消失，疗程结束时及结束后 2 周、6 周尿检阴性。

3. 失败 治疗后尿菌仍阳性；后经治疗后转阴，但 2 周或 6 周复查时仍为阳性，且为同一菌株。

【预防】

女性应注意月经期、妊娠期、性生活时的会阴部清洁。积极治疗阴道炎、宫颈炎。女婴应注意会阴及尿布卫生。男性应积极治疗前列腺炎。避免或减少导尿和尿路器械检查。坚持每天多饮水，勤排尿。

思考题

1. 简述急性肾盂肾炎与慢性肾盂肾炎的临床表现。
2. 急性肾盂肾炎与慢性肾盂肾炎使用抗生素治疗的原则是什么？
3. 膀胱炎有什么表现？如何治疗？

第三十四章　急性肾衰竭

急性肾衰竭（acute renal failure，ARF）又称急性肾衰，是指由于各种病因引起肾功能在短期内（数小时或数日）急剧下降，出现少尿、氮质潴留及水电解质代谢紊乱的临床综合征，包括肾前性、肾后性、肾实质性急性肾衰。临床以急性肾小管坏死（acute tubular necrosis，ATN）多见。

【病因和发病机制】

一、病因

1. 肾前性　各种肾前性因素（外伤、手术、脱水、败血症、休克、心力衰竭、肾血管异常等）引起有效循环血容量减少，肾血流量减少，肾小球滤过率降低。

2. 肾实质性　由各种肾实质疾患所致，或因肾前性病因未能及时去除而发展所致。肾缺血、肾中毒（药物、造影剂、重金属、有机溶剂、蛇毒、毒蕈等）、异型输血、轻链肾病及高钙血症等均可引起肾小管损伤。有些肾小球疾病、严重感染、药物过敏可发生急性肾衰。

3. 肾后性　各种原因（结石、肿瘤、血块、坏死的肾组织或前列腺肥大等）引起的急性尿路梗阻，肾实质受压使肾脏功能急剧下降。

二、发病机制

1. 肾血流动力学异常　肾缺血和肾毒素的作用使血管活性物质释放，引起肾血流动力学变化，使肾血灌注量减少、肾小球滤过率下降而导致急性肾衰。

2. 肾小管上皮细胞代谢障碍　其主要原因为受体依赖性钙通道开放，钙离子向细胞内流，导致细胞内钙离子大量蓄积。肾小管上皮细胞的损伤及代谢障碍由轻变重，最终导致细胞骨架结构破坏和死亡。

3. 肾小管上皮脱落，形成管型　肾缺血或肾中毒引起小管损伤，使肾小管上皮细胞变性、坏死，肾小管基底膜断裂，因而肾小管内液反漏入间质造成肾间质水肿。变性、坏死的上皮细胞脱落入管腔内，与近端肾小管刷状缘脱落的纤毛形成囊泡状物，并与管腔液中的蛋白质共同形成管型，阻塞肾小管，使肾小球的有效滤过压降低而致少尿。

4. 其他　肾缺血后如肾血流再通时，有缺血再灌注性肾损伤。肾脏受损后表皮生长因子产生减少，上皮细胞的再生与修复能力下降。

【病理】

由于 ARF 病因及病变的严重程度不同，病理改变有较大差异，可表现为肾肿大、苍白、重量增加。典型的缺血性 ATN 光镜下可见肾小管上皮细胞变性、脱落，小管内充满坏死细胞碎片、管型和渗出物。由肾毒性物质引起者，病变主要在近曲小管，上皮细胞坏死多累及细胞本身，其基膜完整；由肾缺血引起者，肾小管各段受累，且有小管基膜断裂、溃破，管腔内容物溢流入肾间质，引起肾间质炎症、水肿。

【临床表现】

ARF 患者的临床表现及肾功能减退程度与其肾脏低灌注的程度和持续时间有关，可表现为肾脏低灌注早期异常、肾前性氮质血症、典型 ATN，甚至肾皮质坏死，其临床预后存在很大差异。

1. 尿量减少　典型患者可出现少尿（24 小时尿量<400mL），甚至无尿（<100mL）。一般 1~2 周。

2. 各系统受损症状　缺乏特异性表现。消化系统可有食欲减退、恶心、呕吐、腹胀、腹泻等；呼吸系统可有呼吸困难、咳嗽、憋气、胸痛等；心血管系统可有血压升高、心律失常、心力衰竭、心包积液等；神经系统表现为定向障碍、淡漠，严重者出现嗜睡、抽搐、昏迷；血液系统可有轻度贫血、皮肤黏膜出血，严重者可发生弥漫性血管内凝血。

3. 水、电解质紊乱及酸碱平衡失调　出现水钠潴留、全身浮肿、血压升高。水潴留可导致脑水肿、肺水肿及充血性心力衰竭等并发症，为主要死因之一。还可出现高钾血症、低钠血症、代谢性酸中毒。

【实验室及其他检查】

1. 尿常规　ATN 多数伴有肾小管上皮细胞、细胞碎片、肾小管细胞管型或颗粒管型，肾前性、肾后性急性肾衰尿沉渣则多正常或基本正常。

2. 血常规　急性肾衰时贫血多不严重。

3. 生化分析　主要有血肌酐（Scr）、尿素氮（BUN）、血电解质、尿渗透压和（或）比重、尿钠、尿肌酐测定。尿素氮与血清肌酐比（BUN/Scr）对于鉴别肾前性氮质血症与 ATN 有重要意义。ATN 时多数近端小管功能指标，包括尿糖、尿 β_2-MG、尿转铁蛋白、尿 NAG 等出现异常。

4. 影像学检查　X 线及 B 超检查可确定肾脏大小、有无梗阻等。肾血管造影术可用于排除肾动脉栓塞或肾动、静脉血栓形成。

5. 肾活检　对临床表现不典型者可行肾活检。

【诊断】

肾功能在 48 小时内急剧下降，表现为血清肌酐上升≥26.4μmol/L 或者增加≥50%（达到基线值的 1.5 倍）；或尿量减少<0.5mL/（kg·h），≥6 小时。根据急性肾衰的分层诊断标准（RIFLE 标准）进行分级（表34-1）。

【鉴别诊断】

ARF 主要与慢性肾衰相鉴别，慢性肾衰既往有慢性肾脏病史，平时有多尿或夜尿增多，呈慢性病容，贫血严重（血红蛋白<60g/L），伴有尿毒症心血管系统并发症、骨病或神经病变等。B 超示双肾缩小，结构模糊。

表 34-1 急性肾衰分层诊断标准 (RIFLE 标准)

分层	肾小球功能指标	尿量
高危阶段	Scr↑×1.5 或 GFR↓>25%	<0.5mL/ (kg·h) 持续 6 小时
损伤阶段	Scr↑×2 或 GFR↓>50%	<0.5mL/ (kg·h) 持续 12 小时
衰竭阶段	Scr↑×3 或>354μmol/L 或 GFR↓>75%	<0.3mL/ (kg·h) 或无尿持续 12 小时
丢失阶段	肾功能丧失持续≥4 周	
终末期肾脏病 (ESRD)	肾功能丧失持续≥3 个月	

【病情评估】

一、分期

1. 起始期 可无明显临床症状或仅表现为轻微的有效循环血容量不足，常以导致肾脏低灌注的原发病表现为主，临床不易发现。

2. 持续期 可出现尿量改变及氮质血症，Scr 水平增高，GFR 下降，逐渐出现水、电解质和酸碱平衡紊乱及各种并发症。

3. 恢复期 尿量进行性增加，少尿或无尿患者尿量超过 500mL/d，即进入临床恢复期，肾功能逐渐恢复，肌酐清除率逐渐升高，血尿素氮、肌酐降到正常范围，肾小管浓缩功能及酸化功能亦恢复。肾功能的恢复约需半年到 1 年。少数患者留有不同程度的肾功能损害，而呈慢性肾功能不全表现，甚至要长期透析治疗。

二、分型

1. 肾前性肾衰 各种肾外原因引起的肾血灌注量不足、肾小球滤过率减少。钠排泄分数<1，肾衰指数<1mmol/L，尿钠<20mmol/L，尿比重>1.020，尿渗量>500mOsm/L。

2. 肾后性肾衰 有导致尿路梗阻的原发病史。梗阻后尿量突然减少，梗阻一旦解除，尿量突然增多，血尿素氮降至正常。

3. 急性肾小管坏死 有引起肾缺血或肾中毒的病因，在补液扩容或控制心衰后尿量仍不增多。肾活检是诊断 ATN 的金标准。

【治疗】

一、防治基础病因

积极妥善治疗各种引起 ATN 的原发病，如严重外伤、严重感染等，特别要处理好血容量不足、清创引流和抗感染等。

二、营养疗法

供给足够的热能，防止机体蛋白质的进一步分解。

三、水、电解质和酸碱平衡失调的治疗

1. 控制水、钠摄入 应坚持"量出为入"的原则。每天的入液量应为前一天的尿量加显

性失水量再加 500mL（非显性失水量减内生水量）。如水明显过多，则应透析治疗。

2. 高钾血症、代谢性酸中毒的治疗   参见慢性肾衰竭章节。

3. 处理低血钠、低血钙、高磷血症   低钙血症时可静注 10% 葡萄糖酸钙。高磷血症时可用磷吸附剂。

四、透析疗法

透析疗法是抢救急性肾衰的最有效措施。凡保守治疗无效，出现下列情况者应进行透析：①少尿或无尿 2 天。②尿毒症症状。③血肌酐升高达 442μmol/L，血尿素氮升高达 21mmol/L。④血钾 ≥6.5 mmol/L。⑤代谢性酸中毒，$CO_2CP \leq 13$ mmol/L。⑥有肺水肿、脑水肿等先兆者。近年来倾向于早期开始透析疗法，可根据患者的具体情况及当地的设备条件采用腹透或血透。

【预防】

积极治疗原发病是防止发生急性肾衰的关键。如积极治疗外伤、烧伤、严重感染，纠正血容量不足，改善肾缺血状况，及时停用肾毒性抗生素。

附   急性肾损伤

近年来，国际肾脏病和急救医学界趋向将 ARF 改称为急性肾损伤（acute kidney injury, AKI），以强调早期诊断、早期处置的重要性。在发达国家，住院成人患者中 AKI 的发生率约为 15%，尤其以老年患者发生较多。期望尽量在 ARF 的早期，在 GFR 开始下降、甚至肾脏有损伤（组织学、生物标志物改变）而 GFR 尚正常的阶段进行识别，以便及早干预。

AKI 定义为：不超过 3 个月的肾脏功能或结构方面的异常，包括血、尿、组织检测或影像学方面的肾损伤标志物的异常。AKI 的诊断标准为：肾功能的突然减退（在 48 小时内）。表现为血肌酐升高绝对值 ≥26.5μmol/L；或血肌酐较基础值升高 ≥50%；或尿量减少［尿量< 0.5mL/（kg·h），≥6 小时］。AKI 的分级见表 34-2。

表 34-2   AKI 的分级

	血清肌酐	尿量
Ⅰ	升高 ≥26.5μmol/L，或增加 150%~200%	<0.5mL/（kg·h）×6 小时
Ⅱ	增加 200%~300%	<0.5mL/（kg·h）×12 小时
Ⅲ	增加>300%，或升高 ≥354μmol/L	<0.3mL/（kg·h）×24 小时，或无尿 24 小时

思考题

1. 简述急性肾衰竭的病因分类。

2. 简述急性肾小管坏死的临床表现、诊断、鉴别诊断和治疗。

3. 如何理解急性肾衰竭是肾脏替代治疗的指征？

第三十五章　慢性肾衰竭

慢性肾衰竭（chronic renal failure，CRF）简称慢性肾衰，是各种慢性肾脏疾病，因肾单位受损而出现缓慢进行性的肾功能减退以至衰竭。临床主要表现为 GFR 下降，代谢产物潴留，水、电解质和酸碱平衡失调，各系统损害的综合征。CRF 的终末期称为终末期肾病（end-stage renal disease，ESRD），又称尿毒症。慢性肾衰是一种常见病，预后差。根据国际肾脏病学会统计，CRF 自然人群年发病率为 98~198/100 万。据估算，我国 ESRD 患者在 100 万~200 万，是世界上最庞大的慢性肾脏病和尿毒症的患者群。我国每年约有 1% 的慢性肾脏病患者最后发展到 ESRD，人数为 1.1 万人左右，而每个透析患者每年透析相关的医疗费用需要 10 万~15 万元。

近年来，美国肾脏病基金会 K/DOQI 专家组提出了慢性肾脏病（chronic kidney disease，CKD）的定义及分期。CKD 是指：①肾脏损伤（肾脏结构和功能异常）≥3 个月，伴或不伴 GFR 下降，临床上表现为肾脏病理检查异常或肾脏损伤（血、尿成分或影像学异常）。②GFR ≤60mL/（min·1.73m^2），≥3 个月，有或没有肾损伤证据。在我国成年人中进行的横断面抽样调查显示，CKD 的总患病率为 10.8%，患者人数估计约为 1.195 亿；北部和西南地区的 CKD 患病率较高，分别为 16.9% 和 18.3%。

【病因和发病机制】

各种原发性和继发性肾脏疾病进行性恶化，最后都可导致肾衰竭。其病因主要有糖尿病肾病、高血压肾小动脉硬化、原发与继发性肾小球肾炎、肾小管间质病变（慢性肾盂肾炎、慢性尿酸性肾病、梗阻性肾病、药物性肾病等）、肾血管病变、遗传性肾病（如多囊肾、遗传性肾炎）等。我国慢性肾衰的病因以原发性慢性肾小球肾炎多见，其中最常见的是 IgA 肾病。在继发性肾脏病中以糖尿病肾病、狼疮性肾炎、高血压性肾硬化等最为常见。但由于生活习惯等的改变，近年来继发性肾衰的比例已明显增高。

一、CRF 进行性恶化的机制

各种免疫性或非免疫性的病因，引起肾脏损害后，肾功能均呈进行性恶化，直至 ESRD。其发生机制有几个方面。

1. 肾小球高滤过学说　当肾实质减少后，所有剩余肾单位肾小球血液动力学发生适应性代偿，以维持生命活动的需要。其特点为残余肾小球毛细血管内压力和流量增加，单个肾小球滤过率增加，即肾小球高灌注和高滤过；肾小球毛细血管因高灌注而扩张，血管内皮细胞肿胀，表面皱缩，失去抗血栓作用，形成微血栓、微血管瘤，系膜基质增加，内皮下透明样物质沉积，其结局是肾小球硬化。如此恶性循环，最后全部肾小球硬化。

2. 肾小管高代谢　肾功能的损害，除肾小球功能损害外，与肾小管间质损害有密切关系。

NOTE

肾脏损伤后，溶质滤过负荷增加，脂质过氧化作用和多种酶活性增强，细胞内钙离子增多等可导致肾小管出现高代谢，引起氧自由基生成增多，自由基清除剂生成减少，使细胞和组织损伤，造成肾单位损害进行性加重。

3. 肾组织上皮细胞表型转化学说　在某些生长因子（如 TGF-β）或炎性因子的诱导下，肾小管上皮细胞、肾小球上皮细胞、肾间质成纤维细胞均发生表型转变成为肌成纤维细胞，而肌成纤维细胞是细胞外基质（ECM）的主要来源，在肾纤维化中起重要作用。

4. 脂质代谢紊乱　VLDL 和 LDL 能与 GBM 上多价阴离子糖胺聚糖结合，使其负电荷减少，损害肾小球滤过的电荷选择性，提高了大分子物质进入系膜区的通透性。脂蛋白与系膜细胞结合，刺激其增生，产生过多系膜基质。系膜细胞还具有氧化 LDL 受体，肾小球摄取氧化 LDL 后，可促使其硬化。

5. 细胞因子和生长因子的作用　近年研究表明，CRF 动物肾组织内某些生长因子（如 TGF-β、白细胞介素-1、单个核细胞趋化蛋白-1、血管紧张素 II、内皮素-1 等），均参与肾小球和小管-间质的损伤过程，并在促进 ECM 增多中起重要作用。例如，血管紧张素 II 显著增多，不仅在增高肾小球内压力，导致高滤过的过程中起着重要作用，而且可促进肾小球系膜、肾间质的 ECM 增多。某些降解 ECM 的蛋白酶如基质金属蛋白酶（MMP）表达的下调，金属蛋白酶组织抑制物（TIMP）、纤溶酶原激活抑制物（PAI-1）等表达上调，在肾小球硬化和肾间质纤维化过程中也有其重要作用。

二、尿毒症症状的发病机制

慢性肾衰的晚期，临床上出现一系列症状，即为尿毒症。其产生的主要学说有：

1. 尿毒症毒素说　慢性肾衰进行性加重后，由于清除功能降低体内多种物质的水平比常人高，其中部分具有毒性。毒性物质按分子量可分为：①小分子物质（<500D），如尿素、胍类、酚类及肠道细菌代谢产物等，如尿素的分解产物氰酸盐能与氨基酸 N 端结合，改变其三级结构，破坏细胞，抑制酶的活性，引起腹泻、肠出血、体温下降、昏迷等；某些氨基酸和肌酐代谢产生的胍类物质可引起恶心、呕吐、腹泻、贫血、糖耐量降低、血浆纤维蛋白原升高、钙吸收减少、胃及十二指肠溃疡和出血、抽搐和意识障碍等。②中分子物质（500~5000D），目前对中分子毒素的认识仍限于学说阶段，推测可能是细胞代谢过程中产生的多肽类物质，主要与代谢性脑病、内分泌紊乱、细胞免疫功能紊乱有关；甲状旁腺素（PTH）也是其一，主要与骨代谢紊乱相关。③大分子物质（>5000D），如核糖核酸酶、β_2-MG 溶菌酶等也具有某些毒性。

2. 矫枉失衡学说　慢性肾衰时，体内某些毒性物质的积聚，并非全部因肾脏清除功能减弱所致，肾功能下降后造成体内代谢失衡，为适应和矫正此过程，机体产生某些物质增加，于是又出现新的不平衡，此即矫枉失衡学说。例如，CRF 时肾排磷减少，导致血磷上升、血钙下降，因而机体调节性地增加分泌 PTH 以排磷升钙，进而引起细胞内钙含量增高，可导致细胞线粒体功能丧失和细胞死亡。

3. 体液因子、营养素缺乏学说　肾脏是分泌激素和调节物质代谢的重要器官之一。CRF 时，主要由于肾脏分泌的某些激素如促红细胞生成素（EPO）、骨化三醇 [1,25 (OH)$_2$D$_3$] 缺乏，可分别引起肾性贫血和肾性骨病。

尿毒症时某些营养素缺乏或不能有效利用，也可能与某些临床症状有关，如蛋白质和某些氨基酸、热量、水溶性维生素（如 B 族维生素等）、微量元素（如铁、锌、硒等）缺乏，可引起营养不良、消化道症状、免疫功能降低等。又如，缺铁或（和）蛋白质的缺乏，可使肾性贫血加重；L-肉碱缺乏可致肾衰患者肌肉无力、纳差，贫血加重。

【临床表现】

一、水、电解质及酸碱平衡紊乱

1. 代谢性酸中毒 酸性代谢产物潴留，肾小管重吸收碳酸氢盐的能力降低，肾小管排 H^+ 减少，肾小管造氨能力下降，是代谢性酸中毒的主要原因。常表现为食欲不振、呕吐、乏力、反应迟钝，呼吸深大，甚至昏迷。酸中毒可加重高钾血症。

2. 水钠代谢紊乱 主要为伴随肾功能的下降出现的水钠潴留，表现为不同程度的皮下水肿和（或）体腔积液；也可出现低血容量和低钠血症，表现为低血压和休克。

3. 钾代谢紊乱 肾脏是调节钾代谢的重要器官，CRF 晚期肾脏排钾减少，出现高钾血症；在合并摄入的钾过多或组织分解释出的钾离子过多（体内高代谢状态、酸中毒、消化道出血）时，更容易出现或是加重高钾血症。无尿患者更应警惕高钾血症的出现。但应注意因为 CRF 的消化道症状，患者出现进食不足或是伴随呕吐、腹泻时，应警惕低钾血症的发生。

4. 钙、磷代谢紊乱 主要表现为钙缺乏和磷过多。CRF 时因钙摄入减少和小肠吸收障碍、维生素 D 代谢改变及磷的蓄积等导致低血钙；而伴随 GFR 的下降，尿磷的排泄减少出现高磷血症。在肾衰竭的早期通常不引起临床症状，只在 GFR<20mL/（min·1.73m^2）时才会出现高磷血症、低钙血症并诱发继发性甲状旁腺功能亢进（简称甲旁亢）和肾性骨营养不良（肾性骨病）。

5. 镁代谢紊乱 当 GFR<20mL/（min·1.73m^2）时，由于肾排镁减少，常有轻度高镁血症，常无任何症状。

二、各系统表现

1. 心血管系统 心血管系统病变是 CRF 尤其是进入 ESRD 患者死亡的最常见原因。水钠潴留和肾素-血管紧张素-醛固酮活性增高可致血压升高，加重左心室负荷和心肌重构；高血压、容量负荷加重、贫血等可诱发心力衰竭；各种代谢废物的潴留、贫血、缺氧、低蛋白血症等还可导致尿毒症性心肌病和心包病变；钙磷代谢紊乱同时还会导致血管钙化及动脉粥样硬化。

2. 消化系统 食欲不振、厌食、恶心、呕吐、口有尿味、消化道炎症和溃疡、呕血、便血及腹泻等。由于进食少、吐泻，可导致或加重水和电解质紊乱。

3. 神经系统 因毒素蓄积，水、电解质和酸碱平衡紊乱等，可出现乏力、精神不振、记忆力下降、头痛、失眠、四肢发麻、肌痛、肌萎缩、情绪低落。晚期可出现构音困难、扑翼样震颤、多灶性肌痉挛、手足抽搐，进而意识模糊、昏迷。

4. 血液系统 肾脏产生 EPO 减少为贫血的主要原因，其次存在红细胞生长抑制因子、红细胞寿命缩短、营养不良等，也可加重贫血。晚期常因血小板功能异常出现出血倾向。白细胞趋化性受损、活性受抑制、淋巴细胞减少，等导致免疫功能受损，易致感染。

5. 呼吸系统 伴随体液过多和酸中毒，可出现过度换气、呼吸困难；严重酸中毒时可出现深大呼吸。各种代谢废物的潴留也会导致胸膜炎、肺钙化等。

6. 其他 血甘油三酯升高，血浆白蛋白降低，肾脏合成 1，25（OH）$_2$D$_3$ 减少，甲状旁腺功能亢进。铝沉积可导致肾性骨病，表现为骨痛、近端肌无力、骨折及身高缩短。骨外钙化导致皮肤瘙痒。淀粉样物质沉着引起腕管综合征等。

【实验室及其他检查】

1. 尿常规 尿蛋白量多少不等（因原发病和尿量而定），晚期因肾小球大部分已损坏，尿蛋白反而减少。尿沉渣检查可有不等的红细胞、白细胞和颗粒管型。尿渗透压降低，甚至为等张尿（尿比重固定在 1.010 左右）

2. 血常规 贫血明显，血红蛋白常<80g/L，为正红细胞性贫血。

3. 生化分析 血尿素氮、血肌酐升高；可合并低蛋白血症，多<30g/L；酸中毒时，二氧化碳结合力下降，血气分析显示代谢性酸中毒（pH 值 < 7.35 和血浆 HCO$_3^-$ < 22mmol/L）；常有低血钙、高血磷、高血钾，也可以出现低钾血症。

4. 肾功能检查 Ccr 和 GFR 下降；肾小管浓缩稀释功能下降；肾血流量及同位素肾图示肾功能受损。

5. 其他 X 线、B 超、CT 等检查，肾脏常缩小。

【诊断】

原有慢性肾脏病史，出现厌食、恶心、呕吐、腹泻、头痛、意识障碍时，应考虑 CRF。对只因一些常见的内科症状，如乏力、厌食、恶心、胃纳不佳、贫血、高血压等就诊的患者，要排除本病的可能。肾功能检查有不同程度的减退。

满足 CKD 的诊断：①肾脏损伤（肾脏结构和功能异常）≥3 个月，伴或不伴 GFR 下降，临床表现为肾脏病理检查异常或肾脏损伤（血、尿成分或影像学异常）。②GFR≤60mL/（min·1.73m^2），≥3 个月，有或没有肾损伤证据。

【鉴别诊断】

本病临床可见全身各系统症状，肾功能检查有助于与其他疾病鉴别。此外，应注意 CRF 重叠 ARF 时和 CRF 所致尿毒症的鉴别。前者及时去除急性肾损害因素后，肾功能或许可有不同程度的恢复。鉴别时除依靠病史外，还通过 B 超检查双肾大小及化验血肌酐，诊断困难时可行经皮肾穿刺活检或开放肾活检。

【病情评估】

一、CRF 的分期（表 35-1）

表 35-1 我国的 CRF 的分期方法

分期	Ccr [mL/(min·1.73m^2)]	Scr (μmol/L)	临床表现
肾功能不全代偿期	50~80	133~177	当肾单位受损未超过正常的 50%，肾功能可代偿而不出现代谢产物潴留，无临床症状

续表

分期	Ccr [mL/(min · 1.73m²)]	Scr (μmol/L)	临床表现
肾功能不全失代偿期	20~50	186~442	肾单位受损，剩余肾功能低于正常之50%。临床出现乏力、轻度贫血、食欲减退等周身症状
肾功能衰竭期	10~20	442~707	出现贫血，代谢性酸中毒，钙、磷代谢紊乱等，水、电解质紊乱尚不明显
肾功能衰竭终末期	<10	≥707	酸中毒症状明显，全身各系统症状严重

二、CKD 分期

因近年来研究表明，GFR 较 Ccr 或 Scr 更能反映肾功能的变化，故目前按照 GFR 进行分期越来越普及。GFR 可通过同位素等实验室测定或公式进行计算。

美国肾脏病基金会 K/DOQI 专家组对 CKD 分期建议见表 35-2。

表 35-2 美国肾脏病基金会 K/DOQI 专家组对 CKD 分期建议

分期	特征	GFR mL/(min · 1.73m²)	防治目标-措施
1	肾损伤，GFR 正常或增加	≥90	CKD 诊治；缓解症状；保护肾功能
2	肾损伤，GFR 轻度下降	60~89	评估、减慢 CKD 进展；降低心血管病患病危险
3	GFR 中度下降	30~59	减慢 CKD 进展；评估、治疗并发症
4	GFR 重度下降	15~29	综合治疗；透析前准备
5	肾衰竭	<15 或透析	如出现尿毒症，需及时替代治疗

【治疗】

一、延缓 CRF 进展的具体措施

在进入 ESRD 之前通过合理的内科治疗，可以延缓病情的进展，少数患者可长期维持。早期预防又称为一级预防，是相对已有肾脏疾患或可能引起肾损害的疾患（如糖尿病、高血压等）进行及时有效的治疗，防止 CRF 的发生；所谓二级预防是对已有轻、中度 CRF 的患者及时进行治疗，延缓 CRF 的进展，防止尿毒症的发生。其基本原则为：①积极治疗原发病。②消除 CRF 恶化危险因子。③保护残存肾功能。

1. 积极控制高血压 高血压可加速肾脏病的恶化，可选用钙通道阻滞药、ACEI、α-受体阻滞剂、β 受体阻滞剂，有尿者尚可选用利尿剂。未进入透析阶段患者的目标血压是 120~130/75~80mmHg。

2. 严格控制血糖 目标血糖：空腹 5~7.2mmol/L，睡前 6.1~8.3mmol/L，糖化血红蛋白 <7%。

3. 控制蛋白尿 目标值 <0.5g/24h。

4. 营养疗法 低蛋白饮食可以缓解残存肾小球硬化和减轻氮质血症，从而延缓 CRF 进程。推荐 CKD1~4 期合并高血压者每天摄入钠盐<2.4g，胆固醇<200mg，脂肪<总热量的 30%，碳

水化合物占总热量的 50%~60%；CKD1~2 期每天摄入蛋白质 1.4 g/kg，磷 1.7g，钾大于 4g；CKD 3~4 期每天摄入蛋白质 0.6~0.8g/kg，磷 0.8~1g，钾 2~4g。CKD 患者应戒烟，但可以少量饮酒，即女性不超过 1 个饮酒单位/天，男性不超过 2 个饮酒单位/天（1 个标准饮酒单位含 8~9.7g 酒精，各国标准存在差异）。此外，CKD 患者宜每天坚持 30 分钟的中等强度锻炼，建议 BMI 维持在 20~25kg/m²。

5. ACEI 和 ARB　ACEI 和 ARB 具有良好降压作用，并且可通过扩张出球小动脉降低高滤过、减轻蛋白尿，同时还有抗氧化、减轻肾小球基底膜损害等作用。

如血肌酐>350μmol/L，在未透析的情况下，最好不用 ACEI，除非因其他严重情况而必须应用，要权衡利弊，谨慎选择有高度肾脏亲和力，双通道排泄的 ACEI。ACEI 药物常见不良反应为咳嗽和血钾升高。ARB 无咳嗽不良反应。

6. 其他　减轻肾小管高代谢（碱性药、大黄制剂、冬虫夏草制剂等），纠正高脂血症，减少尿毒症毒素蓄积（如吸附疗法、肠道透析等），活血化瘀药，抗氧化剂等，也可能有减慢肾小球硬化或肾间质纤维化的作用，有待于进一步深入研究。

二、CRF 的非透析治疗

1. 纠正水、电解质失衡和酸中毒

（1）代谢性酸中毒的治疗　口服碳酸氢钠，一般 3~10g/d，分 3 次服。严重者，须静脉滴注 5%碳酸氢钠，并按血气分析或二氧化碳结合力结果调整用量。

（2）水、钠失衡　每日入水量应为前 1 日尿量外加 500mL 左右，如出汗多或发热等，可酌情增加。CRF 患者钠摄入量 6~8g/d，伴明显钠水潴留者应控制在 2~3g/d 范围内。也可用袢利尿剂，噻嗪类在 Ccr<30mL/（min·1.73m²）时常无效。合并严重肺水肿急性左心衰者应及时给予替代治疗。轻度低血钠不必处理，若血钠<130mmol/L 且有相应症状时，酌情补钠。

（3）高钾血症和低钾血症　高钾血症是 CRF 常见的危急并发症，除控制含钾食物、药物的摄入，避免输库存血外，可用利尿剂增加排钾；轻度高钾者，可口服降血钾树脂，每次 15~30g，用水 100mL 调服，每天 1~2 次，便秘时可同服 20%甘露醇 30mL。当血钾>6mmol/L 时：①纠正酸中毒：静脉予碳酸氢钠 10~25g。②袢利尿剂：静脉或肌肉注射呋塞米 40~80mg 或布美他尼 2~4mg，必要时加量。③对抗钾对心肌的毒性：用 10%葡萄糖酸钙 10mL 静脉注射。④降低血清钾：将血浆与细胞外钾暂时移入细胞内，胰岛素加入 5%~10%葡萄糖液中静脉滴注，胰岛素与葡萄糖的比例为 1U∶（3~5）g。紧急时应血透或腹透排钾。

低钾血症可口服橙汁、10%氯化钾等，但应注意尿量，少尿者应慎重。

2. 高血压的治疗　尿白蛋白排泄率（UAER）<30mg/24h 的 CKD 非透析患者，无论是否合并糖尿病，目标血压≤140/90mmHg；30mg/24h≤UAER≤300 mg/24h 和 UAER>300mg/24h 的非糖尿病 CKD 非透析患者，以及 UAER>30mg/24h 的糖尿病 CKD 非透析患者，目标血压≤130/80mmHg。

3. 纠正贫血　贫血对肾脏、心血管和其他脏器均不利，故应及早开始治疗，可应用 EPO，每周 80~120U/kg 分 2~3 次皮下注射。纠正贫血的靶目标值为血细胞比容（Hct）33%~36%（Hb 为 110g/L），维持剂量因人而异，应经常检查血常规和网织红细胞。如 EPO 疗效不佳时，应排除缺铁、感染、慢性失血、纤维性骨炎、铝中毒等因素存在。EPO 的不良反应主要有高血压、血钾升高、高凝状态等。血清铁蛋白<100ng/mL 和（或）转铁蛋白饱和度<20%时，可诊断为铁缺乏，应补充铁剂。如有叶酸或维生素 B_{12} 缺乏的依据，即可补充。

4. 低血钙、高血磷与肾性骨病的治疗　明显低钙血症与活性维生素 D_3 不足有关，可口服活性维生素 D_3，每天 $0.25 \sim 0.5 \mu g$；严重甲状旁腺功能亢进者可用冲击疗法，每次 $2 \sim 4 \mu g$ 口服或静脉滴注，每周 $2 \sim 3$ 次，同时口服葡萄糖酸钙或碳酸钙，应严密监测血钙浓度。低血钙抽搐时，以 10% 葡萄糖酸钙 $10 \sim 20 mL$ 静脉滴注。

GFR $< 30 mL/（min \cdot 1.73 m^2）$ 时，除限制磷摄入外可联合磷结合剂口服。首选碳酸钙，随餐服用，每天 $3 \sim 10 g$，分 3 次口服。严重高磷血症（>2.26mmol/L）或钙磷乘积升高（> 65mg/dL）时暂停使用钙剂，可短期改服氢氧化铝制剂。

5. 防治感染　预防各种病原体的感染。一旦发生感染，及时选择敏感抗生素治疗，需注意应随 GFR 调整药物剂量；疗效相近的情况下，选择肾毒性小的药物。

6. 高脂血症的治疗　积极治疗高脂血症，与一般高脂血症的治疗原则相同。开始替代治疗后，目标值适当放宽，即血胆固醇 $6.5 \sim 7.8 mmol/L$，甘油三酯 $1.7 \sim 2.3 mmol/L$。

7. 吸附剂治疗　氧化淀粉及其类似制剂、活性炭制剂口服后，能结合肠道内的尿素随粪便排出以降低尿素氮。导泻疗法（口服大黄制剂、甘露醇）也可增加肠道毒素的排泄。但因尿素氮非构成尿毒症的主要原因，故该类治疗的意义较局限。

8. 其他　①合并糖尿病的患者，应注意监测血糖变化，及时调整降糖药及胰岛素的用量。②高尿酸血症主张尽量首选非药物治疗，如多喝水、低嘌呤饮食；血尿酸 $> 600 \mu mol/L$（女），或 $> 780 \mu mol/L$（男），应给予降尿酸治疗，首选别嘌醇 0.1g，每天 $1 \sim 2$ 次，但应警惕不良反应的发生。③皮肤瘙痒：控制高磷血症及加强透析，可试用抗组胺药物。

三、肾脏替代疗法

主要包括维持性血液透析、腹膜透析及肾移植。透析治疗 CRF 的目的是：①延长患者生命。②有助于可逆急性加重因素的 CRF 患者度过危险期。③肾移植术前准备，肾移植后发生急、慢性排异反应，以及治疗失败后的保证措施。

透析的时机尚无统一标准，我国因多数患者透析较晚而影响其疗效。目前认为，GFR $< 5 mL/（min \cdot 1.73 m^2）$ 即可开始透析治疗。但因原发病不同而有所区别，如糖尿病肾病患者应更早透析。一般经饮食疗法、药物治疗等无效，肾衰竭继续发展，每日尿量<1000mL 者，参考以下指标进行透析治疗：①血肌酐 $\geqslant 707.2 \mu mol/L$。②尿素氮 $\geqslant 28.6 mmol/L$。③高钾血症。④代谢性酸中毒。⑤尿毒症症状。⑥水潴留（浮肿、血压升高、高容量性心力衰竭）。⑦并发贫血（血球压积<15%）、心包炎、高血压、消化道出血、肾性骨病、尿毒症脑病等。

应根据患者情况及当地设备条件选择透析方式（血液透析或腹膜透析）。腹膜透析适合老年、血液动力学不稳定、血压下降、心力衰竭、有出血倾向者，或血透技术及设备欠缺的医院，但不适用于有广泛肠粘连者。

移植肾的存活率随着新型免疫抑制剂如 CsA、MMF 等的应用而提高，发展趋势是诱导免疫耐受而减少排异反应和干细胞移植。

思考题

1. 简述慢性肾衰竭的临床分期和临床表现；慢性肾脏病的定义。

2. 简述慢性肾衰竭的临床表现、贫血、肾性骨病、酸中毒、高钾血症的机理。

3. 简述慢性肾衰竭非透析治疗原则。

4. 简述慢性肾衰竭的透析方法及指征。

第五篇　血液系统疾病

第三十六章　血液系统疾病概论

一、造血与调控

血液系统主要包括血液、骨髓、脾、胸腺、淋巴结及广泛分布的淋巴组织。胚胎发育的第三周卵黄囊已经出现了造血岛，其中含有造血干细胞（HSC），具有造血功能，此谓卵黄囊造血期；第五周胚胎肝开始造血，进入肝脏造血期；胚胎3个月时，造血干细胞转入骨髓，进入骨髓造血期。出生后骨髓造血持续终生，小儿全身骨髓均具有造血功能，成人的骨髓造血组织主要分布在扁平骨、椎骨和管状骨的干骺端。地中海贫血及骨髓纤维化的患者肝、脾、淋巴结等组织器官会出现造血现象，称为髓外造血。

造血干细胞通过不对称有丝分裂而保持自我更新与多向分化功能，出生后骨髓中的造血干细胞仅能特定分化为各系血细胞而区别于胚胎全能干细胞，被称为成体干细胞，由于能够分化为不同的血细胞，又被称为多能造血干细胞。骨髓中的多能造血干细胞又可分化为各种定向造血干细胞，即祖细胞（progenitor cell），如淋巴系祖细胞、髓系祖细胞，髓系祖细胞又分化为粒单系祖细胞、红系祖细胞和巨核系祖细胞。各系祖细胞定向分化为可以辨认形态的各系前体细胞（precursor cell），粒红系前体细胞经历原始、早幼、中幼和晚幼阶段，最终分化为成熟的粒细胞或红细胞。粒细胞集落刺激因子（G-CSF）、粒-巨细胞集落刺激因子（GM-CSF）在诱导粒细胞和单核细胞分化成熟过程中具有重要作用，皮下注射外源性 G-CSF 和 MG-CSF 可以明显促进粒单细胞分化成熟，提高粒单细胞水平；促红细胞生成素（EPO）是诱导红系祖细胞发育分化成熟的主要细胞因子，EPO 分泌不足或作用缺陷，可导致贫血。巨核前体细胞在后期分化过程中经过多次核内复制，形成多倍体的成熟巨核细胞，成熟巨核细胞通过胞质裂解形成血小板，此过程受促血小板生成素（TPO）的诱导调控。

骨髓淋巴系祖细胞一部分在骨髓中经过多阶段发育成为成熟 B 细胞；一部分移出骨髓，在胸腺经过多个阶段的发育分化，形成各类成熟的 T 淋巴细胞亚群。成熟 B 细胞迁移至外周淋巴组织的初级淋巴滤泡，在特异抗原刺激下经历滤泡母细胞、中心母细胞、中心细胞和边缘带细胞的分化过程形成浆细胞，合成并分泌特异性抗体。T 淋巴细胞在外周淋巴组织胸腺依赖区中经过抗原刺激，形成效应淋巴细胞。

造血干细胞的发育过程是在造血微环境和不同细胞因子的调控作用下进行的。数十种细胞因子组成了一个严密而复杂的造血调控网络，精确地控制着造血细胞发育分化的方向和速度，白细胞介素（IL，包括 IL-1、IL-3、IL-5、IL-6、IL-11）及集落刺激因子（G-CSF、GM-

CSF、EPO、TPO）等具有促进髓系细胞的发育分化和增殖的作用，相反，干扰素、肿瘤坏死因子、转化生长因子 β（TGF-β）对骨髓造血具有负调控作用。造血干细胞还在细胞内通过微小 RNA、转录因子控制基因水平的方式调控干细胞的增殖分化。

二、血液系统疾病的免疫学及分子生物学基础

1. 血液细胞的免疫表型　造血细胞在发育的不同时期表面抗原表达也会出现变化。特别是白细胞在分化发育的不同阶段表达不同的细胞膜抗原，又称为白细胞分化簇（CD）。目前发现的 CD 抗原有近 400 种之多，且多已开发出了单克隆抗体。利用 CD 单克隆抗体通过免疫组化或流式细胞仪技术就可以检测血细胞表面 CD 抗原表达情况。根据细胞表面 CD 抗原表达谱的不同，可以对血细胞进行免疫学分类及定量测定。例如，造血干细胞、祖细胞均表达 CD34，但髓系祖细胞还表达 CD33 等髓系抗原，淋巴系祖细胞表达 CD38、HLA-DR 等淋系抗原。血液肿瘤细胞如白血病细胞由于形态学分类不够精确，CD 抗原检测不仅增强了白血病细胞类型识别的准确度，同时通过检测表面抗原的异常表达，能进一步揭示白血病细胞的生物学特性，促进了对不同类型白血病预后的认识，提高白血病分层治疗的疗效。目前，常用的成熟血细胞 CD 抗原分类见表 36-1。

表 36-1　血细胞 CD 抗原表达

细胞类	CD 表达
NK 细胞	CD16a，CD56，CD94，CD158，CD159
T 淋巴细胞	CD1~CD8，CD27~CD29，CD60
B 细胞	CD10，CD19~CD24，CD37，CD40，CD79a，CD179
粒单细胞	CD11b，CD11c，CD13，CD14，CD12~CD17，CD31~CD36，CD64~CD68
巨核细胞、血小板	CD36，CD41，CD42，CD51，CD61，CD62p，CD63

2. 血液肿瘤的分子生物学基础　细胞遗传学和分子生物学研究发现，血液肿瘤的发生与某些特定染色体异常密切相关。慢性粒细胞白血病（CML）检测到 Ph 染色体的概率高达 95%，而早幼粒细胞白血病出现 t（15；17）的概率为 100%。随后的研究发现，多种血液肿瘤均可见到一种或多种可重现的染色体异常或基因突变，多累及某些细胞因子、核转录因子、细胞生长因子、癌基因或抑癌基因，从而造成造血干细胞分化、发育和凋亡障碍。这些分子遗传学异常与血液肿瘤的预后、化疗效果的判断具有一定相关性，已成为判断血液肿瘤预后和危险度分层的重要指标。

染色体异常和基因异常的检测除了应用染色体显带技术之外，还需要应用更为特异和敏感的染色体荧光原位杂交（FISH）技术和反转录-多聚合酶链反应（RT-PCR）。基因检测可用来诊断血液肿瘤、判断复发，还可以检测白血病微小残留病变，为制定血液肿瘤治疗策略提供依据。

三、血液系统疾病的常见临床表现

1. 贫血　是最常见症状，常因失血、溶血或骨髓造血不足所致。患者多有乏力、气促等症状及面色苍白、心动过速等体征。

2. 出血　多表现为自发性或创伤后止血困难，主要原因为血管通透性增加、血小板减少和凝血障碍等，通常表现为皮肤黏膜的自发性出血，如牙龈出血、消化道出血或月经过多。维生素 C 缺乏和过敏性紫癜常常造成毛细血管完整性破坏，通透性增加，过敏性紫癜常见双侧下肢对称性紫癜。急性白血病的出血常常是多种原因造成的，如血小板减少、凝血功能障碍、血管完整性破坏等，但多与血小板减少相关。当血小板低于 $20×10^9/L$，易出现自发性皮肤黏膜出血。血友病患者由于遗传性缺乏某些凝血因子、重症肝病患者由于凝血因子合成减少而造成凝血障碍，常常表现为深部组织血肿、关节腔出血或创伤出血不止。内脏出血往往是出血的严重表现，如呕血、便血、血尿，颅内出血时常有致命危险。

3. 发热　发热是血液肿瘤常见的临床表现。恶性淋巴瘤、恶性组织细胞病在疾病初期可首先表现为长期原因不明发热，常为间歇热或周期热，是发热待查中常见的疑难病例；急性白血病在发病时也可伴有中、高度发热。感染性发热常见于伴发粒细胞缺乏的重型再生障碍性贫血、骨髓增生异常综合征（MDS）、化疗骨髓抑制期的血液肿瘤患者。感染病原体多为细菌、病毒或真菌。

4. 肝、脾、淋巴结肿大　白血病、淋巴瘤等恶性血液病由于恶性细胞浸润肝脏、脾脏、淋巴结并增殖而造成这些器官的肿大，慢性白血病常常伴有巨脾。地中海贫血、骨髓纤维化由于肝、脾出现髓外造血，骨髓化生而肿大，常为中度至重度肿大。自身免疫性溶血等由于慢性血管外溶血，内皮网状系统增生而造成脾大。而戈谢病和尼曼匹克病因类脂质贮积而引起脾肿大。

5. 黄疸　阵发性睡眠性血红蛋白尿（PNH）、自身免疫性溶血、葡萄糖-6-磷酸脱氢酶（G6PD）缺乏症均可表现为溶血性黄疸。MDS、淋巴瘤有时也可并发免疫性溶血而出现黄疸。

四、血液系统疾病的诊断技术

1. 一般检查　包括血液分析、尿液分析、大便常规及生化检查。血液分析不仅可以提供血细胞计数资料，还可以提供平均细胞体积（MCV）等计量指标，也可对各种成熟或幼稚白细胞进行分类计数。尿液分析、大便常规可提供血尿、蛋白尿、消化道出血的证据。血清铁、维生素 B_{12}、叶酸水平等指标是诊断营养性贫血的常用检查。

2. 溶血检查　包括溶血证据的检查，如红细胞碎片、血清胆红素、血清乳酸脱氢酶、血浆游离血红蛋白浓度、尿液血红蛋白、尿含铁血黄素实验等。红细胞代偿增生的表现，如网织红细胞增多，可达 5%~20%，甚至 50%。溶血机制的检查包括 Coombs 试验、红细胞脆性试验、酸溶血试验及 G6PD 酶活性检测、血红蛋白电泳等。

3. 出凝血功能等检查　包括出血时间（BT）、凝血时间（CT）、凝血酶原时间（PT）、部分凝血活酶时间（APTT）、凝血因子活性及抗原、纤维蛋白原（FIB）、D-二聚体测等检查，对于凝血因子缺乏、弥散性血管内凝血（DIC）具有诊断意义；还可以结合血小板黏附试验、聚集试验、血块收缩试验等了解血小板功能。

4. 形态学诊断技术　血涂片和骨髓涂片可以观察骨髓增生程度、血液细胞形态特点、原始幼稚细胞比例，结合免疫组化染色，检测细胞抗原表达，对血细胞进行精确分类。骨髓活检补充了骨髓涂片的不足，可以了解骨髓间质和组织结构情况，区别再障、骨髓纤维化、恶性肿瘤骨转移。

NOTE

5. 淋巴组织活检 主要用于鉴别肝、脾、淋巴结肿大的性质，对于诊断恶性淋巴瘤具有重要意义。结合免疫组化、染色体原位杂交和 PCR 技术，可以淋巴组织中不同细胞的免疫表型和基因异常表达进行检测，有助于病理类型诊断。

6. 流式细胞仪技术 不仅能检测细胞表面抗原，也能对特定类型细胞进行大通量的分类计数。通过检测血液细胞表面 CD55、CD59 分子的表达，可明确诊断 PNH；通过检测淋巴细胞分类抗原，可以检测淋巴细胞亚群，区分淋巴细胞白血病类型；通过检测白血病细胞抗原谱，可以对白血病进行免疫分型和微小残留病变检测。

7. 细胞遗传学技术 染色体显带技术应用后，在白血病细胞中发现了越来越多的遗传学异常，对阐述血液肿瘤发生机制提供了依据，也为血液肿瘤的预后分型及分层治疗提供了科学依据。

8. 分子生物学技术 FISH 和 PCR 技术可以用来检测染色体异常和基因缺失或突变，用于地中海贫血、血液肿瘤的诊断及微小残留病变的检测。

9. 影像学检查 CT 对于淋巴瘤的诊断具有重要意义，正电子发射型计算机断层显像 CT（PET-CT）已成为淋巴瘤分期诊断和疗效监测的重要依据。

五、血液系统疾病的治疗

1. 一般治疗 包括补充铁、维生素 B_{12}、叶酸等造血原料；雄激素、粒细胞集落刺激因子、促红细胞生成素等可以促进骨髓造血；糖皮质激素用于自身免疫性溶血，可以减少血细胞破坏。

2. 输血 中重度贫血可以输注红细胞悬液，输血是血液病重要的治疗手段。免疫性溶血性贫血应输注洗涤红细胞。慢性贫血（慢性再生障碍性贫血、MDS、重度地中海贫血）的输血指征可以放低至重度贫血。血小板输注用于防治血小板减少引起出血，输注的一般指征为血小板低于 $20×10^9/L$，特殊情况下如 DIC、外科手术，血小板输注需保证血小板在 $50×10^9/L$，甚至 $80×10^9/L$ 以上。凝血因子缺乏症、DIC 患者可以输注新鲜冰冻血浆或冷沉淀。

3. 免疫抑制剂 再生障碍性贫血、MDS、免疫性血小板减少症、自身免疫性溶血等血液病与自身免疫有关，常用免疫抑制剂治疗，包括 CsA、类固醇激素、抗胸腺细胞球蛋白，血液肿瘤的化疗药也多具有免疫抑制作用，如环磷酰胺、甲氨蝶呤等。在应用免疫抑制剂时，应注意预防二重感染及慢性携带病毒的激活。

4. 化疗 化疗仍是大部分血液肿瘤的首选治疗措施。血液肿瘤包括白血病、淋巴瘤、多发性骨髓瘤、MDS、骨髓增殖性疾病等。化疗前应充分评估患者一般情况、心肺功能，做好感染和化疗毒副作用的预防措施。化疗方案的选择现多重视循证医学证据。目前，我国或其他国家颁布的相关血液肿瘤临床指南对于临床治疗措施的制定具有很强的指导作用。部分血液肿瘤经过规范化疗已可以得到完全治愈。

5. 造血干细胞移植 根据干细胞来源不同，可分为自体造血干细胞移植（现也被归类于大剂量化疗/自体干细胞解救，HD/ASCR）、异基因造血干细胞移植（HSCT），后者又可分为亲缘造血干细胞移植和非亲缘造血干细胞移植。多发性骨髓瘤和恶性淋巴瘤多采用自体造血干细胞移植，而重型再生障碍性贫血、白血病多采用异基因造血干细胞移植。自体造血干细胞移植也可延长白血病的缓解期和生存期，但复发率较高。HSCT 的方法是应用全身放射或强烈化疗尽量杀灭患者体内异常细胞，充分抑制患者的免疫功能，接着植入人类白细胞抗原（HLA）相合的正常人造血干细胞，并对患者进行保护性隔离，直至造血功能重建。HSCT 的适宜条件是患者年龄不超过 60 岁，移植应选在患者第一次或第二次完全缓解时。移植的并发症有严重感染、肝静脉闭塞征、移植物抗宿主病等，移植后部分患者可获得长期生存。

6. 手术 对于孤立型肿瘤病灶，如孤立型浆细胞瘤、Ⅰ期的淋巴瘤，可以手术切除病灶；对于免疫性血小板减少症，如果一线药物治疗欠佳，可选择脾切除。

六、血液系统疾病的诊治进展

免疫学检测技术方法的进步、分子遗传学的新技术应用，基因诊断水平的提高和推广应用，提高了白血病预后危险因素的认识，以及白血病诊治的分层和个体化有利于白血病的治疗效果的提高。

1. 传统药物 随着临床循证医学的发展，传统药物的应用更加注重适应证的细化、剂量的个体化、药物疗效的追踪评估及药物副作用的监测。治疗方案也在循证医学证据支持下逐步优化。支持治疗手段的进步使得传统化疗药物的大剂量应用成为可能。阿糖胞苷 24 小时持续静脉滴注、脂质体阿霉素都是传统药物在使用方法和剂型方面的改进。

2. 靶向治疗 以酪氨酸激酶抑制剂（TKI）伊玛替尼为代表的靶向药物的开发应用，开启了血液肿瘤及实体瘤靶向治疗的新时代。后续开发研制的酪氨酸酶抑制剂包括达沙替尼、尼洛替尼已经表现出耐药率低、缓解率高的优势。CD20 单克隆抗体利妥昔单抗、蛋白酶体抑制剂硼替佐米的应用也明显提高了慢性粒细胞白血病、成人淋巴细胞白血病和多发性骨髓瘤的完全缓解率和无病生存期。靶向药物突破了传统化疗药物的最大剂量限制，骨髓抑制副作用相对较轻。可以期待，随着反义核酸、小干扰 RNA 等各种新的靶向药物的研制、开发和应用，血液病的疗效会得到进一步提高。

3. 造血干细胞移植 造血干细胞移植技术在近年来也在不断进步，外周血干细胞、脐血干细胞的采集，预处理方案的优化，移植物抗宿主病（GVHD）的防治进展，以及半相合造血干细胞移植技术在进一步成熟，疗效也在逐步提高。

思考题

1. 简述血液系统疾病常见的临床表现
2. 血液系统疾病有哪些治疗方法？

第三十七章 贫 血

第一节 贫血概述

贫血（anemia）是指外周血中血红蛋白（Hb）量、红细胞（RBC）数和（或）血细胞比容（Hct）低于正常范围下限的一种病理状态。根据国内调查资料，沿海和平原地区诊断贫血的 Hb 标准为，成人男性低于 120g/L，女性低于 110g/L，孕妇低于 100g/L。贫血往往是继发于多种系统疾病的共同病理表现，而不是一个独立疾病。

【病因和发病机制】

贫血的病因很多，发病机制也各不相同，主要包括以下几个方面。

1. 红细胞生成不足 多种原因可以影响骨髓造血。白血病、多发性骨髓瘤等血液肿瘤细胞的骨髓浸润破坏骨髓结构，抑制骨髓造血功能，引起贫血；慢性肾功能不全时，EPO 分泌不足，可引起肾性贫血；肺结核、类风湿关节炎等慢性疾病由于骨髓对 EPO 反应不足，也会造成贫血，称为慢性病贫血；MDS 由于骨髓造血干细胞发育异常，出现病态造血或无效造血；再生障碍性贫血则是由于骨髓受到免疫破坏而出现造血功能衰竭；饮食摄入减少或吸收障碍引起某些造血原料或造血辅助因子的缺乏，如铁、叶酸或维生素 B_{12} 的缺乏，造成营养性贫血。

2. 红细胞破坏增多 红细胞的破坏又被称为溶血。红细胞在血管内直接破裂溶解，称为血管内溶血。PNH、自身免疫性溶血、G6PD 缺乏症均可急性发作血管内溶血，短时间内释放出大量血红蛋白，造成明显的血红蛋白尿和溶血性黄疸；地中海贫血、遗传性球形红细胞增多症等由于先天性红细胞缺陷导致红细胞易被脾脏、肝脏的内皮细胞吞噬而发生血管外溶血，血管外溶血发生缓慢，血红蛋白尿、黄疸表现不明显，而脾脏肿大常见；其他红细胞的破坏因素有药物、蛇毒、化学药物及机械挤压、高温等物理因素。

3. 失血 在创伤、手术、消化道出血等急性大量失血情况下，可以造成失血性贫血；月经过多、反复消化道出血、痔疮出血等慢性失血可造成长期铁丢失，最终造成缺铁性贫血。

【分类】

一、贫血的形态学分类 见表 37-1。

表 37-1 贫血的形态学分类

类型	MCV （fl）	MCH （pg）	MCHC （g/L）	常见临床疾病
大细胞性贫血	>100	>34	320~360	巨幼细胞贫血、骨髓增生异常综合征

续表

类型	MCV (fl)	MCH (pg)	MCHC (g/L)	常见临床疾病
正细胞性贫血	80~100	27~34	320~360	再生障碍性贫血、多数溶血性贫血、急性失血后贫血和慢性疾病伴发的贫血、大多数的血液肿瘤
小细胞性贫血	<80	<27	<320	缺铁性贫血、珠蛋白生成障碍性贫血、铁粒幼细胞性贫血

二、根据病因和发病机制分类　见表37-2。

表 37-2　贫血的病因、发病机制分类

病因、发病机制	临床常见疾病
一、红细胞生产减少	
1. 干、祖细胞克隆性异常	恶性克隆，如红细胞白血病、骨髓增生异常综合征
2. 造血干细胞增生障碍	造血系统肿瘤，如急慢性白血病、多发性骨髓瘤等
3. 造血微环境、调节因子异常	骨髓转移瘤、化疗骨髓移植、再生障碍性贫血、纯红细胞再生障碍性贫血骨髓炎、骨髓坏死、骨髓纤维化、免疫性全血细胞减少症、肾功能不全、甲状腺功能减退、慢性病贫血
4. 造血原料不足、利用障碍	缺铁性贫血、巨幼细胞贫血
二、红细胞破坏过多	
1. 红细胞内在性异常	
膜结构的缺陷	遗传性球形细胞增多症、阵发性睡眠性血红蛋白尿
红细胞酶缺陷	葡萄糖-6-磷酸脱氢酶缺乏
血红蛋白异常	珠蛋白生成障碍性贫血
2. 红细胞外异常	免疫性溶血性贫血（自身免疫性、新生儿免疫性、血型不合输血、药物性）机械性溶血性贫血其他（物理、化学、生物因素及脾功能亢进等）
三、失血	
1. 急性失血	外伤、手术、分娩致大出血，消化道大出血，大咯血等
2. 慢性失血	月经过多、痔出血、钩虫病等，常合并缺铁性贫血

【临床表现】

贫血的病理生理学基础是血液携氧能力的减低，造成全身组织器官的缺氧。不同的患者由于贫血发生的速度不同，以及患者对缺氧的代偿和适应能力不同，其贫血症状相差甚远。如贫血发生缓慢，患者无心肺疾病，机体可以通过代偿机制，合成较多的2,3-二磷酸甘油酸，减低血红蛋白与氧的亲和力，促进血红蛋白在组织释放更多的氧，减轻缺氧状态。因此，某些轻中度的慢性贫血患者缺氧症状较轻，甚至没有症状。而急性失血或溶血患者的缺氧症状却相对显著。老年、心肺功能不全患者对缺氧的耐受性差，贫血症状也较重。

1. 一般表现　疲倦、乏力是贫血早期常见的症状。皮肤黏膜苍白是贫血最常见的体征，在指甲、口唇及睑结膜等处观察较为可靠。

2. 呼吸、循环系统　体力活动后感觉心悸、气促为贫血最突出的症状之一；心尖部可听到吹风样收缩期杂音，心率增快。急性失血患者由于低血容量反应，可出现晕厥，严重者出现

NOTE

失血性休克。长期慢性贫血可导致贫血性心脏病，患者心脏扩大，心电图出现 ST 段降低及 T 波低平倒置等。长期严重贫血可导致全心扩大，甚至充血性心力衰竭。

3. 中枢神经系统 常见头痛、头晕、目眩、耳鸣、嗜睡、注意力不集中等症状。

4. 消化系统 贫血影响消化功能和消化酶的分泌，出现食欲不振、恶心、呕吐、腹胀，甚至腹泻。恶性贫血患者可伴有明显舌炎、舌质绛红（牛肉舌）、舌乳头萎缩等。长期慢性溶血可伴发胆道结石。

5. 泌尿生殖系统 血管内溶血可导致血红蛋白尿，严重者可导致急性肾衰竭；失血性休克患者可出现少尿，甚至无尿。慢性贫血患者可有月经失调及性欲减退等表现。

6. 原发病的临床表现 溶血性贫血患者可伴有皮肤黏膜黄染；急性溶血患者可有腰痛、酱油样小便等表现，间接胆红素水平升高；消化道失血者可伴有呕血、黑便；肾性贫血可见肾功能异常表现；维生素 B_{12} 缺乏还可引起周围神经病变和亚急性脊髓联合变性，表现为感觉麻木、深感觉障碍和共济失调。

【实验室及其他检查】

1. 周围血细胞检查 除血细胞计数外，最基本的血液学检查应包括：①平均细胞体积（MCV）和平均细胞血色素浓度（MCHC）的测定。②网织红细胞计数。③外周血涂片检查，观察红细胞、白细胞和血小板形态，注意有无异常细胞。

2. 骨髓检查 骨髓检查对贫血的诊断往往是必不可少的。通常采用骨髓涂片检查，必要时应做骨髓活检。骨髓检查必须包括铁染色。贫血可根据骨髓增生程度分为增生性贫血和增生不良性贫血。

3. 其他检查 如各种溶血性贫血的检查（抗人球蛋白试验、酸溶血试验、血红蛋白电泳等），血清铁和铁蛋白、维生素 B_{12} 水平的测定，以及血液、骨髓细胞免疫学检查，细胞遗传学、分子生物学检查等，应根据具体情况而定。另外，尿液检查、肝肾功能测定、大便隐血试验、寄生虫虫卵检查、肺部 X 线检查及胃镜检查等，对贫血的病因诊断均有重要意义。

【诊断】

贫血的诊断应包括两个方面：一是明确贫血的程度和类型；二是查明贫血的原因或原发病。贫血的病因是合理有效治疗贫血的关键。

一、贫血的诊断步骤

1. 询问病史 详细询问有无出血史、黑便、深色尿；妇女的月经、妊娠、生育和哺乳情况；饮食方面有无营养缺乏或偏食；有无服药及化学毒物或放射性物质接触史；有无慢性病病史及家族遗传病史等。

2. 体格检查 全面体检以衡量贫血对机体的影响，寻找与病因有关的体征。检查时除一般贫血征象外，要特别注意有无黄疸、淋巴结及肝、脾肿大、骨骼压痛等。

3. 确定实验室检查 选择合适的实验室检查依赖于正确的诊断思路。

二、贫血的诊断思路

首先从红细胞形态入手，如果为小细胞低色素性贫血，根据病史，如果存在铁缺乏病因，首先考虑缺铁性贫血，可以检查铁代谢指标；如果不缺铁，贫血自幼出现或伴有家族史，可检查血红蛋白电泳和血红蛋白 α 和 β 基因缺陷，明确诊断地中海贫血及类型。

如果属于大细胞性贫血，主要考虑巨幼细胞性贫血、MDS。首先检查维生素 B_{12}、叶酸水平，骨髓穿刺和活检可以诊断骨 MDS。

如果系正细胞性贫血，检查网织红细胞，网织红细胞降低者属于低增生性贫血，主要考虑再障，应行骨髓穿刺与活检。如果网织红细胞不低，应考虑失血、血液肿瘤；如果网织红明显升高，应考虑急性溶血。

其次，从伴随症状及体征思考。如果患者有发热、消瘦、肝脾或淋巴结肿大，或贫血、出血症状，应考虑血液肿瘤；如果有黄疸、酱油色或浓茶样尿，或血清间接胆红素升高，应考虑溶血性贫血，可检查溶血象，包括 Coombs 试验、酸溶血试验、异丙醇试验和蔗糖溶血试验。Coombs 试验阳性提示自身免疫性溶血可能；酸溶血试验阳性提示 PNH；异丙醇试验阳性提示异常血红蛋白病；进一步检查 CD55、CD59 表达率可确诊 PNH；检查 G6PD 活性，可以确诊 G6PD 缺乏症；如有呕血、黑便、便血或月经过多，应考虑失血或合并缺铁。

【病情评估】

贫血的严重程度可根据血红蛋白水平分为 4 度：①轻度贫血：Hb≥90g/L。②中度贫血：Hb 在 60~89g/L 之间。③重度贫血：Hb 在 30~59g/L 之间。④极重度贫血：Hb<30g/L。值得注意的是，贫血程度不能直接反映患者疾病的严重程度，病因才是判断病情的重要因素。

【治疗】

一、病因治疗

首先要消除病因。消除了病因，贫血才能彻底治愈。

二、补充造血要素

营养性贫血，如缺铁性贫血和巨幼细胞贫血等，应积极补充造血要素，如铁剂、维生素 B_{12} 或叶酸等，可以获得良好效果。非营养不良性贫血补充造血原料多无效。

三、刺激红细胞生成

对再生障碍性贫血、PNH、MDS 可给予雄激素类药物刺激红细胞生成。EPO 多用于再生障碍性贫血、慢性肾功能不全性贫血。

四、免疫抑制

对于自体免疫性溶血性贫血、PNH、纯红细胞再生障碍性贫血患者可以应用糖皮质激素，再生障碍性贫血及某些类型的 MDS，可以选用 CsA、抗胸腺细胞免疫球蛋白。

五、脾切除

可去除红细胞的破坏场所，主要用以治疗脾功能亢进所致的贫血和遗传性球形细胞增多症等。

六、输血

急性大量失血引起的贫血应积极输血。难治性贫血如再生障碍性贫血、MDS、重型地中海贫血等须长期输注红细胞。过多的输血可引起铁过载，导致含铁血黄素沉着症等铁中毒表现，须严格掌握输血指征。

七、造血干细胞移植

主要用于严重型再生障碍性贫血及重症 β 地中海贫血，有些患者可获得长期缓解或治愈。

第二节　缺铁性贫血

缺铁性贫血（iron deficiency anemia，IDA）是因体内铁缺乏，血红蛋白合成减少所引起的贫血。IDA 是贫血中最常见类型，普遍存在于世界各地和各年龄人群，但以育龄妇女及婴幼儿发病率最高。

【铁的代谢】

1. 铁的分布　正常成年男性含铁量为 50mg/kg，女性为 35mg/kg。其中，血红蛋白铁约占 67%，肌红蛋白铁约占 3.5%，贮存铁为 29%。贮存铁主要包括铁蛋白和含铁血黄素，贮存于肝、脾、骨髓等器官的单核-巨噬细胞内。含铁酶类（如过氧化物酶、过氧化氢酶、细胞色素氧化酶等）及血浆中转铁蛋白含有少量的铁。

2. 铁的来源和吸收　正常人体每天所需的铁 20~25mg，大部分来自衰老的红细胞破坏后释放的铁，每天从食物中摄取铁 1~1.5mg 即可维持体内铁的平衡。动物肝、肉、血中含铁最丰富，且以血红素铁形式存在，胃肠吸收率高达 25%；含铁量较高的植物食品有海带、发菜、紫菜、木耳、香菇等，植物铁属于非血红素铁，易被食物中的其他成分如螯合剂、鞣酸等结合，吸收率多低于 5%。正常成年人每天从普通饮食中摄入 10~15mg 铁，其中 5%~10% 被吸收，吸收量约为每天 1mg。亚铁比高铁易于吸收，胃酸和维生素 C 有助于保持二价铁状态，故可促进铁的吸收。

铁主要在十二指肠和空肠上段吸收。血红素铁由亚铁血红素携带蛋白 1 转运进入小肠上皮细胞，二价铁离子则是由二价金属离子转运蛋白 1 转运；转运入上皮细胞的铁由膜铁输出蛋白 1 转出上皮细胞，膜外被氧化为三价铁，再与转铁蛋白结合，经血液运输至机体组织。

铁的吸收过程受到铁调素的调控。当机体铁吸收增多或释放炎症因子时，肝脏合成铁调素增多，促进膜铁输出蛋白 1 降解，抑制铁吸收；反之，当铁缺乏或缺氧时，铁调素合成减少，铁吸收增强。

3. 铁的转运　转铁蛋白是一种 β_1 球蛋白，主要由肝脏合成，可结合 1 个或 2 个三价铁离子，转运至骨髓或肝脏等组织后，与幼红细胞或其他细胞膜上的转铁蛋白受体结合，被转运至细胞内，用于合成血红蛋白、铁蛋白等。正常人转铁蛋白血浆浓度为 2.5~3g/L，转铁蛋白所能结合的铁的总量，称为总铁结合力；正常情况下，转铁蛋白仅以其大约总量的 1/3 与铁结合，其实际结合的铁，即为血清铁，血清铁占总铁结合力的百分比即为转铁蛋白饱和度。

4. 铁的再利用和排泄　每天大量衰老死亡的红细胞被吞噬细胞吞噬，血红蛋白被分解后释放出铁，其中的大部分铁被转运回骨髓，重复利用。机体每日仅有约 1mg 铁随胃肠道、皮肤及泌尿道上皮细胞的脱落被排出体外。女性由于月经、哺乳等原因，排泄铁量较男性多。

【病因和发病机制】

1. 慢性失血　慢性失血是引起缺铁性贫血的最常见原因。常见的失血途径有消化道、泌尿道和生殖道。消化道出血可因消化系统溃疡、消化道恶性肿瘤、血管破裂、钩虫病、痔疮等引发；阵发性睡眠性血红蛋白尿、人工心脏瓣膜引起的机械性溶血也可长期尿内失铁而致缺铁；月经过多是目前临床上最多见的缺铁原因，在育龄期女性贫血患者中占 80% 以上。

2. 摄入量不足　长期素食或肉食匮乏可造成饮食中铁含量不足，导致缺铁。婴儿如果仅以人乳或牛乳喂养，未及时补充肉类食物，也可导致缺铁。儿童、青少年因生长迅速，需铁量增加；育龄期妇女，由于月经失血，排铁增加；妊娠和哺乳期妇女需铁量也明显增加，上述人群如果长期饮食含铁量不足，均可发生缺铁。

3. 铁吸收障碍　慢性萎缩性胃炎和胃大部切除术后胃酸缺乏，或长期服用 H_2 受体拮抗剂或质子泵抑制剂，均可导致胃酸分泌不足，影响铁的吸收；胃空肠吻合致食物不经过十二指肠，可降低铁吸收；长期腹泻也可影响铁的吸收。

【临床表现】

首先表现为贫血的常见症状和体征。其次，患者还表现有组织缺铁和含铁酶活性降低有关的症状，如行为异常、烦躁、易激动、注意力不集中，儿童尤其多见；体力、耐力下降；严重缺铁性贫血可致黏膜组织变化，出现口炎、舌炎、萎缩性胃炎、皮肤干燥、毛发干枯脱落及指甲扁平、脆薄易裂和反甲等，甚至出现吞咽困难；少数患者（多为儿童）嗜食泥土、冰块等异物，称为异食癖。

【实验室及其他检查】

1. 血象　表现为小细胞低色素性贫血。血片可见成熟红细胞中心淡染区扩大，大小不一，体积偏小；网织红细胞计数正常或轻度升高；白细胞计数一般正常，血小板计数多轻度升高。

2. 骨髓象　骨髓涂片呈增生活跃，红系为主，幼红细胞增生，中幼红细胞及晚幼红细胞比例增高。幼红细胞核染色质致密，胞质较少偏蓝色，边缘不整齐，表现为"核老浆幼"现象。骨髓铁染色显示骨髓小粒可染铁消失，铁粒幼红细胞显著减少或消失。

3. 铁代谢测定　血清铁浓度常低于 $8.9\mu mol/L$；总铁结合力升高；转铁蛋白饱和度降低，常小于 15%；血清铁蛋白水平降低，低于 $12\mu g/L$。血清铁蛋白是反映机体铁储备的敏感指标，可用于早期诊断和人群铁缺乏症的筛检。

5. 红细胞游离原卟啉（FEP）测定　缺铁时血红素合成障碍，导致红细胞内 FEP 较血红蛋白相对性增高，若 FEP>$4.5\mu g/gHb$ 则有诊断意义。

NOTE

【诊断】

缺铁性贫血的诊断包括缺铁的诊断和缺铁病因的诊断。诊断依据如下：有明确的缺铁病因和临床表现；小细胞低色素性贫血；血清铁等铁代谢测定及 FEP 测定异常；骨髓铁染色阴性。上述实验指标中以骨髓可染铁及血清铁蛋白测定最有诊断意义，另外铁剂治疗试验也是确定本病的方法之一。缺铁性贫血患者服用铁剂后，短期内网织红细胞计数明显升高，随后血红蛋白上升。如果患者同时存在慢性疾病，或胃肠吸收障碍，此种治疗反应可不明显。

【鉴别诊断】

小细胞低色素性贫血尚可见于下列疾病。

1. 珠蛋白生成障碍性贫血　有家族史，我国南方尤其是广西、广东、江西等地原籍居民多见，周围血片可见多量靶形红细胞，血清铁蛋白及骨髓可染铁均增多，血红蛋白电泳常异常。PCR 可检测到 α 基因缺失或 β 基因突变。

2. 慢性病性贫血　慢性疾病如感染、肿瘤等疾病会造成铁利用不良，血清铁降低，但总铁结合力正常或降低，血清铁蛋白正常或增高。

3. 铁粒幼细胞性贫血　较罕见，多见于中年和老年人。血清铁增高，而总铁结合力降低，骨髓铁染色可见典型的环状铁粒幼细胞。

【病情评估】

IDA 患者首先评估贫血程度，重度、极重度贫血应输血治疗，轻、中度贫血可口服铁剂治疗。同时根据患者原发病、心肺功能及消化道情况，评估患者对输血、口服铁剂的耐受性及反应性，并在治疗过程中，及时调整用药方案。

【治疗】

一、病因治疗

在治疗前尽可能明确病因，针对病因治疗。单纯铁剂治疗有可能使血象好转，如忽视病因诊断及治疗，可造成病情延误。

二、铁剂治疗

1. 口服铁剂　是治疗 IDA 的首选方法。口服制剂有硫酸亚铁，每天 3 次，成人每次 0.2~0.3g。进餐时或饭后吞服可减少胃肠道刺激。硫酸亚铁控释片（每片 0.5g，每天 1 次）不良反应较小，如仍有恶心、胃痛等则可将剂量减半，再逐渐加至正常剂量。多糖铁复合物、琥珀酸亚铁及富马酸亚铁等有机铁剂胃肠道刺激较小，在临床中较为常用。维生素 C 配合铁剂口服，可增加铁的吸收。用药期间忌茶、咖啡，以防铁被鞣酸沉淀而影响吸收。治疗消化性溃疡的药物均可减低铁剂吸收，应注意分开服用。

口服铁剂有效者 5~10 天内网织红细胞升高，平均达 0.06~0.08，2 周后血红蛋白开始上升，一般 2 个月可恢复正常。贫血纠正后仍需继续治疗 3~6 个月以补充体内丢失的贮存铁。如治疗 3 周无反应，应考虑诊断是否准确，是否按医嘱服药，有无活动性出血，有无铁吸收障碍等因素。

2. 注射铁剂 常用右旋糖酐铁注射液、蔗糖铁注射液、葡萄糖酸铁注射液，推荐静脉滴注的方法，静脉注射可有短暂的局部静脉疼痛、发红反应，偶有全身反应，如低血压、头痛、恶心、荨麻疹，罕见过敏反应，严重者可致命，以蔗糖铁发生率最低。因此，静脉注射铁剂治疗应严格掌握适应证。适宜应用注射铁剂者有：严重消化道反应而不能口服者；伴脂肪泻、萎缩性胃炎等有胃肠道铁吸收障碍者；需要迅速纠正缺铁者（如妊娠后期贫血）；消化性溃疡、溃疡性结肠炎等，口服铁剂可加剧原发病者；不易控制的慢性出血，失铁量超过肠道所能吸收的铁量，及血液透析的患者。

患者所需铁的总剂量应准确计算，不应超量，以免引起急性铁中毒。计算公式如下：

所需补充铁的总剂量（mg）= ［150-患者 Hb（g/L）］×体重（kg）×0.33

首次给药应先做过敏试验：注射剂 25mg，溶于生理盐水 50mL，静滴 5 分钟以上，观察 60 分钟，如无不良反应，即可静脉滴注。以后每次注射剂 100mg 溶入生理盐水 100mL，30 分钟内滴完，每周 2~3 次。

【预防】

预防措施包括防治钩虫病；孕妇、哺乳期妇女要额外补给适量的铁；早产儿、孪生儿、胃切除者需预防性口服铁剂；高危人群应及时补给富含铁的副食品。

第三节 再生障碍性贫血

再生障碍性贫血（aplastic anemia，AA）简称再障，是一种骨髓衰竭综合征，除了少数先天性再障之外，绝大多数属于获得性。由于骨髓造血功能低下，表现为全血细胞减少，患者常表现为贫血，或有感染和出血。据统计，我国再障年发病率为 0.74/10 万，以青壮年居多，男性多于女性。

【病因和发病机制】

一、病因

先天性再障多继发于范可尼贫血、先天性角化不良等遗传病。获得性再障中约半数以上原因不明，其他患者可能与下列因素有关。

1. 化学物质 是诱发再障的常见病因。苯及其衍生物的职业暴露是再障最为明确的病因，杀虫剂、农药、染发剂等也有引起再障的报道。药物引起再障的报道以氯霉素、抗肿瘤药多见，其次是磺胺、有机砷及抗癫痫药（三甲双酮），偶见于甲巯咪唑、西咪替丁、氯丙嗪等。苯与抗肿瘤药物因骨髓抑制作用而诱发再障；其他化学药物可能因诱导自身免疫反应而导致再障，此作用与药物剂量无关。

2. 电离辐射 骨髓对放射线比较敏感，各种电离辐射如 X 线、放射性核素等达到一定的剂量时，均可损伤造血干细胞，造成骨髓增生不良。

3. 生物因素　流行病学发现，部分再障可能与病毒感染有关。其中病毒型肝炎在恢复期可并发再障，发生率达 1%~2%，被称为病毒性肝炎相关性再障，此类再障中，男性青年居多，且多为重型再障。其他可疑相关病毒有腮腺炎病毒、麻疹病毒、微小病毒、巨细胞病毒等。

4. 其他因素　如妊娠及胸腺瘤、PNH、甲状腺功能减退症等疾病可合并出现再障。

二、发病机制

关于再障的发生机制尚不完全清楚，目前有以下几种学说。

1. 造血干细胞缺陷　实验研究发现，再障患者骨髓中 CD34$^+$ 细胞和长期培养起始细胞数量减少或缺如，说明再障患者骨髓中造血干细胞不仅数量减少，而且其增殖能力也显著降低。范可尼贫血的造血干细胞可以见到染色体畸变；少数再障可转化为 PNH 或 MDS 等克隆性疾病，说明再障存在干细胞的缺陷。

2. 免疫异常　研究发现，再障骨髓中存在的干细胞特异性 T 淋巴细胞克隆能杀伤造血干细胞，造成骨髓衰竭。其次，辅助性 T 淋巴细胞亚群 Th1/Th2 比例失衡，向 Th1 偏移，产生过多 INF-γ、IL-2、TNF-α 等造血负调控因子，对正常造血祖细胞有抑制作用；另外，免疫调节性 T 淋巴细胞在再障的发病机制中也起到了一定作用。故目前多数学者认为，再障是一种 T 淋巴细胞介导的以骨髓为特异性靶器官的自身免疫性疾病，药物和病毒引起再障的机制可能与诱发免疫异常有关。临床上应用免疫抑制剂治疗再障有效，说明了免疫机制在再障发病中的重要作用。少数胸腺瘤患者可因免疫异常合并出现再障。

【临床表现】

再障主要临床表现为进行性贫血、出血及感染，按照症状的严重程度分为重型再障与非重型再障。

1. 重型再障（SAA）　起病急，进展迅速，常以出血、感染和发热为首发表现。发病初期贫血常不明显，但进行性加重。血小板多低于 $20×10^9$/L，出血倾向明显，多有广泛而严重的皮肤黏膜出血、血尿，妇女月经过多；如血小板低于 $10×10^9$/L，可导致内脏出血，常见眼底出血、消化道出血，甚至颅内出血，危及生命。白细胞水平较低，粒细胞缺乏，患者常并发严重感染，呼吸系统感染最多见，常并发败血症，甚至感染性休克。重型再障过去又称为急性再障，预后较差，死亡率高。

2. 非重型再障（NSAA）　又称为慢性再障。起病和进展缓慢，主要表现为乏力、心悸、头晕、面色苍白等贫血症状。白细胞和血小板降低不严重，感染发热一般为轻度，出现较晚，且容易控制。出血表现轻，内脏出血少见。患者可生存多年，若治疗恰当，可能长期缓解以至痊愈，少数病例可转为急性过程。

【实验室检查】

1. 周围血象　SAA 发病时即表现为严重的全血细胞减少，NSAA 发病早期可先有 1 个或 2 个血细胞系列减少，其后可逐渐进展为全血细胞减少。红细胞计数减少，形态正常，为正细胞正色素性贫血。网织红细胞计数显著减少；中性粒细胞和单核细胞也均减少，淋巴细胞百分数相对性增高；血小板计数减少；外周血不应看到有核红细胞。

2. 骨髓检查 SAA 骨髓涂片肉眼观察可见骨髓小粒极少，脂肪滴显著增多。骨髓象表现为骨髓增生度明显或极度减低，有核细胞减少，幼红细胞、粒系细胞及巨核细胞均明显减少或缺如。淋巴细胞、浆细胞、组织细胞等非造血细胞相对增多。

NSAA 的骨髓象可因穿刺部位不同而不同，在增生不良部位，其骨髓象与 SAA 相似或稍轻，而灶性增生部位的骨髓中造血细胞数量减少可不明显，甚至可见幼红细胞增多，但巨核细胞仍明显减少。有时有核红细胞可见轻度病态造血，但是白细胞和巨核细胞不应见到病态造血。

骨髓活检可见到骨髓脂肪化和有效造血面积减少，多小于 30%。

3. T 淋巴细胞亚群分析 可应用流式细胞仪检测，CD4：CD8 比值降低，Th1：Th2 比值升高。

4. 流式细胞仪 如果怀疑合并 PNH，应同时检测红细胞、白细胞表面 CD55、CD59 抗原表达。检测 CD34$^+$细胞数可鉴别低增生性 MDS。

5. CT 检查 胸部 CT 检查胸腺，排除胸腺瘤。

【诊断】

1987 年，全国再障学术会议修订了再障的诊断标准：①全血细胞减少，网织红细胞绝对值减少。②一般无脾肿大。③骨髓至少有一部位增生减低或重度减低（如增生活跃，须有巨核细胞明显减少），骨髓小粒成分中应见非造血细胞增多（有条件者应做骨髓活检）。④能除外引起全血细胞减少的其他疾病，如 PNH、MDS、免疫性全血细胞减少症等。⑤一般抗贫血药物治疗无效。

【鉴别诊断】

1. PNH PNH 虽常伴有全血细胞减少，但作为溶血性贫血，网织红细胞计数常高于正常，骨髓多数呈幼红细胞增生象。酸溶血试验阳性。尿沉渣中含铁血黄素阳性，可见发作性血红蛋白尿。流式细胞仪检测可见 CD55、CD59 表达阴性的各系血细胞比例增加。

2. MDS 血象可见一系、两系或三系血细胞减少，但骨髓象呈三系细胞增生活跃，有时可见幼稚细胞比例升高，至少有两系细胞表现病态造血，巨核细胞多见，可见小巨核细胞。骨髓 CD34$^+$细胞比例增多，染色体检查可见 5q$^-$、7q$^-$等核型异常。

3. 低增生性急性白血病 外周血常呈全血细胞减少，部分患者表现为肝、脾、淋巴结肿大。骨髓象虽增生减低，但原始细胞比例升高，达到急性白血病的诊断标准。

4. 其他原因引起的血象减低 如免疫性血小板减少症、粒细胞缺乏症、脾功能亢进、恶性组织细胞病等，经骨髓检查一般不难鉴别。急性造血功能停滞多为暂时性，感染、药物等诱因解除后，多可自行恢复。

5. 范可尼贫血 属于常染色体隐性遗传病，由于体细胞染色体易于断裂，除了骨髓衰竭之外，还常常并发躯体多种发育畸形，易合并不同的肿瘤，中位发病年龄 7 岁，也可成人发病，染色体断裂试验可以鉴别。

【病情评估】

根据严重度可分为重型再障和非重型再障，重型再障发病急、病情重、进展快，骨髓增生重度减低，血象符合以下 3 条中的 2 条：①网织红细胞<0.01，绝对值<15×10^9/L。②中性粒细胞绝对值<0.5×10^9/L。③血小板<20×10^9/L。重型再障如果中性粒细胞绝对值小于 0.2×10^9/L，称为极重型再障。非重型再障是指未达到上述标准者。

重型再障患者应评估并发症情况，是否存在严重感染及严重出血的风险。

【治疗】

一、免疫抑制剂

抗胸腺细胞球蛋白（ATG）或抗淋巴细胞球蛋白（ALG）能清除异常 T 淋巴细胞克隆，是目前治疗重型再障的主要药物。常见不良反应有过敏反应、粒细胞缺乏和血小板减少，疗效常在用药之后 3 个月才能完全显现。CsA 是另一个重要的免疫抑制剂，通过阻断 IL-2 受体，抑制 T 淋巴细胞增殖，常用剂量为 3~6mg/（kg·d），1~2 个月起效，维持量酌减，维持期约 2 年。用药期间常需要监测血药浓度，不良反应主要是肝、肾毒性。其他免疫抑制剂如麦考酸酚酯、环磷酰胺及大剂量丙种球蛋白等也可应用，但疗效均不 ATG 和 CsA 确切。

急性再障首选抗 ATG 联合 CsA 治疗，ATG 连用 5 天，CsA 在第 14 天加用，见效后减量维持 1~2 年，有效率达 70%~80%，50%患者可获得长期生存。

二、骨髓移植

重型和极重型再障患者如果年龄不超过 40 岁，有 HLA 全相和同胞供者，可行骨髓移植，有效率在 60%~80%，多数可获得长期生存。为了减少移植物抗宿主病的发生，移植前最好不输血或少输血。不推荐外周造血干细胞移植方式。

三、刺激骨髓造血

雄激素为治疗非重型再障的首选药物。其机理是：①增加 EPO 的产生，并加强造血干细胞对 EPO 的敏感性。②促进多能干细胞增殖和分化。常用制剂有司坦唑（康力龙）、达那唑及十一酸睾酮（安雄）等。司坦唑每天 6~12mg，分 3 次口服；十一酸睾酮每天 120~160mg，分 3 次口服。疗程均至少 3 个月以上，常需 6 个月才能判定疗效。药物不良反应有雄性化和肝脏毒性。慢性再障在应用雄激素治疗的同时，联合 CsA 治疗可增加疗效。

四、支持疗法及其他治疗

积极防治感染，对重型患者最好保护性隔离，ATG 治疗时最好入住层流病房；严重出血倾向（尤其内脏出血）时，可输入浓集血小板；严重贫血患者可输入浓集红细胞，尽量少用全血，准备骨髓移植者应尽量减少输血次数，女性子宫出血时可服用雄激素。

慢性再障可加用山莨菪碱改善骨髓微循环，有利于促进骨髓造血。

【预防】

对造血系统有损害的药物应严格掌握使用指征，防止滥用，使用过程中应定期观察血象。接触损害造血系统毒物的人员要加强防护，定期体格检查和进行环境毒物测定。

思考题

1. 哪些人群是缺铁性贫血的高危人群？为什么？
2. 临床上如何区分重型再障和非重型再障，有什么意义？
3. 贫血是多种疾病的共同表现，故其病因诊断很复杂，如何建立一个清晰的诊断思路？

第三十八章　白血病

第一节　白血病概述

白血病（leukemia）是一组造血干细胞的恶性克隆性疾病，因造血前体细胞在某些分化阶段发生恶性突变，导致细胞增殖失控、分化障碍、凋亡受阻而形成恶性克隆性快速增殖，恶性克隆一方面抑制骨髓的正常造血功能，同时进入外周血并浸润其他组织器官，造成正常血细胞减少，出现肝、脾、淋巴结肿大等表现。国内不同的统计资料显示，白血病在我国的年发病率为 3~5.6/10 万，与以往数据比较，呈明显升高趋势。据国内各年龄组肿瘤死亡率统计，白血病占第六位（男性）和第八位（女性）；在 35 岁以下人群中占第一位。

【病因和发病机制】

一、病因

人类白血病的发生与物理、化学和生物等因素有关。

1. 病毒　虽然已证实病毒可诱发鸡和灵长类等动物的白血病，但是迄今为止，仅发现少数白血病与病毒感染相关。1980 年，日本和美国学者从人类 T 淋巴细胞白血病细胞中分离出人类 T 淋巴细胞白血病病毒（HTLV）。这是一种 RNA 反转录病毒，可通过反转录酶的作用整合到宿主 T 淋巴细胞 DNA 内，造成 T 淋巴细胞转化。

2. 电离辐射　已证实电离辐射可引起白血病，其作用与放射剂量大小及放射部位有关。1945 年日本广岛和长崎原子弹爆炸后，幸存者中白血病的发病率比未遭受辐射地区高数十倍。

3. 化学物质　许多化学物质及药物可造成骨髓造血细胞的染色体畸变或基因突变，被认为有致白血病的可能。在流行病学调查和临床病例报道中，也发现苯及其衍生物、染料、染发剂的长期职业暴露或生活接触是白血病的重要原因。其次，某些药物如氯霉素、磺胺、保泰松、乙双吗啉、抗癌药尤其是烷化剂及其他细胞毒药物可诱发白血病。

4. 遗传和先天因素　少数白血病患者有家族聚集倾向，家族性白血病约占白血病的0.7%，某些遗传性疾病和免疫缺陷性疾病患者易发生白血病，如先天愚型发生白血病的机会比正常人高 20 多倍。

二、发病机制

白血病的发病机制比较复杂，染色体异常、癌基因突变与活化、抑癌基因失活等是白血病发病的重要机制。一般认为，白血病细胞的发生不是一次突变形成的，而是多步骤的渐进过程，第一次突变基础上二次或多次突变，导致受累造血干细胞凋亡分化受阻，获得克隆增殖优势。白血病很可能是多种致病因素作用下多基因突变的结果。

多种白血病中已经发现了数十种可重现的染色体畸变（移位、倒置、缺失等）和基因突变，这些基因遗传学异常所涉及的基因多属于核转录因子、信号传导因子、细胞因子及受体、细胞生物学功能关系密切的酶，它们参与细胞的增殖、分化和凋亡。例如早幼粒细胞白血病具有特征性染色体移位：t（15；17）（q22；q21），即 15 号染色体上的早幼粒白血病基因（PML）与 17 号染色体上维 A 酸受体基因（RARa）形成 PML/RARa 融合基因，其表达合成的融合蛋白，阻断髓系祖细胞分化，导致发育障碍停滞在早幼粒细胞阶段，形成早幼粒细胞白血病。其他多种白血病也具有相似的染色体异常和机制。其次，白血病细胞中还发现了多种可重现性基因突变，如 FLT3-ITD 突变、NPM1 突变及 CEBPA 突变。这些染色体畸变或基因突变，不仅与相应白血病的发生有关，而且与该类型白血病的治疗效果、预后也有密切关系。

近年来的研究还发现，白血病细胞的生物学性质并不是均一的，其中仅有少量的白血病细胞具有自我更新和起始白血病的能力，称为白血病干细胞。白血病干细胞的发现为白血病发病机制和治疗方法的研究提供了新的视角。

【分类】

一、根据病程缓急和细胞分化程度分类

1. 急性白血病（acute leukemia，AL） 发病急，进展快，自然病程一般仅几个月。骨髓及周围血中以异常原始细胞及早期幼稚细胞为主。

2. 慢性白血病（chronic leukemia，CL） 起病与进展较缓慢，自然病程一般为数年以上。骨髓及周围血中以异常的成熟细胞及晚期幼稚细胞为主。

二、根据白血病细胞的形态和生化特征分类

1. 急性白血病 1976 年 FAB（法、美、英）协作组将 AL 分为急性淋巴细胞白血病（acute lymphoblastic anemia，ALL）和急性髓系白血病（acute myeloid leukemia，AML）两类。

ALL 根据原始及幼稚淋巴细胞形态分成 L_1、L_2 和 $L_3$3 个亚型。

AML 根据白血病细胞的分化程度和不同类型分为 $M_0 \sim M_7$8 个亚型，我国在参考 FAB 分型基础上，分为 $M_1 \sim M_7$各型及若干亚型（详见急性白血病的诊断内容）。

2. 慢性白血病 分为慢性淋巴细胞白血病（CLL）、慢性粒细胞白血病（CML）、慢性粒单细胞白血病（CMML）、慢性中性粒细胞白血病（CNL）、毛细胞白血病（HCL）等。

3. 特殊类型白血病 如浆细胞白血病、髓系肉瘤、白血病、嗜酸性粒细胞白血病、嗜碱性粒细胞白血病、肥大细胞白血病、混合细胞白血病、成人 T 淋巴细胞白血病等。

三、WHO 分型

WHO 根据免疫学、细胞遗传学和分子生物学的研究成果，于 2008 年制定颁布了新的血液肿瘤分类标准。其中急性白血病的分类如下。

AML 的分类包括：

1. AML 伴重现性细胞遗传学异常

   （1）AML 伴 t（8；21）（q22；q22）CBFα-ETO

   （2）AML 伴 inv（16），t（16；16）（p13.1；q22）CBFβ-MYH11

   （3）AML 伴 t（15；17）（q22；q12）PML-RARα（即急性早幼粒细胞白血病）

   （4）AML 伴 t（9；11）（p22；q23）MLL-MLLT3

   （5）AML 伴 t（6；9）（p23；q34）DEK-NUP214

   （6）AML 伴 inv（3）/t（3；3）（q21；q26.2）RPN1/EVI1

   （7）AML 伴 t（1；22）（p13；q13）RBM15-MKL1

   （8）AML 伴 NPM1（5q35）突变

   （9）AML 伴 CEBPA 突变

2. AML 伴骨髓增生异常相关改变。

3. 治疗相关的髓系肿瘤。

4. 非特指类型 AML（部分与 FAB 分型相符）

   （1）急性髓细胞白血病微分化型（M_0）

   （2）急性粒细胞白血病未分化型（M_1）

   （3）急性粒细胞白血病部分分化型（M_2）

   （4）急性粒-单核细胞白血病（M_4）

   （5）急性单核细胞白血病（M_5）

   （6）急性红白血病（M_6）

   （7）急性巨核细胞白血病（M_7）

   （8）急性嗜碱性粒细胞白血病

   （9）急性全髓系细胞增多伴骨髓纤维化

5. 髓系肉瘤。

6. 唐氏综合征相关的髓系增生。

7. 母细胞性浆细胞样树突细胞肿瘤。

ALL 的分类包括：

1. B 淋巴细胞白血病

   （1）非特指类型的 B 淋巴细胞白血病

   （2）伴重现性细胞遗传学异常的 B 淋巴细胞白血病

   　　伴 t（9；22）（q34；q11.2）BCR-ABL 的 B 淋巴细胞白血病

   　　伴 t（v；11q23）MLL 重排的 B 淋巴细胞白血病

   　　伴 t（12；21）（p13；q22）ETV6-RUNX1 的 B 淋巴细胞白血病

   　　伴超二倍体的 B 淋巴细胞白血病

   　　伴亚二倍体的 B 淋巴细胞白血病

   　　伴 t（5；14）（q31；q34）IL3-IGH 的 B 淋巴细胞白血病

   　　伴 t（1；19）（q23；p13.3）ETV6-RUNX1 的 B 淋巴细胞白血病

2. T 淋巴细胞白血病。

第二节　急性白血病

在我国，急性白血病（acute leukemia）比慢性白血病多见（约 7 : 1）；成人以 AML 多见，儿童以 ALL 多见。

【临床表现】

起病急骤，常有高热、贫血、出血等，少数患者起病缓慢，伴有疲乏、气促。

一、感染和发热

约半数以上患者以发热起病。低度或中度发热多为白血病引起的肿瘤性发热，患者常因中性粒细胞减少或功能障碍、皮肤黏膜屏障破坏等原因引发感染，多表现为中度或高度发热。以咽峡炎、口腔炎最多见，肺部感染、肛周炎及皮肤感染、尿路感染也较常见。严重感染可致菌血症或败血症，甚至感染性休克，是急性白血病最常见的死亡原因之一。常见的致病菌有肺炎克雷白杆菌、绿脓杆菌、大肠埃希菌、金黄色葡萄球菌等。一些条件致病菌在急性白血病患者中也可引起严重感染。

急性白血病患者在化疗过程中常并发粒细胞缺乏，加之大剂量糖皮质激素的应用、静脉和体内导管的留置，均增加了医院内感染的机会，耐药菌株的检出率升高。大量广谱抗生素、长时间的粒细胞缺乏及糖皮质激素治疗之后，侵袭性真菌感染的机会也明显增加，以念珠菌及曲霉菌多见。病毒感染多病情较重。

二、出血

起病时多有牙龈出血、鼻出血、皮肤瘀斑、口腔黏膜出血或结膜、眼底出血，严重者消化道及泌尿道等内脏出血，甚至出现颅内出血，引起头痛、呕吐、昏迷或突然死亡，是急性白血病主要的死亡原因。出血机制多与血小板减少有关，也与血管壁损伤、凝血机制障碍有关，部分患者可并发弥散性血管内凝血（DIC），多见于急性早幼粒细胞性白血病及高细胞白血病。化疗骨髓抑制期由于血小板降低，也常引起皮肤、黏膜甚至内脏出血。

三、贫血

起病时均存在贫血，并随着病情发展而进行性加重。主要原因是白血病细胞对骨髓造血的抑制，其他的原因有溶血、失血，以及化疗药物的骨髓抑制作用。

四、各组织器官浸润的表现

1. 肝、脾和淋巴结肿大　以 ALL 较显著。多为全身淋巴结肿大，质地中等，无压痛。肝、脾肿大一般为轻至中度。也可见于 AML 的急性单核细胞白血病和急性粒单细胞白血病，但发生率低且多不显著。

2. 骨骼及关节疼痛　由于白血病细胞侵犯骨膜及溶骨性破坏等原因，常常引起骨骼疼痛，以胸骨中下段压痛最为显著。四肢关节痛或骨痛在儿童特别多见，往往误诊为风湿性关节炎。偶尔骨膜上出现无痛性肿块，多发生于眼眶周围，也可出现于颅骨、胸骨、肋骨或四肢骨，系原始髓系细胞局部浸润并增殖形成的肉瘤，称为绿色瘤。

3. 神经系统 白血病细胞可侵犯脑膜、脑实质和脑神经，造成中枢神经系统白血病（CNL），其中以脑膜浸润最多见，发病期和缓解期均可发生。儿童 ALL 发生 CNL 的概率达 20%~40%，成人 AML 发生 CNL 的概率相对较低，可见于 AML 的各种亚型，以 M_4、M_5、M_3、M_2 为多。主要临床表现为头痛、恶心、呕吐、视物模糊、颈项强直，甚至抽搐、昏迷等。

4. 其他 皮肤浸润表现为皮疹或皮下结节，牙龈浸润可见齿龈肿胀，多见于急性单核细胞白血病；少数患者可并发急性发热性中性粒细胞皮病，又称为 Sweet 综合征；睾丸浸润多见于急性淋巴细胞白血病；心、肺、消化道以及垂体等处的浸润可引起相应的表现；患者还常伴有酸碱平衡失调及低钾血症等多种电解质紊乱；如果 $WBC>100\times10^9/L$，易出现白细胞淤滞现象，导致呼吸困难，尿量减少。

【实验室检查】

1. 血象 贫血及血小板减少极常见，半数患者血小板多小于 $60\times10^9/L$，严重者小于 $10\times10^9/L$。白细胞计数多增高，达 $(20~50)\times10^9/L$，少数可超过 $100\times10^9/L$，甚至高达 $150\times10^9/L$ 以上，但成熟中性粒细胞绝对值并不高或减少。部分患者白细胞计数正常或降低。血分析和血片中易见到原始和早期幼稚细胞，多则 90% 以上，少则 10% 以下。

2. 骨髓象 为确诊白血病的主要依据。多数患者骨髓增生明显活跃或极度活跃，其中原始细胞计数大于骨髓非红系有核细胞（NEC）的 20%，最高可达 90% 以上，仅少数患者骨髓增生减低，但原始细胞比例仍增高，称为低增生性白血病。白血病原始细胞形态异常，体积较大，细胞核大且幼稚，可见核仁；髓系白血病细胞胞浆丰富，颗粒随分化程度而增多；部分 AML 细胞胞质可见 Auer 小体。成熟阶段及过渡阶段细胞少见。正常幼红细胞及巨核细胞减少。

3. 细胞化学染色 细胞化学染色有助于急性白血病的分类鉴别（表 38-1）。

表 38-1　急性白血病的常用细胞化学染色

细胞化学染色	急性淋巴细胞白血病	急性粒细胞白血病	急性单核细胞白血病
过氧化酶（POX）	(-)	分化差的原始细胞 (-) ~ (+) 分化好的原始细胞 (+) ~ (+++)	(-) ~ (+)
糖原反应（PAS）	(+) ~ (++)	(-) ~ (+)	(-) ~ (+)
中性粒细胞碱性磷酸酶（NAP）	正常或增高	明显减低	正常或增加
非特异性脂酶（NSE）	(-)	(-) ~ (+)	(+) 能被 NaF 抑制

4. 免疫学检查 可应用流式细胞仪或免疫组化方法，利用单克隆抗体检测白血病细胞胞膜和胞浆抗原，分析其表型，有助于了解被测白血病细胞类型及分化程度，也可检测缓解后白血病微小残留病变。

5. 细胞遗传学和分子生物学检查 不同类型白血病常伴有特异的染色体畸形和基因突变，急性白血病中特异性染色体异常的检出率已达到 80% 以上。细胞遗传学检查有助于白血病的诊断分型、危险度分层及疗效监测。

【诊断】

一、急性白血病的诊断

临床表现有发热、出血、贫血等症状，体检见肝、脾、淋巴结肿大及胸骨压痛等体征，血象示贫血、血小板减少，骨髓细胞形态学及细胞化学染色显示某一系列原始或幼稚细胞超过标准（FAB 诊断标准为≥30%）即可诊断。诊断成立后应进一步分型。

1. 我国根据 FAB 分型标准制定了急性白血病的国内诊断标准。

（1）AML

M_1（急性粒细胞白血病未分化型）：原始粒细胞在 NEC 中≥90%，早幼粒细胞少见，中性粒细胞罕见或缺如。

M_2（急性粒细胞白血病部分分化型）：原粒细胞为主，≥30%（NEC），早幼粒以下阶段细胞>10%，单核细胞<20%，即 M_{2a}；如果异常中幼粒细胞增多为主，≥30%，即为 M_{2b}。

M_3（急性早幼粒细胞白血病）：颗粒增多的早幼粒细胞为主，≥30%（NEC）。

M_4（急性粒-单核细胞白血病）：如果以原始、早幼粒细胞增多为主，原、幼单核+单核细胞≥20%，为 M_{4a}；如果以原幼单核细胞为主，原始、早幼粒细胞≥20%，为 M_{4b}；如果嗜酸性粒细胞增多≥5%，称为 M_{4Eo}。

M_5（急性单核细胞白血病）：原始单核细胞≥80%，即 M_{5a}；原始单核细胞<80%，原、幼单核细胞≥30%，为 M_{5b}。

M_6（急性红白血病）：骨髓原、幼红细胞≥50%，形态异常，NEC 中原始细胞≥30%。

M_7（急性巨核细胞白血病）：骨髓中原始巨核细胞（表达 CD41，或电镜证实）≥30%。

（2）ALL

L_1：原幼淋巴细胞以小细胞为主（直径≤12μm），胞浆少，核型规则，MPO 阳性率<3%。

L_2：原幼淋巴细胞以大细胞为主（直径>12μm），胞浆丰富，核型不规则。

L_3：原幼淋巴细胞以大细胞为主，大小不一致，胞浆多，有明显空泡。

2. WHO 分类标准 有条件的医院，可以结合免疫学、细胞遗传学和分子生物学证据，依据 2008 年 WHO 分类标准，进行分类诊断。在结合免疫表型、细胞遗传学证据的基础上，WHO 的形态学标准降低为原始细胞≥20%；如果具有明确的可重现性细胞遗传学异常，如 t（15；17）或 t（9；21），即使原始细胞<20%，也可以诊断为相应类型的 AML。

二、中枢神经系统白血病（CNL）的诊断

ALL、AML-M_4、AML-M_5及高细胞白血病易出现 CNL。诊断依据包括：①出现颅内高压症状或脑膜刺激征，无其他原因可解释。②脑脊液压力增高>200mmH$_2$O。③脑脊液中白细胞数增高，找到白血病细胞。④脑 CT 检查无其他病灶证据。

【鉴别诊断】

1. **再生障碍性贫血** 易与低增生性白血病相混淆。骨髓检查可做出正确诊断。

2. 免疫性血小板减少症　患者可有发作性皮肤黏膜出血，一般无贫血，若有失血性贫血，则与出血程度成比例，白细胞一般正常，或因糖皮质激素引起中性粒细胞增多，血液及骨髓中没有原始或幼稚细胞，骨髓检查可明确诊断。

3. 类白血病反应　表现为白细胞升高，出现中晚幼粒细胞甚至原粒细胞，患者多有感染、组织损伤或肿瘤等诱因，诱因解除后可自然恢复。骨髓各系细胞形态无明显异常，无 Auer 小体，白细胞碱性磷酸酶活力显著增高。无分子遗传学异常。

4. 传染性单核细胞增多症　本病好发于青少年，表现为发热，肝、脾、淋巴结肿大，血液中见异常淋巴细胞，易被误诊为急性淋巴细胞白血病。但本病发生于 EB 病毒感染之后，红细胞和血小板一般正常，病程短，可自然缓解，骨髓检查、EB 病毒抗原或 IgM 抗体检测可帮助诊断。

5. 骨髓增生异常综合征（MDS）　MDS 也属于骨髓干细胞的恶性克隆性疾病，以骨髓无效造血及病态造血为病理特征，多发于中老年人，起病缓慢但进行性加重，可伴有发热、贫血和出血症状，血象表现为全血细胞减少，多为大细胞性贫血，骨髓虽可见原始、幼稚细胞增多，但不超过 20%，各系细胞可见明显的病态造血。MDS 可以经过缓慢发展，转化为急性白血病。

【病情评估】

一、严重度

急性白血病的严重程度与患者的年龄、白血病分型、白细胞计数的高低，是否并发感染、CNL、DIC 及重要脏器的功能等因素有关。其中，白血病细胞的细胞分子遗传学改变与预后的关系最为密切。

根据《2016 年 NCCN 急性髓系白血病指南》，AML 依据分子遗传学改变分为预后良好、中等及不良，危险度分层诊断标准见表 38-2。

表 38-2　AML 危险分层

危险分层	细胞遗传学异常	分子生物学异常
良好	累及核心结合因子：inv（16），或 t（16；16），或 t（8；21） t（15；17）	正常核型： NPM1 突变不伴 FLT3-ITD 突变或孤立的 CEBPA 双等位突变
中等	正常核型 单独的 +8 t（9；11） 其他非特定的异常	
不良	复杂异常（≥3 个克隆性染色体异常） 单体核型 -5，5 q⁻，-7，7 q⁻ 11q23［非 t（9；11）］ Inv（3）；t（3；3） t（6；9） t（9；22）	正常核型： 伴 FLT3-ITD 突变 TP53 突变

急性早幼粒细胞白血病（acute promyelocytic leukemia，APL）还可以根据白细胞计数再分为低危型（WBC<100×10⁹/L）和高危型（WBC>100×10⁹/L）；影响 ALL 预后的高度危险因素有年龄、Ph 染色体（或 BCR/ABL 融合基因，表达蛋白 P190）阳性、高白细胞计数（>30×10⁹/L 对于 B-ALL 或>100×10⁹/L 对于 T-ALL）、T 淋巴细胞白血病、亚二倍体核型、t（v：11q23）或 MLL 基因重排、复杂核型（存在 5 种以上染色体异常）及对初始诱导治疗反应不良或延迟等。相反，年龄在 1~10 岁、Ph 染色体阴性、高倍体核型、t（12：21）染色体易位，以及 4 号、10 号及 17 号染色体三体为低危因素。Ph 阳性 ALL 均划分高危类型；Ph 阴性 ALL 患者是否存在高危因素，分为标准危险和高度危险两型。

二、预后

急性白血病未经治疗者平均生存期仅 3 个月左右，经联合化疗与支持疗法，很多患者可获得完全缓解，生存期明显延长，甚至长期生存或治愈。一般来说，儿童 ALL、APL 疗效最好。影响疗效的因素有年龄、白血病类型、危险度分层及全身健康状况等。

【治疗】

长久以来人们对治愈急性白血病的迫切愿望正在逐步实现。儿童 ALL 50%~70% 可长期生存或治愈，早幼粒细胞白血病的治愈率也已达到 60%~80%。急性白血病的治疗措施包括化学治疗、支持治疗、造血干细胞移植。

一、化学治疗

急性白血病的化疗可分 o 诱导缓解化疗和缓解后治疗。诱导缓解化疗的目的是尽量迅速杀灭白血病细胞，使骨髓恢复正常造血功能，达到完全缓解的标准。完全缓解（complete remission，CR）是指患者经过化疗骨髓抑制期后，白血病细胞明显减少，白血病症状、体征完全消失，血象和骨髓象基本恢复正常，骨髓中原始细胞≤5%；如果原始细胞>20% 为未缓解（non remission，NR）；介于二者之间为部分缓解（partial remission，PR）。完全缓解又根据检测方法敏感度的不同，分为形态学缓解、细胞遗传学缓解和分子生物学缓解，这 3 种缓解的深度逐级递增。未治疗时白血病患者体内白血病细胞数量为 10^{10}~10^{12} 以上，形态学完全缓解时残留的白血病细胞估计在 10^8~10^9。因此，缓解后仍需继续巩固和强化治疗及维持治疗，以达到分子生物学缓解（即白血病的分子生物学标记消失），延长缓解和生存时间，争取治愈。

抗白血病药物与一般抗肿瘤药物相似，分为烷化剂、抗代谢类、蒽环类、生物碱类及糖皮质激素等，毒副作用有骨髓抑制、消化道反应等，不同药物还具有不同的特殊副作用。临床多选用机制不同的化疗药物联合应用，以增强药物的协同作用，减少不良反应。方案的选择应考虑患者的一般状况、重要脏器功能状态、预后危险因素；用药剂量应根据患者体表面积和肾功能情况综合考虑。常用的化疗药物及化疗方案见表 38-3。

表 38-3   急性白血病诱导缓解的常用联合化疗方案

方案简称	药物	剂量（mg）	用法	特殊副作用
急性淋巴细胞白血病				
VDLP	长春新碱	2mg/d	每周 1 次，共 4 次，静脉注射	周围神经炎
	柔红霉素	40~60mg/d	第 1~3 天，静脉注射	心脏毒性
	左旋门冬酰胺酶	10000（U）/d	第 19 天开始，连用 10 天，静脉注射	肝、胰腺损害 过敏反应
	泼尼松	40~60mg/d	每天分次口服，共 35 天	高血压、高血糖、二重感染
hyper-CVAD				
A 方案	环磷酰胺	300mg/（m² · 12h）	第 1~3 天，静脉注射	出血性膀胱炎
	长春新碱	2mg/d	第 4 天、第 11 天，静脉注射	
	阿霉素	50mg/ m²	第 4 天，静脉注射	心脏毒性
	地塞米松	40mg	第 1~4 天、第 11~14 天，口服或静脉注射	同强的松
B 方案	甲氨蝶呤	1g/ m²	第 1 天，静脉滴注	黏膜溃疡
	阿糖胞苷	3g/ m²，q12h	第 2~3 天，静脉滴注	过敏反应
急性髓系白血病				
DA	柔红霉素	45~90mg/（m² · d）	第 1~3 天，静脉滴注	
	阿糖胞苷	100~200mg/（m² · d）	第 1~7 天，持续静脉滴注	
IA 方案	去甲氧柔红霉素	8~12mg/（m² · d）	第 1~3 天，静脉滴注	心脏毒性
	阿糖胞苷	100~200mg/（m² · d）	第 1~7 天，持续静脉滴注	
HA	高三尖杉酯碱	4mg/（m² · d）	第 1~5、7 天，静脉滴注	心脏毒性
	阿糖胞苷	100~200mg/（m² · d）	第 1~7 天，静脉滴注	
HD-Ara-C	阿糖胞苷	1.5~3g/ m²，q12h	第 1、3、5 天	过敏反应，肝、肾、脑毒性

1. 急性早幼粒细胞白血病（APL，M₃）   APL 诱导缓解治疗首选维 A 酸，其缓解率可达 85%，同时联合三氧化二砷［0.15mg/（kg · d）］、联合或不联合 DA 方案可进一步提高 CR 率及总生存率。APL 在怀疑诊断时即应尽早应用维 A 酸［20~45mg/（m² · d）］，可以较快缓解 DIC，明显降低早期死亡率。维 A 酸及三氧化二砷在治疗初期可能诱发分化综合征，表现为白细胞明显升高、颅内压增高及呼吸困难等低氧血症症状，可应用地塞米松处理或预防。三氧化二砷对 APL 诱导完全缓解率可达 90%~98%，其作用与维 A 酸类似，可降解 PML/RARA 融合蛋白，诱导白血病细胞分化、凋亡。

APL 缓解后巩固化疗 4 个以上疗程，交替应用亚砷酸、DA 方案、维 A 酸各 1 到 2 个疗程。高危 APL 患者在 CR 后应进行脑脊液检查，排查是否存在 CNL，必要时给予多次鞘内化疗预防 CNL。维持治疗应用甲氨蝶呤、6-巯基嘌呤和维 A 酸交替口服 1~2 年，持期间每 3~6 个月用 PCR 方法检测 PML/RARA 融合基因，如持续阴性，可长期存活或治愈。

维 A 酸及三氧化二砷均由我国学者首次应用于 APL 的治疗并获得成功，极大地改善了 APL 的治疗效果与预后。

2. AML（非 APL）   诱导化疗可选择 DA、IA、HA 等方案，或者在 DA 方案加入克拉屈滨，组成 DAC 方案，也可应用 HD-Ara-C 联合柔红霉素的方案。诱导化疗的完全缓解率达

60%~85%。诱导化疗开始后的第三周应评价骨髓增生度,增生低下者等待骨髓造血恢复;骨髓残留幼稚细胞在10%以上者给予第二次诱导化疗,再次同样评价骨髓。骨髓造血恢复后进行缓解状态评价,如果缓解,进入巩固治疗;2个标准化疗不能缓解者,属于难治性白血病,应选择未使用过的化疗方案或造血干细胞移植。缓解后治疗应根据患者的危险度分层选择不同的治疗方案。预后良好者给予 HD-Ara-C 方案巩固化疗 3~4 个疗程;预后中等者可选择 HD-Ara-C 方案或异基因造血干细胞移植;预后不良者应选择移植。老年患者(年龄>60 岁)如果身体条件好,可选择常规剂量的 DA、IA 方案诱导化疗,如果对化疗耐受性差,可选择减低强度的化疗方案。虚弱患者,可选用小剂量阿糖胞苷(12.5~25mg 静脉滴注或皮下注射,每天 2 次)治疗,直至缓解。复发患者可采用中剂量阿糖胞苷加用其他药物。

巩固化疗缓解后的 AML 患者应予以密切监测,每 3~6 个月检测 1 次血象、骨髓象及分子遗传学标志,监测时间至少 5 年。如果复发,可选择临床试验、化疗或造血干细胞移植。蒽环类药物的心脏毒性与其累积用量密切相关,故化疗中应注意不要超过累积量限度。

3. 急性淋巴细胞白血病　虽然非儿童 ALL 的基本诱导缓解方案为 VDLP 方案或类似方案,或加入大剂量甲氨蝶呤、6-巯基嘌呤、阿糖胞苷;如果系高危患者可应用 hyper-CVAD 方案。缓解后可联合大剂量 MTX 交替巩固化疗。维持治疗以 6-巯基嘌呤、甲氨蝶呤为基本药物,可加用糖皮质激素、长春新碱,维持至少 2~3 年。如果 Ph 染色体阳性,整个治疗过程均应服用酪氨酸激酶抑制剂(TKI),如伊马替尼、尼洛替尼等。高危患者及复发难治患者应选择临床试验或异基因造血干细胞移植。

4. 高细胞白血病的治疗　白细胞>$100×10^9$/L 时称为高细胞急性白血病,易造成白细胞淤滞,化疗时大量白血病细胞死亡可引发高尿酸血症,诱发急性肾衰;而且并发 DIC 机会增高,病情凶险,死亡率高。故化疗前可先给予羟基脲口服,或应用血细胞分离机进行去白细胞治疗,减轻白细胞负荷至 $50×10^9$/L 以下再行诱导化疗。同时服用别嘌醇、碳酸氢钠以降低血尿酸合成,促进尿酸排泄。如果幼稚细胞增长过快、血尿酸较高或者肾功能不全,可应用拉布立酶。

5. 髓外白血病的防治　以 CNL 的防治最重要,尤其 ALL 发生 CNL 较多见,也可见于 AML-M_4、M_5、M_2、M_3 等类型。CNL 可发生在白血病的活动期或完全缓解期。由于绝大多数化疗药物不能透过血脑屏障,使中枢神经系统成为白血病细胞的庇护所。可采用颅脑照射,定期多次应用 MTX 加地塞米松或阿糖胞苷鞘内注射。大剂量 MTX 和大剂量阿糖胞苷静脉化疗也具有预防和治疗 CNL 的作用。

二、支持疗法

1. 感染的防治

(1)严重感染是急性白血病主要的死亡原因。化疗骨髓抑制期最易发生严重感染。化疗前后应做好各种预防感染的措施,注意口腔、鼻腔和皮肤的清洁和消毒,重视病房的消毒与隔离,加强食物和食具灭菌处理,必要时把高危患者置于层流病房隔离保护,可减少感染机会,也可在粒细胞缺乏时使用抗感染药物预防感染。ALL 患者、巩固化疗的 AML(非 APL)患者可应用髓系细胞生长因子促进骨髓造血恢复,APL 诱导治疗期间应避免使用。

(2)如已有感染或发热,应迅速做血培养及分泌物培养、药敏试验和胸部 X 线等检查,查明感染所在部位和性质，并给予积极的抗感染治疗。在病原体查明之前，应及时给予广谱抗生素，之后再根据培养及药敏结果调整抗生素。感染病原体多为细菌，但是侵袭性真菌感染也很常见，血培养或组织活检见到真菌是确诊依据，G 试验或 GM 试验，胸部 CT 对于诊断肺部真菌感染也有帮助。病毒感染以单纯疱疹病毒、带状疱疹病毒、巨细胞病毒多见。

2. 出血的防治　如果因血小板过低而引起出血，输注浓集的血小板悬液是最有效的止血措施，一般每次输注 1 袋，应保证血小板在 $10×10^9$/L 以上，对于伴有凝血障碍及显性出血的 APL 患者，则应保证血小板在 $50×10^9$/L 以上。如果出血系 DIC 引起，则需输注冷沉淀及新鲜冰冻血浆，保证纤维蛋白原在 1.5g/L 以上。

3. 贫血的治疗　如贫血较严重，最好输注浓集红细胞；应用免疫抑制剂（如克拉屈滨）者，血制品应经过放射线照射。

三、造血干细胞移植

APL、儿童 ALL、AML 预后良好组首选化疗，如果复发可在第二次缓解后选择异基因造血干细胞移植。AML 预后不良组患者如果有 HLA 相合供者，应在第一次完全缓解后尽早移植，移植后长期生存率可达 40%～50%。高危 ALL 应选择异基因造血干细胞移植，如果没有 HLA 相合供者，可选择半相合移植或自体造血干细胞移植。

第三节　慢性粒细胞白血病

慢性粒细胞白血病（chronic granulocytic leukemia，CML），简称慢粒，是一种起源于多能造血干细胞的恶性骨髓增殖性疾病，Ph 染色体是其细胞遗传学特征。临床表现为外周血中性粒细胞增多，伴有幼稚细胞出现、嗜碱性粒细胞和血小板升高、贫血、脾脏肿大等特点。患者年龄以 30～60 岁居多。本病发展较缓慢，自然病程常经历慢性期（chronic phase，CP）、加速期（accelerated phase，AP）和急变期（blast phase，BP）的进展过程。

【发病机制】

CML 细胞虽然都携带标志性的 Ph 染色体，但肿瘤细胞并非均质性，分化程度差异极大，其中仅有少数表面标记为 $CD34^+$、$CD33^-$ 的细胞，才具有自我更新和起始 CML 的作用，被称为 CML 干细胞。Ph 染色体即 t（9；22）（q34；q11），由 9 号染色体长臂上 ABL1 原癌基因易位至 22 号染色体长臂的断裂点集中区（BCR）基因，形成 BCR/ABL 融合基因，并表达合成 bcr/abl 融合蛋白（即 P210，不同于 ALL 的 P190），abl 蛋白属于酪氨酸激酶，主要参与细胞发育，而融合蛋白的酪氨酸激酶活性增强，抑制了细胞的凋亡。治疗 CML 的第一个靶向药物伊马替尼就是一种针对 bcr/abl 融合蛋白的酪氨酸激酶抑制剂。

【临床表现】

慢粒起病缓慢，自起病到就诊时间多在半年至 1 年。早期可无任何症状，有一些患者常因其他原因就医或体检时意外发现。临床可有低热、出汗及消瘦等代谢亢进表现。脾脏肿大是本病的主要体征。在慢粒早期多数可触及脾脏，晚期几乎都有脾肿大，甚至为巨脾。患者常伴有左上腹坠痛或食后饱胀感。可并发脾栓塞、脾出血及脾周围炎。约半数患者有肝肿大。部分患者有胸骨中下段压痛。发热、贫血及出血均不多见。慢粒慢性期一般持续 1~4 年，进入加速期及急变期后病情明显加重，可出现发热、贫血、出血表现。

【实验室检查】

1. 血象　白细胞计数明显增多，可高达 100×10^9/L 以上，部分患者高达 500×10^9/L。白细胞分类可见到各发育阶段的粒系细胞，以中幼粒细胞以下各阶段细胞为主。原粒和早幼粒细胞较少，多<5%。嗜酸性及嗜碱性粒细胞增高，嗜碱性粒细胞增高有助于 CML 的诊断和分期。在 CML 慢性期，血小板常增多；进入加速期后，血小板可急剧升高或减少，并可出现贫血。

2. 骨髓象　骨髓增生极度活跃，以粒系为主。其中主要为中、晚幼粒细胞及杆状核细胞，原粒细胞不超过 10%。嗜酸性和嗜碱性细胞也增多。红系细胞少，粒、红比高达 10：1。巨核细胞增多或正常，晚期减少。半数患者出现骨髓纤维化。中性粒细胞碱性磷酸酶（NAP）降低或缺如，完全缓解时可恢复正常。

3. 细胞遗传学检查　95%的患者可检测到 Ph 染色体。急变期患者往往出现多种复杂异常核型。

【诊断】

一般病例根据脾肿大及典型血象与骨髓象、Ph 染色体和 BCR/ABL 融合基因检测不难做出诊断。

【鉴别诊断】

1. 其他原因引起的脾肿大　如肝硬化、晚期血吸虫病、黑热病及淋巴瘤等均可有脾肿大。根据病史、血象及骨髓象可鉴别。

2. 类白血病反应　类白血病反应多有感染、恶性肿瘤等原发病表现。白细胞计数大多在 (50~100)$\times10^9$/L。中性粒细胞常有中毒颗粒和空泡，NAP 反应强阳性，Ph 染色体阴性。

3. 骨髓纤维化　临床表现有白细胞和血小板增多、巨脾，易与慢粒混淆。但骨髓纤维化的白细胞计数比慢粒低，大多不超过 30×10^9/L，血液中幼稚粒细胞百分数较低，NAP 反应大多增高，红细胞异形较明显，泪滴形红细胞多见；骨髓活检示纤维组织增生较明显；部分患者可检测到 JAK2 基因突变，而 Ph 染色体阴性。

【病情评估】

一、分期

1. 慢性期　此期一般无症状或表现为低热、乏力、消瘦，原始细胞在外周血中<5%，在骨髓中<10%。慢性期一般持续 1~3 年，如果有效治疗，生存期可达 10 年以上，如未有效治疗，多死于白细胞淤滞、脾梗死或破裂、血栓或出血等。

2. 加速期　对通常化疗效果不佳；发热、贫血、出血加重；脾脏进行性肿大；血小板进行性降低或增高；外周血嗜碱性粒细胞明显增多>20%；原始细胞在血中或骨髓中占10%~19%；出现Ph以外的染色体异常即克隆演化。加速期可维持数月至数年。

3. 急变期 此期临床表现同急性白血病，具备下列之一者即可诊断。原粒细胞或原始淋巴细胞加幼稚淋巴细胞，或原始单核细胞加幼单核细胞在外周血或骨髓中≥20%；有髓外原始细胞浸润。慢粒急变通常为急粒变，少数可急淋变或急单核变。慢粒急变后对化疗多不敏感，预后差，常在数月内死亡。

二、预后

CML化疗后中位生存期仅39~47个月，8年生存率仅8%~17%，伊马替尼8年生存率达到81%，已超过造血干细胞移植的疗效。

【治疗】

一、慢性期治疗

1. 酪氨酸激酶抑制剂（TKIs） TKIs是CML慢性期治疗首选药物。伊马替尼慢性期口服400mg/d，加速期可增至600~800mg/d。每3个月监测BCR/ABL融合基因转录本水平，如果分子学反应不良，可调整剂量或转换达沙替尼、尼洛替尼。血液学完全缓解率达98%，细胞遗传学缓解率68%，CML 8年无事件生存率达到81%。TKIs不仅可诱导患者细胞学缓解，更能达到BCR/ABL融合基因转阴的分子生物学缓解状态。但伊马替尼具有引发呕吐、水肿、皮疹和骨痛及骨髓抑制等副作用，长期应用可出现耐药。

2. 造血干细胞移植 加速期和急变期及TKIs耐药的慢性期患者可选择异基因造血干细胞移植。

3. 干扰素（IFN-α） 起效慢。每天300万~900万U皮下注射或肌肉注射，每周3~7次，用药数月至数年不等。IFN-α血液学缓解率达70%，分子生物学缓解率仅10%~26%，但可以明显延长患者生存期。

4. 羟基脲 是一种周期特异性DNA合成抑制剂，毒性低，价格低廉，可延缓疾病进程，但不能诱导CML缓解，也不能诱导Ph染色体转阴。

二、急变期治疗

可用急性白血病的化疗药物及方案，但疗效差，缓解率低；造血干细胞移植的成功率也较低。

思考题

1. 维A酸和亚砷酸是治疗APL常用药物，它们的药理机制是什么？

2. 一位白血病患者，入院时白细胞计数为$125×10^9$/L，化疗前，应该做些什么准备工作？

3. 慢性粒细胞白血病的病程分为哪几期？

第三十九章　淋巴瘤

淋巴瘤（lymphoma）是一组原发于淋巴结或结外淋巴组织的恶性肿瘤，可分为霍奇金淋巴瘤（Hodgkin lymphoma，HL）和非霍奇金淋巴瘤（non-Hodgkin lymphoma，NHL）两大类。临床表现为无痛性淋巴结肿大，肝、脾肿大，可伴有贫血、发热和恶病质。据统计，我国淋巴瘤发病率男性为 1.39/10 万，女性为 0.84/10 万。

【病因和发病机制】

淋巴瘤的病因和发病机制尚未完全明确，可能与下列因素有关。

1. 病毒感染　好发于非洲儿童的 Burkitt 淋巴瘤的传代组织培养中可发现 EB 病毒；HL 患者血清中，也可发现高价抗 EB 病毒抗体，说明 EB 病毒可能与这些淋巴瘤的发生有关；人 T 淋巴细胞白血病/淋巴瘤病毒 II 型近来被认为与 T 淋巴细胞皮肤淋巴瘤有关；人类疱疹病毒 8（HHV-8）则与渗出性淋巴瘤和 Castleman 病有关。

2. 细菌感染　幽门螺杆菌感染与胃黏膜相关性淋巴组织结外边缘区淋巴瘤（胃 MALT 淋巴瘤）有关，部分患者经过根除 Hp 治疗即可使淋巴瘤缓解。

3. 免疫功能低下　免疫功能低下如无丙种球蛋白血症、自身免疫性疾病如干燥综合征、桥本甲状腺炎患者，淋巴瘤发病率较常人为高。HIV 感染者发生淋巴瘤的风险高出正常人群 100 倍以上。器官移植后长期应用免疫抑制剂者易患肿瘤，其中 1/3 为淋巴瘤。

4. 化学物质　淋巴瘤与某些化学物质的职业暴露或环境接触有关，如杀虫剂、有机溶剂、染发剂、吸烟等。

【病理和分型】

淋巴瘤的典型淋巴结病理学特征有，正常滤泡性结构为大量异常淋巴细胞或组织细胞所破坏；被膜周围组织可见上述细胞浸润，被膜及被膜下窦被破坏。晚期可出现淋巴瘤细胞骨髓浸润并进入外周血，转化为急性淋巴细胞白血病。

1. HL　目前认为是一种组织学、临床表现相对独立的淋巴瘤，属于 B 细胞来源肿瘤。肿瘤组织中找到多核巨细胞里-斯（Reed-Sternberg，R-S）细胞具有诊断价值。2008 年 WHO 分类中，HL 分为经典型和结节性淋巴细胞优势型两种病理类型。经典型又分为 4 个亚型，即淋巴细胞为主型、结节硬化型、混合细胞型、淋巴细胞耗竭型。

2. NHL　是一组组织学类型及临床表现有显著差异的淋巴细胞肿瘤性疾病，病理类型是其预后的决定因素。2008 年 WHO 提出了新的淋巴组织肿瘤分类，见表 39-1。

表 39-1　2008 年 WHO 淋巴瘤分类

成熟 B 细胞淋巴瘤	成熟 T/NK 细胞淋巴瘤
1. 慢性淋巴细胞性白血病/小淋巴细胞性淋巴瘤	1. T 前淋巴细胞白血病
2. B-前淋巴细胞性白血病	2. T 大颗粒淋巴细胞白血病
3. 脾边缘带淋巴瘤	3. 慢性 NK 细胞淋巴增殖性疾患
4. 毛细胞白血病	4. 侵袭性 NK 细胞白血病
5. 脾淋巴瘤/白血病，不能分类	5. 成人 T 淋巴细胞白血病/淋巴瘤
6. 淋巴浆细胞淋巴瘤	6. EBV 相关的克隆性淋巴组织增殖性疾患（儿童）
7. 重链病	7. 结外 NK/T 细胞淋巴瘤，鼻型
8. 浆细胞骨髓瘤/浆细胞瘤	8. 肠病相关 T 淋巴细胞淋巴瘤
9. 黏膜相关性淋巴组织结外边缘区淋巴瘤（MALT 淋巴瘤）	9. 肝脾 T 淋巴细胞淋巴瘤
10. 原发皮肤滤泡中心淋巴瘤	10. 皮下脂膜炎样 T 淋巴细胞淋巴瘤
11. 滤泡性淋巴瘤	11. 蕈样霉菌病
12. 结内边缘区 B 细胞淋巴瘤	12. Sezary 综合征
13. 套细胞淋巴瘤	13. 原发皮肤间变大细胞淋巴瘤
14. 弥漫大 B 细胞淋巴瘤	14. 原发皮肤侵袭性嗜表皮 CD8 阳性细胞毒性 T 淋巴瘤
15. 伯基特淋巴瘤	15. 原发皮肤 γ/δT 淋巴细胞淋巴瘤
16. 介于弥漫大 B 细胞淋巴瘤和伯基特淋巴瘤之间的不能分类的 B 细胞淋巴瘤	16. 原发皮肤小/中 CD4$^+$T 淋巴瘤
17. 介于弥漫大 B 细胞淋巴瘤和经典霍奇金	17. 外周 T 淋巴细胞淋巴瘤，非特殊型
	18. 血管免疫母细胞 T 淋巴细胞淋巴瘤
	19. ALK 阳性间变性大细胞淋巴瘤

【临床表现】

1. HL　多见于青年。首发症状常是无痛性颈部或锁骨上淋巴结肿大，其次为腋下淋巴结肿大，少数患者仅有深部淋巴结肿大，如纵隔、腹膜后淋巴结肿大，可压迫邻近器官，引起相应症状。

部分 HL 患者以原因不明的持续或周期性发热为首发症状，常伴有盗汗、乏力及消瘦等。可出现全身皮肤瘙痒、饮酒后淋巴结疼痛等；如侵犯其他器官，如肝、脾、肺、脊椎等，引起相应症状。

2. NHL　见于各年龄组，但随着年龄增长而发病增多，男性多于女性。NHL 也以无痛性淋巴结肿大为首发症状，颈部淋巴结肿大最常见，胸部以肺门及纵隔淋巴结受累常见，肿大淋巴结可引起局部压迫症状。约 40% NHL 起源于结外淋巴组织，如咽淋巴环、胃肠道、脾、骨骼、皮肤、肺、乳腺甚至颅内等。惰性 NHL 发热不明显，仅有局部浸润和压迫症状。侵袭性 NHL 常有发热、盗汗、消瘦，发展迅速，较 HL 更易发生远处播散及结外侵犯，肝脏侵犯常出现黄疸、转氨酶升高，偶有中枢神经系统侵犯。

【实验室及其他检查】

1. 血象　淋巴瘤的血象变化多为非特异性，各种类型及不同病例和不同分期之间差异很大。

（1）HL　血象变化较早，常有轻或中度贫血。白细胞多数正常，少数轻度或明显增多，伴中性粒细胞增加。约 1/5 病例有嗜酸性粒细胞增多，晚期淋巴细胞减少。

（2）NHL　白细胞多数正常，伴有相对或绝对淋巴细胞增多，形态正常。疾病进展期淋巴细胞减少。少数患者晚期可转化至白血病期，此时血象酷似 ALL。

2. 骨髓象　早期患者骨髓多无特殊改变。如能找到里-斯细胞有助于诊断 HL。当 NHL 转化为白血病期，骨髓象呈现典型白血病表现。

3. 影像学检查　B 超可用于探测肝脏、脾脏、表浅淋巴结。CT 主要用于探查纵隔、腹腔及全身淋巴结肿大，用于病灶定位、监测治疗后病灶变化。PET-CT 鉴别肿瘤性病灶的灵敏度和特异性较普通 CT 高，其在淋巴瘤诊断、分期及残留病灶检测方面的作用具有较大优势。

4. 病理学检查　淋巴结或肿瘤组织活检是淋巴瘤诊断与分型的确定依据。表浅部位最好手术摘取完整淋巴结，深部淋巴结活检可依靠 B 超或 CT 引导下穿刺，但细针穿刺活检结果可靠性偏低。

5. 免疫学和分子生物学检查　应用单克隆抗体可以检测淋巴瘤细胞免疫表型。由于淋巴瘤病理类型繁多，形态学区别往往不甚明显，免疫表型分析已经成为淋巴瘤病理诊断的必备手段。不同类型的淋巴瘤也具有特异性染色体或基因异常，t（14；18）（q32；q21）、t（11；14）（q13；a32）等染色体异常可见于多种淋巴瘤。PCR 技术可检测到 T 淋巴细胞受体或 IgH 基因重排，则有助于细胞类型的区别。

6. 其他检查　淋巴瘤患者在治疗前应进行肝炎病毒、艾滋病毒、巨细胞病毒、EB 病毒等多种病毒筛查，如果存在病毒携带，应同时予以抗病毒治疗，以防淋巴瘤治疗导致病毒激活。对于高度侵袭性 NHL 或伴有中枢神经系统症状者应进行脑脊液检查，明确是否有中枢侵犯。

【诊断】

凡慢性、进行性、无痛性淋巴结肿大者要考虑本病的可能，应做淋巴结活检物涂片、淋巴结印片和病理切片检查。当皮肤有损害时应做皮肤活检。如有血细胞减少、血清碱性磷酸酶增高或骨骼病变时，应同时做骨髓涂片及活检。对于长期发热原因不明怀疑本病的患者，应积极进行影像学检查，寻找病灶。当诊断困难高度怀疑本病时，必要时可剖腹探查，寻找病灶，同时行肝、脾活检。淋巴结组织病理学检查是确诊本病的主要依据。

【鉴别诊断】

淋巴瘤伴有浅表淋巴结肿大者，需与淋巴结结核、慢性白血病、肿瘤淋巴结转移等疾病鉴别。以发热为主要表现的淋巴瘤需与结核病、败血症、风湿热、感染性心内膜炎、布鲁菌病、系统性红斑狼疮、恶性组织细胞病相鉴别。

【病情评估】

一、淋巴瘤分期

推荐 Ann Arbor 分期法，主要适用于 HL，NHL 也可参考应用。

Ⅰ期：病变仅限于 1 个淋巴结区（Ⅰ），或单一淋巴外器官或部位（ⅠE）。

Ⅱ期：病变仅累及横膈同一侧两个或多个淋巴结区（Ⅱ）；或局限性累及 1 个淋巴结外器官或部位并同时伴有 1 个或多个淋巴结区病变（ⅡE）。

Ⅲ期：病变累及横膈上下两侧淋巴结区（Ⅲ），可以同时伴有脾累及（ⅢS），或伴有淋巴结外器官或部位累及（ⅢE），或两者均存在（ⅢSE）。

Ⅳ期：弥漫性或播散性累及 1 个或更多淋巴外器官或组织，如肝或骨髓受累，即使局限性也属Ⅳ期。

所有各期还可根据有无全身症状，分为 A、B 两组，A 组无全身症状，B 组有全身症状，如发热、盗汗及 6 个月内体重减轻 10% 或以上。

二、恶性程度及危险度分层

NHL 可以根据肿瘤细胞恶性程度及疾病进展速度分为惰性淋巴瘤和侵袭性淋巴瘤两大类，前者包括小淋巴细胞淋巴瘤、边缘区淋巴瘤、滤泡细胞淋巴瘤及蕈样肉芽肿/Sezary 综合征；后者包括套细胞淋巴瘤、弥漫大 B 细胞淋巴瘤、Burkitt 淋巴瘤及大多数的 T 淋巴细胞淋巴瘤和 NK 细胞淋巴瘤。

NHL 还可以根据患者年龄、体能状态、肿瘤分期、血 LDH 水平、结外侵犯部位数目分为低危、低中危、中高危、高危 4 个危险度级别。

三、预后

HL 预后与组织类型及临床分期密切相关。Ⅰ期和Ⅱ期患者 5 年生存率在 90% 以上，绝大多数可治愈。Ⅲ、Ⅳ期患者 5 年生存率<50%，儿童、老年人、全身症状者预后差。

NHL 的预后不良因素有年龄>60 岁，LDH 升高，体能状态较差，伴有 1 个以上结外病变，分期为Ⅲ或Ⅳ期。低危、低中危、中高危、高危 NHL 患者 5 年生存率分别为 73%、50%、43% 和 25%。

【治疗】

一、化学治疗 （表 39-1）

（一） HL

HL 多数预后较好，非进展期（ⅠA 及ⅡA）HL 应用化疗联合局部放疗的治愈率达 95%；化疗采用 ABVD 方案，放疗用扩大淋巴结照射法，剂量为 30~40Gy，3~4 周为 1 个疗程。HL 有 B 组症状或分期Ⅲ~Ⅳ者，均应以化疗为主，可采用 ABVD 方案或 EACOPP 方案，至少 6 个疗程，或直至完全缓解，必要时加局部放疗。难治性或复发 HL 可采用大剂量化疗/自体造血干细胞移植。

（二） NHL

1. 惰性 NHL 发展缓慢，对放、化疗敏感，但不易缓解。该组患者化、放疗后均可存活 10 年以上。早期稳定患者可选择观察等待的原则；Ⅲ及Ⅳ期患者如有全身症状，可单独给予苯丁酸氮芥或环磷酰胺；如病情进展可用 COP 或 CHOP 方案化疗；如不能控制，可用 FC 方案。

2. 侵袭性 NHL 该组各期均应以化疗为主，如果瘤块巨大（>7cm）可加局部放疗。标准治疗方案为 CHOP 方案，每 3 周 1 个疗程，即 CHOP-21，至少 6 个疗程，完全缓解率可达 70%；每 2 周 1 个疗程的 CHOP-14 方案效果更好。如果肿瘤系表达 CD20 的 B 细胞淋巴瘤，可应用联合利妥昔单抗的化疗方案，能明显提高患者生存期。

复发难治性 NHL 可选择二线治疗方案：MINE 方案（美司钠、异环磷酰胺、米托蒽醌、依托泊苷），ESHAP 方案（依托泊苷、甲泼尼龙、阿糖胞苷、顺铂），或 m-BACOB 方案（博来霉素、阿霉素、环磷酰胺、长春新碱、地塞米松、甲氨蝶呤、叶酸钙）。其他可用于 NHL 治疗的药物有苯达莫司汀、雷那度胺。

表 39-2 淋巴瘤常用联合化疗方案

方案简称	药物	一般剂量用法	说明
HL			
ABVD	（A）阿霉素	25 mg/m² 均在第 1 及第 15 天	每 4 周重复 1 次
	（B）博来霉素	10 mg/m²，静脉用药 1 次	
	（V）长春碱（长春花碱）	6 mg/m²	
	（D）甲氮咪胺	375mg/m²	
NHL			
COP	（C）环磷酰胺	400 mg/m²，每天口服，第 1~5 天	每 3 周为 1 周期
	（O）长春新碱	1.4 mg/m²，静脉注射，第 1 天	
	（P）泼尼松	100 mg/m²，每天口服，第 1~5 天	
CHOP	（C）环磷酰胺	750 mg/m²，静脉注射注，第 1 天	每 3~4 周为 1 周期
	（H）阿霉素	50 mg/m²，静脉注射，第 1 天	
	（O）长春新碱	1.4 mg/m²，静脉注射，第 1 天	
	（P）泼尼松	100mg/m²，每天口服，第 1~5 天	
FC	（F）氟达拉滨	25mg/m²，静脉注射，第 1~3 天	每 4 周为 1 周期
	（C）环磷酰胺	600mg/m²，静脉注射，第 1 天	
R	（R）利妥昔单抗	375mg/m²，静脉注射，第 1 天	配合 CHOP、FC 等方案使用

二、造血干细胞移植

对 60 岁以下患者，属中、高度恶性或难治、易复发的淋巴瘤可考虑全身淋巴结放疗及大剂量联合化疗，结合异基因或自身造血干细胞移植。目前国内外研究自身造血干细胞移植对弥漫性进展性淋巴瘤有较好的疗效，近 1/4 病例被治愈。

三、手术治疗

由于局部放疗比手术切除有较高缓解率，故手术仅限于活组织检查，淋巴瘤合并脾功能亢进者则有脾切除指征。脾切除可改善患者全身症状和血象，为以后化疗创造有利条件。

四、生物治疗

干扰素等用于治疗淋巴瘤，已取得一定疗效。

思考题

1. 一位学生，17 岁，男性，反复高热 15 天，伴颈部淋巴结肿大，该如何检查？

2. 淋巴瘤是如何分期的？

NOTE

第四十章 白细胞减少症和粒细胞缺乏症

周围血白细胞持续低于 $4×10^9/L$，称为白细胞减少症（leukopenia）；白细胞成分中 50%~70% 为中性粒细胞，周围血中性粒细胞低于 $2×10^9/L$，称为粒细胞减少（neutropenia），低于 $0.5×10^9/L$ 或消失，称为粒细胞缺乏症（agranulocytosis）。粒细胞缺乏症常伴有严重感染，预后凶险。淋巴细胞减少症多见于病毒感染（如流行性感冒、AIDS 等）、自身免疫性疾病（如 SLE）、化疗、糖皮质激素及放射线照射等。本章主要论述中性粒细胞减少症。

【病因和发病机制】

先天性中性粒细胞减少罕见，获得性中性粒细胞减少多因为中性粒细胞生成减少、破坏过多或分布异常而造成，其病因和发病机制如下。

1. 药物诱发中性粒细胞减少症 抗肿瘤药及其他化学药物（表 40-1）可导致幼粒细胞 DNA 或 RNA 合成障碍，直接抑制粒细胞增殖，此种细胞毒作用与药物剂量有关；其次药物还可以半抗原诱发中性粒细胞的免疫性损伤。特应性药物性粒细胞缺乏症临床表现较严重，常急性发作，多并发严重组织感染和败血症，多见于磺胺类药物、抗甲状腺药物、抗血小板药物、非甾体类抗炎药。

表 40-1 引起白细胞减少的常用药

类别	药物
抗肿瘤药	氮芥、白消安、环磷酰胺、巯嘌呤、顺铂、氟尿嘧啶、塞替派、柔红霉素、阿霉素
解热镇痛药	氨基比林、保泰松、安乃近、阿司匹林、吲哚美辛、布洛芬、吡罗昔康、非那西汀
安定催眠药	苯巴比妥、氯丙嗪、安定类、氯氮平
抗甲状腺药	硫氧嘧啶类、甲巯咪唑、卡比马唑
抗癫痫药	苯妥英钠、三甲双酮
磺胺药	磺胺噻唑、磺胺嘧啶、磺胺异噁唑
抗生素	青霉素、氯霉素、头孢菌素类、氨苄西林
抗结核药	异烟肼、对氨水杨酸、氨硫脲、利福平
抗疟药	奎宁、伯氨喹
抗组胺药	苯海拉明、西咪替丁、氯苯那敏
降血糖药	甲苯磺丁脲（D860）
心血管病药	普鲁卡因胺、普萘洛尔、甲基多巴、利血平、奎尼丁
利尿药	醋唑磺胺、依他尼酸、氢氯噻嗪
其他药物	青霉胺、左旋咪唑、TNF-α

2. 骨髓损伤致中性粒细胞减少 各种放射线、骨髓造血功能衰竭、恶性血液病、肿瘤细

胞骨髓浸润等情况，可破坏骨髓造血功能，引发中性粒细胞减少。

3. 感染相关性中性粒细胞减少症 见于病毒感染、严重败血症、伤寒等，其机制与骨髓储存池中性粒细胞消耗或转移至边缘池增多有关。

4. 免疫性中性粒细胞减少症 原发性自身免疫性中性粒细胞减少症见于儿童，多数 2 年内自然缓解；继发性自身免疫性中性粒细胞减少症，是成人较常见的类型，多继发于免疫相关疾病如系统性红斑狼疮、类风湿关节炎等结缔组织疾病和药物所致免疫性粒细胞减少。

5. 慢性特发性中性粒细胞减少症 也是成人中性粒细胞减少的常见原因。多无症状，呈良性过程，白细胞水平多在安全水平，可定期观察，无须治疗。

【临床表现】

1. 白细胞减少症 多为慢性过程，少数可无症状而是在检查血象时发现；多数可有头晕、乏力、食欲减退、低热、失眠、多梦、腰痛等非特异性表现。对感染的易感性差异很大。如伴有单核细胞增多者，可无明显感染。如粒细胞 $<1 \times 10^9/L$，患者可有口腔炎、中耳炎、支气管炎、肺炎、肾盂肾炎等继发感染。

2. 粒细胞缺乏症 除抗肿瘤化疗药物所致外，大多数为其他药物或化学物品所引起。患者起病急骤，突然畏寒、高热、头痛及全身疲倦。由于继发感染，可在咽部、齿龈及颊部等黏膜出现溃疡。严重者皮肤、鼻腔、阴道、肛门、直肠等处发生坏死性溃疡。感染部位可出现疼痛，但是红肿反应不明显，一般不会形成积脓，感染不易局限，甚至迅速发展为败血症或脓毒血症，继而出现感染性休克，诱发 DIC，病情凶险，若未积极治疗，病死率高。

【实验室检查】

一、白细胞减少症

1. 周围血象 白细胞数一般在（2~4）$\times 10^9/L$，中性粒细胞百分比正常或轻度减低，淋巴细胞相对增多；粒细胞可有核左移，胞浆出现毒性颗粒、空泡等变性，常提示细菌感染。红细胞及血小板大致正常。

2. 骨髓象 可呈代偿性增生，或增生低下，或粒细胞成熟障碍等。

二、粒细胞缺乏症

1. 周围血象 中性粒细胞绝对值低于 $0.5 \times 10^9/L$，甚至完全消失。粒细胞呈显著毒性变性，淋巴细胞比值相对增多。红细胞和血小板一般正常。

2. 骨髓象 成熟或比较成熟的中性粒细胞明显减少或消失，而原粒、早幼粒和中幼粒细胞仍有相当数量，呈粒细胞成熟受阻，即"成熟停滞"现象。更严重者可出现粒细胞再生障碍的骨髓象。淋巴细胞、浆细胞和组织细胞可增多。幼红细胞和巨核细胞系大致正常。

【诊断】

一、白细胞减少症

白细胞数的生理变异较大，必须反复定期检查，以确定是否白细胞持续低于 $4 \times 10^9/L$。确定后应尽力寻找原因，需详细询问病史、全面体格检查和实验室检查，必要时动态观察。骨髓检查可观察粒细胞增生程度，也可除外其他血液病。可结合病毒检测、甲状腺功能检测、自身抗体检测鉴别继发性粒细胞减少症的病因。

二、粒细胞缺乏症

多数起病急骤，病情严重，血象中粒细胞极度减少（<0.5×10⁹/L），骨髓象显示粒细胞成熟受阻或再生障碍。常有肯定病因，多为药物所致，故应详细询问病史。

白细胞减少症和粒细胞缺乏症的诊断重点是病因的鉴别。

【病情评估】

关于病情严重度，中性粒细胞减少的程度可分为轻度（≥1×10⁹/L）、中度 [（0.5~1）×10⁹/L]、重度（<0.5×10⁹/L），重度减少（即粒细胞缺乏症）患者可出现全身性严重感染，应仔细评估患者感染状态与感染并发症，是否存在感染性休克、DIC、器官功能衰竭等。

【治疗】

一、去除病因

理化因素引起者须立即停止接触；由感染引起者，须积极控制感染，继发其他疾病者，须积极治疗原发病等。

二、一般治疗

1. 白细胞减少症 应注意劳逸结合，适当锻炼身体，增强体质。有反复感染史者须做好预防措施。对慢性原因不明的轻型患者，白细胞降低不严重、症状不明显、骨髓检查基本正常者，不做过多药物治疗，应随访观察。

2. 粒细胞缺乏症 需住院治疗，单人房间隔离，医务人员穿隔离衣和戴口罩，室内定期用紫外线消毒；有条件的医院可以住入层流病房。注意皮肤、肛门、口腔、饮食卫生。若患者极度虚弱或有严重感染，可输新鲜全血和丙种球蛋白。

三、控制感染

如有感染，特别是粒细胞缺乏症，应尽早使用抗菌药物，并争取在用药前，根据临床表现做咽拭子、口腔溃疡分泌物及痰、血、大小便培养和药敏试验，以指导抗生素选择。若致病菌尚不明确，可根据病史、病情、感染来源选用抗菌药物，一般以广谱抗生素为宜。可联合青霉素类与氨基糖苷类抗生素，严重感染者应选用第三代头孢菌素。治疗中应重复细菌培养，调整用药，并注意控制厌氧菌及霉菌感染。

四、糖皮质激素

可促进粒细胞的释放，抑制免疫反应，对免疫性粒细胞缺乏症有一定疗效，但易掩盖感染征象，故仅对全身衰竭或中毒性休克患者短期应用。使用时须同时并用足量广谱抗生素，防止感染扩散。常用氢化可的松 200~300mg 静脉滴注，待白细胞回升，体温下降后，逐渐减量至停药。

五、促进粒细胞生成药物

常用的一般药物有维生素 B_4、核苷酸、鲨肝醇、利血生等。碳酸锂有刺激骨髓生成粒细胞作用，临床效果较肯定，0.6~0.9g/d，分 2~3 次口服；显效后减量为每天 0.4g，维持 2~4 周为 1 个疗程，有肾脏病者慎用。

重组人 G-CSF 2~5μg/（kg·d）或 GM-CSF 3~10μg/（kg·d）皮下注射，用于粒细胞缺乏症，效果确定。

【预防】

避免使用各种可能引起粒细胞减少的药物，如必须使用，应定期观察血象，若白细胞有下降趋势，应停药并密切观察。对密切接触放射线或苯等有害理化因素者，应加强劳动保护，定期做预防性体检及血象检查。

思考题
粒细胞缺乏的感染有何特点？

第四十一章　原发免疫性血小板减少症

原发免疫性血小板减少症（primary immune thrombocytopenia，ITP），既往被称为特发性血小板减少性紫癜（idiopathic thrombocytopenic purpura，ITP）是一种由免疫机制介导的血小板数量减少性出血性疾病，主要表现为皮肤黏膜出血，发病率为 5~10/10 万。儿童患者常为自限性；青中年患者以女性常见，男女比例为 1∶（2~3），很少自发性缓解。

【病因和发病机制】

1. 感染　细菌或病毒感染与 ITP 发病密切相关。80% 的儿童患者在发病前 2 周左右有上呼吸道感染史；血中抗病毒抗体或免疫复合物浓度与血小板计数及寿命呈负相关；慢性患者，常因感染而加重。部分患者与胃内 Hp 感染有关。

2. 免疫因素　免疫因素是 ITP 发病的主要原因。80% 以上患者可测到血小板相关抗体（PAIg），包括抗膜糖蛋白 GP Ⅱ b/Ⅲ a、GP Ⅰ b/Ⅸ 等抗体。自身抗体与血小板结合，使血小板破坏增多。自身抗体还可致使巨核细胞成熟障碍，造成血小板生成减少。细胞毒性 T 淋巴细胞也参与了血小板及巨核细胞的免疫破坏作用。

脾是血小板自身抗体产生的主要场所，也是血小板破坏的主要场所。与自身抗体结合的血小板其表面性状发生改变，在通过脾窦时易被滞留，进而被单核-吞噬细胞系统吞噬。肝脏也是血小板被破坏的部位之一。

3. 其他因素　慢性 ITP 多见于育龄妇女，现已发现雌激素具有抑制血小板生成，促进血小板破坏的作用。

【临床表现】

1. 初诊 ITP　急性起病患者通常在发病前 1~2 周有上呼吸道感染史。多数患者以不同程度皮肤黏膜出血而起病，部分患者因体检发现血小板计数减低而被发现。皮肤黏膜出血的典型表现为针尖样出血点，也可出现大片瘀斑或血肿。皮肤瘀点一般先出现于四肢，尤以下肢为多。黏膜出血多见于鼻、齿龈、口腔及舌。胃肠道与泌尿道出血并不少见，偶因视网膜出血而失明。颅内出血是本病致死的主要原因。儿童患者可呈自限性，或经积极治疗，常在数月内逐渐恢复或痊愈。成人患者多迁延半年以上，或反复发作，多演变为慢性患者。

2. 慢性 ITP　成人青年女性多见，疾病进程缓慢，出血症状轻。少数患者没有出血表现，女性患者可能以月经过多为主要表现。持续发作者，血小板往往多年持续减少；反复发作者，每次发作常持续数周或数月，呼吸道感染、劳累等常是反复发作的诱因。患者脾脏可有轻度肿大。长时间或多量出血可引起贫血。该型患者自发缓解者较少。

如果 ITP 合并出现自身免疫性溶血，称为 Evans 综合征。

【实验室检查】

1. 血象 发作期血小板计数减少，血小板形态可见异常，如血小板体积增大、颗粒减少、染色过深。出血表现常与血小板水平相关，血小板<$10×10^9$/L 时可出现严重出血。一般无贫血，或因出血致失血性贫血。白细胞计数正常或稍高。糖皮质激素治疗多致中性粒细胞增高。

2. 出凝血检查 出血时间延长，毛细血管脆性试验阳性，血块退缩不良，凝血时间正常，血小板寿命明显缩短，纤维蛋白原、D-二聚体检查正常。

3. 骨髓象 骨髓巨核细胞数增多或正常，急性型幼稚型巨核细胞比例增加，慢性型颗粒型巨核细胞比例增加，但两型均呈现血小板形成型巨核细胞减少。

4. 免疫学检测 80%以上 ITP 患者可检出血小板相关抗体（PAIgG、PAIgM、GPⅡb/Ⅲa 抗体）及相关补体（PAC3）。

5. 促血小板生成素（TPO） ITP 患者 TPO 水平一般正常，升高多见于血小板生成减少的再障、MDS。

6. 其他检查 HBV、Hp 等筛查有助于寻找 ITP 的原因。

【诊断】

ITP 的诊断应符合以下条件：①至少 2 次检查显示血小板计数减少，血细胞形态无异常。②脾脏一般不增大。③骨髓检查：巨核细胞数增多或正常、有成熟障碍。④须排除其他继发性血小板减少症。

【鉴别诊断】

1. 过敏性紫癜 为一种毛细血管变态反应性疾病。临床特点除双下肢对称性紫癜外，常有关节痛、腹痛及血尿等症状。患者可有过敏性皮疹、神经血管性水肿等病史。本病虽然毛细血管脆性试验阳性，但出血时间、凝血时间均正常，血小板计数、骨髓象巨核细胞正常，可见嗜酸性粒细胞增多。

2. 继发性血小板减少性紫癜 多种疾病可引发血小板减少，如自身免疫性疾病（系统性红斑狼疮、Graves 病等）、病毒性肝炎等继发的免疫性血小板减少；药物诱导的血小板减少；输血相关的同种免疫性血小板减少；淋巴系统增殖性疾病、再障、恶性血液病等继发的血小板生成减少；脾功能亢进、DIC、血栓性血小板减少性紫癜、感染等继发的血小板消耗性减少。

3. 骨髓增生异常综合征-难治性血小板减少（MDS-RT） 患者可仅表现为血小板减少，但是骨髓可见巨核细胞不增多或减少，可见巨核细胞系或多系病态造血，表现为小巨核细胞、单圆或多圆巨核细胞，其中，淋巴样小巨核细胞最具特征。细胞遗传学检查可见 5、7 号染色体单体或长臂缺失（-5、-7、5q⁻、7q⁻）等染色体异常。

【病情评估】

一、临床分型

ITP 患者应根据其发病时间和病程进行分型。

1. 新诊断的 ITP 确诊后 3 个月以内的 ITP 患者。

2. 持续性 ITP 确诊后 3~12 个月未缓解的 ITP 患者。

3. 慢性 ITP 血小板减少持续超过 12 个月的 ITP 患者。

4. 重症 ITP 血小板<10×10^9/L，且就诊时有需要治疗的出血现象，或在常规治疗期间出现新的出血症状，须增加药物剂量或使用其他升高血小板药物的 ITP 患者。

5. 难治性 ITP 指同时满足以下 3 种情况者：①一线治疗或二线治疗无效，脾切除之前进行诊断再评估，仍诊断为 ITP。②脾切除无效或术后复发。

二、预后

成人 ITP 预后良好，但是停药、感染或劳累后容易复发。儿童患者多可自然痊愈，少数转化为慢性型，少数成人死于内脏出血。

【治疗】

一、治疗原则

1. 血小板数> 30×10^9/L，无明显出血且不从事高出血风险工作及活动（如手术）者，可临床观察，不予治疗。

2. 如果患者有活动性出血，无论血小板水平，均应积极治疗，首先选择一线治疗措施。

3. 若血小板数<10×10^9/L，患者有严重出血或有严重出血风险，或患者需要急诊手术、有创操作时，应予紧急治疗措施，迅速提高血小板至 50×10^9/L 以上或所需水平。

4. 经一线治疗 4~6 周，血小板数仍<30×10^9/L，有出血症状，可选择二线治疗措施，并重复骨髓穿刺等检查，再评估诊断。如确诊 ITP，也可选择脾切除治疗。

二、新诊断 ITP 的一线治疗

1. 首选糖皮质激素 近期有效率约为 80%。各种糖皮质激素制剂的疗效相近，其作用机制有抑制抗原抗体反应，抑制巨噬细胞对血小板的吞噬，降低毛细血管通透性，刺激骨髓造血及血小板释放。糖皮质激素大剂量冲击治疗时，应给予胃黏膜保护剂，防治消化道出血。①大剂量地塞米松冲击疗法：40mg/d，连用 4 天。②泼尼松：1mg/（kg·d）口服，病情稳定后减量至 15mg/d 以下维持，治疗 4 周无反应为治疗无效，应迅速减停，改用二线药物。

2. 大剂量丙种球蛋白 按 0.4g/kg 的剂量静脉滴注，连用 4 天，可以通过封闭吞噬细胞表面的抗体 Fc 受体起作用，停药后疗效不持久。主要用于紧急治疗、妊娠分娩、不耐受糖皮质激素者，以及脾切除前准备、慢作用药物发挥作用之前。

三、成人 ITP 的二线治疗

1. 促血小板生成药物 人重组血小板生成素（rhTPO）、TPO 拟肽罗米司亭、非肽类 TPO 类似物艾曲波帕。此类药物 1~2 周起效，血小板升高停药后多不持久；若 2~4 周后血小板不升高视为无效。

2. 利妥昔单抗（CD20 单抗） 选择性移植体液免疫细胞，完全缓解率 30%，反应率60%。

3. 脾脏切除 是治疗慢性ITP的重要方法，其机制在于减少血小板抗体的产生，消除血小板的破坏场所。脾切除的缓解率可达75%~90%，30%~50%病例复发。脾切除前应进行病情再诊断及评估。

4. 其他二线药物 包括硫唑嘌呤、CsA、达那唑、长春新碱等。

四、紧急治疗

重症ITP、并发严重出血或紧急手术要求迅速提高血小板水平者，可选择静脉注射大剂量丙种球蛋白或（和）甲泼尼龙（1000mg/d，连用3天），可加用促血小板生成药物。止血措施包括控制高血压；局部压迫止血；月经过多者可口服避孕药控制月经；应用纤溶抑制剂；必要时给予人重组活化Ⅶ因子。

思考题

一位青年女性发现血小板减少，你考虑有哪些原因？如何鉴别？

第四十二章 弥散性血管内凝血

弥散性血管内凝血（disseminated intravascular coagulation，DIC）是一种获得性出血性临床综合征，其病理特点是弥散性微血栓形成，不仅造成微循环障碍，而且消耗大量凝血因子和血小板，继发纤维蛋白溶解亢进，从而引起广泛出血。DIC 是内科重症，死亡率高。

【病因和发病机制】

一、病因

本病病因甚多，其中以感染性疾病最多见，其次是恶性肿瘤、产科病理状态、手术、创伤及各系统严重疾病，如肺心病、急性呼吸窘迫综合征（ARDS）、急性胰腺炎、肝衰竭等。上述病因常合并休克、酸中毒、缺氧及释放组织因子而诱发 DIC。

二、发病机制

1. 凝血系统激活，形成微血栓

（1）血管壁损伤　上述病因均可损伤血管内皮细胞，导致释放组织因子、vW 因子等，从而诱导血小板黏附、聚集和激活。

（2）血小板活化　血小板聚集形成血小板血栓，并释放 TXA_2、PF_3 及 ADP，强化血小板的聚集活化。PF3 促进凝血。

（3）凝血途径激活　组织因子的大量释放，启动外源凝血途径，形成凝血酶，激活内源性凝血系统，凝血反应被放大。组织因子是 DIC 发生的关键因素。

2. 凝血障碍　在 DIC 早期，促凝物质的增多、组织因子的释放和凝血酶的大量形成，血液处于高凝状态；随着广泛血栓形成，纤维蛋白原、血小板消耗性下降，血液呈低凝状态；在 DIC 后期，随着纤溶酶原的激活，血液呈纤溶亢进，凝血障碍进一步加深。

3. 微循环障碍　由于微血栓对毛细血管的堵塞作用，组织缺氧后的炎症因子释放，以及多种血管调节活性物质如激肽、血栓素、纤维蛋白分解产物的增多，引起微循环调节障碍、毛细血管通透性增加，诱发休克。

4. 微血管病性溶血　缺氧、酸中毒及氧自由基的作用，导致红细胞脆性增加，在微血栓形成的纤维蛋白网的切割作用下，发生溶血。血液中可出现大量畸形红细胞和红细胞碎片。

【临床表现】

1. 出血　是 DIC 最常见的早期表现之一。多突然发生，仅少数为隐匿性，出血程度不一。急性型往往有广泛的自发性出血，常见于皮肤黏膜，表现为多处大片瘀斑或局部血肿、伤口及注射部位渗血不止，严重者可有内脏出血，如呕血、咯血、阴道流血、血尿，甚至颅内出血。在继发性纤溶亢进期，出血倾向加重。慢性型出血常为反复发作的瘀斑或血肿。

2. 微血管栓塞 DIC 初期表现为受损部位及受累器官的微血管栓塞，持续时间过久可导致受损器官缺氧、代谢紊乱、组织坏死，甚至功能衰竭。内脏栓塞以肺及肾最为常见，也可累及脑、心及胃肠等。肺微血管栓塞时，表现为胸痛、呼吸困难和紫绀，甚至呼吸衰竭；脑微血管栓塞者可出现头痛、抽搐、昏迷等，瞳孔出现异常变化；肾微血管栓塞引起肾小管坏死、肾小球堵塞，出现腰痛、血尿、少尿或无尿，严重者可发生急性肾衰竭；胃肠黏膜缺血坏死，可引起消化道出血；皮肤栓塞可引起干性坏死，出现手指、足趾、鼻、颊部和耳廓紫绀。轻型患者也可无栓塞症状。

3. 微循环障碍 低血压或休克多见于急性型患者，可突然出现血压下降甚至休克、尿少或尿闭、呼吸及循环衰竭等症状。一旦发生休克，会加重 DIC，形成恶性循环。

4. 微血管性溶血 溶血一般较轻，早期不易察觉。临床可表现为进行性贫血，贫血程度与出血不成比例。

【实验室检查】

主要包括消耗性凝血功能障碍和继发性纤维蛋白溶解亢进两类。检查项目须做动态观察，应注意输血或药物的影响。临床上常将 DIC 实验室检查项目分为下列几组。

1. 消耗性凝血障碍检查 血小板计数减少；凝血酶原时间（PT）延长及部分激活的凝血活酶时间（APTT）延长；纤维蛋白原减少。以上 3 项初筛试验可作为 DIC 消耗性低凝期的实验室指标。此外，如出血时间延长、凝血时间延长、血块退缩不良，对鉴别诊断也有参考价值。凝血因子Ⅲ、Ⅶ、Ⅴ、Ⅷ的测定，有助于鉴别 DIC 与肝功能衰竭的凝血障碍。

2. 纤溶亢进检查 凝血酶时间延长；纤维蛋白（原）降解产物（FDP）增高；D-二聚体升高；血浆鱼精蛋白副凝试验（3P 试验）阳性；优球蛋白溶解时间缩短；全血凝块溶解时间缩短。

3. 红细胞形态检查 周围血片可发现畸形红细胞，如呈盔形、多角形、三角形和碎片等。

4. 抗凝物质的检测 抗凝血酶-Ⅲ（AT-Ⅲ）、蛋白 S、蛋白 C 均明显下降。

【诊断】

一、DIC 的诊断国内诊断标准

1. 存在易引起 DIC 的基础疾病。

2. 有下列两项以上临床表现：①多发性出血倾向。②不易解释的休克。③多发性微血管栓塞症状和体征。④抗凝治疗有效。

3. 实验室检查符合 3 项以上的标准：①血小板 $<100\times10^9$/L 或呈进行性减少。②纤维蛋白原低于 1.5g/L 或进行性下降，或 >4g/L。③3P 试验阳性或血清 FDP>20mg/L，或 D-二聚体升高。④ PT 缩短或延长 3 秒以上或呈动态性变化，或 APTT 延长 10 秒以上。

诊断疑难患者可参考下 3 项指标：①纤溶酶原含量及活性降低。②AT-Ⅲ含量及活性降低。③血浆因子Ⅷ：C 活性 <50%。

肝病 DIC、白血病 DIC 的实验室检查指标标准有所不同。由于实验室条件所限，基层医院的 DIC 诊断采用简化标准。

二、国际血栓与止血协会（ISTH）诊断积分系统

首先评估患者是否存在 DIC 相关病因，其次根据实验室检查结果计分，积分≥5 分，为显性 DIC；如果积分<5 分，每 1~2 天重复积分，如积分≥5 分，为隐形 DIC。标准如下：

显性 DIC 诊断：①危险评估：存在相关疾病记 2 分。②记分标准：血小板，正常 = 0 分，<$100×10^9$/L = 1 分，<$50×10^9$/L = 2 分；纤维蛋白标志物，不升高 = 0，轻度升高 = 1 分，明显升高 = 2 分；PT 延长，<3 秒 = 0 分，3~6 秒 = 1 分，>6 秒 = 3 分；纤维蛋白原，>1g/L = 0 分，<1g/L = 1 分。③积分≥5 分可诊断，并每天重复积分。

隐形 DIC 诊断：如果积分<5 分，1~2 天后重复评估，对比前一天结果，如果血小板降低、PT 延长、D-二聚体升高、蛋白 C 活性降低、抗凝血酶活性降低，分别记 1 分，相反变化记-1 分，如果积分≥5 分，诊断为隐性 DIC，并每天继续重复评估。

【鉴别诊断】

1. 重症肝病　患者由于合并内皮损伤、凝血因子合成减少、血小板减少、纤溶亢进，临床表现与 DIC 很难鉴别。但是本病常有明显的肝功能损害证据，血小板降低多不严重或缺乏动态变化，不伴有微血栓性损伤，凝血因子Ⅷ活性增强，与正常血浆 1∶1 混合可以纠正 APTT 延长。DIC 或肝病合并 DIC 时，凝血因子Ⅷ活性降低，血浆混合试验不能纠正 APTT 延长。

2. 血栓性血小板减少性紫癜（TTP）　以血小板减少、血栓性微血管溶血、发热、中枢神经系统症状、肾功能衰竭五联征为突出表现，缺乏休克、呼吸衰竭，无纤溶亢进证据。

【病情评估】

DIC 临床表现程度不一，按照发病急缓，临床可分为 3 型。

1. 急性型　在数小时至 1~2 天内发病，病势凶险，进展迅速，出血严重，多并发血压下降或休克。

2. 亚急性型　症状在数天至数周内出现，进展稍缓，一般无休克，但栓塞症状较显著。

3. 慢性型　少见，起病缓慢，病程可长达数月，高凝血期较明显，可仅有瘀点或瘀斑。

【治疗】

一、病因治疗

消除病因和诱因是终止 DIC 的重要措施之一，如积极有效地控制感染，及时清理病理产科的子宫内容物，消除对 DIC 不利的发病因素。

二、肝素治疗

抗凝治疗是阻断 DIC 病理过程极为重要的措施，临床上常用的抗凝剂是肝素。肝素的药理作用在于抑制凝血因子活性，抑制凝血活酶和凝血酶的生成及其活性，抑制血小板聚集。由于

肝素对已形成的血栓无效，且在酸中毒时往往不能发挥作用，故要争取尽早使用。肝素的禁忌证主要是继发纤溶亢进为主的 DIC 后期；新鲜手术创口未愈合；近期有严重出血病史，包括咯血、呕血或颅内出血者。

肝素的用法和剂量：普通肝素，急性 DIC 每天 1 万~2 万 IU，分 3~4 次静脉滴注，连续使用 3~5 天；慢性 DIC 每天 1 万 IU，疗程 8 天。早幼粒细胞白血病 DIC 主张早期维 A 酸治疗。低分子肝素与肝素钠相比，较少引起血小板减少和出血并发症，而且半衰期较长，近年来已广泛应用，常用剂量为 75~150IU/（kg·d），皮下注射，连用 3~5 天。

肝素治疗的有效指征：出血症状逐渐减轻、停止；休克改善；尿量恢复正常或呈多尿；血小板计数和纤维蛋白原含量停止下降或逐渐回升；DIC 实验室指标改善或恢复正常。如果疗效明显，通常可继续治疗 5~7 天。肝素监测常用 APTT，正常值为 40±5 秒，肝素治疗使其延长 60%~100% 为最佳剂量。肝素过量可用鱼精蛋白中和，鱼精蛋白 1mg 可中和肝素 100IU。

三、其他治疗

1. 抗血小板聚集药物 可选用双嘧达莫、阿司匹林、噻氯匹定、右旋糖酐 40、复方丹参注射液。

2. 补充凝血因子和血小板 适合于已进行抗凝治疗，血小板、凝血因子明显减少时，根据病情需要选用新鲜全血、血浆、血小板悬液、纤维蛋白原浓缩剂和 FVIII 及凝血酶原复合物。

3. 抗纤溶药物 适于 DIC 晚期有继发性纤溶抗进时，如氨基己酸、氨甲苯酸、止血环酸或抑肽酶，但应慎重，以免因抑制继发性纤溶的代偿加重病情。

思考题

1. DIC 的病因有哪些？
2. 如何诊断 DIC？
3. 重症肺炎会引起 DIC 吗？为什么？

NOTE

第六篇 内分泌及代谢疾病

第四十三章 内分泌及代谢疾病概论

一、内分泌疾病

内分泌系统包括垂体、甲状腺、甲状旁腺、肾上腺、性腺和胰岛等内分泌腺，以及分布在心血管、胃肠、肾、脂肪组织、脑（尤其是下丘脑）的内分泌组织和细胞。它们分泌的激素，通过血液、细胞外液、邻近组织、自身细胞等传输，与激素受体结合，再通过第二信使在细胞内进行信号放大和转导，促进蛋白合成和酶促反应，表达其生物学活性。

内分泌系统由神经系统通过下丘脑而调节，神经系统也受内分泌系统的调节。下丘脑、垂体与靶腺（甲状腺、肾上腺皮质和性腺）之间存在反馈调节。下丘脑产生释放激素，促使垂体产生促激素，后者刺激周围靶腺激素的合成和分泌，此过程称为正反馈；反之，周围靶腺激素产生释放增多，抑制垂体、下丘脑激素的合成和分泌，此为负反馈。生理情况下，内分泌激素水平和功能活动处于相对平衡的状态，并且内分泌、神经和免疫系统相互配合、调控，使各器官系统的活动协调一致，共同担负机体的代谢、生长、发育和生殖等正常活动。

由多种原因引起内分泌系统病理和生理改变，可表现为功能亢进、功能低下或功能正常即为内分泌系统疾病。

（一）内分泌疾病的病因

1. 功能减低 是内分泌紊乱最常见的原因，是内分泌激素缺乏的状态，主要的病因有：①内分泌腺破坏：如自身免疫性疾病、肿瘤、出血、梗死、炎症、坏死、手术切除、放射损伤等。②内分泌腺激素合成缺陷：激素、激素受体、转录因子、酶及离子通路基因缺失或突变。③内分泌腺以外的疾病：如肾脏严重病变时，因1，25-（OH）$_2$D$_3$及促红细胞生成素减少，以致分别影响骨代谢和红细胞生成。④激素的敏感性缺陷对激素发生抵抗：主要有膜或核受体和（或）受体后信号转导缺陷，使激素不能发挥正常作用。虽然患者血中激素水平常异常增高，但临床却大多表现为功能减退或正常

2. 功能亢进 常发生于增生和自身免疫性疾病，由于激素过量产生，使正常反馈消失，主要有：①内分泌腺肿瘤：如垂体各种肿瘤（如泌乳素瘤等）、促性腺激素瘤、甲状腺瘤、胰岛素瘤、醛固酮瘤、嗜铬细胞瘤及多发性内分泌腺瘤等。②激素受体突变而获取相关的内分泌功能。③异位内分泌综合征：肿瘤分泌过多激素或类激素所致。④激素代谢异常，如严重肝病。⑤自身免疫性疾病：如 Graves 病。⑥医源性内分泌紊乱。

（二）内分泌疾病的临床分类

内分泌疾病根据病变发生在下丘脑、垂体或周围靶腺而有原发性和继发性之分。原发性是

内分泌靶腺本身的病变所致；继发性是下丘脑或垂体病变引起的周围靶腺病变。

1. 下丘脑病　功能性和器质性。

2. 垂体病

（1）腺垂体病　功能亢进，如巨人症、肢端肥大症等；功能减退，如垂体性侏儒症、腺垂体功能减退症等。

（2）神经垂体病　如尿崩症。

3. 甲状腺病　甲状腺肿、甲状腺功能亢进症、甲状腺功能减退症、甲状腺炎、甲状腺结节和肿瘤等。

4. 甲状旁腺病　甲状旁腺功能亢进症、甲状旁腺功能减退症。

5. 肾上腺病

（1）肾上腺皮质疾病　①肾上腺皮质功能亢进：糖皮质激素增多，如 Cushing 综合征；盐皮质激素增多，如原发性醛固酮增多症等。②肾上腺皮质功能减退：如 Addison 病和急性肾上腺危象。

（2）肾上腺髓质疾病　如嗜铬细胞瘤。

6. 胰岛病　糖尿病、胰岛素瘤、胰升血糖素瘤等。

此外，尚有卵巢病、睾丸病、肾脏内分泌疾病、异位激素内分泌综合征、胃肠内分泌疾病等。

（三）内分泌疾病的诊断原则

1. 内分泌功能诊断　是内分泌疾病诊断的首要步骤，依据临床表现、实验室检查对内分泌疾病做出功能亢进、减退或正常的判断。

（1）临床表现　内分泌系统的每个腺体都有其特定的功能，功能异常时常有特征性的临床表现，其典型症状和体征对诊断内分泌疾病有重要参考价值，也应注意从非特异性临床表现中寻找内分泌功能紊乱和内分泌疾病的诊断线索。

（2）实验室检查及其资料分析　①代谢紊乱证据：测定基础状态下血糖、血脂及血钠、钾、钙、磷、碳酸氢根等。②激素分泌情况：根据具体情况测定生长激素（GH）、泌乳素（PRL）、促肾上腺皮质激素（ACTH）、促甲状腺激素（TSH）、促黄体生成素（LH）／卵泡刺激素（FSH）、血清总三碘甲状腺原氨酸（TT_3）、血清总甲状腺素（TT_4）、游离三碘甲状腺原氨酸（FT_3）、血清游离甲状腺素（FT_4）、皮质醇、睾酮、雌二醇、孕酮、甲状旁腺素、胰岛素、C 肽、醛固酮、儿茶酚胺等。③动态功能测定：兴奋试验，多适用于分泌功能减退的情况，可估计激素的贮备功能，应用促激素试验探测靶腺的反应，如 ACTH、TSH、葡萄糖耐量试验、胰岛素和 C 肽释放试验等。抑制试验，多适用于分泌功能亢进的情况，观察其正常反馈调节是否消失，有无自主性激素分泌过多，是否有功能性肿瘤存在，如地塞米松抑制试验等。

2. 病理诊断　包括确定病变的部位和性质。

（1）影像学检查　是确定病变内分泌腺部位的主要手段。X 线平片、分层摄影、CT、MRI等常用于垂体、肾上腺皮质或髓质或胰腺肿瘤的检查；B 超常用于甲状腺、卵巢、睾丸等检查。放射性核素检查，如甲状腺扫描、肾上腺皮质扫描等。

（2）细胞学检查　细胞病理活检、免疫细胞化学、精液检查、激素受体检测等。

（3）静脉导管检查　选择性静脉导管在不同部位取血测定激素，有助于分泌激素的内分泌腺肿瘤的定位，如垂体、甲状腺、肾上腺、胰岛等。

3. 病因诊断

（1）自身抗体检测：抗甲状腺抗体、抗胰岛抗体、抗肾上腺抗体等检测，有助于明确疾病的性质、发病机制，亦可作为早期诊断和长期随访的依据。

（2）染色体检查：白细胞染色体检查有无畸变、缺失、增多等。

（3）人类白细胞抗原（HLA）鉴定。

（四）内分泌疾病的防治原则

1. 功能亢进防治原则

（1）手术　切除导致功能亢进的肿瘤或增生组织。

（2）放射治疗　毁坏肿瘤或增生组织，减少激素的分泌。

（3）药物治疗　抑制激素的合成和释放，有时也可使用阻断激素受体的药物对抗过量激素。

必要时3种治疗可以相互配合，以提高疗效。

2. 功能减退防治原则

（1）激素替代或补充治疗　是最常用的方法。

（2）内分泌腺组织移植　如胰岛细胞或胰腺移植、甲状旁腺组织移植等。

二、代谢和营养性疾病

新陈代谢是人体生命活动的基础，体内合成或分解代谢过程中某个环节出现障碍，则引起代谢性疾病。一种或多种营养物质不足、过多或比例不当，则导致营养性疾病。营养性疾病和代谢性疾病关系密切，往往并存，彼此影响。

（一）代谢和营养性疾病的病因和发病机制

1. 遗传性代谢缺陷病　基因突变引起，DNA结构改变，引起机体的许多物质，如各种酶、受体、细胞膜蛋白、血红蛋白等结构和功能紊乱，继而引起器官和细胞功能异常。

2. 获得性代谢病　较多见，因环境因素，或遗传因素和环境因素相互作用引起。常见原因有食物、药物、理化因素、创伤、感染、器官疾病、精神疾病等。

3. 原发性营养失调　摄取营养物质不足，过多或比例不当引起。

4. 继发性营养失调　器质性或功能性疾病所致，如口、咽、食管疾病，精神因素，胃肠疾病，肝功能异常，消耗过多或减少，丢失过多等。

（二）代谢和营养性疾病的临床分类

1. 代谢性疾病　指代谢中一个或多个环节障碍所导致的疾病。按照中间代谢的主要途径分为：

（1）蛋白质代谢障碍　①先天性，如白化病、血红蛋白病等。②继发性，如严重肝病、肾病综合征时的低白蛋白血症。

（2）糖代谢障碍　①先天性，如半乳糖血症、果糖不耐受症等。②糖尿病、糖耐量减低及低血糖症等。

（3）脂类代谢障碍　原发性或继发于糖尿病、甲状腺功能减退症等所致的血脂或脂蛋白异常。

NOTE

（4）水、电解质代谢障碍　多为获得性。

（5）无机元素代谢障碍　如肝豆状核变性、含铁血黄素沉着症等。

（6）其他代谢障碍　如痛风、血卟啉病、骨质疏松症等。

2. 营养性疾病　一般按照某一营养物质的不足或过多分类。

（1）蛋白质营养障碍　蛋白质和氨基酸不足，如蛋白质-能量营养不良症、蛋白质缺乏症等；氨基酸过多，如肝硬化肝功能失代偿期酪氨酸、蛋氨酸过多可诱发肝性脑病。

（2）糖类营养障碍　糖类摄取过多致肥胖症，摄取不足伴能量不足时致消瘦症。

（3）脂类营养障碍　脂类摄取过多易引起肥胖症或血脂异常，摄取过少易引起脂溶性维生素缺乏。

（4）维生素营养障碍　各种维生素缺乏症或过多症。

（5）水、盐营养障碍　水、盐不足或过多。

（6）无机元素营养障碍　微量元素不足或过多。

（7）复合营养障碍　多种营养物质障碍的不同组合。

（三）代谢和营养性疾病的诊断原则

1. 病史询问　症状的发生、发展和相互关系，并从现病史和个人史中了解发病因素、病理特点、每日进食情况等。必要时做详细的家系调查。

2. 体格检查　注意发育和营养状态、体型和骨骼、智能、神经精神状态、毛发、皮肤、视力、听力、舌、齿、肝、脾及四肢等。

3. 实验室检查　是确诊的依据。

（1）血、尿、粪便和各项生化检查，以及激素、物质代谢的正常或异常产物等。

（2）溶血及凝血检查，主要用于遗传性血液病的鉴别诊断。

（3）代谢试验，如糖耐量试验，水、钠、钾、钙、磷检测等。

（4）影像学检查，如 CT、MRI 和骨密度测定等。

（5）组织病理和细胞学检查，以及细胞染色体、酶系检查等。

（6）血氨基酸分析诊断氨基酸异常所引起的先天性代谢病。

（7）基因诊断遗传性代谢病。

（四）代谢和营养性疾病的防治原则

1. 病因和诱因的防治　对营养性疾病和以环境因素为主引起的代谢性疾病，推广平衡饮食，合理摄取营养和促进健康。以先天性代谢缺陷为主的代谢性疾病，一般只能针对诱因和发病机制进行治疗。

2. 临床前期和早期防治　早期诊断和采取防治措施可避免不可逆的形态和功能改变，使病情不致恶化。糖尿病如在早期使病情得到良好控制，可避免出现严重并发症。

3. 针对发病机制的治疗

（1）避开和限制环境因素　如遗传性葡萄糖-6-磷酸脱氢酶（G6PD）缺乏症患者应避免进食蚕豆和伯氨喹等药物。

（2）替代治疗　如蛋白缺乏症患者补充蛋白质，血友病患者给予抗血友病球蛋白，维生素合成不足者补充相应维生素等。

（3）调整治疗　痛风患者，使用别嘌醇抑制尿酸合成；先天性肾上腺皮质增生症者，用皮质醇治疗；肝豆状核变性患者，用青霉胺促进铜排出等。

4. 遗传咨询和生育指导　产前羊水检查对防治遗传性代谢病有重要意义。

思考题

1. 内分泌疾病如何进行临床分类？
2. 简述代谢性疾病的临床分类。

第四十四章 甲状腺功能亢进症

甲状腺功能亢进症（hyperthyroidism，简称甲亢），是指由于甲状腺腺体本身合成或分泌甲状腺激素（thyroxin，TH）过多，引起甲状腺毒症的一组临床综合征。弥漫性毒性甲状腺肿（Graves 病）为最常见病因，其次为多结节性毒性甲状腺肿和甲状腺自主高功能腺瘤。甲状腺毒症（thyrotoxicosis）是指血循环中甲状腺激素过多，引起以神经、循环、消化等系统兴奋性增高和代谢亢进为主要表现的一组临床综合征。甲状腺毒症的常见原因见表 44-1。

表 44-1 甲状腺毒症的常见原因

甲状腺功能亢进原因	非甲状腺功能亢进原因
弥漫性毒性甲状腺肿（Graves 病）	亚急性甲状腺炎
多结节性毒性甲状腺肿	无症状性甲状腺炎
甲状腺自主高功能腺瘤	桥本甲状腺炎（包括萎缩性甲状腺炎）
碘致甲状腺功能亢进症（碘甲亢）	产后甲状腺炎
桥本甲状腺毒症	外源甲状腺激素替代
新生儿甲状腺功能亢进症	异位甲状腺激素产生（卵巢甲状腺肿等）
垂体 TSH 腺瘤	

本章主要介绍 Graves 病（GD）。GD 是一种伴甲状腺激素分泌增多的器官特异性自身免疫病。临床主要表现有：①甲状腺毒症。②弥漫性甲状腺肿。③眼征。本病占全部甲亢的 80%～85% 中华医学会内分泌学分会甲状腺学组 2010 年组织的中国十城市甲状腺流行病学调查结果显示，我国十城市人群的甲亢患病率为 3.7%。2013 年，国际甲状腺知识宣传周新闻发布会上的数据显示，目前我国约有超过 1500 万的甲亢患者，以女性多见，女：男为（4～6）：1，20～40 岁为高发年龄。

【病因和发病机制】

目前公认本病的发生与自身免疫有关，属于器官特异性自身免疫病。

1. 遗传因素 本病有显著的遗传倾向，是一种复杂的多基因疾病。目前发现与组织相容性复合体（MHC）基因相关。

2. 自身免疫 GD 患者的血清中存在针对甲状腺细胞促甲状腺激素（TSH）受体的特异性自身抗体，称为 TSH 受体抗体（TRAb）。TSH 受体抗体有两种类型，即 TSH 受体刺激性抗体（TSAb）和 TSH 受体刺激阻断性抗体（TSBAb）。TSAb 与 TSH 受体结合，激活腺苷酸环化酶信号系统，导致甲状腺细胞增生和甲状腺激素合成、分泌增加。TSAb 是 GD 的致病性抗体。50%～90%的 GD 患者也存在针对甲状腺的其他自身抗体，如甲状腺球蛋白抗体（TGAb）、甲状腺过氧化物酶抗体（TPOAb）等。

GD 浸润性突眼主要与细胞免疫有关。病理基础是在眶后组织浸润的淋巴细胞、浆细胞分泌细胞因子（干扰素-γ等）刺激成纤维细胞分泌黏多糖、糖胺聚糖等，堆积在眼外肌和眶后组织，刺激眼外肌纤维增粗、纹理模糊、透明变性、断裂破坏等，导致突眼。

部分患者伴有其他自身免疫性甲状腺病（慢性淋巴细胞性甲状腺炎、特发性黏液性水肿等），还可伴有甲状腺以外的其他自身免疫性疾病（重症肌无力、恶性贫血、1型糖尿病等）。

3. 环境因素　感染、性激素、应激等因素参与GD的发病，尤其是强烈的突发的精神刺激可诱发本病的发生。

总之，以遗传易感为背景，在环境因素的作用下，产生自身免疫反应，出现针对甲状腺细胞TSH受体的特异性自身抗体，不断刺激甲状腺细胞增生和甲状腺激素合成、分泌增加而致GD。

【病理】

1. 甲状腺　呈不同程度弥漫性肿大。甲状腺内血管增生、充血。滤泡上皮细胞增生，呈高柱状或立方状，滤泡腔内的胶质减少或消失。细胞内高尔基器肥大，内质网发育良好，核糖体、线粒体常增多。滤泡间的淋巴组织增生，淋巴细胞以T淋巴细胞为主，伴少数的B细胞和浆细胞。

2. 眼浸润性突眼　球后结缔组织增生，脂肪细胞浸润，黏多糖和糖胺聚糖沉积，透明质酸增多，淋巴细胞及浆细胞浸润。眼肌纤维增粗、纹理模糊、透明变性、断裂破坏。

3. 胫前黏液性水肿　光镜下可见黏蛋白样透明质酸沉积，肥大细胞、巨噬细胞和成纤维细胞浸润。

4. 其他　骨骼肌、心肌也有类似眼肌的改变，但较轻。病久肝脏脂肪浸润、坏死，乃至肝硬化。少数病例出现骨质疏松。

【临床表现】

本病多见于女性，20~40岁最多见，常缓慢起病，少数在精神创伤或感染等应激后急性起病。典型者有甲状腺毒症、甲状腺肿及眼征三组临床表现，可单独或先后出现，程度可不一致。

一、甲状腺毒症表现

1. 高代谢综合征　患者表现有怕热多汗、皮肤潮湿、低热、多食善饥、体重锐减和疲乏无力。

2. 精神神经系统　精神过敏、多言好动、烦躁易怒、失眠不安、思想不集中、记忆力减退甚至幻想、躁狂症或精神分裂症，舌、手指和闭睑细震颤，腱反射亢进。偶尔表现为寡言抑郁、淡漠。

3. 心血管系统　心悸、气短、胸闷等。体征为：①心动过速，常为窦性，休息和睡眠时心率仍快。②第一心音亢进，心尖区常有Ⅱ级以下收缩期杂音。③收缩压升高、舒张压降低，脉压增大，可见周围血管征。④心脏肥大和心力衰竭。⑤心律失常，以心房颤动、房性早搏等房性心律失常多见，偶见房室传导阻滞。

4. 消化系统　食欲亢进，稀便、排便次数增加。重症可有肝肿大、肝功能异常，偶有黄痒。少数患者食欲减退、厌食、恶心、呕吐。

5. 肌肉骨骼系统 表现为肌无力和肌肉消瘦。主要是甲状腺毒症性周期性瘫痪,多见于青年男性患者,发病诱因有剧烈运动、高碳水化合物饮食、注射胰岛素等,病变主要累及下肢,发作时血钾降低,病程呈自限性。部分患者发生甲亢性肌病,呈进行性肌无力和肌肉萎缩,多见于近心端的肩胛和骨盆带肌群。少数可见指端粗厚、重症肌无力和骨质疏松。

6. 生殖系统 女性月经减少或闭经,男性阳痿,偶有乳腺增生。

7. 造血系统 外周血白细胞总数和粒细胞数可降低,淋巴细胞增多,可有低色素性贫血,可伴血小板减少性紫癜。

8. 皮肤及指端 小部分患者有典型的对称性黏液性水肿,局部皮肤增厚变粗,可伴继发感染和色素沉着。增生性骨膜下骨炎、类杵状指(趾)。

二、甲状腺肿大

大多数患者有程度不等的甲状腺肿大。甲状腺呈弥漫性、对称性肿大,质软,久病较硬或呈橡皮感;无压痛,随吞咽而上下移动。可触及震颤,闻及血管杂音。少数不对称或无甲状腺肿大。

三、眼征

有25%~50%患者伴有眼征,部分可为单侧,按照病变程度可分为单纯性(良性、非浸润性)和浸润性(恶性)突眼两类。

1. 单纯性突眼 主要与交感神经兴奋和TH的β肾上腺素能样作用致眼外肌和提上睑肌张力增高有关。常无明显症状,仅有下列眼征:①轻度突眼,突眼度一般不超过18mm(正常<16mm)。②Stellwag征:瞬目减少,睑裂增宽,炯炯发亮。③von Graefe征:双眼向下看时,由于上眼睑不能随眼球下落,显现白色巩膜。④Joffroy征:向上看时前额皮肤不能皱起。⑤Mobius征:两眼看近物时,眼球聚合不良。

2. 浸润性突眼 近年称为Graves眶病,因自身免疫炎症引起眶内软组织肿胀、增生和眼肌明显病变所致。多见于成年男性,常有明显症状,如眼内异物感、眼部胀痛、畏光、流泪、复视及视力减退等。眼征较单纯性突眼更明显,突眼度超过正常值上限4mm,左右眼可不等(相差>3mm)。严重者眼睑肿胀肥厚、闭合不全,结膜充血水肿,角膜溃疡或全眼球炎,甚至失明。多数病例眼征可自发性减轻,少数持续恶化。

四、特殊临床表现及类型

1. 甲状腺危象 也称甲亢危象,是甲状腺毒症急性加重的一个综合征,多发生于较重甲亢未予治疗或治疗不充分的患者,死亡率在20%以上。其发病机制有:①血TH迅速明显升高。②机体对TH的耐受性下降。③肾上腺素能神经兴奋性增高,主要诱因有感染、手术、创伤、精神刺激及放射性碘治疗等。其临床表现有高热(>39℃)、心率快(>140次/分)、烦躁不安、大汗淋漓、厌食、恶心、呕吐、腹泻,严重者有心衰、休克或昏迷。白细胞总数及中性粒细胞常升高。血T_3、T_4升高,TSH显著降低,病情轻重与TH值可不平行。

2. 甲状腺毒症性心脏病 甲状腺毒症对心脏有3个作用:①增强心脏β受体对儿茶酚胺

的敏感性。②直接接作用于心肌收缩蛋白，增强心肌的正性肌力作用。③继发于甲状腺激素所致的外周血管扩张，阻力下降，心脏输出量代偿性增加。上述作用导致心动过速、心脏排出量增加、心房颤动和心力衰竭。此病并发的心力衰竭分为两种类型，一类为"高排出量型心力衰竭"，是心动过速和心脏排出量增加后失代偿引起，主要发生在年轻甲亢患者，甲亢控制后心功能恢复。另一类为心脏泵衰竭，是诱发和加重已有的或潜在的缺血性心脏病发生的心力衰竭，多发生在老年患者。心房纤颤也是诱发或加重心衰的重要因素。

3. 淡漠性甲亢　多见于老年人。其起病隐袭，高代谢症候群、眼征及甲状腺肿均不明显。主要表现为神志淡漠、嗜睡、反应迟钝、心动过缓、明显消瘦或仅有腹泻、厌食或房颤。或以慢性肌病、甲亢性心脏病表现为主。老年人不明原因的突然消瘦、新发生心房颤动时应考虑本病。本病易发生甲状腺毒症危象。

4. T_3 型甲状腺毒症　甲亢时，T_3 产生量显著多于 T_4 所致。Graves 病、多结节性毒性甲状腺肿和甲状腺自主高功能腺瘤都可发生 T_3 型甲亢。老年人多见，TT_4、FT_4 正常，TT_3、FT_3 升高，TSH 减低，^{131}I 摄取率增加，症状较轻。

5. 亚临床型甲亢　其特点是血 T_3、T_4 正常，TSH 降低，不伴或伴有轻微的甲亢症状。主要依赖实验室检查结果诊断。可能是本病早期或经药物、手术或放射碘治疗控制后的暂时性临床表现，也可持续存在。可能的不良结果有：①发展为临床甲亢。②引起心血管系统表现：全身血管张力下降、心率加快、心输出量增加、心房颤动等。③骨质疏松。

6. 妊娠期甲亢　妊娠期甲亢有其特殊性，需注意以下几个问题：①妊娠期甲亢应依据血清 FT_4、FT_3 和 TSH 诊断。②妊娠 3 个月左右易出现一过性甲状腺毒症。③母体甲亢可引起胎儿或新生儿甲亢。④产后易出现甲亢。⑤患者甲亢未控制，建议不要怀孕，否则加重病情。

【实验室及其他检查】

1. 血清甲状腺激素测定

（1）血清总三碘腺原氨酸（TT_3）和血清总甲状腺素（TT_4）　T_4 全部由甲状腺产生，血清中的 T_4 分绝大部分与甲状腺激素结合球蛋白（TBG）结合。TT_4 测定的是这部分结合于蛋白的激素。20% 的血清 T_3 由甲状腺产生，80% 的 T3 在外周组织由 T_4 转换而来。大多数甲亢时血清 TT_3 与 TT_4 同时升高。T_3 型甲状腺毒症时仅有 TT_3 增高。TT_3 对初期甲亢、复发及疗效评判更敏感。因腺体破坏，甲状腺素释放过多时，则 TT_4 升高更明显。

血清 TBG 水平、蛋白与激素结合力的变化都会影响测定的结果。妊娠、口服避孕药、急性病毒性肝炎等可引起 TBG 升高，导致 TT_3、TT_4 增高；雄激素、糖皮质激素、低蛋白血症等可引起 TBG 降低，导致 TT_3、TT_4 减低。

（2）血清游离三碘腺原氨酸（FT_3）和血清游离甲状腺素（FT_4）　游离甲状腺激素是不与蛋白结合具生理活性的甲状腺素，且不受血中 TBG 浓度和结合力的影响。甲亢时升高，是诊断临床甲亢的首选指标。但因血中 FT_4、FT_3 含量甚微，测定的稳定性不如 TT_4、TT_3。

2. TSH 测定　TSH 是反映甲状腺功能最敏感的指标，测定高敏 TSH（sTSH）灵敏度更高。在原发性甲亢时 TSH 的降低，继发性甲亢时 TSH 升高。对亚临床型甲亢和甲减的诊断具有更重要意义（甲状腺激素水平正常，仅有 TSH 水平的改变）。TSH 也是反映下丘脑-垂体-甲状腺轴功能的敏感指标。传统的 ^{131}I 摄取率和 TRH 刺激试验诊断不典型甲亢的方法已经被 sTSH 测定所取代。

3. 甲状腺自身抗体测定　TRAb 包括 TSAb 和 TSBAb，其意义有：①未治疗的 Graves 病 80% 以上 TRAb 和 TSAb 阳性，随治疗转阴。②甲状腺功能正常的 Graves 眼病 TSAb 也增高。③为治疗效果评价、停药时机确定及预测复发的重要指征。

4. 甲状腺^{131}I 摄取率　甲亢时 ^{131}I 摄取率表现为总摄取量增加，高峰前移。本方法现在主要用于甲状腺毒症病因的鉴别。甲状腺功能亢进类型的甲状腺毒症 ^{131}I 摄取率增高；非甲状腺功能亢进类型的甲状腺毒症 ^{131}I 摄取率减低，如亚急性甲状腺炎。此外，也用于计算 ^{131}I 治疗甲亢时需要的活度。

5. 其他检查　CT、MRI 等有助于异位甲状腺肿和球后病变性质的诊断。B 超检查甲状腺多呈弥漫性肿大。放射性核素静态显像主要用于可触及的甲状腺结节性质的判定，对多结节性毒性甲状腺肿和甲状腺自主高功能腺瘤有较大诊断价值。如鉴别困难时，可用细针穿刺活检鉴别。

【诊断】

一、甲亢的诊断

①高代谢症状和体征。②甲状腺肿大或甲状腺结节。③血清 TT$_3$、FT$_3$、TT$_4$、FT$_4$ 增高，TSH 减低。具备以上 3 项诊断即可成立。应注意淡漠型甲亢的高代谢症状不明显，少数患者无甲状腺肿大，T$_3$ 型甲亢仅有血清 T$_3$ 增高。

二、GD 的诊断

①临床甲亢症状和体征。②甲状腺弥漫性肿大（触诊和 B 超证实）。③血清 TSH 浓度降低，甲状腺激素浓度增高。④眼球突出和其他浸润性眼征。⑤胫前黏液性水肿。⑥TRAb 或 TSAb 阳性。①~③项为诊断必备条件，少数病例可以无甲状腺肿大。④~⑥项为诊断的辅助条件，也是 GD 甲亢诊断的重要依据。

【鉴别诊断】

1. 亚急性甲状腺炎　有甲状腺肿大及发热等表现，早期血中 T$_3$、T$_4$ 增高，需要与甲亢鉴别。但发病与病毒感染有关，短期内甲状腺肿大，触之坚硬而疼痛。白细胞正常或升高，血沉增高，TGAb、TPOAb 正常或轻度升高。

2. 慢性淋巴细胞性甲状腺炎　可见甲状腺肿大，注意与甲亢鉴别。该病发病与自身免疫有关，多见于中年女性，甲状腺弥漫肿大，尤其是峡部肿大更为明显，质较坚实。TGAb、TPOAb 阳性，且滴度较高。B 超显示甲状腺内部不均匀低密度回声，核素扫描显示甲状腺功能减低，甲状腺细针穿刺可见成堆淋巴细胞。本病常可逐渐发展成甲减。

3. 多结节性毒性甲状腺肿、甲状腺腺瘤及肿瘤（恶性）　多有甲状腺肿大，鉴别的主要手段是甲状腺 B 超和甲状腺放射性核素扫描。高分辨力的超声对甲状腺结节诊断，尤其是结节良恶性的鉴别有较大的诊断价值。甲状腺放射性核素扫描 GD 患者核素均质性地分布增强；多结节性毒性甲状腺肿者核素分布不均，增强和减弱区呈灶状分布；甲状腺自主高功能腺瘤则仅在肿瘤区有核素浓聚，其他区域的核素分布稀疏。

4. 单纯性甲状腺肿　甲状腺呈弥漫性或结节性肿大，但无甲亢症状，T_3、T_4、TSH 均正常。

5. 神经症　可有心悸、出汗、急躁、失眠等类似甲亢的表现；但安静时心率不快，无甲状腺肿，无突眼，甲状腺功能正常。

6. 其他　以消瘦、低热为主要表现者，应与结核、恶性肿瘤相鉴别；腹泻者应与慢性结肠炎、结肠癌相鉴别；心律失常应与风湿性心脏病、冠心病、病毒性心肌炎相鉴别；突眼应与眶内肿瘤、慢性肺心病等相鉴别。

【病情评估】

一、Graves 眶病病情的分级标准

2006 年，Graves 眶病欧洲研究组（EUGOGO）应用突眼度、复视和视神经损伤 3 个指标评估病情的程度，提出了 Graves 眶病病情的分级标准（表 44-2）。

表 44-2　Graves 眶病病情的分级标准（EUGOGO，2006）

分级	突眼度（mm）	复视	视神经损伤
轻度	19~20	间歇性发生	视神经诱发电位异常，视力>9/10
中度	21~23	非持续性存在	视力 8/10~5/10
重度	>23	持续性存在	视力<5/10

注：间歇性复视：仅在劳累和行走时发生；非持续性存在复视：眨眼时发生复视；持续性存在复视：阅读时发生复视。

二、Graves 眶病活动的评分

美国甲状腺学会等 4 个国际甲状腺学会还联合提出了判断 Graves 眶病活动的评分方法（CAS）：①自发性球后疼痛。②眼球运动时疼痛。③结膜充血。④结膜水肿。⑤肉阜肿胀。⑥眼睑水肿。⑦眼睑红斑。

7 项表现各为 1 分，积分达到 3 分判断为疾病活动，积分越多，活动度越高。

【治疗】

目前尚不能对 GD 进行病因治疗，主要针对甲亢包括抗甲状腺药物、放射性碘、手术治疗 3 种疗法。

一、一般治疗

适当休息，避免精神紧张及过度劳累。补充足够热量和营养，包括糖、蛋白质和维生素及钙、磷。减少碘摄入量是甲亢的基础治疗之一，过量碘的摄入会加重和延长病程，增加复发率，甲亢患者应食用无碘食盐，忌食含碘食物和药物。精神紧张和失眠患者可酌用镇静剂。

二、甲状腺功能亢进症的治疗

（一）抗甲状腺药物（ATD）治疗

有硫脲类和咪唑类两类药物。硫脲类有丙硫氧嘧啶（PTU）；咪唑类有甲巯咪唑（MMI）

和卡比马唑（CMZ）。均通过抑制甲状腺过氧化物酶活性，抑制碘化物形成活性碘，从而阻滞 TH 合成。甲巯咪唑半衰期长，每天单次使用。丙硫氧嘧啶半衰期短，每天 3 次使用，丙硫氧嘧啶的肝毒性较强，其中显著性肝损伤为 1.3%，甚至可能导致致命性肝损伤和肝衰竭，临床首选 MMI。但 PTU 通过胎盘和进入乳汁的量较少，还能阻抑 T_4 转换成 T_3，故严重病例、甲状腺危象、妊娠早期（1~3 个月）伴发甲亢时优先选用 PTU。抗甲状腺药物治疗可保留甲状腺分泌激素的功能，但疗效长，治愈率低，复发率高。

1. 适应证 ①病情轻、中度患者。②甲状腺轻、中度肿大。③年龄<20 岁。④孕妇、高龄或由于其他严重疾病不适宜手术者。⑤手术前和 ^{131}I 治疗前的准备。⑥手术后复发且不适宜 ^{131}I 治疗者。

2. 剂量与疗程 为提高远期缓解率，应连续用药 1 年半以上。

（1）治疗期 MMI 10~20mg，每天 1 次口服，或 PTU 每次 50~150mg，每天 2~3 次口服。每 4 周复查血清甲状腺激素水平。当症状消失，当血清甲状腺激素达到正常后逐渐减量。

（2）维持期 维持甲状腺功能所需的最低药量，维持剂量每次 MMI 5 ~10mg，每天 1 次口服；或者 PTU 每次 50mg，每天 2~3 次。维持时间 12~18 个月或以上；每 1~2 个月复查血清甲状腺激素。

治疗期间一般不主张伍用左甲状腺素。出现甲状腺功能低下或甲状腺明显增大时，可酌情加用小剂量甲状腺素（L-T_4）或甲状腺片。

3. 不良反应

（1）粒细胞减少 较为常见。应在 ATD 治疗前常规检查白细胞数目，并每周观察其变化。发生白细胞减少（<$4×10^9$/L），但中性粒细胞>$1.5×10^9$/L 时，通常不需要停药，应减少 ATD 剂量，加用一般促进白细胞增生药。严重时出现粒细胞缺乏症（PTU 发生率低），中性粒细胞 <$1.5×10^9$/L 时，应当停药。不应当换用另外一种 ATD，因为它们之间存在交叉反应。

（2）药疹 较为常见，可加用抗组胺药物或糖皮质激素，或者换用另外一种 ATD；重者应停药。

（3）中毒性肝病 ATD 可引起的药物性肝炎，ALT 升高，甚至肝坏死，应立即停药。药物性肝炎主要发生在大剂量和老年患者。因甲亢本身可引起轻度的肝功能异常，需要与 ATD 的肝脏毒性副作用鉴别。所以，ATD 治疗前后必需监测肝脏功能。PTU 药物性肝炎发生率高于 MMI，故优先选择 MMI。

采取 ATD 治疗甲亢时需要定期监测甲状腺功能，及时调整药物剂量，尽量避免发生药物性甲减。

4. 停药与复发

（1）停药的指征 ①症状完全缓解，肿大的甲状腺明显缩小，局部杂音消失，甲状腺功能持续稳定。②所需抗甲状腺药物维持量很小（咪唑类 5 ~ 10mg 或硫脲类 50 ~ 100mg/d）。③TRAb（主要为 TSAb）转阴等。④T_3 抑制试验正常。⑤TRH 兴奋试验正常。

甲亢缓解的定义是，停药 1 年，血清 TSH 和甲状腺激素正常。甲亢不易缓解的因素包括男性、吸烟、甲状腺显著肿大、TRAb 持续高滴度、甲状腺血流丰富等。ATD 治疗的复发率大约在 50%，75% 在停药后的 3 个月内复发。

（2）复发 复发是指甲亢完全缓解，停药半年后又有反复者，多在停药后 3~6 个月内发生，复发率40%~60%。停药时甲状腺明显缩小及 TSAb 阴性者复发率低，反之则复发率高。复发可以选择继续小剂量 ATD、^{131}I 或者手术治疗。

（二）放射性^{131}I 治疗

甲状腺能高度摄取和浓集碘，^{131}I 释出的 β 射线（在组织内的射程约2mm）可破坏甲状腺滤泡上皮而减少 TH 分泌，并可抑制甲状腺内淋巴细胞的抗体生成。^{131}I 治疗是欧美国家成人甲亢的首选疗法。此法安全简便，费用低廉，总有效率、临床治愈率高，复发率低。

1. 适应证　①成人 Graves 甲亢伴甲状腺肿大Ⅱ度以上。②ATD 治疗失败或过敏。③甲亢手术后复发。④甲状腺毒症心脏病或甲亢伴其他病因的心脏病。⑤甲亢合并白细胞和（或）血小板减少或全血细胞减少。⑥老年甲亢。⑦甲亢合并糖尿病。⑧多结节性毒性甲状腺肿。⑨自主功能性甲状腺结节合并甲亢。

相对适应证：①青少年和儿童甲亢，用 ATD 治疗失败、拒绝手术或有手术禁忌证。②甲亢合并肝、肾等脏器功能损害。③Graves 眼病，对轻度和稳定期的中、重度病例可单用^{131}I 治疗；对病情处于进展期患者，可在^{131}I 治疗前后加用泼尼松。

2. 禁忌证　妊娠和哺乳期妇女。

3. 剂量与疗程　据估计的甲状腺重量及最高^{131}I 摄取率，由核医学工作者推算剂量并开展治疗。

4. 并发症　甲状腺功能减退症为主要并发症，发生率随着病程延长而增高，晚期可达60%。甲减是^{131}I 治疗甲亢几乎难以避免的后果，选择^{131}I 治疗主要是要权衡甲亢与甲减后果的利弊关系。发生甲减后均需用甲状腺素替代治疗。

（三）手术治疗

1. 适应证　①中、重度甲亢，长期服药无效或效果不佳。②停药后复发，甲状腺较大。③对周围脏器有压迫，或胸骨后甲状腺肿。④结节性甲状腺肿伴甲亢者。⑤疑似与甲状腺癌并存者。⑥儿童甲亢用甲状腺药物治疗效果差者。⑦妊娠期甲亢药物控制不佳者可在妊娠中期（第13~24周）进行手术治疗。

2. 禁忌证　①伴严重 Graves 眼病。②合并较重心、肝、肾疾病，不能耐受手术。③妊娠初3个月和第6个月以后。

3. 术前准备和手术方式　药物控制至心率<80 次/分，T_3、T_4正常。于术前7~10天加服复方碘液，每次3~5滴，每天3次，以减少术中出血和避免术后危象。手术方式通常为甲状腺次全切除术，两侧各留下2~3g甲状腺组织，或一侧行甲状腺全切除，另一侧次全切，留4~6g甲状腺组织。其复发率为8%。

4. 并发症　主要并发症是手术损伤导致甲状旁腺功能减退症和喉返神经损伤，另有创口出血、呼吸道梗阻、感染、甲状腺危象、甲状腺功能减退及突眼征恶化等。

（四）其他药物治疗

1. β受体阻滞剂　β受体阻滞剂的作用机制是：①阻断甲状腺激素对心脏的兴奋作用。②抑制外周组织 T_4 转换为 T_3。主要在 ATD 治疗初期使用，可较快控制甲亢的临床症状。通常应用普萘洛尔，每次10~40mg，每天3~4次。对于有哮喘及慢性阻塞性肺疾病者禁用，可选用 $β_1$ 受体阻滞剂，如阿替洛尔、美托洛尔等。甲亢妊娠患者及心衰时慎用，心脏传导阻滞时禁用。

2. 复方碘液 能减少甲状腺充血，阻抑 TH 释放，但作用暂时，适应证为：①仅适用于甲状腺危象。②甲状腺次全切除术术前准备。③甲亢患者接受急诊外科手术。

三、Graves 眼病的治疗

轻度 Graves 眼病病程一般呈自限性，治疗以局部和控制甲亢为主。

1. 一般治疗 ①高枕卧位，限制钠盐及使用利尿剂，可减轻眼部水肿。②注意眼睛保护：白天使用人工泪液，可佩戴有色眼镜；夜间使用 1% 甲基纤维素眼药水，睡眠时眼睛不能闭合者可使用盐水纱布或眼罩保护角膜。③戒烟。

2. 糖皮质激素 可根据病情轻重酌情确定治疗方案。

（1）**非活动性 GO** 治疗甲亢时不需要加用糖皮质激素。

（2）**轻度活动性 GO** 当伴有危险因素之一者或者选择 ^{131}I 治疗时，需要同时使用糖皮质激素。加重 GO 的危险因素包括吸烟、T_3 5nmol/L（325ng/dL）、活动期持续超过 3 个月、甲亢治疗后发生甲减等。

（3）**中、重度活动性 GO** 治疗甲亢时可以选择抗甲状腺药物或手术治疗，同时给予糖皮质激素治疗。

活动性 GO 给予泼尼松 40~80mg/d，每天 2 次口服，持续 2~4 周。然后每 2~4 周减量 2.5~10mg/d。如果减量后症状加重，要减慢减量速度。糖皮质激素治疗需要持续 3~12 个月。严重病例用甲泼尼龙 500~1000mg/d 冲击治疗，隔日 1 次，连用 3 次。但需要注意该药的肝脏毒性，已有甲泼尼龙引起严重中毒性肝损害的报道。

3. 球后外照射 一般不单独使用，多与糖皮质激素联合使用，以增加疗效。严重病例或不能耐受大剂量糖皮质激素者。糖尿病和高血压视网膜病变者禁用该法。

4. 眶减压手术 目的是切除眶壁和（或）球后纤维脂肪组织，增加眶容积。适用于糖皮质激素和球后外照射无效者：①视神经病变可能引起视力丧失。②复发性眼球半脱位导致牵拉视神经可能引起视力丧失。③严重眼球突出引起角膜损伤。

四、甲状腺危象的治疗

去除诱因，如积极防治感染和做好术前准备，积极治疗甲亢是预防危象发生的关键。抢救措施包括：

1. 一般治疗 保证足够热量和液体补充。对症治疗降温（高热者给予物理降温，避免用乙酰水杨酸类药物），镇静，保护脏器功能，防治感染等。

2. 抑制 TH 合成 使用大量抗甲状腺药物，首选 PTU，因为该药可阻断外周组织中 T_4 向具有生物活性的 T_3 转换。首剂 500~1000mg，口服或者经胃管注入，以后每次 250mg，每 4 小时口服。

3. 抑制 TH 释放 服用 PTU1 小时后开始服用复方碘溶液（SSPI）每次 5 滴（0.25mL 或者 250mg），每 6 小时 1 次。一般使用 3~7 天。其作用机制是抑制甲状腺激素释放。

4. 肾上腺糖皮质激素 能抑制 T_4 转换为 T_3，阻滞 TH 释放；降低周围组织对 TH 的反应；增强机体的应激能力。氢化可的松首次 300mg 静脉滴注，以后每次 100mg，每 8 小时 1 次。其作用机制是防止肾上腺皮质低功能。

5. β受体阻滞剂 作用机制是阻断甲状腺激素对心脏的刺激作用和抑制外周组织 T_4 转换为 T_3。无心力衰竭或心衰控制后，普萘洛尔 60~80mg，每 4 小时口服 1 次。

6. 其他 上述治疗效不佳时，为减低血 TH 浓度可选用血液透析、腹膜透析或血浆置换等措施。

经上述治疗后，有效者病情常在 1~2 天内明显改善，1 周内恢复，以后碘剂和糖皮质激素逐渐减量，直至停药。

五、妊娠期甲亢的治疗

1. 抗甲状腺药治疗

（1）首选 ATD。药物治疗妊娠期甲亢的目标是使用最小有效剂量的 ATD，在尽可能短的时间内达到和维持血清 FT_4 在正常值的上限，避免 ATD 通过胎盘影响胎儿的脑发育。治疗妊娠早期应首选 PTU，由于丙硫氧嘧啶有潜在肝毒性，在妊娠中后期，应将丙硫氧嘧啶换为甲巯咪唑。

（2）血清 FT_3、FT_4 是妊娠期甲亢的主要监测指标，每 2 周~1 个月测定 1 次，维持在轻度高于非妊娠成人参考值上限的水平。TSH 一般不作为监测指标。

（3）在妊娠的后 6 个月，由于妊娠的免疫抑制作用，抗甲状腺药的剂量可以减少；分娩以后，免疫抑制解除，GD 易于复发，剂量需增加。

（4）在哺乳期应用 ATD 对后代是安全的，母亲应在哺乳完毕后服用 ATD，之后间隔 3~4 小时在进行下一次哺乳。由于 MMI 在乳汁中的排泌量是 PTU 的 7 倍，故哺乳期治疗甲亢首选 PTU。

2. 甲状腺次全切除术 必要时可在妊娠中期（4~6 个月）进行手术。

3. 放射性碘治疗 妊娠和哺乳期禁用。

4. 防止新生儿甲亢 母体的 TRAb 可通过胎盘引起胎儿或新生儿甲亢，妊娠 20~24 周监测母体 TRAb 尤为重要，如果阳性需要对胎儿和新生儿实行甲亢监测。

思考题

1. 简述甲状腺毒症患者的临床表现。

2. 简述甲亢患者心血管系统的临床表现。

3. 简述甲亢患者眼征分类及临床特点。

4. 简述甲亢的诊断程序。甲亢、GD 的诊断要点分别有哪些？

5. 常用抗甲状腺药物有几类？临床如何正确使用？

6. 甲状腺危象如何进行治疗？

第四十五章　甲状腺功能减退症

　　甲状腺功能减退症（hypothyroidism），简称甲减，是由于结构和功能异常导致甲状腺激素分泌及合成减少或组织利用不足所引起的全身代谢减低临床综合征。临床特点有高 TSH、低 T_4、低 T_3、易疲劳、怕冷、反应迟钝、抑郁、心动过缓、厌食等全身性低代谢表现。病理特征是亲水性的黏蛋白沉积于皮肤和皮下组织、肌肉、内脏等，表现为黏液性水肿。临床甲减患病率为 1%左右，女性较男性多见，随着增长患病率上升。

【分类】

　　1. 根据病变部位分类

　　（1）原发性甲减　甲状腺腺体本身病变引起的甲减，如自身免疫、甲状腺手术和甲状腺 ^{131}I治疗等引起，占全部甲减的 95%以上。

　　（2）中枢性甲减　由下丘脑和垂体病变引起的促甲状腺激素释放激素（TRH）或促甲状腺激素（TSH）产生和分泌减少所致。

　　（3）甲状腺激素抵抗综合征　因甲状腺激素在外周组织实现生物效应障碍引起。

　　2. 根据病因分类　药物性甲减、手术后甲减、^{131}I治疗后甲减、特发性甲减、垂体或下丘脑肿瘤术后甲减等。

　　3. 根据甲状腺功能减低的程度分类　临床甲减和亚临床甲减。

【病因】

　　成人甲减的主要病因有：

　　1. 自身免疫损伤　为最常见的原因，包括桥本甲状腺炎、萎缩性甲状腺炎、产后甲状腺炎等。

　　2. 甲状腺破坏　甲状腺手术、^{131}I治疗等。

　　3. 碘过量　可诱发和加重自身免疫性甲状腺炎，也可引起具有潜在性甲状腺疾病患者发生甲减。含碘药物胺碘酮诱发甲减的发生率为 5%~22%。

　　4. 抗甲状腺药物应用　如硫脲类、咪唑类、锂盐等。

【临床表现】

　　本病起病隐匿，进展缓慢，患者可缺乏特异性症状和体征。主要的表现有代谢率减低和交感神经兴奋性下降。

一、病史

　　如甲状腺手术史、^{131}I治疗史，桥本甲状腺炎、Graves 病等病史和家族史，详细询问病史有助于本病的诊断。

二、甲状腺功能减退表现

1. 一般表现　易疲劳、怕冷、体重增加、嗜睡、抑郁等。体检可见表情淡漠，面色苍白，皮肤干燥发凉，水肿，声音嘶哑，毛发稀疏等。

2. 肌肉与关节　乏力、肌强直、痉挛疼痛（遇冷加重）、肌萎缩或肥大等。

3. 心血管系统　心动过缓、心排血量下降、脉压变窄，伴高血压时易并发冠心病，但不易发生心绞痛和心衰。可出现心包积液和胸腔积液。ECG 显示低电压。

4. 精神神经系统　言语及反应缓慢、记忆力下降、智力减退、嗜睡，或偏执、抑郁、焦虑，重者出现黏液水肿型疯癫。

5. 消化系统　厌食、腹胀、便秘，严重者出现麻痹性肠梗阻等。

6. 内分泌系统　性欲减退、阳痿、月经过多或闭经。

7. 黏液性水肿昏迷　老年人多见，死亡率高：①诱因：感染、寒冷、手术、创伤、麻醉或伴发其他系统严重疾病。②临床表现：嗜睡、低体温、呼吸徐缓、心动过缓、血压下降、四肢肌肉松弛、反射减弱或消失，本病累及心脏可出现心包积液和心力衰竭，甚至昏迷、休克、肾功能不全，危及生命。

【实验室及其他检查】

1. 甲状腺功能检查　原发性甲减者血清 TSH 增高，总 T_4（TT_4）、游离 T_4（FT_4）均降低，是诊断甲减的必备指标。TSH 增高，TT_4 和 FT_4 降低的水平与病情程度相关。T_3 不作为诊断原发性甲减的必备指标。血清 TT_3、FT_3 早期正常，晚期减低。仅有 TSH 降低，TT_4 和 FT_4 正常，为亚临床甲减。

2. 自身抗体检查　甲状腺过氧化物酶抗体（TPOAb）和甲状腺球蛋白抗体（TGAb）滴度显著增高，是确定原发性甲减病因的重要指标和诊断自身免疫甲状腺炎（包括桥本甲状腺炎、萎缩性甲状腺炎）的主要指标。一般认为 TPOAb 的意义较为肯定。如果 TPOAb 阳性伴血清 TSH 水平增高，说明甲状腺细胞已经发生损伤。

3. 其他检查　患者可有轻、中度贫血，血清总胆固醇升高，心肌酶谱也可升高。

【诊断】

1. 有甲减的症状和体征。

2. 甲状腺功能检查血清 TSH 增高，TT_4、FT_4 均降低，诊断即可成立。亚临床期仅 TSH 增高。

【鉴别诊断】

1. 贫血应与其他原因的贫血鉴别。

2. 蝶鞍增大应与垂体瘤鉴别。原发性甲减时 TRH 分泌增加可导致高 PRL 血症、溢乳及蝶鞍增大，酷似垂体催乳素瘤，可行 MRI 鉴别。

3. 心包积液需与其他原因的心包积液鉴别。

4. 有黏液性水肿时，要与肾性水肿和特发性水肿等鉴别。

NOTE

5. 部分病例甲状腺肿质地坚硬，需要与甲状腺癌鉴别。甲状腺癌多为结节性、坚硬而固定，生长迅速，可伴局部淋巴结肿大，疾病晚期出现声音嘶哑、吞咽困难等压迫症状，超声、核素检查显示孤立病灶，穿刺细胞学检查有助于确立诊断。

【病情评估】

一、定位检查

1. TSH　当甲状腺激素下降，而 TSH 正常或降低时，提示为继发性甲减。

2. TRH 兴奋试验　TRH 给药后 TSH 缓慢上升呈延迟反应，提示病变在下丘脑。反应减慢或无反应，提示病变在垂体。

3. 影像学检查　鞍区 MRI、CT 检查可发现局部占位病变。

根据定位检查，可以对甲减进行分类（表 45-1）。

表 45-1　甲减病变部位鉴别

分类	T_3　FT_3	T_4　FT_4	TSH	TRH 兴奋试验
正常甲状腺功能	正常	正常	正常	正常
原发性甲减	正常或降低	降低	升高	反应过度
继发性甲减	正常或降低	降低	正常或降低	延迟或无反应
激素抵抗综合征	升高	升高	升高	正常或增高

二、病因检查

1. 抗体测定　TPOAb 和 TGAb 强阳性提示自身免疫甲状腺炎，如伴甲状腺肿大为桥本甲状腺炎；无甲状腺肿或甲状腺萎缩，为萎缩性甲状腺炎。

2. 甲状腺针吸细胞学检查　可明确甲状腺炎、甲状腺肿等病变。

【治疗】

一、治疗目标

将血清 TSH 和甲状腺激素水平恢复到正常范围，临床症状和体征消失。左旋甲状腺素（L-T_4）替代治疗 TSH 目标值为 0.5~2mIU/L。

二、补碘

对于碘缺乏所致的甲减，可以补充含碘食物治疗。但是对桥本甲状腺炎等甲减，应适当限止碘摄入，以免加重病情。

三、临床甲减的甲状腺素补充或替代治疗

针对临床甲减主要给予甲状腺素补充或替代治疗，需要长期服药。

目前临床上最常用的是左甲状腺素（L-T_4），为甲减长期补充或替代治疗的首选制剂。可在体内转变成 T_3，半衰期 7~8 天，每天 1 次口服。剂量取决于患者的病情、年龄、体重和个体差异。成年患者 L-T_4 替代剂量 50~200μg/d，平均 125μg/d；儿童、孕妇需要剂量较高。老

年人或有缺血性心脏病者，应更小剂量起始，增加剂量更缓慢，防止诱发和加重心脏病。一般从 $25\sim50\mu g/d$ 开始，每天早晨服药 1 次，每 $1\sim2$ 周增加 $25\mu g$，直达治疗目标。

另有干甲状腺素，每片 40mg，使用方法与 $L-T_4$ 相似，但因其甲状腺激素含量不稳定和 T_3 含量过高，已很少使用。

补充甲状腺激素，重建下丘脑-垂体-甲状腺轴的平衡一般需要 $4\sim6$ 周，治疗初期每 $4\sim6$ 周测定激素指标。治疗达标后，每 $6\sim12$ 个月复查甲状腺激素指标，同时监测体重、心脏各项参数，避免药物过量加重绝经期后骨质疏松、增加中老年人心房纤颤的危险。

四、亚临床甲减的治疗

亚临床甲减引起的血脂异常可以促进动脉粥样硬化的发生、发展，部分亚临床甲减发展为临床甲减。亚临床甲减的治疗要根据不同年龄与状况分层治疗。

1. 高胆固醇血症　血清 TSH>10mU/L，需要给予 $L-T_4$ 治疗。

2. 孕妇　应尽快达到血清 TSH<2.5mU/L，以免导致胎儿智力发育障碍。年轻患者，特别是 TPOAb 阳性者，需接受治疗将 TSH 降到 2.5mU/L 以下。处于正常高值的人群（TSH 2.5～5mU/L）未来更可能发展为甲减。

3. 老年人或（和）心脏病患者　目前对这部分人群治疗与否及治疗目标尚无共识，较明确的是 85 岁以上者不提倡治疗。

五、黏液水肿性昏迷的治疗

1. 去除或治疗诱因　感染诱因占 35%，故应控制感染，治疗原发疾病。禁用镇静、麻醉剂等。

2. 补充 $L-T_4$　$L-T_4$ $300\sim400\mu g$ 立即静脉注射，继之 $L-T_4$ $50\sim100\mu g/d$，静脉注射，直至患者可以口服后换用片剂。如果没有 $L-T_4$ 注射剂，可将 $L-T_4$ 片剂磨碎后由胃管鼻饲。如果症状无改善，改用 T_3 静脉注射，$10\mu g$ 每 4 小时 1 次，或者 $25\mu g$ 每 8 小时 1 次。黏液水肿性昏迷时，T_4 向 T_3 转换受到严重抑制，口服制剂肠道吸收差，补充甲状腺激素过急、过快可以诱发和加重心力衰竭。

3. 保温供氧、保持呼吸道通畅　提高室温，避免外源性加热措施（如使用电热毯），因其可以导致血管扩张，血容量不足。必要时行气管切开、机械通气等。

4. 糖皮质激素　静脉滴注氢化可的松 $200\sim400$ mg/d。

5. 保持水钠平衡　一般每天补液量控制在 $600\sim1000$mL，有低钠血症时补充高张盐水，有低血糖者予以葡萄糖。

6. 对症治疗　伴发呼吸衰竭、低血压和贫血，则采取相应的抢救治疗措施。

思考题

1. 甲减的主要病因有哪些？

2. 甲减常见的临床表现有哪些？

3. 如何诊断甲减？

4. 如何合理使用甲状腺素治疗甲减？

NOTE

第四十六章　糖尿病

糖尿病（diabetes mellitus，DM）是一组多种病因引起，胰岛素分泌和（或）作用缺陷，以慢性高血糖为特征的内分泌代谢性疾病。典型临床表现为多饮、多食、多尿及消瘦。长期碳水化合物及脂肪、蛋白质代谢紊乱可引起多系统损害，导致眼、肾、神经、心脏、血管等组织器官的慢性进行性病变、功能减退及衰竭。病情严重或应激时可发生急性代谢紊乱，如酮症酸中毒、高血糖高渗综合征，且易并发各种感染。

糖尿病为常见病、多发病，患病人数随着人民生活水平的提高、人口老龄化、生活方式的改变及诊断技术的进步而迅速增加。据国际糖尿病基金会的最新数据显示，2010 年我国疾病控制中心和中华医学会内分泌学分会，根据 2010 年 ADA 糖尿病诊断标准调查显示，中国 18 岁及以上成人糖尿病患病率为 11.6%，糖尿病前期率为 50.1%。我国约有糖尿病患者 1.14 亿、糖尿病前期人群 4.93 亿。我国 60.7% 的糖尿病患者未被诊断而无法及早进行有效的治疗和教育，近 3/4 的糖尿病患者糖化血红蛋白（GHbA1c）未达标（<6.5%）。糖尿病的慢性血管并发症对患者的生命和生活质量威胁极大，给患者个人及家庭带来沉重的经济负担，成为严重威胁人类健康的世界性公共卫生问题。

【分类】

糖尿病的分类目前采用 1999 年 WHO 分类标准（表 46-1）。本章主要介绍 1 型糖尿病及 2 型糖尿病（表 46-2）。

表 46-1　糖尿病的分类（1999，WHO）

一、1 型糖尿病
　1. 免疫介导性
　2. 特发性
二、2 型糖尿病
三、其他特殊类型糖尿病
　1. 胰岛 β 细胞功能遗传性缺陷
　2. 胰岛素作用遗传性缺陷
　3. 胰腺外分泌疾病
　4. 内分泌疾病
　5. 药物或化学品所致的糖尿病
　6. 感染：先天性风疹、巨细胞病毒感染及其他
　7. 不常见的免疫介导性糖尿病
　8. 其他与糖尿病相关的遗传综合征
四、妊娠期糖尿病（GDM）

表 46-2　1 型和 2 型糖尿病临床特征比较

	1 型糖尿病	2 型糖尿病
起病年龄	多<30 岁	常>40 岁
出现症状时间	较快，几周	缓慢，数月~数年
体重	体型消瘦，明显体重减轻	肥胖
临床症状	中度或重度	轻度或缺如
酮症酸中毒	常有	少见
空腹 C 肽水平	低	正常或高或低
自身免疫反应标志性抗体	有	无
家族糖尿病史	常无	有
其他自身免疫病	常有	无
治疗原则	必须胰岛素	基础治疗、口服降糖药，必要时用胰岛素

【病因和发病机制】

尚未完全阐明。目前认为是遗传易感性与环境因素共同作用的多基因遗传病。胰岛素由胰岛 β 细胞合成和分泌，经血循环到达体内各组织器官的靶细胞，与特异受体结合并引发细胞内物质代谢效应，整个过程中任何一个环节发生异常均可导致糖尿病。

一、1 型糖尿病

遗传因素和环境因素共同作用的自身免疫性疾病。某些环境因素作用于遗传易感性个体，激活 T 淋巴细胞介导的一系列自身免疫反应，选择性引起胰岛 β 细胞破坏和功能衰竭，胰岛素分泌绝对缺乏导致 1 型糖尿病。

1. 多基因遗传因素　不少患者有阳性家族史。1 型糖尿病患者第六对染色体短臂上 HLA 某些位点出现频率增减，提示遗传易感性倾向，且随种族而异。大量 HLA 研究总结认为，HLA-DQ 及 DR 抗原与 1 型糖尿病的关联最为重要，DQβ57 非天门冬氨酸和 DQα52 精氨酸可明显增强本病的易感性。

2. 环境因素　病毒感染包括风疹病毒、腮腺炎病毒、柯萨奇病毒、脑心肌炎病毒等，可直接损伤胰岛 β 细胞，更主要机制是损伤 β 细胞后暴露其抗原成分，启动自身免疫反应，进一步导致胰岛 β 细胞破坏。化学毒性物质如链脲佐菌素、四氧嘧啶，饮食因素如牛乳制品等，直接损伤或通过免疫性机制破坏胰岛 β 细胞。近来动物模型研究发现，1 型糖尿病的发病也可能与胃肠道中微生物失衡有关。

3. 自身免疫机制　众多证据提示 1 型糖尿病为自身免疫性疾病，与体液免疫、细胞免疫均有关，免疫细胞释放各种细胞因子（如 IL-1β、TNF-α、INF-γ 等），或其他介质单独或协同、直接或间接造成 β 细胞损伤。1 型糖尿病在血清中可出现一组胰岛细胞抗体，比较重要的有胰岛细胞抗体（ICA）、胰岛素自身抗体（IAA）、谷氨酸脱羧酶（GAD）抗体和胰岛细胞抗原 2（IA-2）抗体等。

二、2 型糖尿病

主要发病机制有两个基本环节，即胰岛素抵抗和 β 细胞胰岛素分泌缺陷。不同患者两个环

NOTE

节出现的先后及程度各异。

1. 遗传因素与环境因素　2型糖尿病是由多个基因及环境因素综合作用引起的多基因遗传性疾病。现有资料显示遗传因素主要影响β细胞，2型糖尿病患者38%的兄妹和1/3后代有糖尿病或糖耐量减低，发病与胰岛素受体底物-1基因、解耦联蛋白2基因等相关。常见的环境因素有肥胖（尤其是中心性肥胖）、少动、营养过剩、老龄、感染、精神应激、化学毒物等。

2. 胰岛素抵抗（IR）和β细胞功能缺陷　胰岛素抵抗指胰岛素作用的靶器官（主要是肝脏、肌肉和脂肪组织）对胰岛素作用的敏感性降低，一定量的胰岛素的生物学反应低于预计正常水平。出现临床糖尿病前数年患者机体早已存在IR。早期β细胞代偿性分泌更多的胰岛素，形成高胰岛素血症以维持正常血糖水平；此后IR加重，虽有高胰岛素血症仍代偿不足，从而出现高血糖（先餐后，后空腹）；最后IR仍然存在，β细胞代偿功能衰竭，高胰岛素血症转为低胰岛素血症。

β细胞功能缺陷主要表现为：①胰岛素分泌模式异常：糖尿病患者第一时相（持续输入葡萄糖后胰岛素分泌开始10分钟）胰岛素分泌减弱或消失，第二时相（约90分钟）分泌延迟。②胰岛素分泌量的缺陷：葡萄糖刺激后胰岛素分泌代偿性增多相对不足；其后血糖浓度进一步增高时，胰岛素分泌反应反而逐渐降低。

3. 胰岛α细胞功能异常和胰高血糖素样肽-1（GLP-1）分泌缺陷　胰岛α细胞主要分泌胰高血糖素，以维持血糖稳态。在正常情况下，当餐后血糖升高时会刺激早时相胰岛素和GLP-1分泌，抑制α细胞分泌胰高血糖素，使肝糖输出减少，防止出现餐后高血糖。2型糖尿病患者由于胰岛β细胞数量明显减少，α细胞对葡萄糖敏感性下降，从而导致胰高血糖素水平升高，肝糖输出增加。

GLP-1由肠道L细胞分泌，其主要功能是刺激β细胞葡萄糖介导的胰岛素合成和分泌、抑制胰高血糖素分泌，同时也有抑制食欲和摄食、延缓胃内容物排空、促进β细胞增殖和减少凋亡、改善内皮功能和保护心脏功能等生物学效应。2型糖尿病患者负荷后GLP-1释放曲线低于正常人。提高2型糖尿病患者GLP-1水平后，已发现葡萄糖依赖性的促胰岛素分泌和抑制胰高血糖素分泌，同时α细胞对葡萄糖的敏感性恢复。

【病理】

胰岛β细胞数量减少，细胞核深染，胞浆颗粒减少。胰岛内毛细血管旁有纤维组织增生。此病理改变以1型糖尿病较明显，2型糖尿病较轻。部分1型糖尿病病例，胰岛及其周围可见淋巴细胞及粒细胞浸润，称为胰岛炎。

多数糖尿病患者出现全身小血管和微血管病变，称为糖尿病性微血管病变，常见于视网膜、肾、神经等。病变特征为毛细血管基底膜增厚，常伴有微循环异常。糖尿病患者的大、中血管病变主要是动脉粥样硬化，称为糖尿病性大血管病变。

糖尿病性神经病变以周围神经最为常见，神经纤维呈轴突变性，继以节段性或弥漫性脱髓鞘改变。病变有时累及神经根、椎旁交感神经节和脑神经。脊髓和脑实质病变罕见。

【病理生理】

糖尿病的基本病理生理改变为胰岛素的绝对或相对不足，引起机体一系列的代谢紊乱。

1. 糖代谢紊乱 胰岛素不足时，葡萄糖的利用减少，肝糖原合成减弱而分解加强，糖异生作用加强，使血糖升高。同时，皮质醇、生长激素及肾上腺素等升糖激素，特别是胰高血糖素常增高，亦促发高血糖症。

2. 脂肪代谢紊乱 胰岛素不足，脂肪组织摄取葡萄糖及从血浆移除甘油三酯减少；同时脂蛋白酯酶活性低下，使血游离脂肪酸、甘油三酯、胆固醇浓度升高。血脂、LDL、VLDL 增高促进动脉粥样硬化的发生、发展。在胰岛素极度缺乏时，脂肪组织大量动员分解，产生大量酮体。

3. 蛋白质代谢紊乱 胰岛素不足，蛋白质合成减弱，分解加速，导致负氮平衡，患者消瘦、乏力、抵抗力差。持久高血糖可使蛋白发生过度非酶糖化，使蛋白质的结构和功能发生异常，导致血黏度增加、血流淤滞、抗凝机制异常和自由基增加等，这些改变与糖尿病大、小血管慢性并发症的发生密切相关。

【临床表现】

糖尿病系慢性进行性疾病，除 1 型起病较急外，2 型一般起病徐缓，轻症早期常无症状，至症状出现常历时数年至数十年不等。

1. 无症状期 多数 2 型糖尿病者无任何症状，仅于健康检查或因各种疾病就诊化验时发现高血糖。不少患者先前常有肥胖、高血压、动脉硬化、高脂血症或心血管病。出现临床症状前数年患者机体常已存在高胰岛素血症、胰岛素抵抗。糖耐量减低（IGT）和空腹血糖受损（IFG）普遍被认为是糖尿病的前期状态。

2. 代谢紊乱症状群 典型"三多一少"，即多尿、多饮、多食及体重减轻。血糖升高，因渗透性利尿引起多尿，继而因口渴而多饮。为补偿损失的体内糖分以维持机体活动，常出现易饥多食。体内葡萄糖不能利用，蛋白质和脂肪消耗增多，引起体重减轻。1 型糖尿病起病急者易出现上述症状。

另可有皮肤瘙痒，尤其是外阴瘙痒。高血糖可使眼房水、晶体渗透压改变而致视物模糊。女性常见月经失调，男性可见阳痿等。

【并发症】

分为急性、慢性并发症和感染 3 类。

一、急性并发症

酮症酸中毒、糖尿病高渗性综合征、乳酸性酸中毒等。

二、慢性并发症

遍及全身各组织器官，发生与糖尿病遗传易感性、发病年龄、病程、代谢紊乱和病情控制程度有关。这些并发症可单独或以不同组合同时或先后出现。约一半新诊断的 2 型糖尿病常已有不同类型、不同程度的慢性并发症。

1. 糖尿病肾脏病变 是糖尿病患者肾衰竭的主要原因，糖尿病患者中 20%~40% 发生糖尿病肾病。病理改变有 3 种类型：①结节性肾小球硬化型。②弥漫性肾小球硬化型。③渗出性病变。

按照病情发展分为5期：Ⅰ期：肾小球高滤过，肾脏体积增大；Ⅱ期：可出现间断微量白蛋白尿，休息时晨尿随机尿蛋白与肌酐比值（ACR）正常（男<2.5mg/mmol，女性<3.5mg/mmol），病理检查可发现肾小球基底膜（GBM）轻度增厚及系膜基质轻度增宽；Ⅲ期：早期糖尿病肾病期，以持续性微量白蛋白尿为标志，ACR男性为2.5~30mg/mmol或女性为3.5~30mg/mmol，病理检查GBM增厚及系膜基质增宽明显，小动脉壁出现玻璃样变；Ⅳ期：临床糖尿病肾病期，显性白蛋白尿，ACR>30mg/mmol部分可表现为肾病综合征，病理检查肾小球病变更重，部分肾小球硬化，灶状肾小管萎缩及间质纤维化；Ⅴ期：肾衰竭期。

ADA（2012）推荐筛查和诊断微量白蛋白尿采用测定即时尿标本的白蛋白/肌酐比率，<30μg/mg、30~299μg/mg和≥300μg/mg分别定义为正常、微量白蛋白尿和大量白蛋白尿。另外，糖尿病患者应每年检测血清肌酐浓度，估算肾小球滤过率（GFR）。在诊断糖尿病肾病时需排除其他肾脏疾病，必要时需做肾穿刺病理检查进行鉴别。

2. 糖尿病视网膜病变 是糖尿病高度特异性的微血管并发症，病程超过10年患者，大部分合并程度不等的视网膜病变，是失明的主要原因之一。

3. 糖尿病性心脏病变 是在糖、脂肪等代谢紊乱的基础上所发生的心脏大血管、微血管及神经病变。糖尿病是心、脑血管病变的独立危险因素，2型糖尿病死于心血管并发症者占70%以上。

（1）糖尿病性心肌病 心脏微血管病变和心肌代谢紊乱可引起心肌广泛灶性坏死，称为糖尿病性心肌病，可诱发心力衰竭、心律失常、心源性休克和猝死。

（2）冠心病 糖尿病患冠心病者较非糖尿病者高4倍，病死率高6倍，且发病年龄早、病情发展快，易发生心肌梗死。约有1/3的心肌梗死可为无痛性心肌梗死。

（3）糖尿病心脏自主神经病变 常表现为静息性心动过速、心率固定、直立性低血压等心血管自主神经功能失调。

4. 糖尿病性脑血管病变 糖尿病人群中动脉粥样硬化的发病率高、发病早、病情进展快，主要侵犯主动脉、冠状动脉、脑动脉和肢体外周动脉。脑血管病变多见脑梗死，尤其是腔隙性脑梗死、脑血栓形成，其次为脑出血。如反复发生脑梗死或小灶性出血，可导致脑萎缩、脑软化而致老年性痴呆。

5. 糖尿病性神经病变 发病率占糖尿病患者的60%以上，以周围神经病变最为常见。

（1）周围神经病变 指在排除其他原因的情况下，糖尿病患者出现周围神经功能障碍相关的症状和（或）体征，常损害四肢的末梢部位，曾称为末梢神经炎。其特点为多发性、对称性，下肢比上肢严重。早期患者有肢端感觉异常，如麻木、灼热感、痛觉过敏或自发疼痛，呈袜套、手套样分布。肌电图上可表现为神经传导速度减慢。后期神经损害加重，肌力、肌张力减弱，肌肉萎缩，腱反射可减弱或消失。也可见单一神经受损，如面神经、动眼神经麻痹等。

（2）自主神经病变 近年来发现自主神经损害发生较早，且发生率较高。常表现为饭后腹胀、胃轻瘫、顽固性腹泻、便秘或两者交替出现等胃肠动力障碍，尿失禁、尿潴留、阳痿等泌尿和性功能减退，出汗异常也很常见。

6. 糖尿病足 是指与下肢远端神经异常和不同程度周围血管病变相关的足部溃疡、感染和（或）深层组织破坏，为糖尿病较为特征性的病变。轻者表现为足部畸形、皮肤干燥和发凉、肿胀（高危足）；重者可出现下肢疼痛、间歇性跛行、足部溃疡和坏疽。糖尿病足的基本发病因素是神经病变、血管病变和感染。糖尿病足是糖尿病最严重和治疗费用最高的慢性并发症之一，严重者可截肢、致残。

7. 其他 白内障是糖尿病患者双目失明的主要原因之一。此外，糖尿病还常伴有青光眼、视网膜黄斑病和虹膜睫状体病变等。皮肤病变也很常见。牙周病为糖尿病最常见的口腔并发症。

三、感染

糖尿病患者免疫功能降低，易合并各种感染。感染又可加重糖尿病病情。常见的感染有：

1. 化脓性细菌感染 多见于皮肤化脓性感染，如疖、痈，其他如牙周炎、齿槽脓肿、上呼吸道感染、肺部感染、尿路感染、胆道感染等。慢性感染常顽固、难治，反复发作；急性感染易扩散引起败血症、脓毒血症等。

2. 肺结核 糖尿病合并肺结核者比非糖尿病患者高 4~5 倍。病灶多呈渗出干酪性，易扩散、形成空洞，且疗效差，需胰岛素和抗结核药物联合治疗。

3. 真菌感染 常见的真菌感染如体癣、甲癣等。真菌性肠炎、泌尿道及呼吸道真菌感染常为重症患者的死因。女性常见真菌性阴道炎和巴氏腺炎。

【实验室及其他检查】

1. 尿糖测定 是诊断糖尿病的重要线索，但非诊断依据。通常尿糖可供调整降糖药物剂量的参考。然而并发肾小球硬化症时，血糖虽升高，而尿糖可呈假阴性，尿糖阴性不能排除糖尿病可能。反之，肾糖阈降低时（如妊娠），血糖虽正常，尿糖可呈阳性。

2. 血糖测定 是诊断糖尿病的主要依据，也是长期监控病情和判断疗效的主要指标。常用葡萄糖氧化酶法测定，可用血浆、血清或全血。诊断糖尿病时必须用静脉血浆测定血糖，治疗过程中随访血糖控制程度时可用便携式血糖仪（毛细血管全血测定）。

3. 口服葡萄糖耐量试验（OGTT） 当血糖高于正常范围而又未达到糖尿病诊断标准者，须在清晨空腹做 OGTT。OGTT 应在清晨空腹状态进行，现多采用 WHO 推荐的 75g 葡萄糖标准 OGTT。即试验当日将 75g 葡萄糖溶于 250~300mL 水中 5 分钟内饮完，分别检测空腹血糖（FPG）及开始饮葡萄糖水后 2 小时静脉血浆葡萄糖。临床上也常测空腹血糖及口服葡萄糖后 30 分钟、1 小时、2 小时、3 小时的 5 次血糖和尿糖。儿童服糖量按每千克体重 1.75g 计算，总量不超过 75g。

糖耐量试验的判断见表 46-3。

表 46-3 糖代谢状态分类（WHO，1999）

糖代谢分类	静脉血浆葡萄糖（mmol/L）	
	空腹血糖	糖负荷后 2 小时血糖
正常血糖	<6.1	<7.8
空腹血糖受损（IFG）	6.1~<7	<7.8
糖耐量减低（IGT）	<7	7.8~11.1
糖尿病	≥7	≥11.1

注：IFG 和 IGT 统称为糖调节受损，也称糖尿病前期。

4. 糖化血红蛋白 A1（GHbA1）测定 GHbA1 是葡萄糖或其他糖与血红蛋白的氨基发生

非酶催化反应的产物，其量与血糖浓度呈正相关。GHbA1 有 a、b、c 3 种，主要测定 GHbA1c，参考值为 4%~6%。血红蛋白与葡萄糖的非酶糖基化速度主要取决于血糖浓度及血糖与 Hb 的接触时间。由于糖化过程非常缓慢，且一旦形成不再解离，故 GHb 不受血糖浓度暂时波动的影响。本测定可反映取血前 8~12 周的平均血糖状况，是监测糖尿病病情的重要指标。≥6.5% 有助于糖尿病的诊断，尤其是对于血糖波动较大的患者有独特的诊断意义。GHbA1c≥7% 是 2 型糖尿病启动临床治疗或需要调整治疗方案的重要判断标准。

5. 糖化血浆白蛋白测定　血浆蛋白（主要为白蛋白）与葡萄糖发生非酶催化的糖化反应而形成果糖胺，其形成的量与血糖浓度相关，参考值为 1.7~2.8mmol/L。由于白蛋白半衰期为 19 天，故糖化白蛋白反映近 2~3 周内总的血糖水平，为糖尿病患者近期病情监测的指标。

6. 血浆胰岛素、C 肽测定　为胰岛 β 细胞功能检查。C 肽是从胰岛素原裂解后的肽链和胰岛素等分子分泌，也能反映胰岛素的水平，且不受外源性胰岛素及其抗体的影响，故能更好地反映胰岛 β 细胞的功能情况。1 型糖尿病者明显降低，2 型糖尿病可呈现高、正常及低的变化。在 OGTT 测血糖的同时测血浆胰岛素，称为胰岛素释放试验；正常人服葡萄糖后 30~60 分钟达高峰，峰值比基础值高 5~10 倍，3~4 小时恢复到基础水平。在做 OGTT 时同时测定血清 C 肽称为 C 肽释放试验；正常人餐后 30~60 分钟达高峰，峰值比基础值高 5~6 倍。两试验均反映基础和葡萄糖介导的胰岛素释放功能（β 细胞的贮备功能）。1 型糖尿病呈无峰值的低平曲线。

7. 自身免疫反应的标志性抗体　85%~90% 的 1 型糖尿病在发现高血糖时，胰岛细胞抗体（ICA）、谷氨酸脱羧酶抗体（GADA）、人胰岛细胞抗原 2 抗体（IA-2A）测定，其中 1 种或几种自身抗体可阳性。

8. 其他检查　糖尿病患者应进行血脂及心、肝、肾等有关检查。眼底血管荧光造影可发现早期视网膜病变。肌电图及运动神经传导速度检查可发现糖尿病周围神经病变。尿白蛋白排泄率测定有助于糖尿病肾病的早期诊断。疑有酮症酸中毒、非酮症高渗性昏迷者应进行尿酮体、血气分析、二氧化碳结合力、血电解质、血浆渗透压等检测。

【诊断】

糖尿病诊断以静脉血浆血糖异常升高作为依据。临床上对有"三多一少"症状，原因不明的酸中毒、失水、昏迷、休克，反复发作的皮肤疖或痈、真菌性阴道炎、结核病等，血脂异常、高血压、冠心病、脑卒中、肾病、视网膜病、周围神经炎、下肢坏疽及代谢综合征高危人群均为糖尿病的重要诊断线索。应注意单纯空腹血糖正常不能排除糖尿病的可能性，应加验餐后血糖，必要时进行 OGTT。目前我国采用 1999 年 WHO 糖尿病标准（表 46-4）。

表 46-4　糖尿病的诊断标准（1999 年，WHO）

诊断标准	静脉血浆血糖 mmol/L（mg/dL）
1. 典型糖尿病症状（多饮、多尿、多食，体重下降）加上随机血糖检测	≥11.1（200）
或	
2. 空腹血糖检测	≥7（126）
或	
3. 葡萄糖负荷后 2 小时血糖检测	≥11.1（200）

对于无症状、仅一次血糖高者，必须在另一天复查核实而确定诊断。

美国糖尿病协会已将GHbA1c≥6.5%作为糖尿病诊断标准。诊断时还应注意糖尿病的分型、有无并发症和伴发病或加重糖尿病的因素存在。

【病情评估】

一、2型糖尿病的危险因素

2型糖尿病的发生风险高低主要取决于危险因素的数目和危险度（表46-5）。

表46-5 2型糖尿病的危险因素

不能改变的危险因素	可改变的危险因素
年龄	糖尿病前期（IGT或合并IFG）（最重要）
家族史或遗传倾向	代谢综合征
种族	超重、肥胖、抑郁症
妊娠糖尿病史或巨大胎儿史	饮食热量摄入过高、体力活动减少
多囊卵巢综合征	可增加糖尿病发生风险的药物
宫内发育迟缓或早产	致肥胖或糖尿病的社会环境

二、糖尿病的高危人群

成年人中（>18岁）中，存在下列任何一个及以上的糖尿病高危因素，可定义为糖尿病高危人群。

1. 年龄≥40岁。

2. 既往有糖尿病前期病史。

3. 超重、肥胖［体质指数（BMI）≥24kg/m^2］和（或）中心性肥胖（男性腰围≥90cm，女性腰围≥85cm）。

4. 静坐的生活方式。

5. 一级亲属中有2型糖尿病家族史。

6. 有巨大儿（出生体重≥4kg）生产史，或妊娠糖尿病史的妇女。

7. 高血压［收缩压≥140mmHg和（或）舒张压≥90mmHg］或正在接受降压治疗者。

8. 血脂异常［高密度脂蛋白胆固醇（HDL-C）≤0.9mmol/L（3.5mg/dL）、甘油三酯≥2.2 mmol/L（200mg/dL）］或正接受调质治疗。

9. 动脉粥样硬化性心脑血管疾病患者。

10. 有一过性类固醇糖尿病病史者。

11. 多卵巢综合征（PCOS）患者。

12. 长期接受抗精神病药物和（或）抗抑郁药物治疗的患者。

在上述各项中，糖尿病前期病史是最重要的高危人群，每年有1.5%~10%的糖耐量减低患者进展为2型糖尿病。

三、糖尿病性视网膜病变的分级（表 46-6）

表 46-6　糖尿病性视网膜病变的国际临床分级标准（2002 年）

病变严重程度	散瞳眼底所见
非增殖期视网膜病变（NPDR）	
轻度	仅有微动脉瘤
中度	微动脉瘤，存在轻于重度 NPDR 的表现
重度	出现下列表现之一，但无 PDR 病变：任一象限中有多于 20 处视网膜内出血，或在两个以上象限有静脉串珠样改变，或在一个以上象限有显著的视网膜内微血管异常
增殖期视网膜病变（PDR）	出现以下一种或多种改变：新生血管形成、玻璃体积血或视网膜前出血

【鉴别诊断】

主要与其他原因引起的尿糖阳性、血糖增高和特殊类型糖尿病相鉴别。

1. 肾性糖尿　因肾糖阈降低所致，虽尿糖阳性，但血糖及 OGTT 正常。

2. 继发性糖尿病　肢端肥大症、库欣综合征、嗜铬细胞瘤等表现有血糖高、糖耐量异常，但有相应的临床表现、血中相应激素水平增多及影像学改变。

3. 药物引起高血糖　糖皮质激素、噻嗪类利尿剂、β 受体阻滞剂、水杨酸制剂、磺胺类、口服避孕药等都可抑制胰岛素释放或对抗胰岛素的作用，引起糖耐量减低，血糖升高，尿糖阳性。有相应的服药史，停用后血糖恢复正常。

4. 其他　甲状腺功能亢进症、胃空肠吻合术后，因碳水化合物在肠道吸收快；弥漫性肝病葡萄糖转化为肝糖原功能减弱，在进食后 1/2~1 小时血糖高于正常，出现糖尿，但空腹、餐后 2 小时血糖正常。急性应激状态时，出现一过性血糖升高，尿糖阳性。

【治疗】

治疗强调早期、长期、个体化、积极而理性的原则。治疗目标为纠正代谢紊乱，使血糖、血脂、血压降至正常或接近正常，消除症状，防止或延缓并发症，提高生活质量，延长寿命。国际糖尿病联盟（IDF）提出了糖尿病治疗的 5 个要点，分别为医学营养治疗、运动疗法、血糖监测、药物治疗和糖尿病教育。除了控制空腹高血糖，还应注意餐后血糖和 GHbA1c；对于心血管病变，还应抗血小板治疗，控制体重和戒烟等，并要求达标（表 46-7）。

表 46-7　中国 2 型糖尿病控制目标（2013 年中国糖尿病防治指南）

检测指标（单位）	目标值	检测指标（单位）	目标值
血糖（mmol/L）	空腹 4.4~7 非空腹<10	LDL-C（mmol/L）	未合并冠心病<2.6 合并冠心病<1.8
HbA1c（%）	<7	体重指数（kg/m²）	18.5~23.9
血压（mmHg）	<140/80	尿白蛋白/肌酐 [mg/mmol（mg/g）]	男性<2.5（22） 女性<3.5（31）
HDL-C（mmol/L）	男性>1 女性>1.3	尿微量白蛋白（mg/d）	<30
甘油三酯（mmol/L）	<1.7	主动有氧活动（分/周）	≥150

一、糖尿病教育

教育有利于提高糖尿病患者的信心和自我保健能力，有利于积极配合治疗并使疾病控制达标。患者和家属应知道糖尿病的性质、症状；并发症及其危害性；医学营养治疗和体育锻炼的具体要求；降血糖药物及注意事项；治疗目标；血糖和尿糖自我监测的意义和技巧；如何应付低血糖反应；危重情况的警告信号。生活应有规律，戒烟和烈性酒，讲究个人卫生，预防各种感染。

二、医学营养治疗

医学营养治疗是各型糖尿病患者为达到正常代谢这一全面治疗目的所必需的治疗。其治疗目标为：①维持合理体重：超重或肥胖患者的减重目标是 3~6 个月减轻体重 5%~10%，消瘦者恢复和维持理想体重。②提供均衡营养的膳食。③达到并维持理想的血糖水平。④减少心血管病的危险因素，如血脂、高血压等。⑤降低胰岛 β 细胞负荷，减轻胰岛素抵抗。部分轻症患者只需饮食治疗即可达到理想或良好控制。关键是控制每天摄入的总热量，合理搭配营养成分，定量定时进餐。

（一）计算总热量

1. 理想体重　理想体重（kg）= 身高（cm）－105。

理想体重±10%以内均属正常范围，低于此值的20%为消瘦，超过20%为肥胖。

BMI 18.5~23.9 kg/m² 为正常，<18.5 kg/m² 为消瘦，≥24kg/m² 为超重，≥28kg/m² 为肥胖。

2. 总热量　计算理想体重后，参考患者的工作性质和具体情况计算每天所需的总热量。成年人休息者每天每千克标准体重给热量 105~125.5kJ（25~30kcal）；脑力劳动或轻体力劳动者给热量 125.5~146kJ（30~35kcal）；中等体力劳动者给热量 146~167kJ（35~40kcal）；重体力劳动者给热量 167kJ（40kcal）以上。肥胖者适当减少，消瘦、慢性消耗性疾病、营养不良者，儿童、孕妇、哺乳期妇女酌情增加，同时在治疗、随访过程中还应根据病情适当调整。

（二）营养成分的分配

三大营养物质每日所提供的热能在总热量中所占的百分比见表46-8。

表46-8　三大营养物质提供热能百分比

名称	提供的热能占全天总热量比（%）	来源
碳水化合物	50~60	谷类、薯类、豆类等
蛋白质	15~20	动物蛋白质（瘦肉、鱼、虾） 植物蛋白质（黄豆及制品、谷类）
脂肪	<30	饱和脂肪酸、多不饱和脂肪酸、单不饱和脂肪酸，每天胆固醇摄入量应低于300mg

1. 蛋白质　成人每天每千克理想体重 0.8~1.2g，占总热量的 12%~15%。孕妇、乳母、营养不良及有消耗性疾病者可增至 1.5~2g，小儿应每天每千克理想体重 2g 以上。为保证必需氨基酸的供给，动物蛋白质至少占 1/3。肾功能不全者减少蛋白含量至 0.6~0.8g。

2. 脂肪　成人每天每千克理想体重0.6~1g，不超过总热量的30%。饱和脂肪、多价不饱和脂肪与单价不饱和脂肪的比例应为1:1:1，低脂，每天胆固醇摄入量应低于300mg。

3. 碳水化合物　可占总热量的55%~60%，粗算碳水化合物每天200~350g。提倡用粗制米、面和一定量杂粮，忌食用葡萄糖、蔗糖、蜜糖及其制品。细算可按以下公式进行：

碳水化合物（g）=［总热量（kcal）-蛋白质（g）×4-脂肪（g）×9］÷4

4. 其他　可多食富含维生素及可溶性纤维素的绿叶蔬菜，粗粮（豆类、块根类、粗谷物），含糖成分低的水果等。戒烟，限制饮酒及食盐（每天<6g）。

（三）三餐分配

确定每天饮食总热量和糖类、蛋白质、脂肪的组成后，按每克糖类、蛋白质产热16.7kJ（4kcal），每克脂肪产热37.7kJ（9kcal），将热量换算为食品后制定食谱，并根据生活习惯、病情和配合药物治疗需要进行安排。可按1/3、1/3、1/3或1/5、2/5、2/5分配，也可按四餐或六餐分配。

三、运动疗法

长期坚持体育锻炼应作为糖尿病治疗的一项基本措施，适用于病情相对稳定者，尤其是适合于肥胖的2型糖尿病患者。运动可提高胰岛素的敏感性，并有降糖、降压、减肥等作用。应根据年龄、性别、体力、病情及有无并发症等不同条件，循序渐进、中等强度（每周活动至少150分钟）和长期坚持。空腹血糖>16.7mmol/L、反复低血糖或血糖波动较大、有糖尿病急性并发症和严重心、脑、肾并发症者禁忌运动，病情控制稳定后可逐步恢复运动。

四、口服降糖药物治疗

目前我国市场上的口服降糖药物有胰岛素促分泌剂（磺脲类、格列奈类、DPP-4抑制剂）和非胰岛素促分泌剂（双胍类、α-葡萄糖苷酶抑制剂、噻唑烷二酮类）。其中部分可联合应用。

（一）双胍类（biguanides，BG）

目前使用的主要是盐酸二甲双胍。二甲双胍是2型糖尿病患者的一线治疗用药。如无禁忌且能耐受药物者，二甲双胍应贯穿全程治疗。

1. 作用机制　①抑制肝糖异生及肝糖输出。②增加外周组织（肌肉等）对胰岛素的敏感性，促进葡萄糖摄取和利用。③抑制或延缓葡萄糖在胃肠道的吸收。近年认为，二甲双胍不增加体重，并可改善血脂谱，增加纤溶活性，降低血小板聚集性，抑制动脉壁平滑肌细胞和成纤维细胞生长等，可能有助于延缓或改善糖尿病血管并发症。单独使用二甲双胍不导致低血糖。

2. 适应证　①2型糖尿病，尤其是无明显消瘦及伴血脂异常、高血压或高胰岛素血症的患者作为一线用药，可单用或联合应用其他药物。②1型糖尿病：与胰岛素联合应用可能减少胰岛素用量和血糖波动。

3. 不良反应　①胃肠道反应：如恶心、呕吐、腹泻等，饭后服用或减少剂量可减轻。②过敏反应：如皮肤红斑、荨麻疹等。③乳酸性酸中毒：为最严重的不良反应，因其能促进无氧糖酵解，乳酸产生增多，在肝、肾功能不全［肾小球滤过率<60 mL/（min·1.73m^2）］、低血容量休克或心力衰竭等缺氧情况时易发生。老年患者应慎用。孕妇和哺乳期妇女不宜使用。

在使用碘化造影剂进行造影检查时，应暂时停用二甲双胍。

4. 剂量及用法 二甲双胍每次 250~500mg，每天 2~3 次。餐后半小时服用。最大剂量一般不超过 2g/d。

（二）磺脲类（sulfonylureas，SU）

主要有格列本脲、格列吡嗪、格列齐特、格列喹酮、格列美脲等，第一代如甲苯磺丁脲已很少用。常用磺脲类见表 46-9。

1. 作用机制 主要是刺激胰岛 β 细胞分泌胰岛素，还有加强胰岛素与受体结合的作用，增加靶组织对胰岛素的敏感性。SU 与位于胰岛 β 细胞膜上的相应受体结合后，关闭 ATP 敏感钾离子通道（K_{ATP}），细胞内的钾离子外流减少，细胞膜去极化，开放钙离子通道，细胞内钙离子增加，促进胰岛素释放。

2. 适应证 ①经饮食与运动治疗未能良好控制的非肥胖 2 型糖尿病患者。②胰岛素治疗每天用量在 0.3U/kg 以下者。

本品对 1 型糖尿病无效，也不适用于 2 型糖尿病患者合并严重感染、酮症酸中毒、高渗性昏迷、大手术、伴有肝肾功能不全及合并妊娠者。全胰腺切除术后、对 SU 过敏或有严重不良反应者也不适用。

3. 不良反应 以低血糖反应为主。常见于用量过大、使用长效制剂、体力活动过度，或饮食不当时，老年患者和肝肾功能不全者尤易发生。格列本脲作用强、价廉，应用仍较广泛，易发生低血糖。部分患者可出现消化道反应、肝肾功能损害、贫血、白细胞减少、血小板减少、皮肤过敏、高胰岛素血症和体重增加。

4. 剂量及用法 一般从小剂量开始，以后根据血糖水平调整，直至疗效满意为止。格列喹酮主要经肝脏代谢，适用于轻、中度肾功能不良者。本类药物需在餐前半小时服用。不宜同时使用多种磺脲类，也不宜与其他胰岛素促分泌剂（如格列奈类）合用。磺脲类降糖药治疗开始有效，以后无效者，称为继发失效，多系胰岛 β 细胞功能衰竭所致，常需换用胰岛素治疗。

表 46-9 第二代磺脲类的主要特点及应用

化学名	商品名片	剂量（mg）	剂量范围（mg/d）	服药次数（每日）	作用时间（小时）	肾脏排泄（%）
格列本脲	优降糖	2.5	2.5~15	1~2	16~24	50
格列吡嗪	美吡哒	5	2.5~30	2~3	8~12	89
格列齐特	达美康	80	80~320	1~2	10~20	80
格列喹酮	糖适平	30	30~180	2~3	8	5
格列美脲	亚莫利	1, 2	1~4	1	24	60

（三）α-葡萄糖苷酶抑制剂（AGI）

主要有阿卡波糖及伏格列波糖。

1. 作用机制 抑制小肠黏膜上皮细胞表面的 α-葡萄糖苷酶的活性，延缓碳水化合物的吸收而降低餐后高血糖。不增加体重。

2. 适应证 适用于 2 型糖尿病或 IGT，尤其是餐后高血糖为主者。1 型糖尿病用胰岛素时加用本药，可增加疗效，减少胰岛素剂量，避免发生餐前低血糖。

NOTE

3. 不良反应 常见肠胀气、矢气增多及腹泻等。肝功能异常者慎用，胃肠功能障碍者忌用。儿童、孕妇、哺乳妇女不宜使用。如果出现低血糖，治疗需使用葡萄糖，而食用淀粉类食物纠正低血糖的效果差。

4. 剂量及用法 阿卡波糖 50~100mg 或伏格列波糖 0.2mg，每天 3 次，在进餐时第一口食物后即复。从小剂量开始可减少不良反应的发生。

（四）噻唑烷二酮类（TZDs，格列酮类）

主要有罗格列酮（RSG）和吡格列酮（PIO）。

1. 作用机制 主要通过结合和活化过氧化物酶体增殖物激活受体 γ（PPARγ）起作用，增强靶组织对胰岛素的敏感性，减轻 IR，故被视为胰岛素增敏剂。还可改善血脂谱，提高纤溶活性，改善血管内皮细胞功能，使 C 反应蛋白下降等，对心血管系统和肾脏有潜在的器官保护作用。单独使用 TZDs 不引起低血糖，但与胰岛素或胰岛素促敏剂联合使用时可增加低血糖风险。

2. 适应证 主要应用于 2 型糖尿病，尤其是肥胖、胰岛素抵抗明显者。可单独使用，也可与磺脲类或胰岛素等联合应用。

3. 不良反应 体重增加和水肿是 TZDs 的常见不良反应，在胰岛素联合使用时表现更加明显。有心力衰竭［纽约心脏学会（NYHA）心功能分级 Ⅲ 级以上］、活动性肝病或转氨酶升高超过正常上限 2.5 倍及严重骨质疏松和骨折病史的患者应禁用本类药物。因罗格列酮的安全性问题尚存争议，其使用在我国受到较严格的限制。应评估其心血管疾病风险，在权衡用药利弊后决定是否用药。吡格列酮有增加膀胱癌风险的报道。

4. 剂量及用法 罗格列酮 4~8mg，每天 1 次或分 2 次口服；吡格列酮 15~30mg，每天 1 次口服。

（五）格列奈类

作用于胰岛素 β 细胞膜上的 K_{ATP}，但结合位点与 SU 不同，可改善早相胰岛素分泌，降糖作用快而短，主要控制餐后高血糖，为非磺脲类胰岛素促泌剂。具有吸收快、起效快和作用时间短的特点。低血糖症发生率低、程度较轻而且限于餐后期间，较适合于 2 型糖尿病早期餐后高血糖阶段或以餐后高血糖为主的老年患者。格列奈类有 3 种制剂：瑞格列奈每次 0.5~4mg，那格列奈每次 60~120mg，米格列奈每次 5~10mg，于每餐前或进餐时口服。轻、中度肾功能不全者不必调整剂量。可单独或与二甲双胍、胰岛素增敏剂等联合使用。

（六）二肽基肽酶-4（DPP-4）抑制剂

二肽基肽酶-4（DPP-4）抑制剂通过抑制 DPP-4 而减少胰高血糖素样肽-1（GLP-1）在体内的失活，提高内源性 GLP-1 的水平。

目前国内上市的 DPP-4 抑制剂为西格列汀、沙格列汀、维格列汀、利格列汀和阿格列汀。可降低 GHbA1c 0.5%~1%。单独使用不增加低血糖发生的风险，不影响体重。沙格列汀和阿格列汀不增加心血管病变、胰腺炎、胰腺癌的发生风险。肝肾功能不全的患者使用时应注意减量。

不同类型的两种口服降糖药物可联用，必要时也可三种联用。避免同时应用同一类药物。

五、胰岛素治疗

胰岛素为控制高血糖的重要手段。1 型糖尿病患者需依赖胰岛素维持生命和控制高血糖。

2 型糖尿病虽然不需要胰岛素来维持生命，但由于口服降糖药失效或出现口服药物使用的禁忌证时，仍需要使用胰岛素控制高血糖，以减少糖尿病急、慢性并发症。在某些时候，尤其是病程较长时，胰岛素治疗可能会成为最佳，甚至是必需的血糖控制措施。

（一）适应证

1. 1 型糖尿病需终身胰岛素替代治疗。

2. 2 型糖尿病经饮食、运动和口服降糖药（大剂量多种联合）治疗未获得良好控制，GHbA1c 仍大于 7%时。

3. 2 型糖尿病无明显诱因而体重显著下降时，应该尽早使用胰岛素治疗。

4. 新诊断 2 型糖尿病患者，GHbA1c>9% 或空腹血糖>11.1mmol/L，可首选胰岛素治疗。

5. 糖尿病酮症酸中毒、高血糖高渗压综合征和乳酸性酸中毒伴高血糖时。

6. 各种严重的糖尿病其他急性或慢性并发症。

7. 糖尿病手术、妊娠和分娩。

8. 某些特殊类型糖尿病

（二）常用制剂

根据来源和化学结构，胰岛素可分为动物胰岛素（猪、牛）、人胰岛素和胰岛素类似物。根据作用时间特点，可分为超短效胰岛素类似物、常规（短效）胰岛素、中效胰岛素、长效胰岛素（包括长效胰岛素类似物）和预混胰岛素（包括预混胰岛素类似物）。临床试验证明，胰岛素类似物与人胰岛素相比，在模拟生理性胰岛素分泌和减少低血糖发生的危险性方面胰岛素类似物优于人胰岛素。其制剂和作用时间见表 46-10。

表 46-10　各种胰岛素制剂的特点

作用类别	制剂	注射途径	作用时间（小时）			注射时间
			开始	最强	持续	
超短效	赖脯胰岛素、门冬胰岛素	皮下	0.25~0.5	1~3	3~5	进餐前 0~10 分钟
速（短）效	普通胰岛素	静脉	即刻	0.5	2	酌情
		皮下	0.5	2~4	6~8	餐前半小时
	诺和灵 R 或优泌林 R	皮下	0.5	1~3	6~8	
中效	低精蛋白胰岛素	皮下	2~4	8~12	18~24	餐前 1 小时
	诺和灵 N 或优泌林 N	皮下	1.5	4~12	18~24	
长效	特慢胰岛素锌悬液	皮下	5~7	16~18	30~36	餐前 1 小时
	精蛋白锌胰岛素	皮下	3~4	14~20	24~36	
特慢	甘精胰岛素或 Detemir	皮下	1~2	无峰值	24	睡前
预混	诺和灵 30R 或优泌林 70/30	皮下	0.5	2~8	24	餐前半小时
	诺和灵 50R	皮下	0.5	2~8	24	

短效胰岛素静脉注射可用于抢救糖尿病酮症酸中毒，短效胰岛素和速效胰岛素类似物皮下注射后起效快持续时间短，主要用于控制当餐饭后高血糖。对于病情比较稳定、需长期注射胰岛素者可选择中效、长效、中效加短效或长效加短效等治疗。中、长效胰岛素只能皮下注射，不能静脉注射。中效胰岛素主要控制第 1、2 餐后高血糖，以后者为主；长效胰岛素无明显作用高峰，主要提供基础胰岛素。

胰岛素类似物控制血糖的能力与人胰岛素相似，但更能模拟生理胰岛素分泌且低血糖发生率更低。

某些患者需要混合使用短、中效人胰岛素，市场上有一定比例的预混制剂，可按具体情况选用。此外，胰岛素"笔"型注射器是预先装满胰岛素的笔芯，故不必抽吸和混合胰岛素，剂量准确，使用方便且便于携带。

（三）使用原则

1. 胰岛素治疗应在综合治疗基础上进行。

2. 根据血糖水平、β 细胞功能缺陷程度、胰岛素抵抗程度、饮食和运动状况等，决定胰岛素剂量。

3. 一般从小剂量开始，用量、用法必须个体化，及时稳步调整剂量。

4. 可模拟生理性胰岛素分泌的模式，包括基础胰岛素和餐时胰岛素两部分的补充。

（四）使用方案

1. 基础胰岛素的使用

包括应用中效人胰岛素和长效胰岛素类似物。使用方法：继续口服降糖药物治疗，联合中效或长效胰岛素睡前注射。起始剂量为 0.2U/（kg·d）。根据患者空腹血糖水平调整胰岛素用量，通常每 3~5 天调整 1 次，每次调整 1~4U 直至空腹血糖达标。如用长效胰岛素类似物，FPG 目标可定为 5.6 mmoL/L。如 3 个月后空腹血糖控制理想，但 GHbA1c 不达标，应考虑调整胰岛素治疗方案。

2. 预混胰岛素的使用

（1）每天 1 次预混胰岛素　起始的胰岛素剂量一般为 0.2 U/（kg·d），晚餐前注射。根据患者空腹血糖水平调整胰岛素用量，至空腹血糖达标。调整频率、幅度可参考基础胰岛素的使用。

（2）每天 2 次预混胰岛素　是目前最常用的 2 型糖尿病胰岛素治疗方案。起始的胰岛素剂量一般为 0.4~0.6 U/（kg·d），按照 1：1 的比例分配到早餐前和晚餐前。根据空腹血糖、早餐后血糖和晚餐前后血糖分别调整早餐前和晚餐前的胰岛素用量，3~5 天调整 1 次，根据血糖水平每次调整的剂量为 1~4 U，直到血糖达标。使用每天 2 次预混胰岛素治疗时应停用胰岛素促泌剂（酌情使用其他口服降糖药物）。

3. 胰岛素的强化治疗　大多数 1 型糖尿病及部分 2 型糖尿病血糖水平仍未达标者可用胰岛素的强化治疗。

（1）多次皮下注射　①餐时+基础胰岛素：每日三餐前注射短效胰岛素或速效胰岛素类似物，睡前注射中效或长效胰岛素（或胰岛素类似物）以提供基础胰岛素。胰岛素初始用量 0.5~1U/（kg·d），其中全天剂量的 40%~50% 用于提供基础胰岛素，剩余部分分别于每餐前皮下注射。②每天 3 次预混胰岛素类似物：根据睡前和三餐前血糖水平进行胰岛素剂量调整，直到血糖达标。

（2）持续皮下胰岛素输注（又称胰岛素泵）　用微型电子计算机控制胰岛素（速效或超短效）输注，模拟胰岛素的持续基础分泌和进餐时的脉冲式释放。此法更接近生理性胰岛素分泌模式，在控制血糖方面优于多次皮下注射且低血糖发生的风险小。主要适用 1 型糖尿病、计划受孕和已孕的糖尿病妇女、需要胰岛素强化治疗的 2 型糖尿病患者。

强化治疗后空腹血糖仍较高，其可能的原因有：①夜间胰岛素不足。②"黎明现象"，即夜间血糖控制良好，也无低血糖发生，可能因黎明时皮质醇、生长激素等对抗激素分泌增多所致。③Somogyi 现象：因夜间低血糖后，体内胰岛素拮抗激素反应性分泌增加，清晨发生反跳性高血糖。

（五）　不良反应

1. 低血糖反应　最为多见，多由剂量过大或与饮食、运动配合不当引起。

2. 过敏反应　皮肤瘙痒、荨麻疹，罕见过敏性休克。

3. 局部反应　注射局部红肿，皮下脂肪萎缩或增生，停止在该部位注射后可缓慢自然恢复，应经常更换注射部位以防止其发生。

4. 胰岛素水肿　治疗初期可因钠潴留而发生轻度水肿。

5. 视力模糊　为晶状体屈光改变所致。

六、胰高血糖素样肽-1 受体激动剂

胰高血糖素样肽-1（GLP-1）由肠道 L 细胞分泌。其作用机制是以葡萄糖浓度依赖的方式增强胰岛素分泌，抑制胰高血糖素分泌，延缓胃排空，改善外周组织对胰岛素的敏感性，抑制食欲。

目前国内上市的 GLP-1 受体激动剂为艾塞那肽（短效）、利拉鲁肽（长效），需皮下注射。GLP-1 受体激动剂有明显的降血糖效果，可以使 GHbA1c 降低 0.5%~1%，还同时兼有低血糖发生率低、降低体重和收缩压、改善血脂紊乱等的作用。

七、2 型糖尿病的减重手术治疗

2009 年，美国糖尿病学会（ADA）和 2010 年中国 2 型糖尿病治疗指南中均已正式将减肥手术列为治疗肥胖症伴 2 型糖尿病的措施之一。

减重手术的适应证：BMI≥32kg/m² 的 2 型糖尿病，经生活方式干预和各种药物治疗难以控制的 2 型糖尿病或伴发疾病（GHbA1c>7%），年龄在 18~60 岁，一般状况较好。BMI 28~32kg/m² 且有 2 型糖尿病，尤其存在其他心血管风险因素时，可慎重选择减重手术。

1 型糖尿病、胰岛 β 细胞功能已严重衰竭的 2 型糖尿病、BMI≤25kg/m²、有外科手术禁忌证、妊娠糖尿病或其他特殊类型的糖尿病为手术禁忌证。

通过腹腔镜操作的减肥手术最常用，并发症最少。手术方式主要有可调节胃束带术（2 年 2 型糖尿病缓解率 60%），胃旁路术（5 年 2 型糖尿病缓解率 83%）。适合减重手术病例应由内分泌科和外科医师合作完成术前筛选及评估。必须注意减重术后管理和随访。

八、慢性并发症治疗原则

糖尿病慢性并发症是患者致残、致死的主要原因。应定期进行各种慢性并发症筛查，以便早期诊断，早期防治。首先要全面控制共同危险因素，包括积极控制高血糖，严格控制血压，纠正脂代谢紊乱，抗血小板治疗，控制体重，戒烟和改善胰岛素敏感性等，并要求达标。严格代谢控制可显著延缓糖尿病并发症和周围神经病变的发生与发展。已发生脑血管病（CVD）或伴有多个心血管危险因子的患者，应早期和积极全面控制 CVD 危险因素。

1. 血压一般应控制在 130/80mmHg 以下；如果尿蛋白排泄量> 1g/24h，血压应控制在<125/75mmHg。可选择血管紧张素转换酶抑制剂（ACEI）、管紧张素Ⅱ受体拮抗剂（ARB）、钙通道阻滞药（CCB）、利尿剂、β受体阻滞剂等药物，其中首选 ACEI 或 ARB。常需要多种降压药物联合应用。

2. 调脂治疗的首要目标是 HDL-C，控制目标<2. 6mmol/L，首选他汀类药物；TG>4. 5mmol/L，应先用贝特类药物，以减少发生急性胰腺炎的风险。

3. 阿司匹林（75~150mg/d）可用于 CVD 的一级和二级预防。对不适用阿司匹林的患者，可使用氯吡格雷（75mg/d）替代。

4. 糖尿病肾病应用 ACEI 或 ARB，除可降低血压外，还可减轻微量白蛋白尿，延缓肾衰竭的发生和发展。

5. 糖尿病视网膜病变可使用羟苯磺酸钙等，必要时尽早应用激光光凝治疗，争取保存视力。

6. 糖尿病周围神经病变，可用甲钴胺、前列腺素类似物、醛糖还原酶抑制剂、肌醇、α-硫辛酸，以及对症治疗等。

7. 糖尿病足强调注意预防，防止外伤、感染，积极治疗血管病变和末梢神经病变。

九、胰腺移植和胰岛细胞移植

治疗对象主要为 1 型糖尿病患者，目前常局限于伴终末期肾病的糖尿病患者。单独胰腺移植或胰肾联合移植可解除对胰岛素的依赖，改善生活质量。胰岛细胞移植技术已取得一定进展，移植成功率有一定提高，但许多问题有待解决，目前仍处于试验阶段。

【预防】

预防工作分为三级：一级预防是避免糖尿病发病；二级预防是及早检出并有效治疗糖尿病；三级预防是延缓和（或）防治糖尿病并发症。应在各级政府和卫生部门领导下，发动社会支持，医院、社区及患者密切结合，共同参与糖尿病的预防、治疗、教育和保健计划。提倡合理膳食，经常运动，防止肥胖。对 2 型糖尿病的预防，关键在于筛查 IGT 人群，在 IGT 阶段通过生活方式或药物干预，有可能使其保持在 IGT 或转变为正常糖耐量状态。

附 1　糖尿病酮症酸中毒

糖尿病酮症酸中毒（diabetic ketoacidosis，DKA）是由于糖尿病胰岛素重度缺乏及和拮抗胰岛素激素过多共同作用所致的严重代谢紊乱综合征。酮体包括β-羟丁酸、乙酰乙酸和丙酮。DKA 分为 3 个阶段：①早期血酮升高称为酮血症，尿酮排出增多称为酮尿症，统称为酮症。②酮症酸中毒：酮体为酸性代谢产物，消耗体内储备碱，初期血 pH 值正常，属代偿性酮症酸中毒；晚期血 pH 值下降，为失代偿性酮症酸中毒。③病情进一步发展，出现神志障碍，称为糖尿病酮症酸中毒昏迷。

1. 病因　本症多发生在 1 型糖尿病，在一定诱因下 2 型糖尿病也可发生。常见的诱因有感染、停用或减用胰岛素、饮食失调、外伤、手术、麻醉、急性脑血管病、精神因素、妊娠与分娩等。

2. 病理生理

（1）酸中毒 脂肪分解加速，使 β-羟丁酸、乙酰乙酸及蛋白质分解产生的有机酸增加，循环衰竭、肾脏排出酸性代谢产物减少，导致代谢性酸中毒。

（2）严重失水 严重高血糖、高血酮和各种酸性代谢产物引起渗透压性利尿，大量酮体从肺排出又带走大量水分，厌食、恶心、呕吐使水分入量减少，从而引起细胞外失水；血浆渗透压增加，水从细胞内向细胞外转移，引起细胞内失水。

（3）电解质紊乱 渗透性利尿使钠、钾、氯、磷酸根等大量丢失，厌食、呕吐使电解质摄入减少。在治疗过程中，补液、尿量增加、纠正酸中毒及应用胰岛素等使 K^+ 转入细胞内，可发生严重低血钾。

（4）携氧系统失常 DKA 时红细胞糖化血红蛋白增加，2，3 二磷酸甘油酸减少，血红蛋白与氧亲和力增高。治疗过程中，若纠正酸中毒过快，可加重组织缺氧，尤其是脑缺氧。

（5）周围循环衰竭和肾障碍 严重失水、血容量减少和微循环障碍，可导致低血容量性休克。肾灌注量减少引起少尿或无尿，严重者发生急性肾衰竭。

（6）中枢神经功能障碍 严重酸中毒、失水、缺氧、体循环及微循环障碍、补碱不当、血糖下降过快或输液过多过快等，可导致脑细胞失水或水肿、中枢神经功能障碍。

3. 临床表现 酮症早期"三多一少"、疲倦等症状加重。酸中毒时则出现食欲减退、恶心、呕吐、极度口渴、尿量增多、呼吸深快、呼气有烂苹果味。后期尿少、失水、眼眶下陷、皮肤黏膜干燥、血压下降、心率加快、四肢厥冷。晚期常有不同程度的意识障碍，反射迟钝、消失，昏迷。

4. 实验室检查 尿糖及尿酮呈强阳性。血糖多为 16.7～33.3mmol/L，甚至更高。血酮体增高，>1mmol/L 为高血酮，>3mmol/L 提示酸中毒。二氧化碳结合力降低，失代偿后 pH 值 <7.35，BE 负值增大，阴离子间隙增大。血钠、血氯降低；血钾在治疗前高、低或正常，治疗后钾可迅速下降。白细胞计数增高，常以中性粒细胞增多为主。

5. 诊断 "三多一少"症状加重，有恶心、厌食、酸中毒、脱水、休克、昏迷，尤其是呼吸有酮味（烂苹果味）、血压低而尿量多者，不论有无糖尿病病史，均应考虑 DKA 的可能。如血糖升高、尿糖强阳性、尿酮体阳性即可确诊糖尿病酮症。如兼有血 pH 值、二氧化碳结合力下降及 BE 负值增大，即可诊断为 DKA。

6. 鉴别诊断 主要与其他类型糖尿病昏迷鉴别，如低血糖昏迷、高血糖高渗综合征及乳酸性酸中毒等（表 46-11）。

表 46-11 糖尿病并发昏迷的鉴别

	酮症酸中毒	低血糖昏迷	高血糖高渗综合征	乳酸性酸中毒
病史	DM 史，青少年，常有感染、胰岛素治疗中断等	DM 史，胰岛素、降糖药、进食过少、体力活动过多等病史	常无 DM 史，老年，常有感染、呕吐、腹泻等病史	常有肝、肾功能不全、心衰、服双胍类降糖药等病史
起病	慢（2～4 天）	急（以小时计）	急（以小时计）	较急

续表

	酮症酸中毒	低血糖昏迷	高血糖高渗综合征	乳酸性酸中毒
症状及体征	厌食、恶心、呕吐、口渴、多尿、昏睡、呼吸深快等	饥饿感、多汗、心悸、手抖等	嗜睡、幻觉、震颤、抽搐等	厌食、恶心、昏睡、呼吸深快及伴有发病症状
血糖	16.7~33.3mmol/L	<2.8mmol/L	显著高，>33.3mmol/L	正常或增高
pH 值	降低	正常	基本正常	降低
CO_2CP	降低	正常	基本正常	降低
BE 负值	增大	正常	基本正常	增大
其他	血酮显著升高，尿酮阳性	正常	血钠正常或显著升高，血浆渗透压显著升高，常>330mOsm/L	乳酸显著升高

注：有效血浆渗透压可直接测定或按下列公式计算：有效血浆渗透压 $[mOsm/(kg \cdot H_2O)] = 2$（血钠+血钾）+ 血糖+尿素氮（单位均为 mmol/L）。正常范围为 280~310mOsm/（kg·H_2O）。

7. 治疗　有酮症而酸中毒不明显，全身一般情况较好者，可给予足量胰岛素皮下注射，补充液体，定期查尿酮体。对酸中毒症状明显，全身情况较差者，则应立即采取如下措施抢救。

（1）补液　恢复血容量为治疗的关键环节，必须立即进行。输液量和速度的掌握非常重要。在治疗开始应快速补充生理盐水，如无心功能不全，在前 2 小时内输入 1000~2000mL 液体，以后根据血压、心率、尿量及末梢循环情况，决定补液量和速度。一般每 4~6 小时补液1000mL，第一个 24 小时补液 4000~5000mL，如严重脱水者应达 6000~8000mL。但高龄、心功能不全者，则应减慢补液速度或在中心静脉压监护下调整滴速。

（2）胰岛素治疗　采用小剂量（短效）胰岛素治疗方案，即 0.1U/（kg·h）持续静脉滴注（应另建输液途径）。每 1~2 小时查血糖 1 次，当血糖下降至 13.9mmol/L（250mg/dL）时改用 5%葡萄糖液，并按每 2~4g 葡萄糖加入 1 单位短效胰岛素静脉滴注，使血糖水平稳定在较安全范围后过渡到常规皮下注射。如血糖过高（>33.3mmol/L），可考虑给予首次冲击量，静脉推注速效胰岛素 12 单位，然后静脉滴注。滴注过程中，大多数患者血糖可平稳下降，如血糖无明显下降或反而升高，则可加大胰岛素用量。

（3）纠正酸碱平衡失调　中等度以下的酸中毒不必补碱，因使用胰岛素后抑制酮体产生，酸中毒即可逐渐纠正。严重的酸中毒可抑制呼吸中枢，降低胰岛素的敏感性，应适当补碱，但补碱不宜过多、过快。补碱指征为血 pH 值 7.1，给予碳酸氢钠 50~100mmol/L，一般仅给 1~2次。补碱过多、速度过快可使脑脊液反常性酸中毒加重，组织缺氧加重，血钾下降和反跳性碱中毒等，应予以注意。

（4）充分补钾　治疗前血钾低，立即开始补钾，开始 2~4 小时通过静脉输液每小时补氯化钾 1~1.5g；血钾正常，尿量>40mL/h，也立即开始补钾；血钾正常、尿量<30mL/h，暂缓补钾，待尿量增加后再开始补钾；血钾高于正常，暂缓补钾。氯化钾部分稀释后静脉输入，部分口服。治疗过程中定时监测血钾、心电图和尿量，调整补钾量和速度。病情恢复后仍应继续口服钾盐数天。

（5）去除诱因和处理并发症　如感染、休克、心功能不全、肾功能不全、脑水肿等应积极处理，严密观察病情变化。

附2　高血糖高渗综合征

高血糖高渗综合征（hyperglycemic hyperosmolar status，HHS），是糖尿病急性代谢紊乱引起的，以严重高血糖、高血浆渗透压、脱水为特点，常有不同程度的意识障碍或昏迷的临床综合征。"高血糖高渗综合征"与以前所称"高渗性非酮症性糖尿病昏迷"略有不同，部分患者无昏迷，部分患者可伴有酮症。

本病多见于年老年人，原无糖尿病病史，或仅有轻度症状，用饮食控制或口服降糖药治疗的2型糖尿病患者。诱因常为感染、脱水、外伤、手术、急性脑血管疾病、心血管疾病、严重肾脏疾病、使用糖皮质激素或利尿剂等。

主要病理生理改变是血糖明显升高（>33.3mmol/L），大量失水，血钠升高（>145mmol/L），使血浆渗透压明显升高［常>320mOsm/（kg·H₂O）］，引起组织细胞内脱水。本病起病缓慢，逐渐出现严重脱水和神经精神症状，表现为迟钝、烦躁或淡漠、嗜睡、幻觉、定向障碍、抽搐、偏瘫，甚至昏迷。晚期尿少甚至尿闭，严重脱水、休克。

临床上凡遇原因不明的脱水、休克、意识障碍及昏迷均应想到本病的可能性，尤其是血压低而尿量多者，不论有无糖尿病病史，均应进行有关检查以肯定或排除本病。血糖达到或超过33.3mmol/L，有效血浆渗透压达到或超过320mOsm/（kg·H₂O）可诊断本病。

治疗大致与酮症酸中毒相似，补液、小剂量胰岛素静脉滴注、补钾等。关于补液的种类和浓度，目前多主张治疗开始时首选0.9%等渗氯化钠溶液，休克患者应另给予血浆或全血。与DKA治疗的不同在于：①如无休克或休克已纠正，在输入生理盐水后血浆渗透压仍高于350mOsm/（kg·H₂O），血钠高于155mmol/L，可考虑输入适量低渗溶液，如0.45%或0.6%氯化钠。②多无酮症酸中毒，一般不必补碱。

附3　代谢综合征

代谢综合征（metabolic syndrome，MS）是指人体的蛋白质、脂肪、碳水化合物等物质发生代谢紊乱的病理状态，是一组复杂的代谢紊乱症候群。MS的中心环节是肥胖和胰岛素抵抗，其主要组成成分为肥胖症尤其是中心性肥胖，MS患者具有糖尿病（DM）、脑血管病（CVD）的危险因素，心血管事件的患病率及死亡风险为非MS者的2~3倍。

随着经济发展和生活方式改变，代谢综合征的患病率逐渐增高，并造成心血管疾病大流行。我国流行病学调查发现，本病患病率为14%~16%，随着年龄增加而增高。

1. 病因和发病机制　MS的病因和发病机制未完全阐明。目前一般认为，是复杂的遗传与环境因素相互作用的结果。发病的中心环节是胰岛素抵抗，而肥胖特别是腹型肥胖与胰岛素抵抗的发生密切相关。

（1）胰岛素抵抗　为MS的基本特征。胰岛素抵抗、高胰岛素血症通过一系列病理生理机制与 2 型糖尿病、高血压、脂蛋白代谢异常、血管内皮细胞功能异常、血液凝溶异常、慢性低度炎症状态直接相关。

（2）腹型肥胖 肥胖与胰岛素抵抗及 MS 关系密切。胰岛素抵抗的主要原因是脂肪代谢异常，即脂肪分布异常、过度堆积。研究发现，患者腹部脂肪堆积与 MS 的关系较体重指数更加密切。肥胖时，脂肪组织分泌多种生物活性因子失调（炎症因子如游离脂肪酸、肿瘤坏死因子、瘦素、抵抗素、纤溶酶原抑制因子等增多，脂联素减少），参与了胰岛素抵抗、MS 的发生。

MS 中每一种疾病状态都是动脉粥样硬化的危险因素，每一单个组分都增加心血管病死亡的风险，组分数越多，心血管病死亡率就越高。

目前还发现具有 MS 的人群并不一定都有胰岛素抵抗，而有胰岛素抵抗的人群也不一定有 MS，提示这种多种代谢危险因素集结在个体的现象可能具有更为多元或复杂的病理基础。

2. 临床表现 MS 的临床表现即是其所包含的各个疾病及其并发症、伴发病的临床表现，这些疾病可同时或先后出现于同一患者。各疾病的临床表现，如肥胖症、血脂异常、糖尿病、高血压、心脏病和脑卒中等，分别参见相关章节。

3. 诊断 近年来对 MS 的病因、发病机制等各方面的研究取得了相当进展，因而对 MS 的定义也进行了修订。2007 年，《中国成人血脂异常防治指南》在 2004 年中华医学会糖尿病学分会（CDS）建议基础上，对 MS 的组分量化指标进行如下修订：

（1）腹部肥胖：腰围男性 ≥90cm，女性 ≥ 85cm。

（2）血 TG≥1.7mmol/L（150mg/dL）。

（3）血 HDL-C<1.04mmol/L（40mg/dL）。

（4）血压≥130/85mmHg 及（或）已确诊高血压并治疗者。

（5）空腹血糖≥6.1mmol/L（110mg/dL）或糖负荷后 2 小时血糖≥7.8mmol/L（140mg/dL）或已确诊糖尿病并治疗。

具有以上 3 项或更多者可诊断为 MS。

4. 防治原则 防治 MS 的主要目标是预防临床心血管病和 2 型糖尿病的发生，对已有心血管病者则是预防心血管事件再发。原则上应先启动生活方式治疗，然后是针对各种危险因素的药物治疗。

（1）生活方式干预：合理饮食、适当体力活动和运动、减轻体重及戒烟，是防治 MS 的基础。

（2）针对各种危险因素，如糖尿病、高血压、血脂紊乱及肥胖等选用相应药物治疗。肥胖症、糖耐量减低和糖尿病、血脂异常、高血压等务必控制达标，可参考相关章节。二甲双胍可改善胰岛素敏感性；肥胖症有必要时可应用奥利司他、西布曲明等减重药物。此外，还需根据不同年龄、性别、家族史等制定群体及个体化的防治方案。

思考题

1. 1 型与 2 型糖尿病各有何临床特点？

2. 试述 2 型糖尿病主要发病机制的两个基本环节。

3. 糖尿病有哪些常见的慢性并发症？

4. 糖尿病肾脏病变如何进行临床分期？

5. 血糖、糖化血红蛋白测定分别有何临床意义？

6. 糖尿病有哪些诊断线索？简述目前我国糖尿病的诊断标准。

7. 口服降糖药物有哪几类？请分别说明其作用机制和代表药物。

8. 使用胰岛素有什么原则？预混胰岛素如何使用？

9. 糖尿病酮症酸中毒怎样治疗？

第四十七章　血脂异常

血脂异常（dyslipidemia）是指血浆中脂质代谢与转运异常，表现为高胆固醇血症和（或）高甘油三酯血症，以及低高密度脂蛋白等一系列血脂紊乱。由于脂质不溶或微溶于水，在血浆中必须与蛋白结合以脂蛋白的形式存在，故血脂异常实际上表现为脂蛋白异常血症（dyslipoproteinemia）。临床上分为原发性血脂异常和继发性血脂异常两类。血脂异常可作为代谢综合征的组成成分之一，与多种疾病如肥胖症、2型糖尿病、高血压、冠心病、脑卒中等密切相关。随着生活水平和生活方式改变，我国血脂异常的患病率已明显升高。根据《中国居民营养与健康现状（2004年）》报道，我国成人血脂异常患病率为18.6%，估计患病人数1.6亿。

【脂蛋白的构成与代谢】

血脂是血浆中的中性脂肪（甘油三酯和胆固醇）和类脂（磷脂、糖脂、固醇、类固醇）的总称。脂蛋白是由蛋白质、胆固醇、甘油三酯和磷脂所组成的球形大分子复合体。脂蛋白有两种分类法：①超速离心法：根据脂蛋白颗粒大小、密度分为乳糜微粒（CM）、极低密度脂蛋白（VLDL）、低密度脂蛋白（LDL）和高密度脂蛋白（HDL）4种。其密度依次增加，而颗粒则依次变小。此外还有脂蛋白（a）[Lp（a）]，其密度及颗粒均较LDL大。②电泳法：按血浆蛋白质的迁移率不同而分为乳糜微粒、前-β、β和α4种，分别对应于离心法的CM、VLDL、LDL和HDL。4种脂蛋白的物理性质和化学组成各不相同（见表47-1）。多数脂蛋白在肝和小肠组织中合成，并主要在肝脏进行分解代谢。脂蛋白的蛋白部分与脂质结合担负运载血浆脂类的功能，故称为载脂蛋白（apoprotein），它能介导脂蛋白与细胞膜上的脂蛋白受体结合并被摄入细胞，在多种脂酶作用下代谢。按其组成分为Apo A、Apo B、Apo C、Apo D、Apo E。由于氨基酸组成的差异，每一型又可分若干亚型。例如，Apo A可分 A I、A II、A IV；Apo B可分 B_{48}、B_{100}；Apo C可分 C I、C II、C III。

表 47-1　正常人血浆脂蛋白的理化特性

脂蛋白	电泳	密度	分子大小 (nm)	化学组成%			
				蛋白质	胆固醇	甘油三酯	磷脂
乳糜微粒（CM）	原位	<0.960	80~500	1	4	95	5
极低密度脂蛋白（VLDL）	前-β	0.960~1.006	25~80	10	15	60	15
低密度脂蛋白（LDL）	β	1.006~1.063	20~25	20	50	5	25
脂蛋白（a）[Lp（a）]	前-β	1.050~1.082	26	34	36	3	18
高密度脂蛋白（HDL）	α	1.063~1.210	6.5~9.5	45	25	5	25

1. 乳糜微粒（CM）　食物中的脂肪在肠道中水解后被小肠黏膜吸收，在细胞内酯化合成甘油三酯、胆固醇酯及 Apo A、Apo B，组装成 CM 后释放入淋巴液。CM 是颗粒最大的脂蛋白，

含丰富的甘油三酯。CM 及其残体的进一步代谢参与了 LDL 和 HDL 的形成。CM 的作用是将外源性甘油三酯运送到脂肪组织和肝脏。由于 CM 颗粒大，不易进入动脉壁内，一般认为与动脉粥样硬化关系不大，但易诱发胰腺炎。正常人空腹 12 小时后采血时，血清中无 CM。餐后及某些病理状态下血液中含有大量的 CM 时，因其颗粒大能使光发生散射，血液外观混浊。将含有 CM 的血清放在 4℃静置过夜，CM 会漂浮到血清表面，状如奶油，此为检查有无 CM 存在的简便方法。

2. 极低密度脂蛋白（VLDL） 大部分由肝脏合成，小部分由小肠合成，主要成分也是甘油三酯。其功能是：①将内源性甘油三酯转运到肝外组织。②形成 LDL，为 LDL 的主要前体物质。VLDL 具有较强的致动脉粥样硬化作用。血浆 VLDL 水平升高是冠心病的危险因素。

3. 低密度脂蛋白（LDL） 是 VLDL 的降解产物，较 VLDL 颗粒小，密度高，主要含胆固醇和 ApoB。其功能是将胆固醇由肝脏转运到肝外组织。血浆中 LDL 水平升高常与动脉硬化、冠心病的患病率和病死率密切相关，经过氧化或其他化学修饰后的 LDL，具有更强的致动脉粥样硬化作用。其中小而密的 LDL 更容易进入动脉壁，沉积于动脉内膜，潴留于动脉壁细胞外基质，且易被氧化，因而在动脉粥样硬化中起重要作用。

4. 高密度脂蛋白（HDL） 其由肝和小肠合成，富含磷脂、Apo A、Apo C，能将胆固醇从周围组织（包括动脉粥样硬化斑块）中转运到肝脏进行再循环，或以胆酸的形式排泄，此过程称为胆固醇逆转运，可能是 HDL 抗动脉粥样硬化作用的主要机制。

5. 脂蛋白（a）[Lp（a）] 其脂质成分与 LDL 相似，蛋白质部分由 Apo B_{100} 和特异性抗原 Apo A 组成，是直接由肝脏产生的一类独立的脂蛋白，不能转化为其他种类脂蛋白。血浆 Lp（a）浓度升高与动脉粥样硬化的发生相关，并可能是独立的危险因素。

【血脂及其代谢】

1. 胆固醇（TC） 食物中的胆固醇主要在小肠腔内与磷脂、胆酸结合，吸收后在小肠黏膜内合成胆固醇酯，大部分胆固醇酯形成 CM，少量组成 VLDL，经淋巴系统进入体循环。内源性胆固醇由肝、小肠合成。碳水化合物、氨基酸、脂肪酸代谢产生的乙酰辅酶 A 是合成胆固醇的原料，合成过程受羟甲基戊二酸单酰辅酶 A（HMG-CoA）还原酶催化。循环中胆固醇的去路包括构成细胞膜，生成类固醇激素、维生素 D、胆酸盐，储存于组织等。未被吸收的胆固醇在小肠下段转化为类固醇随粪便排出，排入肠腔的胆固醇和胆酸盐可再吸收经肠肝循环回收肝脏再利用。血清总胆固醇与冠心病发病有关，水平越高，发病越早。

2. 甘油三酯（TG） 外源性 TG 来自食物，消化、吸收后成为 CM 的主要成分。内源性 TG 主要由小肠和肝合成，构成脂蛋白后（主要是 VLDL）进入血浆，成为机体供能的来源。任何 TG 来源过多或分解代谢障碍，均可引起高甘油三酯血症。TG 增高可能具有直接致动脉粥样硬化作用，与冠心病和（或）脑卒中独立相关。

3. 磷脂 主要由肝及小肠黏膜合成。食物（蛋黄、瘦肉等）也含有磷脂，是生物膜的重要组成成分，对脂肪的吸收、运转、储存起重要作用，也是维持 CM 结构稳定的因素。

4. 游离脂肪酸（FFA） 由长链脂肪酸与白蛋白结合而成，是机体的主要能源。其代谢途径有：①供肌肉细胞利用。②被肝摄取，再合成为甘油三酯，组成 VLDL 或氧化成为乙酰辅酶 A。血浆 FFA 上升表示脂肪动员加强，见于糖尿病患者，尤其是患酮血症时更明显。

【血脂异常的分类】

一、临床分类

1. 高胆固醇血症 血清 TC 水平增高。

2. 高甘油三酯血症 血清 TG 水平增高。

3. 混合性高脂血症 血清 TC 与 TG 水平均增高。

4. 低高密度脂蛋白血症 血清 HDL-C 水平减低。

二、病因分类

1. 原发性高脂血症 部分由先天性基因缺陷所致，部分病因未明。

2. 继发性高脂血症 常由多种疾病所致，如糖尿病、甲状腺功能减退症、肾病综合征、某些药物（利尿剂、β 受体阻滞剂、糖皮质激素）等。

【诊断】

一、病史与体格检查

详询饮食习惯，有无引起继发性高脂血症的因素（疾病与药物）和家族史，尤其是早发冠心病史等。体检有无黄色瘤、幼年角膜环等体征。

二、血脂检查对象

影响血脂水平的因素有性别、年龄、体重、家族史、吸烟、饮酒、饮食结构、生活方式、药物等。为了早期诊断，1997 年我国在《血脂异常防治建议》中提出血脂检查对象为：①已有冠心病、脑血管病或周围动脉粥样硬化者。②有高血压、糖尿病、肥胖、吸烟者。③有冠心病或动脉粥样硬化病家族史者，尤其是直系亲属中有早发病或早病死者。④有黄色瘤或黄疣者。⑤有家族性高脂血症者。⑥40 岁以上男性或绝经后女性。

三、实验室检查

主要测定血清中血脂（TC 和 TG）及脂蛋白（HDL-C 和 LDL-C）水平。2007 年《中国成人血脂异常防治指南》建议的血脂水平见表 47-2。

表 47-2　血脂水平分层标准 [mmol/L（mg/dL）]

分层	TC	LDL-C	HDL-C	TG
合适范围	<5.18（200）	<3.37（130）	≥1.04（40）	<1.7（150）
边缘升高	5.18~6.19（200~239）	3.37~4.12（130~159）		1.7~2.25（150~199）
升高	≥6.22（240）	≥4.14（160）	≥1.55（60）	≥2.26（200）
降低			<1.04（40）	

【病情评估】

血脂异常作为综合心血管危险因素之一，是心血管疾病的进展及危险评估的重要依据，对血脂异常进行危险分层是诊断的重要内容，危险性越高，则调脂治疗应越积极。2007 年《中国成人血脂异常防治指南》建议按照有无冠心病等危症及其有无高血压、其他心血管危险因素的多少，结合血脂水平综合评估心血管病的发病危险，将人群进行危险性高低分类（表 47-3）。以下情况属于冠心病等危症：①有临床表现的冠状动脉以外动脉的粥样硬化，包括缺血性脑卒中、周围动脉疾病、腹主动脉瘤和症状性颈动脉病（如短暂性脑缺血）等。②糖尿病。③有多种危险因素，其发生主要冠状动脉事件的危险相当于已确立的冠心病，并发心肌梗死或冠心病死亡的 10 年危险>20%。

表 47-3 血脂异常危险分层

危险分层	TC 5.18~6.19 mmol/L（200~239mg/dL），或 LDL-C3.37~4.12 mmol/L（130~159mg/dL）	TC≥6.22mmol/L（240mg/dL），或 LDL-C≥4.14mmol/L（160mg/dL）
无高血压且其他危险因素数<3	低危	低危
高血压或其他危险因素数≥3	低危	中危
高血压且其他危险因素数≥1	中危	高危
冠心病及其等危症	高危	高危

注：其他危险因素包括年龄（男≥45 岁，女≥55 岁），吸烟，低 HDL-C，肥胖（BMI≥28kg/m²）和早发缺血性心血管病家族史。

【治疗】

脂代谢紊乱与冠心病及其他动脉粥样硬化的患病率和病死率密切相关，应坚持长期综合治疗。重视治疗性生活方式改变（therapeutic life-style change，TLC），尤其以饮食控制、运动锻炼为基础，根据病情、危险因素、血脂水平决定药物治疗方案，强调个体化治疗原则。对继发性高脂血症应积极防治原发病。

一、防治目标

2007 年《中国成人血脂异常防治指南》制定防治目标见表 47-4。饮食治疗开始最低值即为治疗目标值。

表 47-4 药物降脂治疗的开始标准值及治疗目标［mmol/L（mg/dL）］

危险等级	TCL 开始		药物治疗开始		治疗目标值	
	TC	LDL-C	TC	LDL-C	TC	LDL-C
低危：10 年危险性<5%	≥6.22（240）	≥4.14（160）	≥6.99（270）	≥4.92（190）	<6.22（240）	<4.14（160）
中危：10 年危险性 5%~10%	≥5.18（200）	≥3.37（130）	≥6.22（240）	≥4.14（160）	<5.18（200）	<3.37（130）
高危：CHD 或 CHD 等危症，或 10 年危险性 10%~15%	≥4.14（160）	≥2.59（100）	≥4.14（160）	≥2.59（100）	<4.14（160）	<2.59（100）
极高危：急性冠状动脉综合征或缺血性心血管病合并糖尿病	≥3.11（120）	≥2.07（80）	≥4.14（160）	≥2.07（80）	<3.11（120）	<2.07（80）

NOTE

二、治疗性生活方式改变（therapeutic life-style change，TLC）

治疗性生活方式改变（therapeutic life-style change，TLC）是控制血脂异常的基本和首要措施。近年的临床干预试验表明，恰当的生活方式改变对多数血脂异常者能起到与降脂药相近似的治疗效果，在有效控制血脂的同时可以有效减少心血管事件的发生。TLC 是针对已明确的可改变的危险因素，如饮食、缺乏体力活动和肥胖，采取积极的生活方式改善措施。

1. 饮食治疗　为各种血脂异常首要的基本治疗措施。其目的是调整血脂异常，减轻肥胖及超重者的体重。应控制总热量，脂肪入量<30%总热量，饱和脂肪酸占8%~10%，每天胆固醇入量<300mg。对高甘油三酯血症者，应限制总热量和糖类入量。

2. 运动治疗　超重患者积极的运动锻炼极为重要，体重减轻后可降低 LDL-C 和 TG，并可升高 HDL-C。

3. 改变生活方式　针对其他心血管病危险因素的 TLC（包括戒烟、限盐、降低血压、平衡心态等）虽然不直接影响 LDL-C 水平，但临床上遇到吸烟和合并高血压的患者则必须积极进行，以便进一步控制患者的心血管病综合危险。

三、药物治疗

（一）调脂药物

1. 羟甲基戊二酸单酰辅酶A（HMG-CoA）还原酶抑制剂（他汀类）　通过对 HMG-CoA 还原酶特异的竞争性抑制作用，从而阻断胆固醇的合成，降低血胆固醇水平。一般他汀类能降低 TC、LDL-C，轻度升高 HDL-C，轻度降低 TG。目前常用的有洛伐他汀 10~80mg，辛伐他汀 5~40mg，普伐他汀 10~40mg，氟伐他汀 10~40mg，阿托伐他汀 10~40mg 等，均为每晚 1 次口服。不良反应主要为胃肠道功能紊乱、皮疹、肌肉触痛，少数可造成肝源性转氨酶及肌酸激酶升高，甚至横纹肌溶解症，停药后可恢复正常，故活动性肝病者禁用，用药期间应定期检测肝功能。不宜用于儿童、孕妇、哺乳期妇女。

2. 苯氧芳酸类（贝特类）　可增强脂蛋白酯酶活性，促进 TG 的分解，并可通过激活过氧化物酶体增殖物激活受体 α（PPARα），抑制腺苷酸环化酶（cAMP），使肝脏 VLDL 合成及分泌减少，加速 VLDL 和 TG 的分解，因此可降低 TG，升高 HDL-C，并轻度或中度降低 TC 和 LDL-C。常用药物：非诺贝特 100mg，每天 3 次；或微粒型 200mg，每天 1 次；吉非罗齐 600mg，每天 2 次；苯扎贝特 200mg，每天 3 次，或缓释片 400mg，每晚 1 次。其不良反应为恶心、腹胀等胃肠道反应，一过性血清转氨酶升高。肝肾功能不全者、孕妇、哺乳期妇女忌用。

3. 胆酸螯合剂（树脂类）　通过阻止肠道吸收胆酸或胆固醇，使其随粪便排出，故可降低 TC 和 LDL-C。对高 TG 无效。主要制剂有考来烯胺、考来替泊，从小剂量开始到每次 4~5g，每天 3 次。不良反应主要为消化道症状。服药期间应定时复查血常规、肝功能。

4. 烟酸类　烟酸属 B 族维生素，大剂量时有降脂作用，通过抑制 cAMP 的形成，降低甘油三酯酶活性，减少肝脏 VLDL 合成及减少 LDL，并抑制肝细胞利用乙酰辅酶合成 TC，故可降低 TC、TG、LDL-C，并可升高 HDL-C。也应从小剂量开始，即从 0.1g 逐渐增加至 1~2g，每天 3 次。主要不良反应有面部潮红、瘙痒、胃肠道症状，严重时可见消化道溃疡恶化，偶见肝损。阿西莫司为其衍生物，每次 0.25g，每天 3 次，餐后服用。

5. 其他 肠道胆固醇吸收抑制剂如依折麦布，用于高胆固醇血症和以胆固醇升高为主的混合性高脂血症，单用或与他汀类联用，常用剂量为 10mg，每天 1 次；苯丁酚类如普罗布考可降低 TC、LDL；潘特生、海鱼油制剂（ω-3 脂肪酸），如多烯康丸，可降低 TG 和 TC，升高 HDL-C。此外，红曲制剂也有他汀类作用。

（二）调脂药物的选择

1. 以 TC、LDL-C 增高为主者首选他汀类，如单用他汀类不能使血脂达到治疗目标值可加用依折麦布。

2. LDL-C 已达标，TG 增高者首选贝特类、烟酸、ω-3 脂肪酸。

3. 伴糖尿病或代谢综合征的高甘油三酯血症患者，可单用贝特类或需要联合他汀类治疗，此时贝特类首选非诺贝特。

4. 即使是混合性高脂血症也应谨慎联合用药，避免严重不良反应（肝功能损害和横纹肌溶解症）。剂量不可过高，早上服贝特类，晚上服他汀类。

【预防】

通过广泛、反复的健康宣教，增强对本病的认识，提倡科学膳食、规律的体育锻炼，戒烟、戒酒，防止肥胖，控制血脂，定期健康检查，有助于早诊断、早治疗。预防冠心病、动脉粥样硬化，从而提高生活质量与延长寿命。

思考题

1. 简述各种脂蛋白及血脂成分的合成与代谢途径。

2. 简述血脂异常的危险分层。

3. 试述 1997 年我国《血脂异常防治建议》中提出血脂检查对象。

4. TC、TG、HDL-C 和 LDL-C 的合适范围是什么？

5. 简述各种血脂异常的药物使用和调脂药物的不良反应。

第四十八章　痛风及高尿酸血症

痛风（gout）是与嘌呤代谢障碍和（或）尿酸排泄减少所致的血尿酸增高直接相关的一组异质性疾病，属于代谢性风湿病范畴。临床表现为高尿酸血症（hyperuricemia）、急性和慢性痛风性关节炎、痛风石、痛风性肾病、尿酸性尿路结石等，严重者呈关节畸形和（或）肾衰竭。通常血尿酸大于正常值为高尿酸血症，其中仅 10%~20% 发展为痛风。本病可分为原发性和继发性两类，其中以原发性痛风占绝大多数。随着经济发展、生活方式改变，痛风的发病率显著上升，发病率为 0.15%~0.67%。

【尿酸代谢】

正常人每天尿酸量的产生与排泄处于动态平衡，如生产过多或排出减少，则可引起高尿酸血症。

一、尿酸盐生成过多

约占高尿酸血症的 10%。人体尿酸来源为外源性和内源性。

1. 外源性　占 20%，由食物中核苷酸分解而来。食物中核苷酸分解的嘌呤碱和嘧啶碱主要被分解而排出体外，若短时间内摄入大量含有嘌呤的食物，体外摄入的嘌呤碱基不能被组织利用，经过氧化后生成大量尿酸。

2. 内源性　占 80%，由体内的氨基酸、磷酸核糖、CO_2 等化合物合成或核酸分解而来。尿酸为嘌呤核苷酸代谢的最终产物。参与尿酸代谢的嘌呤核苷酸有 3 种，即次黄嘌呤核苷酸、腺嘌呤核苷酸、鸟嘌呤核苷酸，在酶的催化下转变为尿酸的直接前体黄嘌呤，黄嘌呤经水解、脱氨及氧化作用形成尿酸。在嘌呤代谢过程中，各环节都有相关的酶参与调控。当酶的调控异常，即可发生血尿酸增多或减少。腺嘌呤磷酸核糖转移酶（APRT）缺乏症和次黄嘌呤-鸟嘌呤磷酸核糖转移酶（HGPRT）缺乏症均是较为多见的家族遗传性疾病，皆可引起血尿酸增高。因细胞增殖（白血病淋巴瘤、骨髓瘤等）或因细胞过量破坏（溶血、烧伤、外伤、放疗、化疗等），也均加速嘌呤核苷酸降解，增加尿酸形成。

二、尿酸盐排出减少

约占高尿酸血症的 90%。尿酸在肾脏的代谢排泄过程见图 48-1。

当肾小球的滤过减少，肾小管对尿酸盐的重吸收增加、分泌减少，均可降低尿酸盐的排泄，导致高尿酸血症。慢性肾功能不全、酮症酸中毒、药物中毒等因素及细胞外液减少时（脱水、使用利尿剂等），使肾小管的分泌后重吸收增加，也均可降低尿酸盐的排出。氢氯噻嗪、呋塞米、乙胺丁醇、吡嗪酰胺和烟酸等可抑制尿酸排泄，使血尿酸升高。事实上，尿酸的排出减少常与生成增多同时存在。

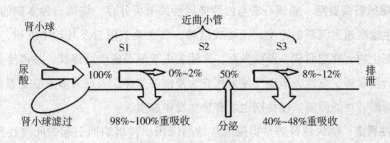

图 48-1 肾脏对尿酸盐代谢的影响

【病因及分类】

痛风及高尿酸血症可分为原发性和继发性两大类。在排除其他基础疾病的基础上，由于先天性嘌呤代谢障碍和（或）尿酸排泄减少所致的痛风或高尿酸血症，称为原发性痛风或高尿酸血症。继发于其他代谢性疾病、肾脏病、血液病、高嘌呤食物、药物或肿瘤放射治疗、化学治疗等引起的痛风或高尿酸血症，称为继发性痛风或高尿酸血症。原发性由遗传因素和环境因素共同致病，具有一定的家族易感性，但遗传方式未明，仅 1%～2%因嘌呤代谢酶缺陷引起。近年来发现原发性痛风与肥胖、原发性高血压、血脂异常、糖尿病、胰岛素抵抗等簇集出现，常见于代谢综合征患者。

【痛风的发生机制】

血液或滑囊液中的尿酸钠盐（MSU）浓度达到饱和状态，在酸性条件下，出现尿酸盐结晶沉淀，沉积在骨关节、关节周围软组织、肌腱、肾脏，导致反应性关节炎和（或）痛风石及痛风性肾病。痛风的形成与尿酸的溶解度有关。影响溶解度的因素除浓度外，还与雌激素、温度、H^+浓度等有关。

【临床表现】

原发性痛风常有家族遗传史，发病年龄多在 40 岁以上，肥胖者、经济优裕者发病率高，发病率随年龄渐增，男女之比为 20∶1。女性发病多在绝经后。痛风的病程分为急性发作期、间歇发作期、慢性痛风石病变期。临床上除三期的临床表现外，还常见痛风性肾病、尿酸性尿路结石的临床表现。

1. 急性发作期 表现为急性关节炎，多是痛风的首发症状。起病前可无先兆，多于半夜因剧痛而惊醒。半数以上首发于足大趾的跖趾关节，其他易受累部位依次为踝、跟、膝、腕、指、肘等关节。受累关节红肿灼热、皮肤紧绷、局部触痛、功能受限。初发时多为单个关节，反复发作时受累关节增多。常有多种诱因，如饱餐、饮酒、劳累、受冷、感染等。发作可持续数小时、数天或数周，常自然缓解。部分患者可有发热、寒战等全身症状，可伴有白细胞升高、红细胞沉降率（ESR）增快。

2. 间歇发作期 急性关节炎缓解后一般无明显后遗症，有时仅有患部皮肤色素沉着、脱屑、瘙痒等，很长时间可能处于无症状阶段。但随着病情的进展，发作次数逐渐增多，症状持

NOTE

续时间延长，受累关节增多，但疼痛的程度、频率及局部的体征并不完全一致，无明显规律。

3. 慢性痛风石病变期　痛风石常与慢性痛风性关节炎并存。痛风石为本期的特征性表现，因尿酸盐产生速度超过沉积的速度，而形成结晶，多在关节附近及耳轮中沉积，形成黄白色、大小不一的赘生物，初起质软，渐硬如石，常使表皮菲薄而破溃成瘘管，并可使关节僵硬畸形或侵蚀骨质乃至骨折。急性关节炎反复发作成为慢性关节炎，表现为多关节受累，持续关节肿痛、压痛、畸形、功能障碍。慢性期也可有急性发作加重。

4. 痛风性肾病　痛风性肾病是指尿酸盐结晶沉积于肾组织而引起的间质性肾炎，表现为轻度腰酸痛、蛋白尿、血尿、进而发生高血压、肾功能不全等。但由于痛风患者常伴有高血压、动脉硬化、肾结石等疾患，故痛风性肾病可能是综合因素所致。本病患者 17%~25% 死于肾衰竭。

5. 尿酸性尿路结石　发病率占原发性痛风的 20%~25%，继发性高尿酸血症者则更高。细小泥沙样结石可随尿液排出而无症状，较大者常引起肾绞痛、血尿、尿路感染。纯尿酸结石 X 线检查不显影，而超声检查可显影。

【实验室及其他检查】

1. 血尿酸测定　采用血清尿酸酶法检测，男性 $>420\mu mol/L$，女性 $>360\mu mol/L$，为高尿酸血症。但血尿酸波动性大，受进水、利尿及药物的影响，故须反复监测。

2. 尿尿酸测定　本病患者半数以上尿尿酸正常，故诊断意义不大。但对选择治疗方案及判断结石性质具有参考价值。如限制嘌呤饮食 5 天后，每天尿尿酸排出量超过 3.57mmol，提示尿酸生成增多。

3. X 线检查　急性关节炎可见受累关节周围非特异性软组织肿胀。慢性期可见软骨分离破坏，关节面不规则，关节间隙狭窄，软骨面、骨内、腔内可见痛风石沉积，骨质凿孔样、虫噬样缺损。尿酸性和混合性尿路结石可分别通过静脉肾盂造影及尿路平片确诊。

4. 其他检查　急性关节炎期行关节腔穿刺，抽取滑囊液，在偏振光显微镜下见针形尿酸盐结晶。尿酸性、混合性尿路结石均在超声检查时显影。双能 X 线骨密度检查，可早期发现受损关节骨密度下降。CT 扫描受累部位可见不均匀的高密度斑点状痛风石影像。关节镜检查也有助于痛风性关节炎的诊断。

【诊断】

1. 高尿酸血症　血尿酸男性 $>420\mu mol/L$ 或女性 $>360\mu mol/L$，而无痛风症状及体征者。

2. 痛风　中年以上男性或绝经后女性，突发跖趾、踝、膝等单关节红肿疼痛，查血尿酸增高，即考虑痛风可能。如有慢性关节炎及痛风石、尿酸性尿路结石及肾功能不全，诊断较易，并可通过有关辅助检查确诊。如在滑囊液及痛风石的穿刺和活检中找到尿酸盐结晶即可确诊。

【鉴别诊断】

1. 继发性痛风或高尿酸血症　如因肾脏病、血液病等疾病或药物、高嘌呤食物等引起者，可诊断为继发性痛风或继发性高尿酸血症。其中以肾脏病引起的高尿酸血症最为多见，表现为多种肾脏疾病发展至肾功能不全，血尿酸可升高，且与血肌酐、尿素氮升高程度相一致，常有肾脏疾病史及临床表现，而无急、慢性关节炎及痛风石。如有明确家族史或原因未明者，则诊断为原发性痛风。

2. 类风湿关节炎　以青中年女性多见；关节肿痛，好发于手指小关节和腕、踝、膝关节，伴明显晨僵，关节畸形、僵硬；血尿酸正常，但有高滴度的类风湿因子；X线示关节面粗糙，间隙狭窄，甚至关节面融合。

3. 风湿性关节炎　多见于年轻女性；大关节游走性、对称性红肿热痛，无关节畸形，可伴其他风湿活动的表现（全心炎、环形红斑等）；血尿酸正常；有风湿活动的实验检查表现（血沉增快、抗O增高）；X线检查无关节畸形。

4. 创伤性关节炎及化脓性关节炎　前者有外伤史，后者伴发热、白细胞增高等全身感染中毒症状；血、尿尿酸均正常。

5. 非尿酸性尿路结石　需与其他成分的结石鉴别，如含钙结石（草酸钙、磷酸钙、碳酸钙结石），X线显影易与痛风混合型尿路结石混淆，但后者有高尿酸血症及相应痛风表现。此外，胱氨酸结石X线也不显影，但血尿酸不高。

【治疗】

原发性痛风目前尚无根治方法。防治目标：纠正高尿酸血症；迅速终止急性关节炎发作症状；防止急性关节炎复发；防治尿酸结石和肾功能损害。

一、饮食治疗

本病患者常伴肥胖，故需合理控制总热量，忌高脂、高糖饮食。蛋白质摄入量应限于$0.8 \sim 1g/(kg \cdot d)$。可食用奶制品、蛋类、卷心菜、芹菜、刀豆、黄瓜、西红柿、西葫芦、花生、核桃等低嘌呤食物。忌高嘌呤食物（虾蟹、贝类、沙丁鱼等海产品，动物内脏、肉类、啤酒等），急性发作期后有限地选用中等嘌呤食物（鱼类、干豆、蘑菇、笋、菠菜等）。戒酒，多饮水。保持尿量2000mL/d以上，尿液呈碱性，以增加尿酸的溶解度，防止结石形成。

二、急性发作期治疗

应卧床休息并以药物控制。

1. 秋水仙碱　能减少或终止因白细胞或滑膜内皮细胞吞噬尿酸盐后所分泌的趋化因子，故有抗炎止痛特效，见效快。其用法有：①口服法：一般首次剂量1mg，以后0.5mg/h或1mg/2h，总量4~8mg/d，持续1~2天，症状缓解后0.5mg，每天2~3次，维持数天后停药。②静脉法：1~2mg溶于生理盐水20mL，4~5小时重复，总量<4mg。国内极少静脉用药。该药毒性大，不良反应有恶心、呕吐、腹泻、肝损、骨髓抑制及脱发。禁用于骨髓抑制、肝肾功能不全和白细胞减少者。无效者应改用非甾体类抗炎药。

2. 非甾体类抗炎药（NSAID）　为目前治疗痛风的一线用药。通过抑制前列腺素的合成、抑制白细胞的聚集、减少缓激肽的形成、抑制血小板凝聚等作用发挥消炎镇痛作用。常用吲哚美辛50mg，每天3次，症状缓解后可减量，5~7天后停用。另有双氯芬酸、布洛芬、美洛昔康等。

NOTE

3. ACTH 或糖皮质激素 上述治疗无效或严重不良反应者可短程使用 ACTH 或糖皮质激素。ACTH 25U 静脉滴注或 40~80U 肌肉注射。糖皮质激素治疗急性痛风有明显的疗效，常用于不能耐受 NSAID、秋水仙碱或肾功能不全者。琥珀酸氢化可的松 200mg 静脉滴注，每天 1 次。泼尼松 30mg/d，曲安西龙 5~20mg，关节腔注射，24~36 小时缓解。但长期使用易使血压、血糖升高。

三、间歇发作期和慢性期的治疗

旨在将血尿酸控制至正常水平，保护肾功能。目前在运用促进尿酸排泄剂和抑制尿酸生成剂这两类降尿酸药物时主张急性发作缓解 2 周后从小剂量开始，逐渐加量。在单一药物疗效不佳时合用两类降尿酸药物。

1. 尿酸排泄促进剂 尿酸排泄减少是原发性痛风的主要原因。本类药物主要是抑制肾小管的重吸收而增加排尿酸作用。由于这类药物可使尿尿酸含量增高，对每日尿尿酸排出 > 3.57mmol/L，有尿路结石及内生肌酐清除率<30ml/（min·1.73m^2）者，不宜使用。急性尿酸性肾病禁用。在用药期间，特别是开始用药数周内应碱化尿液并保持尿量。常用药有以下几种。

（1）苯溴马隆 开始每次 25mg，可增至 100mg，每天 1 次服用，控制后改为维持量。皮疹、发热少见，但可有胃肠道反应、肾绞痛及激发急性关节炎发作。血肌酐>250μmol/L 者禁用。在排尿酸药物治疗时须多饮水，保持每天尿量在 2000mL 以上，以利于尿酸排出。

（2）羧苯磺胺（丙磺舒） 0.25g 每天 2 次，可增至 0.5g 每天 3 次，每天最大剂量 2g。约 5%服药者可发生皮疹、发热、胃肠刺激、肾绞痛等不良反应。对磺胺过敏者禁用。

（3）苯磺唑酮（磺吡酮） 作用强，50mg 每天 2 次，渐增至 100mg 每天 3 次。对胃黏膜有刺激作用，消化性溃疡患者慎用。

2. 尿酸合成抑制剂 别嘌醇能抑制黄嘌呤氧化酶阻断黄嘌呤转化为尿酸。适用于尿酸生成过多者，初始剂量每次 100mg，以后每 2~4 周增加 100mg，渐增至 100~200mg，每天 3 次（每日剂量在 300mg 以内，也可 1 次服用）。血尿酸降至 360μmol/L 后，逐渐减量。不良反应为消化道反应、皮疹、发热、肝损、白细胞降低等。大约 5%患者不能耐受，偶有严重的超敏反应综合征，表现为高热、嗜酸性粒细胞增高，毒性上皮坏死及剥脱性皮炎、进行性肝、肾衰竭，甚至死亡。肾功能不全者应减量使用。目前黄嘌呤氧化酶抑制剂非布司他已在临床使用，适用于具有痛风症状的高尿酸血症的长期治疗。

3. 碱性药物 尿中的尿酸存在非离子化（即游离尿酸）和离子化（即尿酸盐）两种形式，作为弱有机酸，在碱性环境中，尿酸可转化为溶解度更高的尿酸盐，利于肾脏排泄。痛风患者在降尿酸治疗的同时通过使用药物碱化尿液，促进尿酸溶解，特别是在开始服用促尿酸排泄药期间，应定期监测尿 pH 值，使之保持在 6.5 左右。同时保持尿量，是预防和治疗痛风相关肾脏病变的必要措施。碳酸氢钠片每次 0.5~2g，每天 3 次口服。

4. 其他 高血压、冠心病、肥胖症、肾衰竭等，须对症治疗。关节活动困难者，应予以理疗和锻炼。痛风石破溃或有瘘管者，应手术刮除。

四、无症状高尿酸血症的治疗

对此意见尚不一致。一般认为血尿酸<480μmol/L 者，无须药物治疗，但应积极控制饮食

（特别是高嘌呤饮食）、避免酗酒、过劳等，以免促发急性关节炎。血尿酸过高者，应服用别嘌醇、苯溴马隆等药物治疗。

五、继发性痛风的治疗

除上述治疗外，还需积极治疗原发病。

六、急性肾衰竭的治疗

乙酰唑胺先用 0.5g，以后 0.25g，每天 3 次，并静脉滴注碳酸氢钠同时静脉注射呋塞米，以起到碎石利尿作用。必要时可透析治疗。

思考题

1. 简述痛风的临床分期。
2. 简述痛风急性发作期的治疗措施。
3. 简述痛风间歇发作期和慢性期的治疗。

第七篇　风湿性疾病

第四十九章　风湿性疾病概论

风湿性疾病（rheumatic diseases）是指一大类病因各不相同，但均累及骨、关节及其周围组织的一组疾病。其病因可以是感染性、免疫性、代谢性、内分泌性、退行性、遗传性等。风湿性疾病可以是系统的，也可以是局限的。风湿性疾病发病率高，有一定的致残率；随着老龄化的进程，风湿性疾病危害人类健康的同时给家庭和社会带来沉重的负担。

一、风湿性疾病的分类

根据风湿性疾病的发病机制、病理及临床特点分为 10 大类，分别是弥漫性结缔组织病、并发脊柱炎的关节炎、骨关节炎、与感染相关的风湿病、与代谢或内分泌相关的风湿病、肿瘤相关风湿病、神经血管疾病、骨及软骨疾病、非关节性风湿病、其他有关节症状的疾病。而临床最为常见的有 4 大类。

1. 弥漫性结缔组织病　简称结缔组织病（connective tissue disease，CTD），是风湿性疾病的重要组成部分。结缔组织病包括类风湿关节炎（RA）、系统性红斑狼疮（SLE）、干燥综合征（SS）、系统性硬化病、皮肌炎/多发性肌炎、结节性多动脉炎、结节性脂膜炎、嗜酸性筋膜炎、白塞病等多种自身免疫性疾病。这类疾病除具有风湿病的骨、关节及其周围软组织慢性疼痛外，还具有以下特点：①属于自身免疫病，由免疫系统对自身组织产生异常免疫反应，分泌大量自身抗体及致炎性细胞因子，造成组织损伤。②以血管炎和结缔组织慢性炎症为基本病理改变。③多系统损害。④在患同一种疾病的患者之间，临床表现和预后差异大。⑤糖皮质激素和免疫抑制剂治疗，有一定疗效。⑥疾病多为慢性病程，逐渐累及多个脏器，应早期诊断，积极合理治疗。

2. 并发脊柱炎的关节炎　①强直性脊柱炎（AS）。②瑞特（Reiter）综合征。③银屑病关节炎。④炎性肠病关节炎。

3. 骨关节炎（OA）　①原发性。②继发性。

4. 晶体性关节炎　属于代谢或内分泌相关的风湿病：①尿酸钠（痛风）。②焦磷酸钙（CPPD，假性痛风）。③羟基磷灰石。

二、风湿性疾病的诊断思路

（一）病史

因风湿性疾病不仅累及关节，同时也累及全身其他多系统。因此，体检除遵循系统问诊及全身的体格检查外，尚要仔细问诊和检查患者的关节、肌肉、皮疹等病变情况。尤其不同的关节炎（RA、AS、OA、痛风、SLE、银屑病关节炎等）的发病、累及关节部位、疼痛性质、病情演变等都不尽相同。

（二）症状

1. 疼痛　关节、软组织疼痛是风湿性疾病最常见的症状之一。

2. 僵硬和肿胀　僵硬是指经过一段静止或休息后（如清晨），患者关节的活动范围和程度受到限制，常与关节的疼痛、肿胀相伴。

3. 疲乏、乏力和运动困难　疲乏是风湿性疾病最常见、也是最易忽视的症状。乏力、运动困难可伴随于疼痛、僵硬等症状出现。

4. 系统症状　常有多系统受累，常见发热、体重下降、食欲减退等全身表现，需要全面系统地了解、归纳。

（三）体征

1. 关节检查　检查要点在于受累关节有无红、肿、压痛，有无关节畸形和功能障碍。关节检查时应避免动作粗暴。

2. 关节外其他系统检查　体格检查应全面而重点突出。患者的发育、营养状况、步态等，为诊断提供了初步印象；而疾病的特异性体征，如SLE的颊部蝶形皮疹，痛风常见于耳廓的痛风石，干燥综合征的猖獗龋齿等，对诊断的建立均极有帮助（表49-1）。尤其对弥漫性结缔组织病而言，各系统的受累情况、重要脏器功能及严重合并症的有无，则直接关系到治疗方案和预后。

表 49-1　常见弥漫性结缔组织病的特异性临床表现

病名	特异性表现
系统性红斑狼疮	颊部蝶形红斑，蛋白尿，溶血性贫血，血小板减少，多浆膜炎
干燥综合征	口、眼干，腮腺肿大，猖獗龋齿，肾小管性酸中毒，高球蛋白血症
皮肌炎	上眼睑红肿，Gottron疹，颈部呈V形充血，肌无力
系统性硬化病	雷诺现象，指端缺血性溃疡，硬指，皮肤肿硬失去弹性
Wegener肉芽肿	鞍鼻，肺迁移性浸润影或空洞
大动脉炎	无脉，颈部、腹部血管杂音
白塞病	口腔溃疡，外阴溃疡，针刺反应
类风湿关节炎	指趾畸形，梭形肿胀

（四）实验室及辅助检查（表49-2）

1. 一般检查　三大常规、肝肾功能、血沉、C反应蛋白等检查为必须且很有意义的检查，可以作为诊断分类、判断疾病累及范围、程度及预后判断的重要指标。

2. 特异性检查

（1）关节镜及关节液检查　关节镜检查对病变关节的诊断（直视观察、活检组织病理检查等）和治疗（关节液引流、坏死组织清除、滑膜切除等）有重要作用。关节液的常规检查和生化分析、病原体检查、晶体形态分析等对诊断有重要作用。

（2）自身抗体的检测　对风湿性疾病的诊断和鉴别诊断，尤其是弥漫性结缔组织病的诊断与鉴别至为重要，但敏感性、特异性有一定范围，而且检测的技术也可引起假阳性或假阴性结果。因此，临床的判断仍是诊断的基础。现应用于风湿病学临床的主要自身抗体有抗核抗体谱（ANAs）、类风湿因子（RF）、抗中性粒细胞胞浆抗体（ANCA）、抗磷脂抗体、抗角蛋白抗体谱。

（3）HLA-B27　人类白细胞抗原 I 类分子 B27（HLA-B27）与有中轴关节受累的脊柱关节病存在密切的关联，在强直性脊柱炎患者中，阳性率为90%以上。

（4）补体　常用的有总补体（CH50）、C3、C4 的检测，C3 下降是 SLE 活动的指标之一。除 SLE 外，其他 CTD 出现补体水平降低者少。

3. 关节影像检查　包括 X 线平片、CT（高分辨 CT）、MRI、血管造影等对风湿性疾病的诊断、病情严重性判断、治疗方案选择及预后判断等均有重要意义。

4. 病理　活组织检查所见病理对诊断有决定性意义，并有指导治疗的作用，如唇腺活检对于干燥综合征的诊断，肾组织活检对狼疮性肾炎的病理分型，关节滑膜病变对不同病因所致的关节炎，都有重要的意义。

表 49-2　常见风湿性疾病的病变性质及辅助检查

代表性疾病	病变性质	辅助检查
类风湿关节炎	滑膜炎	类风湿因子，血沉，C 反应蛋白，抗核抗体谱
强直性脊柱炎及其他脊柱关节病	附着点炎	关节 CT，MRI，B 超，HLA-B27
关节炎	软骨退变	X 线，MRI
痛风，假性痛风	晶体性关节炎	滑液分析和偏振光显微镜检查
化脓性关节炎，骨髓炎骨结核	关节或骨感染	滑液分析和培养 影像学，病理或病原学检查
骨坏死	缺血性骨病变	MRI，X 线
多发性肌炎或皮肤炎	炎性疾病	肌酶，肌电图，肌活检，MRI，肌肉组织电镜检查
系统性红斑狼疮	小血管炎	抗核抗体谱，补体，肾活检病理
干燥综合征	唾液腺炎、泪腺炎	自身抗体，唇活检，泪腺、涎腺功能检测

（五）诊断

风湿性疾病的诊断缺乏金标准，主要依据病史、临床表现、辅助检查、临床医生的知识和临床经验进行诊断。现有诊断标准均为分类标准，分类标准敏感性及特异性均为95%，早期诊断标准仍在探讨中。

三、风湿性疾病的治疗

综合治疗应包括教育、物理及体育治疗、药物治疗、手术治疗、心理治疗等，其中药物治疗是主要的治疗手段，也是其他治疗手段的基础。

（一）药物治疗

治疗的原则是早期、合理、联合用药。常用的抗风湿药物以下几种。

1. 非甾体类抗炎药（NSAID）　因可抑制环氧化酶（COX），从而抑制花生四烯酸转化为前列腺素，产生解热止痛抗炎作用，对解除疼痛有较好的效果，但不能改变疾病的病程。人体 COX 有两种同工酶（COX-1 和 COX-2），生理情况下两者同时表达于肾、脑、卵巢等组织，COX-1 主要表达于黏膜，血小板仅有 COX-1，炎症部位主要诱导 COX-2 表达，产生前列素，介导红、肿、热、痛和功能障碍的炎症表现。临床常用的 COX-1 抑制剂有阿司匹林、消炎痛、炎痛喜康等以抑制 COX-1 为主；非选择性 COX 抑制剂有双氯芬酸，布洛芬等对 COX-1 和 COX-2 的作用相近；两者均对胃肠道和肾脏有副作用。选择性 COX-2 抑制剂美洛昔康、尼美舒利（禁止用于 12 岁以下儿童）、塞来昔布等对胃肠道副反应明显减少。

2. 改善病情抗风湿药物 多用于类风湿关节炎及脊柱关节病。对病情有一定控制作用，能够改善并维持关节功能，减轻滑膜炎症，防止或降低关节结构破坏和病情进展。该类药物起效较慢，又称为慢作用药。常用的有甲氨蝶呤、羟氯喹、柳氮磺砒啶、来氟米特、青霉胺、金制剂等。

3. 糖皮质激素 抗炎及免疫抑制作用迅速、强大，是多种 CTD 治疗的必须用药，但长期大量使用的不良反应严重，应严格掌握适应证及使用剂量。常见不良反应有感染、高血压、糖尿病、骨质疏松、肥胖、精神症状、消化性溃疡等。用药时应权衡其疗效和副作用，并强调用药个体化。

4. 细胞毒药物 通过不同途径产生免疫抑制作用，明显改善系统性红斑狼疮等结缔组织病的预后。常用的有环磷酰胺、甲氨蝶呤、硫唑嘌呤、霉酚酸酯、CsA 等。此类药物副作用较多且严重，如骨髓抑制、性腺损害、胎儿致畸和肝肾毒性等。

5. 生物制剂 此类药物是针对参与免疫应答或炎症过程的特定致病性靶分子的拮抗物。抗肿瘤坏死因子（TNF-α）、白细胞介素（IL-1）拮抗剂和抗 CD20 单克隆抗体等生物制剂有特异性"靶"拮抗作用，可以阻断免疫反应中某个环节而起效，是用于治疗风湿性疾病的重要发展方向之一。

（二） 外科疗法

包括不同的矫形手术、滑膜切除、人工关节置换等。手术不能从根本上控制疾病的发展，但有助于改善晚期关节炎患者的关节功能和提高生活质量。

（三） 其他治疗

包括物理、康复、职业训练、心理等治疗。

思考题

1. 简述结缔组织病的共同特征。
2. 论述治疗风湿性疾病常用药物的分类、特点及代表药。

第五十章　类风湿关节炎

类风湿关节炎（rheumatoid arthritis，RA）是一种以侵蚀性关节炎为主要表现的全身性自身免疫性疾病。本病以双手和腕等小关节受累为主的对称性、持续性多关节炎。除关节损害外，心、肺、肾、神经系统等器官或组织也可受累，血清中可出现多种自身抗体。未经正确治疗的类风湿关节炎可迁延不愈，最终导致关节畸形和功能丧失。

我国 RA 的患病率略低于 0.5%~1% 的世界平均水平，为 0.2%~0.4%。本病任何年龄均可发病，但好发于 30~50 岁，女性多见，男女之比约为 1∶3。

【病因和发病机制】

一、病因

本病为一种抗原驱动、T 淋巴细胞介导及遗传相关的自身免疫病。感染和自身免疫反应是类风湿关节炎的中心环节，而遗传、神经内分泌和环境因素增加了患者的易感性。

1. 感染因素　已经证明一些病毒和细菌微生物可通过其体内的抗原性蛋白或多肽片段介导患者的自身免疫反应。

2. 遗传因素　流行病学调查显示，RA 患者家族患病率远远高于一般人群，说明本病有一定遗传倾向；分子生物学检测发现，RA 患者中的 HLA-DR4 阳性率明显高于正常人群，且其表达量与病情严重程度成正比。

3. 内分泌因素　女性患者月经前雌激素水平增高时，症状加重；月经后症状减轻。口服避孕药也可缓解病情。雌激素或其代谢产物对 RA 的发生和演变产生影响。

4. 其他因素　寒冷、潮湿、疲劳、外伤、吸烟及精神刺激均可能诱导易感个体发生 RA。

二、发病机制

免疫紊乱被认为是 RA 的主要发病机制。由易感基因参与、感染因子及自身免疫反应介导的免疫损伤和修复是 RA 发病及病情演变的基础。抗原多肽通过抗原提呈细胞激活 T 淋巴细胞，导致其他免疫细胞的活化，免疫球蛋白、致炎性细胞因子及氧化自由基等炎症介质产生增多，进而引起血管炎、滑膜增生、软骨及骨破坏等类 RA 的特征性病理变化。

【病理】

本病基本病理改变为滑膜炎。主要表现为滑膜的血管增生和炎性细胞浸润及滑膜炎导致的滑膜、软骨乃至软骨下骨组织的破坏。

滑膜与软骨连接处，滑膜细胞增生显著，新生血管尤为丰富，形成许多绒毛突入关节腔

NOTE

内，覆于软骨表面，称为血管翳。它可阻断软骨从关节腔滑液中吸取营养，并释放金属蛋白酶类，是造成关节骨质破坏的病理学基础。

血管炎可发生在关节外的任何组织，类风湿结节是血管炎的一种表现。

【临床表现】

本病多以缓慢、隐匿方式发病。初发病时可能一二个小关节受累，以后逐步发展为对称性多关节炎。受累关节以腕关节、掌指关节和近端指间关节最常见，其次为足、膝、踝、肘、肩、颈、颞颌及髋关节。少数患者可因感染、创伤、过度劳累等刺激，于数日内急性发病。除关节表现外，常伴有发热、全身不适，以及肺、心、神经系统和骨髓等受累表现。

一、关节表现

1. 晨僵　见于95%以上患者，经夜间休息后，晨起时受累关节出现较长时间的僵硬、胶黏着样感觉，一般持续1小时以上。其持续时间长短反映滑膜炎症的严重程度。

2. 疼痛　疼痛及压痛往往是出现最早的表现。最常出现的部位为腕、掌指关节、近端指间关节，其次是趾、膝、踝、肘、肩等关节。多呈对称性、持续性，但时轻时重。

3. 肿胀　多因关节腔积液及关节周围软组织炎症引起，病程长者可因滑膜慢性炎症后肥厚而引起肿胀，呈对称性，以腕、掌指关节、近端指间关节、膝关节最常受累。

4. 关节畸形　多见于较晚期患者，可为关节骨质破坏造成的纤维性强直或骨性强直，也可为关节周围肌腱、韧带受损，肌肉痉挛或萎缩，致使关节不能保持正常位置，出现关节脱位或半脱位。常见的有手指关节的尺侧偏斜、鹅颈样畸形、纽扣花畸形等。

5. 关节功能障碍　美国风湿病学会将其分为4级：①Ⅰ级：能照常进行日常生活和工作。②Ⅱ级：能生活自理，并参加一定工作，但活动受限。③Ⅲ级：仅能生活自理，不能参加工作和其他活动。④Ⅳ级：生活不能自理。

二、关节外表现

1. 类风湿结节　是本病较特异的皮肤表现，出现在15%～30%患者，多在关节的隆突部位及皮肤的受压部位，如上肢的鹰嘴突、腕部及下肢的踝部出现皮下小结，大小不一、质硬、无压痛、对称性分布，常提示疾病处于活动阶段。

2. 类风湿血管炎　重症患者可见出血性皮疹，或指（趾）端坏疽、皮肤溃疡、巩膜炎等。

3. 肺　约30%患者可表现为肺间质病变、胸膜炎及肺结节样改变，多伴有咳嗽、气短症状，并有X线片异常改变。

4. 心脏　可伴发心包炎、心肌炎和心内膜炎。通过超声心动图检查可发现约30%患者有心包积液，但多无临床症状。极少数患者出现心包填塞。

5. 神经系统　除因类风湿血管炎和类风湿结节造成脑脊髓实质及周围神经病变外，还可因颈椎脱位造成脊髓、脊神经根及椎动脉受压，引发相应的临床症状、体征，故神经系统表现复杂多样。

6. 其他　可伴有贫血，以及口干、眼干等干燥综合征表现。

【实验室及其他检查】

1. 血象 有轻度至中度贫血。活动期血小板可增高，白细胞总数及分类大多正常。

2. 血沉（ESR）和 C 反应蛋白（CRP） 有助于判断 RA 活动程度。活动期 ESR 增快，CRP 升高；经治疗缓解后下降。

3. 类风湿因子（RF） RF 是一种自身抗体，可分为 IgM 型、IgG 型、IgA 型、IgE 型。临床上常规检测的 RF 为 IgM 型，阳性率 70%～80%，且其滴度与疾病的活动性和严重性成正比。但 RF 也可见于系统性红斑狼疮、系统性硬化病、混合结缔组织病等其他结缔组织病，甚至 1%～5% 的正常人也可出现低滴度 RF。

4. 抗角蛋白抗体谱 抗角蛋白抗体（AKA）、抗核周因子（APF）和抗环瓜氨酸肽抗体（CCP）等自身抗体，对 RF 的诊断有较高的诊断特异性，有助于 RA 的早期诊断。但敏感性不如 RF。

5. 关节影像学检查

（1）X 线摄片 X 线摄片对疾病的诊断、关节病变分期均很重要。临床首选双手指及腕关节摄片检查，骨损害的 X 线表现分为 4 期：①Ⅰ期：可见关节周围软组织肿胀或关节端骨质疏松。②Ⅱ期：可见关节间隙狭窄。③Ⅲ期：可见关节面出现虫蚀样破坏。④Ⅳ期：可见关节脱位或半脱位或关节强直（纤维性强直或骨性强直）。

（2）CT 和 MRI CT 有助于发现早期骨侵蚀和关节脱位等改变，常用于颈椎寰枢关节检查。MRI 有助于发现关节内透明软骨、滑膜、肌腱、韧带和脊髓病变。

6. 关节滑液 正常人关节腔内滑液不超过 3.5mL，类风湿关节炎时滑液增多，微混浊，黏稠度降低，呈炎性特点，滑液中白细胞升高。

7. 关节镜及针刺活检 关节镜对诊断及治疗均有价值，针刺活检是一种操作简单、创伤小的检查方法。

【诊断】

典型病例按照美国风湿病学会 1987 年修订的分类标准，共 7 项。

①晨僵持续至少 1 小时（≥6 周）。②3 个或 3 个以上关节肿（≥6 周）。③腕关节或掌指关节或近端指间关节肿（≥6 周）。④对称性关节肿（≥6 周）。⑤类风湿皮下结节。⑥手和腕关节的 X 线片有关节端骨质疏松和关节间隙狭窄。⑦类风湿因子阳性（该滴度在正常的阳性率 <5%）。

上述 7 项中，符合 4 项即可诊断为 RA。

【鉴别诊断】

1. 骨关节炎 ①发病年龄多在 50 岁以上。②主要累及膝、髋等负重关节和手指远端指间关节。③关节活动后疼痛加重，经休息后明显减轻。④血沉轻度增快，RF 阴性。⑤X 线显示关节边缘呈唇样骨质增生或骨疣形成。

2. 痛风性关节炎 ①患者多为中年男性。②关节炎的好发部位为第一跖趾关节。③高尿酸血症。④关节附近或皮下可见痛风结节。⑤血清自身抗体阴性。

3. 强直性脊柱炎 ①青年男性多见，起病缓慢。②主要侵犯骶髂关节及脊柱，或伴有下肢大关节的非对称性肿胀和疼痛。③X 线片可见骶髂关节侵蚀、破坏或融合。④90%～95%患者 HLA-B27 阳性而 RF 为阴性。⑤有家族发病倾向。

4. 系统性红斑狼疮 早期出现手部关节炎时，须与 RA 相鉴别。本病特点为：①X 线检查无关节骨质改变。②多为女性。③常伴有面部红斑等皮肤损害。④多数有肾损害或多脏器损害。⑤血清抗核抗体和抗双链 DNA 抗体显著增高。

【病情评估】

一、活动性

指标包括疲劳的程度，晨僵持续的时间，关节疼痛、肿胀和功能受限的数目和程度，以及炎症指标（如 ESR、CRP）等。另外，病程、躯体功能障碍评分、关节外表现、血清中自身抗体情况及 X 线骨破坏情况都影响疾病的预后。

二、预后

随着慢作用抗风湿药的正确使用及新疗法的不断出现，已使 RA 炎的预后显著改善，如能早期诊断、规范化治疗，RA 患者均可得到控制，甚或完全缓解。

【治疗】

治疗的目的在于控制病情，改善关节功能和预后。应强调早期治疗、联合用药和个体化治疗的原则。

一、一般治疗

强调患者教育及整体和规范治疗的理念，包括营养支持，适度休息，急性期关节制动，恢复期关节功能锻炼，配合适当物理治疗等。

二、药物治疗

1. 非甾体类抗炎药（NSAID） 此类药物主要是抑制环氧化酶（COX）活性，减少前列腺素合成而具抗炎、止痛、退热及减轻关节肿胀的作用，是临床最常用的 RA 治疗药物。能有效缓解症状，但不能控制病情进展，不应单独使用。常用 NSAID 类药物有：①布洛芬：0.4～0.8g，每天 3 次。②萘普生：0.25～0.5g，每天 2 次。③双氯芬酸：50mg，每天 2 次。近年的研究发现，环氧化酶有两种异构体，即 COX-1 和 COX-2。选择性 COX-2 抑制剂与传统 NSAID 类药物相比，胃肠道不良反应明显减少，但可能增加心血管事件的发生率。常用药物有：①塞来昔布：100mg，每天 2 次；②依托考昔：120mg，每天 1 次。

用药应循个体化原则，一种药物服用 2 周以上，疗效仍不明显者，可改用另外一种 NSAID 类药物，不宜联合应用。由于同时抑制胃黏膜合成生理性前列腺素，所以常有胃肠道不良反应如腹痛，严重者可致出血、穿孔。因此，临床使用时宜合用保护胃黏膜药物。活动性溃疡禁用，心血管病及肝、肾病慎用。经治疗关节肿痛及晨僵消失后，可停用 NSAID。

2. 改善病情的抗风湿药（DMARD）及免疫抑制剂 这类药物一般起效缓慢，对疼痛的缓解作用较差，但能延缓或阻止关节的侵蚀及破坏。

（1）甲氨蝶呤（MTX） 常用剂量 7.5~20mg，每周 1 次，1 次口服、肌肉注射或静脉注射。疗程至少半年。因为该药疗效肯定、费用低，是目前治疗 RA 的首选药物之一。其主要不良反应为骨髓抑制，用药期间应定期做血常规检查。

（2）柳氮磺吡啶（SSZ） 常用剂量 1.5~3g/d，分 2 次服用。宜从小剂量 500mg/d 开始。其不良反应有恶心、食欲下降、皮疹。对磺胺过敏者禁用。

（3）来氟米特（LEF） 常用剂量 10~20mg，每天 1 次。其不良反应有腹泻、肝酶增高、皮疹、白细胞下降等。服药期间应定期查血常规和肝功能。

（4）抗疟药 氯喹 250mg，每天 1 次；羟氯喹 200mg，每天 1~2 次。长期服用可引起视网膜病变，严重者可致失明，服药半年左右应查眼底。

（5）青霉胺（DP） 开始剂量 125mg，每天 2~3 次，如无不良反应，每 2~4 周剂量加倍，剂量可达 250~500mg/d。用药过程中如症状有改善，可改用小量维持，疗程约 1 年。该药毒副作用较多，大剂量时尤需密切观察。

（6）金制剂 口服制剂为金诺芬，剂量 6mg/d，分 2 次服，3 个月后起效。其常见的不良反应有腹泻、瘙痒等。适于早期或轻型患者。

（7）CsA 主要优点为很少有骨髓抑制，可用于病情较重或病程长及有预后不良因素的 RA 患者。常用剂量 1~3mg/（kg·d）。其主要不良反应有高血压、肝肾毒性、胃肠道反应、齿龈增生及多毛等。不良反应的严重程度、持续时间与剂量和血药浓度有关。服药期间应查血常规、血肌酐和血压等。

3. 糖皮质激素 能迅速改善关节肿痛和全身症状。在重症 RA 伴有心、肺或神经系统等受累的患者，可给予短效激素，其剂量依据病情严重程度而定。针对关节病变，如需使用，通常为小剂量激素（泼尼松≤7.5mg/d）仅适用于少数 RA 患者。激素可用于以下几种情况：①伴有血管炎等关节外表现的重症 RA。②不能耐受 NSAID 的 RA 患者作为"桥梁"治疗。③其他治疗方法效果不佳的 RA 患者。④伴局部激素治疗指征（如关节腔内注射）。激素治疗 RA 的原则是小剂量、短疗程。使用激素必须同时应用 DMARD。在激素治疗过程中，应补充钙剂和维生素 D。

关节腔注射激素有利于减轻关节炎症状，但过频的关节腔穿刺可能增加感染风险，并可发生类固醇晶体性关节炎。

4. 植物药制剂

（1）雷公藤多苷 对缓解关节肿痛有效，是否减缓关节破坏尚乏研究。剂量 30~60mg/d，分 3 次服。病情缓解后逐步减量。本药长期使用对性腺有一定毒性。对未婚未育患者慎用。

（2）白芍总苷 常用剂量为 600mg，每天 2~3 次。对减轻关节肿痛有效。其不良反应较少，主要有腹痛、腹泻、纳差等。

（3）青藤碱 常用剂量 20~60mg，每天 3 次。可减轻关节肿痛，常见不良反应有皮肤瘙痒、皮疹和白细胞减少等。

5. 生物制剂 可治疗 RA 的生物制剂主要包括肿瘤坏死因子（TNF）-α 拮抗剂、白细胞介素（IL）-1 和 IL-6 拮抗剂、抗 CD20 单抗及 T 淋巴细胞共刺激信号抑制剂等。

三、外科治疗

急性期采用滑膜切除术,可使病情得到一定缓解,但容易复发,必须同时应用 DMARD 药物治疗。晚期患者关节畸形、失去功能,可采用关节成形术或关节置换术,改善关节功能,有利于提高患者生活质量。

思考题

1. 简述类风湿关节炎关节损害的表现。
2. 简述骨性关节炎的病变特点。
3. 简述糖皮质激素治疗类风湿关节炎的适应证。

第五十一章　系统性红斑狼疮

系统性红斑狼疮（systemic lupus erythematosus，SLE）是自身免疫介导的，以免疫性炎症为突出表现的弥漫性结缔组织病。血清中出现以抗核抗体为代表的多种自身抗体和多系统受累是SLE的两个主要临床特征。我国的患病率约为70/10万，妇女中则高达113/10万，好发于生育年龄女性，多见于15~45岁年龄段，女：男为7~9：1。

【病因和发病机制】

本病病因和发病机制尚未明确，目前研究认为，与遗传、内分泌及环境因素等有关。

一、病因

1. 遗传因素　①患者家族中本病患病率可高达13%。②本病患病率在同一地区不同人种之间有明显差异。③同卵孪生发病率5~10倍于异卵孪生。④SLE自身抗体易感基因在患者中的发生频率明显高于正常人。

2. 内分泌因素　①育龄期女性患者比同龄男性患者高9~15倍。②妊娠可诱发SLE。③SLE患者体内雌激素水平增高，雄激素水平降低。

3. 环境因素　①紫外线照射可导致患者发病或病情加重。②某些化学药品可导致药物性狼疮，如普鲁卡因胺、磺胺嘧啶、肼苯哒嗪、异烟肼、卡托普利、青霉胺等。③在SLE患者体内发现有多种抗病毒抗体，因而病毒感染可能是SLE的诱发因素。

二、发病机制

SLE患者体内有多种自身抗体及由其形成的循环免疫复合物。针对血液细胞的自身抗体如抗红细胞膜抗体、抗血小板膜抗体、抗淋巴细胞膜抗体，可直接造成相应靶细胞损伤，引起血液中细胞数量减少。循环免疫复合物随着血流经肾小球滤过时可沉积于肾小球基底膜，造成狼疮性肾炎；还可以在全身各种组织、器官小血管壁沉积，造成血管炎，引起局部炎性病理损害。

【病理】

本病基本病理改变是坏死性血管炎，是造成多系统损害的病理学基础。中小血管因免疫复合物的沉积或抗体的直接侵袭出现血管壁的炎症和坏死，继发血栓导致局部组织缺血和功能障碍。受损器官的特征性改变是：①苏木紫小体：抗核抗体与细胞核结合，使之变性为嗜酸性团块。②洋葱皮样改变：小动脉周围有显著向心性纤维增生，明显表现于脾中央动脉，以及心瓣膜的结缔组织反复发生纤维蛋白样变性，而形成赘生物。狼疮性肾炎的肾脏免疫荧光多呈现多

NOTE

种免疫球蛋白和补体成分沉积。

【临床表现】

本病临床表现复杂多样，早期表现不典型，容易误诊。大多数患者呈发作与缓解交替过程。

1. 全身症状　活动期患者常伴有发热，以长期低、中度热多见。合并感染时可见持续高热。同时多伴有疲乏、不适等症状。

2. 皮肤与黏膜　鼻梁和双颧颊部呈蝶形分布的红斑是 SLE 特征性的改变；SLE 的皮肤损害包括光敏感、脱发、手足掌面和甲周红斑、盘状红斑、结节性红斑、脂膜炎、网状青斑、雷诺现象等。SLE 口或鼻黏膜溃疡常见。

3. 关节和肌肉　患者常有对称性多关节疼痛、肿胀，通常不引起骨质破坏。激素治疗中的 SLE 患者出现髋关节区域或膝关节隐痛不适，需考虑激素引发的缺血性股骨头坏死。SLE 可出现肌痛和肌无力，少数可有肌酶谱的增高。

4. 狼疮性肾炎（LN）　50%~70% 的 SLE 患者在病程中会出现临床肾脏受累，肾活检显示几乎所有 SLE 均有肾脏病理学改变。LN 对 SLE 预后影响甚大，肾衰竭是 SLE 的主要死亡原因之一。WHO 将 LN 病理分为 6 型：Ⅰ 型为正常或微小病变；Ⅱ 型为系膜增殖性；Ⅲ 型为局灶节段增殖性；Ⅳ 型为弥漫增殖性；Ⅴ 型为膜性；Ⅵ 型为肾小球硬化性。病理分型对于估计预后和指导治疗有积极的意义，通常 Ⅰ 型和 Ⅱ 型预后较好，Ⅳ 型和 Ⅵ 型预后较差。肾脏病理还可提供 LN 活动性的指标，如肾小球细胞增殖性改变、纤维素样坏死、核碎裂、细胞性新月体、透明栓子、金属环、炎细胞浸润、肾小管间质的炎症等，均提示 LN 活动；而肾小球硬化、纤维性新月体、肾小管萎缩和间质纤维化，则是 LN 慢性指标。

5. 神经系统　轻者仅有偏头痛、性格改变、记忆力减退或轻度认知障碍；重者可表现为脑血管意外、昏迷、癫痫持续状态等。在除外感染、药物等继发因素的情况下，结合影像学、脑脊液、脑电图等检查可诊断神经精神狼疮。

6. 呼吸系统　患者常有干性胸膜炎或胸腔积液，性质为渗出液。狼疮性肺炎的影像学特征是阴影分布较广、易变；SLE 所引起的肺脏间质性病变主要是处于急性和亚急性期的肺间质磨玻璃样改变和慢性肺间质纤维化，表现为活动后气促、干咳、低氧血症，肺功能检测常显示弥散功能下降。肺动脉高压和弥漫性出血性肺泡炎是 SLE 重症表现。

7. 心血管　SLE 常出现心包炎，表现为心包积液，但心包填塞少见。可有心肌炎、心律失常，重症 SLE 可伴有心功能不全，提示预后不良。冠状动脉炎、长期使用糖皮质激素加速了动脉粥样硬化和部分患者存在抗磷脂抗体导致动脉血栓形成，都可能是冠状动脉病变的原因。冠状动脉受累表现为心绞痛和心电图 ST-T 改变，甚至出现急性心肌梗死。

8. 消化系统　可出现肠系膜血管炎、急性胰腺炎、蛋白丢失性肠炎、肝脏损害等。患者有不同程度的食欲减退、恶心、呕吐、腹痛腹泻、便血等症状。活动期 SLE 可出现肠系膜血管炎，其表现类似急腹症，易被误诊。血清转氨酶常升高，仅少数出现严重肝损害和黄疸。

9. 血液系统　活动期约半数患者有贫血，以及白细胞减少和（或）血小板减少，短期内出现重度贫血常是自身免疫性溶血所致。血小板减少常引起女性患者月经过多，低于 $20\times10^9/$L 时，易出现皮肤黏膜及内脏出血。血小板减少与血清中存在抗血小板抗体、抗磷脂抗体及骨髓巨核细胞成熟障碍有关。部分患者在起病初期或疾病活动期伴有淋巴结肿大和（或）脾肿大。

10. 其他 眼部受累包括结膜炎、葡萄膜炎、眼底改变、视神经病变等。SLE 常伴有继发性干燥综合征，有外分泌腺受累，表现为口干、眼干。SLE 可与皮肌炎、系统性硬化病、类风湿关节炎、白塞病、干燥综合征、重症肌无力、桥本甲状腺炎等自身免疫性疾病重叠，表现相应症状。SLE 患者妊娠会使病情加重或复发。抗磷脂抗体阳性者可出现异常妊娠，如流产、早产等。

【实验室及其他检查】

1. 一般检查

血常规检查可有贫血、白细胞减少和（或）血小板减少。尿常规检查可有蛋白、红细胞和各种管型。血沉在活动期常增快。

2. 自身抗体

（1）抗核抗体（ANA）　约95% SLE 患者呈阳性，由于其他多种结缔组织病和慢性炎症也可出现阳性，故特异性较差，不能作为 SLE 和其他结缔组织病的鉴别依据。

（2）抗双链 DNA（dsDNA）抗体　为诊断 SLE 的标记抗体之一。活动期患者阳性率可达95%，特异性强，对确诊 SLE 和判断其活动性有较大参考价值。抗体滴度高，常提示有肾损害。

（3）抗 Sm 抗体　SLE 的标记抗体之一。阳性率约25%，特异性强，阳性患者病情缓解后继续呈阳性，故可作为回顾性诊断的依据。

（4）抗磷脂抗体　阳性率为30%～40%，阳性患者容易发生动、静脉血栓，习惯性流产，血小板减少，称为抗磷脂综合征。

（5）抗核糖体 P 蛋白抗体　阳性率约为15%，阳性患者常有神经系统损害。

（6）其他自身抗体　如抗 SSA 抗体、抗 SSB 抗体、抗 U_1 RNP 抗体、抗组蛋白抗体、抗红细胞膜抗体、抗血小板膜抗体、抗淋巴细胞膜抗体、抗中性粒细胞胞浆抗体、抗神经元抗体等，也可检测出。20%～40%患者类风湿因子阳性。

3. 补体 患者在活动期有补体 C3、C4 减少。C3、C4 减少有助于 SLE 的诊断，并提示狼疮活跃。

4. 狼疮带试验 取皮损部位或腕上方伸侧部位皮肤活检，用直接免疫荧光法检测，70%～90%患者可见在真皮与表皮连接处有荧光带，为免疫球蛋白（主要为 IgG，也有 IgM 和 IgA）与补体沉积所致。

5. 肾活检 对狼疮性肾炎的分型诊断、治疗、估计预后均有一定价值。

6. 其他检查 X 线、CT、超声心动图、心电图、眼底检查、肝肾功能、心肌酶谱等，有利于早期发现 SLE 对各系统的损害。

【诊断】

普遍采用美国风湿病学会（ACR）1997 年推荐的 SLE 分类标准。见表51-1。

NOTE

表 51-1　美国风湿病学会 1997 年推荐的 SLE 分类标准

1. 颊部红斑	固定红斑，扁平或高起，在两颧突出部位
2. 盘状红斑	片状隆起于皮肤的红斑，有角质脱屑和毛囊栓；陈旧病变可见萎缩性瘢痕
3. 光过敏	对日光有明显的反应，引起皮疹，从病史中得知或医生观察到
4. 口腔溃疡	经医生观察到的口腔或鼻咽部溃疡，一般为无痛性
5. 关节炎	非侵蚀性关节炎，累及 2 个或更多的外周关节，有压痛、肿胀或积液
6. 浆膜炎	胸膜炎或心包炎
7. 肾脏病变	尿蛋白定量>0.5g/24h，或+++，或管型
8. 神经病变	癫痫发作或精神病，除外药物或已知的代谢紊乱
9. 血液学疾病	溶血性贫血，或白细胞减少，或淋巴细胞减少，或血小板减少
10. 免疫学异常	抗 dsDNA 抗体阳性，或抗 Sm 抗体阳性，或抗磷脂抗体阳性（后者包括抗心磷脂抗体，或狼疮抗凝物，或至少持续 6 个月的梅毒血清试验假阳性三者中具备 1 项阳性）
11. 抗核抗体	在任何时候和未用药物诱发"药物性狼疮"的情况下，抗核抗体滴度异常

上述 11 项中，符合 4 项或 4 项以上者，在除外感染、肿瘤和其他结缔组织病后，即可诊断为 SLE。其敏感性和特异性分别为 95% 和 85%。上述标准中，免疫学异常和高滴度抗核抗体更具有诊断意义。

【鉴别诊断】

药物性狼疮是由长期应用某些药物所致，可引起类似 SLE 表现，其特点为：①发病年龄较大。②肺、胸膜、心包受累较多，皮肤、肾、神经系统受累少。③抗 dsDNA 或抗 Sm 抗体多为阴性，血清补体大多正常。④相关药物停用后病情可自行缓解。

SLE 早期症状不典型，容易被诊断为原发性肾小球肾炎、特发性血小板减少性紫癜、各种皮炎，甚至癫痫、精神病。关键是要提高警惕，想到 SLE 的可能性，进行抗核抗体和抗 dsDNA 抗体检测，以便早期发现。有时 SLE 也容易与其他结缔组织病混淆，抗 dsDNA 或抗 Sm 抗体阳性是 SLE 的主要鉴别依据。

【病情评估】

一、病情活动性和严重性

明确诊断后，要对各种指标做动态观察，尤其是新近出现的症状。指标恶化，表示疾病活动；指标好转，表示趋向缓解。疾病的严重性依据受累器官的部位和程度。重型 SLE 是指有重要脏器受累并影响其功能的情况；狼疮危象是指急性的危及生命的重型 SLE。

二、预后

患者的预后较过去已明显改善。经过正规治疗，1 年存活率为 96%，5 年存活率为 90%，10 年存活率为 80%。急性期的主要死因是多脏器功能衰竭、感染，远期死亡的主要原因为慢性肾功能不全和药物副反应。

【治疗】

目前尚无根治的办法，但恰当的治疗可使大多数患者达到病情缓解。强调早期诊断和早期治疗，以避免或延缓不可逆的组织脏器的病理损害。

一、一般治疗

急性活动期卧床休息，缓解期病情稳定患者可适当工作，但要避免过劳；避免日晒或其他紫外线照射；预防感染，及时发现和治疗感染；注意避免可能诱发狼疮的药物或食物；正确认识疾病，调节不良情绪。

二、药物治疗

（一）轻型 SLE

患者虽有疾病活动，但症状轻微，仅表现光过敏、皮疹、关节炎或轻度浆膜炎，而无明显内脏损害。

1. 非甾体类抗炎药（NSAID）：可用于控制关节炎。应注意消化道溃疡、出血，肾和肝功能等方面的不良反应。

2. 抗疟药：可控制皮疹和减轻光敏感，常用氯喹 0.25g，或羟氯喹 0.2~0.4g，每天 1 次。主要不良反应是眼底病变。用药超过 6 个月者，应每半年检查眼底。有心动过缓或传导阻滞者禁用抗疟药。

3. 可短期局部应用激素治疗皮疹，但脸部应尽量避免使用强效激素类外用药，一旦使用，不应超过 1 周。

4. 小剂量激素（泼尼松≤10mg/d）有助于控制病情。

5. 权衡利弊，必要时可用硫唑嘌呤、甲氨蝶呤等免疫抑制剂。应注意轻型 SLE 可因过敏、感染、妊娠生育、环境变化等因素而加重。

（二）重型 SLE

重型 SLE 主要分为两个阶段，即诱导缓解和巩固治疗。诱导缓解目的在于迅速控制病情，阻止或逆转内脏损害，力求疾病完全缓解。但应注意过分免疫抑制诱发的并发症，尤其是感染和性腺抑制。

1. 糖皮质激素 具有强大的抗炎作用和免疫抑制作用，是治疗 SLE 的基础药物。根据病情轻重，以泼尼松 0.5~1mg/（kg·d）的剂量口服，通常晨起 1 次服用。病情好转，以每 1~2 周减 10% 的速度逐渐减量，以小剂量维持治疗。如果病情允许，泼尼松维持治疗的剂量尽量 <10mg/d。在减药过程中，如果病情不稳定，可暂时维持原剂量不变或酌情增加剂量或加用免疫抑制剂联合治疗。激素的不良反应除感染外，还包括高血压、高血糖、高血脂、诱发感染、低钾血症、骨质疏松、无菌性股骨头坏死等。治疗开始应记录血压、血糖、血钾、血脂、骨密度、胸部 X 线片等作为评估基线，并定期随访。

如果出现对大剂量治疗无效，癫痫发作，或有明显精神症状，或严重溶血性贫血，或血小板减少而有出血倾向，或出现急性肾衰竭，或病情急剧恶化，可以使用甲泼尼龙冲击治疗，剂量 500~1000mg 溶于 250mL 葡萄糖溶液中，静脉滴注，每天 1 次，连续 3 天为 1 个疗程。间隔期 5~30 天，疗程多少与间隔期视病情而定。冲击后口服泼尼松 0.5~1mg/（kg·d），病情好转稳定 4 周后可逐步减量，直至维持量约 5~15mg/d。

2. 环磷酰胺（CTX） 对体液免疫的抑制作用较强，能抑制 B 细胞增殖和抗体生成，且抑制作用较持久，是治疗重症 SLE 的有效的药物之一。目前普遍采用的标准环磷酰胺冲击疗法：环磷酰胺 0.5~1g/m^2，加入生理盐水 250mL 中静脉滴注，每月 1 次。多数患者 6~12 个月后病情缓解，而在巩固治疗阶段，常需要继续环磷酰胺冲击治疗，延长用药间歇期至 3 个月 1 次，维持 1~2 年。由于对环磷酰胺的敏感性存在个体差异，年龄、病情、病程和体质使其对药物的耐受性有所区别。不良反应为白细胞减少、胃肠反应、脱发、肝损害及出血性膀胱炎等。

3. 霉酚酸酯（MMF）　　能有效控制Ⅳ型狼疮性肾炎活动。剂量 1~2g/d，分 2 次口服。对白细胞、肝肾功能影响很小。

4. CsA　　对狼疮性肾炎（特别是Ⅴ型）有效。3~5mg/（kg·d），分 2 次服。其不良反应为肝、肾损害，高血压、高尿酸血症、高血钾等。

5. 硫唑嘌呤（AZA）　　剂量 50~100mg/d，分 2 次服，病情稳定后改为 50mg/d。其不良反应为骨髓抑制、胃肠反应、肝损害等。在控制肾脏和神经系统病变效果不及环磷酰胺冲击疗法，而对浆膜炎、血液系统、皮疹等较好。

6. 甲氨蝶呤（MTX）　　剂量 10~15mg，每周 1 次。主要用于以关节炎、肌炎、浆膜炎和皮肤损害为主的 SLE，长期用药耐受性较佳。

（三）狼疮危象

治疗目的在于挽救生命、保护受累脏器，防止后遗症。通常需要大剂量甲泼尼龙冲击治疗，针对受累脏器的对症治疗和支持治疗，以帮助患者度过危象。后继的治疗可按照重型 SLE 的原则，继续诱导缓解和维持巩固治疗。

（四）妊娠生育

患者无重要脏器损害、病情稳定 1 年以上，细胞毒免疫抑制剂（环磷酰胺、甲氨蝶呤等）停用半年以上，泼尼松维持量<10mg/d，可以妊娠。由于妊娠早期及产后 6 周容易复发，故妊娠期可适当增加激素剂量。有习惯性流产史或抗磷脂抗体阳性者，应加服低剂量阿司匹林 50~100mg/d，有利于预防血栓形成和流产。

思考题

1. 简述 SLE 的心血管表现。

2. 简述重型 SLE 的治疗原则。

第八篇　神经及精神系统疾病

第五十二章　神经及精神系统疾病概论

神经系统是人体结构最精细、功能最复杂的系统，按照解剖结构可分中枢神经系统和周围神经系统。中枢神经系统包括脑和脊髓，主管分析、整合、协调体内外环境传递来的信息，并使机体做出适当的反应；周围神经系统包括脑神经和脊神经，主管神经冲动的传递。此外，神经系统按照其功能又可区分为调整人体适应外环境变化的躯体神经和稳定内环境的自主神经系统。人类的语言、记忆、思维、判断、推理等高级神经活动，以及运动、感觉等都是由神经系统管理和支配的。精神活动由感觉、知觉、注意、记忆和思维等组成，与认识活动、情感活动及意志活动等过程相互联系、紧密协调，维持着精神活动的完整统一。

一、神经及精神系统疾病的分类

神经及精神系统疾病应包括神经系统疾病与精神疾病两大类。

（一）　神经系统疾病

神经系统疾病是指神经系统和骨骼肌由于感染、血管病变、外伤、肿瘤、中毒、免疫反应、变性、遗传、代谢障碍和先天性异常等引起的疾病。如急性脑血管病（脑梗死、脑出血等）是神经系统疾病中最常见的疾病，成为严重威胁人类健康和寿命的重要疾病；病原体直接侵入神经系统可引起病毒性脑炎、脊髓灰质炎、化脓性脑膜炎等感染性疾病；自身免疫反应可引起多发性硬化；神经系统变性可引起帕金森病等。同时，神经系统疾病与全身各系统疾病有着密切关系，如高血压、糖尿病、心脏病是脑血管病的重要危险因素；机体重要器官的功能障碍和代谢障碍也会引起神经系统损害，如肝性脑病、肺性脑病、糖尿病酮症酸中毒、低钠性脑病等；神经系统功能紊乱又可引起其他器官功能障碍，如脑卒中可影响心血管系统、消化系统等。

（二）　精神疾病

精神疾病是指在各种生物学、心理学及社会环境因素影响下，造成中枢神经系统功能失调，进而导致出现以认知、思维、情感、意志和行为等各种精神活动异常为主要临床表现的疾病，如精神分裂症、情感性障碍等。

神经系统疾病和精神疾病虽属不同的学科，但又有紧密的联系。尤其是神经系统疾病患者常有精神症状表现，如感染、中毒、颅脑损伤、代谢营养障碍、脑肿瘤等原因均可引起精神症状，统称为器质性精神病。因此，在神经系统疾病诊治过程中常涉及对精神症状的诊断和处理。

二、神经及精神系统疾病的主要临床表现

神经系统疾病的症状、体征主要有头痛、头晕、高级神经活动障碍（如意识、认知、语言）、感觉障碍（如肢体麻木、疼痛、感觉缺失）、运动障碍（如瘫痪、不自主运动、步态异常、共济失调）、反射异常及自主神经功能障碍等。按照其发病机制可分为以下4组。

1. 缺失症状 神经系统遭受损伤时正常功能丧失为缺失症状，如内囊出血时运动及感觉传导束损伤，对侧肢体出现瘫痪，感觉消失。

2. 释放症状 高级中枢损伤后，对低级中枢的抑制解除，使其功能活动增加，此即释放症状。例如，上运动神经元损伤可出现锥体束征，表现为瘫痪肢体肌张力增高、腱反射亢进、病理反射阳性。

3. 刺激症状 指神经组织受激惹后产生的过度兴奋表现，如癫痫、三叉神经痛、坐骨神经痛等。

4. 休克症状 指中枢神经系统的急性严重病变时，引起在功能上与受损部位有密切联系的远端部位的神经功能暂时性缺失，如急性脊髓横贯性损伤时，病变水平以下表现弛缓性截瘫（脊髓休克），休克期过后，逐渐出现缺失症状或释放症状。

精神疾病的常见症状按照大脑正常的精神（心理）活动过程分为感知觉障碍、思维障碍、情感障碍、意志障碍、动作行为障碍、记忆障碍、智能障碍、意识障碍与注意障碍等。由于个体差异很大，精神活动的内容尤其复杂，判断某个精神活动是否为精神症状时，必须进行对比分析：①与其过去一贯的精神活动进行纵向比较，是否一致。②与同类人群进行横向比较，即结合当时的处境、文化背景、严重程度等具体分析、判断。否则，短暂、片面观察所做出的结论，很容易造成诊断错误。

三、神经及精神系统疾病的诊断原则

对于神经及精神系统疾病的诊断，详细完整的病史资料、准确的神经系统体格检查和精神状态检查十分重要。尤其精神检查主要是通过与患者交谈和观察来发现患者精神活动是否正常，这是一种特别的检查技巧，需要通过不断的临床实践来积累经验。

神经系统疾病的诊断特点还包括定位诊断和定性诊断：①定位诊断：是根据疾病所表现的神经系统症状和体征，应用神经解剖、生理知识来分析和判断有关临床资料，初步确定病变的部位。不同部位的病变综合征是定位诊断的依据，定位诊断往往有助于疾病性质的决定。②定性诊断：是根据病史、体格检查结果，结合起病方式、疾病过程、伴随症状及各种辅助检查，来分析判断疾病的性质及病因，如炎症、肿瘤、血管病变、免疫反应等。

随着现代诊疗设备和技术的飞速发展，神经及精神系统疾病的诊断获得了显著进步。脑脊液检查和其他实验室检查、肌电图、脑电图往往能为疾病诊断提供重要线索。近30年来，尤其是神经系统影像学检查，如CT和MRI在一些疾病的诊断上起到重要作用。正电子发射型计算机断层显像（PET）、单光子发射计算机断层显像（SPECT）、经颅多普勒超声（TCD）、诱发电位（EP）、数字减影脑血管造影（DSA）等新技术均有助于神经及精神系统疾病的诊断。随着分子生物学的发展，部分疾病的诊断被提高到基因水平。

但是，任何一种辅助检查都不能替代基本临床诊断方法，还要依据基本的临床资料进行综

合分析，从而确定临床诊断。

四、神经及精神系统疾病的治疗原则

神经及精神系统疾病的治疗原则包括病因治疗、药物治疗、对症治疗、心理治疗和康复治疗。许多神经及精神系统疾病是可以治愈的，如颅内感染、急性炎症性脱髓鞘性多发性周围神经病、特发性面神经麻痹、轻症脑血管病、精神分裂症、情感性障碍等；有些疾病虽不能根治，但经过治疗可以得到控制或缓解，如多发性硬化、重症肌无力等。还有部分疾病目前仍缺乏有效的治疗方法，如遗传代谢疾病、变性疾病等。随着医学科学的快速发展，神经及精神系统疾病的治疗技术也得到前所未有的进步，除了大量新药进入临床外，其他新的治疗手段也不断进入临床并逐渐成熟，如脑血管病介入治疗、功能外科立体定向技术、脑出血外科治疗等。相信在不久的将来，神经及精神系统许多难治性疾病，一定能够找到更有效的治疗方法。

思考题

1. 神经及精神系统疾病的主要临床表现有哪些？
2. 简述神经及精神系统疾病的诊断原则。

第五十三章　急性脑血管病

脑血管病（cerebrovascular diseases，CVD）是指各种原因所致脑部血管性疾病的总称。急性脑血管病是因急性脑部血液循环障碍所引起的脑功能障碍的一组疾病，根据症状持续时间及结构影像学（CT 或 MRI）有无组织学损害可分为短暂性脑缺血发作（transient ischemic attack，TIA）和脑卒中（stroke）。脑卒中根据其病理性质又分为缺血性卒中和出血性卒中两大类，以突发起病、迅速出现局灶性或全面性神经功能缺损为共同临床特征，是脑血管病的主要临床类型。

本组疾病是具有高发病率、高死亡率、高致残率和高复发率的严重疾病，是目前人类疾病的第二位死亡原因，50%～70%的存活者中遗留不同程度的残疾。我国是脑卒中的高发国家之一，近年来脑卒中在我国死因顺位明显前移，2008 年卫生部公布的中国第三次死因调查，卒中（136.64/10 万）成为我国第一致死病因。

【脑血液循环及病理生理】

脑部的血液供应来自颈内动脉系统和椎-基底动脉系统。双侧颈内动脉起自颈总动脉，入颅后主要分支有眼动脉、前脉络膜动脉、后交通动脉、大脑前动脉和大脑中动脉（终末支）等，供应大脑半球前 3/5 的血液，又称前循环。双侧椎动脉由锁骨下动脉发出，穿行第 6 颈椎至第 1 颈椎的横突孔经枕骨大孔入颅后，于延髓上缘汇合成基底动脉，主要分支有小脑后下动脉、小脑前下动脉、脑桥支、内听动脉、小脑上动脉和大脑后动脉（终末支）等，供应大脑半球后 2/5、丘脑、脑干和小脑的血液，故又称后循环。两侧大脑前动脉由前交通动脉相互沟通，颈内动脉或大脑中动脉与大脑后动脉由后交通动脉相互沟通，使双侧大脑前动脉、颈内动脉或大脑中动脉、大脑后动脉和前后交通动脉在脑底形成环状吻合，称为脑底动脉环（willis环）。该环对颈动脉与椎-基底动脉系统之间，特别是两侧大脑半球的血流供应有重要的调节和代偿作用（图 53-1、图 53-2）。

脑是神经系统的高级中枢，其代谢活动极其旺盛。正常人脑的重量约占体重的 2%，正常成人脑血流量为 800～1000mL/min，占每分心搏出量的 20%，葡萄糖和耗氧量约占全身总供给量的 20%。脑组织中几乎无葡萄糖和氧储备，因此脑组织对缺血缺氧十分敏感。当脑供血中断 2 分钟后脑电活动停止，5 分钟后神经细胞开始出现不可逆性损伤。

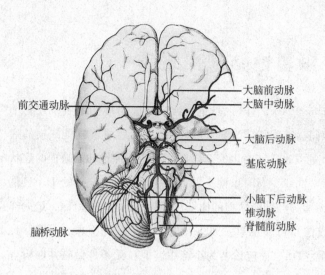

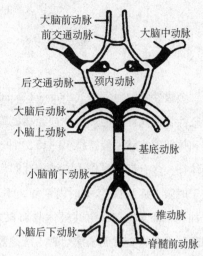

图 53-1　脑底动脉环图　　　　　图 53-2　脑部各动脉分支示意图

【脑血管病的病因及危险因素】

一、病因

根据发病机制，脑血管病的病因归为以下几类。

1. 血管壁病变　高血压动脉硬化和动脉粥样硬化是脑血管病最主要的病因。其他病因包括结核、梅毒、结缔组织病等所致的动脉炎，先天性动脉瘤与血管畸形，外伤、肿瘤、药物所致的血管损伤等。

2. 心脏病和血流动力学改变　各种原因的心脏疾病，如风湿性心脏病、冠心病、心房颤动及亚急性细菌性心内膜炎等，均可能产生附壁血栓，血栓脱落并随血流至脑动脉而发生脑栓塞。血压急骤波动、心力衰竭常易引起急性脑血管病。

3. 血液成分改变和血液流变学改变　如高黏血症、高纤维蛋白原血症、血液病（血小板减少性紫癜、红细胞增多症、白血病等）、凝血机制异常（应用抗凝剂、避孕药物等）。

4. 其他病因　包括空气、脂肪、癌细胞和寄生虫栓子等。

二、危险因素

脑血管病的危险因素是指经流行病学研究证明的与脑血管病发生、发展有直接关联的因素。对危险因素进行积极有效的识别和干预，可以明显降低脑卒中发病率，减轻卒中疾病负担。脑卒中的危险因素分为可干预与不可干预两种。

1. 不可干预因素　主要包括年龄、性别、种族、遗传因素等。

2. 可干预因素　主要包括高血压、糖尿病、血脂异常、心房颤动及其他心脏病、无症状性颈动脉粥样硬化、高同型半胱氨酸血症和不当生活方式，如吸烟、饮酒、不合理饮食、缺乏运动、肥胖等。

第一节　短暂性脑缺血发作

短暂性脑缺血发作（transient ischemic attack，TIA）是指脑或视网膜局灶性缺血所致的不伴急性脑梗死证据的短暂性神经功能障碍。临床特征为突发短暂性、局灶性神经功能缺损的症状和体征。症状一般持续 10~15 分钟，通常在 1 小时内完全缓解，不遗留神经功能缺损的症状和体征，多有反复发作史。结构性影像学（CT、MRI）检查无责任病灶。传统定义的 TIA 只是基于时限，症状在 24 小时内恢复，不遗留神经功能缺损的体征。但超过 1 小时的 TIA，绝大部分神经影像学检查（磁共振弥散加权成像）可显示单发或多发的小的脑梗死征象。因此，凡神经影像学检查有明确病灶者不应诊断为 TIA，而应诊断为小卒中。但在无条件做磁共振检查时，仍应用基于 24 小时传统定义的 TIA 进行诊断。

【病因和发病机制】

1. 血液动力学改变　颈内动脉系统和椎-基底动脉系统某一支动脉在严重粥样硬化狭窄或闭塞的基础上，平时靠侧支循环尚能勉强维持该局部脑组织血液供应，在急剧一过性血压降低时，脑血流量下降，该处脑组织因侧支循环供血减少而发生短暂性缺血症状。

2. 微栓子　颈动脉和颅内大动脉粥样硬化的不稳定性斑块或附壁血栓的碎屑、心源性微栓子脱落，可散落在血流中成为微栓子，循血流进入脑内，引起相应小动脉栓塞，出现局部缺血症状。微栓子经酶的作用而崩解或移向远端时，则血供恢复，症状消失。

3. 其他　锁骨下动脉盗血综合征、血液成分的改变（如真性红细胞增多症、血小板增多症）、各种原因所致的高凝状态等，也可导致本病。

【临床表现】

TIA 常见于中老年人，男性多于女性。患者多有高血压、糖尿病、心脏病、血脂异常等病史。本病常突然起病，出现局灶性神经功能缺损的症状和体征；持续时间短暂，一般 10~15 分钟，多在 1 小时内缓解，最长不超过 24 小时。患者恢复完全，一般不遗留神经功能缺损。患者多有反复发作史，每次发作症状基本相似。总体来说，临床表现取决于受累血管。

1. 颈内动脉系统 TIA　最常见症状为病变对侧发作性轻偏瘫、单肢瘫或面瘫，优势半球病变可出现失语。颈内动脉主干病变的特征性症状表现为同侧单眼一过性黑蒙，对侧偏瘫（眼动脉交叉瘫）；同侧 Horner 征，对侧偏瘫（Horner 征交叉瘫）。还可能出现的症状有病变对侧偏身或单肢感觉障碍、同向性偏盲等。

2. 椎-基底动脉系统 TIA　最常见症状为眩晕、平衡障碍，伴或不伴有耳鸣。特征性症状有：①跌倒发作：表现为患者转头或仰头时，下肢突然失去张力而跌倒，无意识丧失，常可很快自行站起，系下部脑干网状结构缺血所致。②短暂性全面性遗忘：发作时出现短时间记忆丧失，患者对此有自知力，持续数分钟至数十分钟。发作时对时间、地点定向障碍，但谈话、书写和计算能力保持，是大脑后动脉颞支缺血累及边缘系统的颞叶海马、海马旁回和穹窿所致。③双眼视力障碍发作：因双侧大脑后动脉距状支缺血而致枕叶视皮层受累，引起暂时性皮质盲。还可能出现的症状有复视、吞咽困难和构音不良、交叉性运动障碍或感觉障碍等。

【实验室及其他检查】

头部 CT 及 MRI 检查正常或无责任病灶。DSA、CTA（CT 血管造影）、MRA（磁共振血管造影）、TCD 检查可见血管狭窄、动脉粥样硬化斑块。频繁发作的 TIA 患者 TCD 监测可发现微栓子信号。颈动脉超声可显示颈动脉和椎基-底动脉颅外段动脉硬化斑块或狭窄。

监测血压、血糖、血脂、凝血功能和同型半胱氨酸等常规实验室检查项目，心电图、心脏彩色超声检查，对查找危险因素、判断预后及预防卒中也有十分重要的意义。

【诊断】

TIA 患者就诊时临床症状大多已经消失，故诊断主要依靠病史。中老年人突然出现局限性神经功能缺失症状，如偏盲、局限性瘫痪、局限性感觉障碍、失语、共济失调、构音困难等，且符合颈内动脉系统与椎-基底动脉系统及其分支缺血的表现，并在短时间内症状完全缓解（多不超过 1 小时），应高度怀疑为 TIA。头颅 CT 和 MRI 正常或未显示责任病灶，在排除其他疾病后，可诊断为 TIA。

【鉴别诊断】

1. 癫痫单纯部分性发作 表现为单个或一侧肢体抽搐而非瘫痪，多由脑部局灶性病变引起，脑电图可有局限性异常或痫样放电，CT 或 MRI 可发现病灶。

2. 梅尼埃病 发病年龄较轻，表现为发作性恶心、呕吐伴耳鸣，除眼球震颤外，无神经系统定位体征，症状持续多超过 24 小时。

3. Adams-Stokes 综合征 即心源性脑缺血综合征。本组疾病可引起头晕、晕厥、抽搐，但通常缺乏神经系统局灶性症状和体征，心电图、心脏超声等可有异常。

4. 其他 与偏头痛鉴别，TIA 无闪光、暗点等偏头痛的典型先兆症状及典型枕颈部头痛、恶心、呕吐等头痛发作过程。还需除外其他一过性黑蒙的原因，如青光眼、视水肿、视网膜出血等。

【病情评估】

一、风险分层

TIA 是脑卒中的紧急预警信号，快速评估病情并予以干预治疗，可显著降低卒中的发生率。因此，合理评价 TIA 进展为脑卒中的风险至关重要。常用的 TIA 早期卒中风险分层工具为 2007 年 Johenston 等建立的 ABCD^2 评分量表（表 53-1）。

表 53-1 短暂性脑缺血发作 ABCD^2 评分量表

临床特征		得分
年龄（A）	≥60 岁	1
血压（B）	≥140/90mmHg	1

续表

临床特征		得分
临床表现（C）	单侧肢体无力	2
	不伴肢体无力的言语障碍	1
症状持续时间（D）	≥60 分钟	2
	10~59 分钟	1
糖尿病（D）	有	1

注：$ABCD^2$ 评分判定 0~3 分为低危人群，4~5 分为中危人群，6~7 分为高危人群。7 天内进展为脑卒中的风险分别为 4.6%、18.8% 及更高。

二、预后

TIA 早期发生卒中的风险很高，TIA 患者 7 天内的卒中风险为 4%~10%，90 天内卒中风险为 10%~20%。其中 $ABCD^2$ 评分大于 3 分的高危患者 90 天复发风险高达 14% 以上。未经治疗或治疗无效的病例，部分发展为脑梗死，部分继续发作，部分可自行缓解。

【治疗】

一、药物治疗

1. 抗血小板治疗　为急性非心源性 TIA 的首选治疗：①阿司匹林 50~325mg，每天 1 次口服。其主要不良反应为消化道刺激，严重者可引起上消化道出血。②氯吡格雷 75mg，每天 1 次口服。与阿司匹林相比，上消化道出血的发生率明显减少。③阿司匹林 25mg+缓释型双嘧达莫 200mg，每天 2 次，或西洛他唑 100mg，每天 2 次，可作为阿司匹林和氯吡格雷的替代治疗药物。④具有高卒中复发风险（$ABCD^2$评分≥4 分）的急性非心源性 TIA（根据 24 小时传统时间定义），应尽早给予氯吡格雷联合阿司匹林治疗 21 天（氯吡格雷首日负荷量 300mg），随后氯吡格雷单药治疗（75mg/d），总疗程为 90 天。此后，氯吡格雷或阿司匹林均可作为长期二级预防一线用药。

2. 抗凝治疗　心源性 TIA 可选用抗凝治疗：①华法林 6~12mg，每晚 1 次口服，3~5 天改为 2~6mg 维持，目标剂量是维持国际标准化比值（INR）在 2~3。消化性溃疡病、有出血倾向的其他疾病、严重高血压者禁用。②新型口服抗凝剂包括达比加群（110~150mg，每天 2 次），利伐沙班（20mg，每天 1 次），阿哌沙班（5mg，每天 2 次）等，可作为华法林的替代药物。③肝素 100mg 加入 0.9% 生理盐水 500mL 中静脉滴注，每分钟 20~30 滴；低分子肝素 4100~5000IU，每天 2 次皮下注射。一般作为短期治疗使用。

3. 扩容治疗　血压偏低或考虑存在血流动力学病因的患者，可给予羟乙基淀粉 500mL，静脉滴注。注意观测血压，避免血压过高。

4. 溶栓治疗　对于新近发生的符合传统定义的 TIA 患者，神经影像学检查发现明确脑梗死责任病灶，临床再次发作时不应等待，须进入卒中诊疗流程，积极进行溶栓治疗。

5. 降纤药物　血浆纤维蛋白含量明显增高时，可考虑降纤治疗，如巴曲酶、安克洛酶和蚓激酶等，需检测血浆纤维蛋白含量。

6. 中药治疗　活血化瘀中药丹参、川芎、桃仁、红花等，有活血化瘀、改善微循环、降低血液黏度的作用，对治疗 TIA 有一定作用。

二、控制危险因素

积极查找病因，针对脑血管病危险因素，如高血压、糖尿病、心脏病、血脂异常和动脉粥样硬化等，应尽早启动治疗方案，详见本节脑梗死内容。

三、手术和介入治疗

脑血管造影、颈部血管超声、经颅多普勒证实有颅内外大动脉严重狭窄者，药物治疗无效时，可考虑手术治疗。常用的手术方法包括颈动脉内膜剥脱术（CEA）和动脉血管成形术（PCA）。

第二节　脑梗死

脑梗死（cerebral infarction，CI）又称缺血性卒中，是指由于脑局部血液供应障碍，导致该血管供血区脑组织缺血、缺氧性坏死或脑软化。临床表现为急性出现相应的脑功能缺损的症状和体征，如偏瘫、失语等。本病约占全部脑卒中的 70%。

脑梗死的分型目前广泛采用 TOAST 病因分型，主要包括：①大动脉粥样硬化型：是由于血管在动脉粥样硬化病变的基础上，引起管腔狭窄或闭塞，导致远端脑组织由于缺血、缺氧而坏死，或是由于各种原因导致动脉粥样硬化形成的斑块脱落形成血栓，随血液运行阻塞血管，引起相应供血区域脑组织坏死。②心源性栓塞型：是由于各种原因导致心脏的附壁血栓脱落，随血液运行阻塞血管，引起相应供血区域的脑组织发生缺血、缺氧性坏死。③小动脉闭塞型：多是由于高血压、糖尿病等因素导致小动脉及微小动脉壁脂质透明变性，从而导致管腔闭塞产生腔隙性病变。④其他病因型：指除以上 3 种明确病因的分型外，其他少见的病因，如凝血功能障碍性疾病、血液成分改变、各种原因血管炎等。⑤不明原因型：包括两种或多种病因、辅助检查阴性未找到病因和辅助检查不充分等情况。

动脉粥样硬化性脑梗死

动脉粥样硬化性脑梗死（atherosclerotic cerebral infarction）是脑梗死中最常见的类型。

【病因和发病机制】

本病最常见的病因为动脉粥样硬化。由于主动脉弓或颅内外大动脉粥样硬化病变，动脉粥样硬化斑破裂或形成溃疡，血小板、血液中其他有形成分及纤维黏附于受损的粗糙的内膜上，形成附壁血栓，斑块迅速增大导致管腔闭塞；或动脉粥样硬化斑块或附壁血栓脱落形成栓子，引起远端动脉管腔闭塞导致脑梗死；或在脑动脉粥样硬化性斑块导致管腔狭窄的基础上，平时靠侧支循环尚能勉强维持该局部脑组织血液供应，当血压下降、血流缓慢、血容量减少、血液黏度增加和血管痉挛等情况影响下，局部脑血流量进一步降低，最终形成梗死。糖尿病、高脂血症和高血压病等可加速脑动脉粥样硬化的发展。

【病理】

梗死后的脑组织由于缺血、缺氧发生软化和坏死。病初 6 小时以内,肉眼尚见不到明显病变;8~48 小时,病变部位即出现明显的脑肿胀,脑沟变窄,脑回扁平,脑灰白质界限不清;7~14 天脑组织的软化、坏死达到高峰,并开始液化。其后软化和坏死组织被吞噬和清除,胶质增生形成瘢痕,大的软化灶形成囊腔。完成此修复有时需要几个月甚至 1~2 年。

【病理生理】

脑组织对缺血、缺氧非常敏感。脑血流中断 30 秒即发生脑代谢改变,1 分钟后神经元停止功能活动,超过 5 分钟即可造成脑组织梗死。

急性脑梗死病灶由中心坏死区及周围的缺血半暗带组成。坏死区中脑细胞死亡,缺血半暗带由于存在侧支循环,尚有大量存活的神经元。如果能在短时间内,迅速恢复缺血半暗带血流,该区的脑组织损伤是可逆的,可挽救神经细胞恢复功能。挽救缺血半暗带是缺血性卒中患者溶栓治疗的病理生理基础。

缺血半暗带脑组织损伤的可逆性是有时间限制的,即治疗时间窗。目前研究认为,治疗时间窗为 6 小时。如果脑血流再通超过治疗时间窗,不仅不能挽救神经细胞存活,还可产生再灌注损伤。再灌注损伤主要是通过自由基过度产生及其"瀑布式"连锁反应、神经细胞内钙超载及兴奋性氨基酸细胞毒性作用等一系列变化,导致神经细胞损伤。

【临床表现】

1. 一般表现 多见于 50~60 岁老年人,常有高血压、糖尿病、冠心病、血脂异常等病史,部分患者病前有一次或多次短暂缺血发作史。常于安静时或睡眠中发病,出现神经功能缺损的症状体征,1~2 天内症状逐渐达到高峰。临床表现取决于梗死的部位和大小。除脑干梗死和大面积梗死外,多数患者意识清楚,颅内压增高不明显。

2. 脑的局限性神经症状

(1)颈内动脉系统(前循环)脑梗死 ①颈内动脉闭塞:如侧支循环良好,临床上可不出现症状。症状性闭塞以偏瘫、偏身感觉障碍、偏盲三偏征为多见,主侧半球病变尚有不同程度的失语、失用和失认。还可出现特征性的眼动脉交叉性瘫痪、Horner 征交叉瘫。如颅外段动脉严重狭窄时,颈部可听到异常血管杂音。②大脑中动脉闭塞:最为常见。主干闭塞时有三偏征,主侧半球病变时尚有失语。中动脉表浅分支前中央动脉闭塞时可有对侧面肌、舌肌无力,主侧受累时可有运动性失语;中央动脉闭塞时可出现对侧上肢单瘫或不完全性偏瘫和轻度感觉障碍,顶后、角回或颞后感觉性失语和失用。豆纹动脉外侧支闭塞时可有对侧偏瘫。③大脑前动脉闭塞:由于前交通动脉提供侧支循环,近端阻塞时可无症状;周围支受累时,常侵犯额叶内侧面,瘫痪以下肢为重,可伴有下肢的皮质性感觉障碍及排尿障碍;深穿支阻塞,影响内囊前支,常出现对侧中枢性面、舌瘫及上肢轻瘫。双侧大脑前动脉闭塞时可出现精神症状伴有双侧瘫痪。

(2)椎-基底动脉系统(后循环)脑梗死 ①小脑后下动脉闭塞:又称 Wallenberg 综合征。引起延髓背外侧部梗死,出现眩晕,眼球震颤,病灶侧舌咽、迷走神经麻痹,小脑性共济失调及 Horner 征，病灶侧面部与对侧躯体、肢体痛温觉减退或消失。②小脑前下动脉闭塞：眩晕、眼球震颤，两眼球向病灶对侧凝视，病灶侧耳鸣、耳聋，Horner 征及小脑性共济失调，病灶侧面部和对侧肢体感觉减退或消失。③大脑后动脉闭塞：表现为枕顶叶综合征，以偏盲和一过性视力障碍如黑蒙等多见，此外还可有体象障碍、失认、失用等。④基底动脉闭塞：高热、昏迷、针尖样瞳孔、四肢软瘫及延髓麻痹。急性完全性闭塞时可迅速危及生命。部分患者表现为基底动脉尖综合征，表现为眼球运动障碍及瞳孔异常，觉醒和行为障碍，可伴有记忆力丧失、偏盲或皮质盲。⑤基底动脉供应脑桥分支可出现下列综合征：脑桥旁正中综合征（Foville 综合征）表现为病灶侧外展不能，两眼球向病灶对侧凝视，对侧偏瘫；脑桥腹外综合征（Millard-Gubler 综合征）表现为病灶侧周围性面瘫及外直肌麻痹，伴病灶对侧偏瘫，可有两眼向病灶侧凝视不能；脑桥被盖综合征（Raymond-Cestan 综合征）表现为病灶侧有不自主运动及小脑体征，对侧肢体轻瘫及感觉障碍，眼球向病灶侧凝视不能。

【实验室及其他检查】

1. 常规检查　血常规、血沉、血糖、血脂、凝血系列、肾功能、电解质及心电图等应列为常规检查项目。

2. CT 检查　通常在起病 24 小时后逐渐可见与闭塞血管一致的低密度灶，并能显示周围水肿的程度，有无合并出血等（图 53-3）。在超早期阶段（发病 6 小时内），CT 可发现一些早期征象，如大脑中动脉（MCA）高密度征、豆状核模糊征、岛带征、逗点征、灰白质界限不清、脑沟变浅、侧裂变窄等。但 CT 有时不能显示脑干、小脑较小的梗死灶。急诊平扫 CT 虽早期有时不能显示病灶，但可准确识别绝大多数颅内出血，鉴别非血管性病变（如脑肿瘤），是疑似脑卒中患者首选的影像学检查方法。多模式 CT，如灌注 CT 可区别可逆性与不可逆性缺血，因此可识别缺血半暗带，对指导急性脑梗死溶栓治疗有一定参考价值。

3. 头颅 MRI　可清晰显示早期梗死、小脑及脑干梗死等，梗死数小时即可出现 T_1 低信号、T_2 高信号病灶；弥散加权像（DWI）在发病 2 小时（甚至数分钟）内即可显示缺血病变，并可早期确定大小、部位，对早期发现小梗死灶较标准 MRI 更敏感，为早期治疗提供重要信息（图 53-4）。

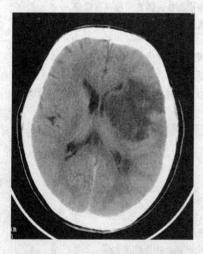

图 53-3　CT 显示低密度脑梗死病灶

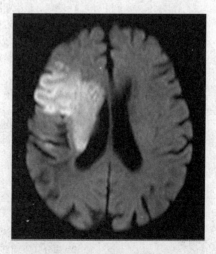

图 53-4　DWI 显示早期脑梗死

4. 腰穿检查　仅在无条件行 CT 检查时进行，脑脊液一般无色透明，压力、细胞数和蛋白多正常。

5. 血管病变检查　颅内、外血管病变检查有助于了解卒中的发病机制及病因，发现血管狭窄或闭塞的部位和程度，指导选择治疗方法。常用检查包括颈部血管超声、经颅多普勒（TCD）、磁共振血管造影（MRA）、CT 血管造影（CTA）和数字减影血管造影（DSA）等。

【诊断】

中老年人既往有高血压、糖尿病、心脏病等病史；急性起病，出现局灶神经功能缺损（一侧面部或肢体无力或麻木，语言障碍等），少数为全面神经功能缺损；症状或体征持续时间不限（当影像学显示有责任缺血性病灶时），或持续 24 小时以上（当缺乏影像学责任病灶时）；脑 CT 或 MRI 检查有助于确诊。

【鉴别诊断】

1. 脑出血　脑梗死有时与小量脑出血的临床表现极为相似，但活动中起病、病情进展快、高血压病史常提示脑出血，头颅 CT 检查可以确诊。

2. 颅内占位性病变　颅内肿瘤、硬膜下血肿和脑脓肿可呈卒中样起病，出现偏瘫等局灶体征，多伴有颅内压增高的表现，可资鉴别。如颅内压增高不明显时，须高度警惕，CT 或 MRI 检查可以确诊。

【病情评估】

一、严重度

常用卒中量表评估病情严重程度。美国国立卫生研究院卒中量表（the national institutes of health stroke scale，NIHSS），是目前国际上最常用量表（表 53-2）。

表 53-2　美国国立卫生院神经功能缺损评分（NIHSS）

	检查	评分	得分
1a	意识水平	0＝清醒，反应敏锐 1＝嗜睡，最小刺激能唤醒患者完成指令，回答问题或有反应 2＝昏睡或反应迟钝，需要强烈反复刺激或疼痛刺激才能有非固定模式的反应 3＝仅有反射活动或自发反应，或完全没反应，软瘫，无反应	
2	凝视 只测试水平眼球运动	0＝正常 1＝部分凝视麻痹（单眼或双眼凝视异常，但无被动凝视或完全凝视麻痹） 2＝被动凝视或完全凝视麻痹（不能被眼头动作克服）	
3	视野 用手指数或视威胁方法 检测上、下象限视野	0＝无视野缺失 1＝部分偏盲 2＝完全偏盲 3＝双侧偏盲（全盲，包括皮质盲）	
4	面瘫	0＝正常 1＝最小（鼻唇沟变平，微笑时不对称） 2＝部分（下面部完全或几乎完全瘫痪，中枢性瘫） 3＝完全（单或双侧瘫痪，上下面部缺乏运动，周围性瘫）	

续表

检查		评分	得分
5	上肢运动 上肢伸展：坐位 90°，卧位 45°。要求坚持 10 秒；仅评定患侧	0＝上肢于要求位置坚持 10 秒，无下落 1＝上肢能抬起，但不能维持 10 秒，下落时不撞击床或其他支持物 2＝能对抗一些重力，但上肢不能达到或维持坐位 90°或卧位 45°，较快下落到床 3＝不能抗重力，上肢快速下落 4＝无运动 9＝截肢或关节融合，解释： 5a 左上肢　　　　5b 右上肢	
6	下肢运动 下肢卧位抬高 30°，坚持 5 秒钟；仅评定患侧	0＝于要求位置坚持 5 秒，不下落 1＝在 5 秒末下落，不撞击床 2＝5 秒内较快下落到床上，但可抗重力 3＝快速落下，不能抗重力 4＝无运动 9＝截肢或关节融合，解释： 6a 左下肢　　　　6b 右下肢	
7	共济失调 双侧指鼻、跟膝胫试验，共济失调与无力明显不成比例时记分。如患者不能理解或肢体瘫痪不记分	0＝没有共济失调 1＝一侧肢体有 2＝两侧肢体均有 如有共济失调：左上肢 1＝是 2＝否 9＝截肢或关节融合，解释：	
8	感觉 昏迷或失语者可记 1 或 0 分。脑干卒中双侧感觉缺失、无反应及四肢瘫痪者，昏迷患者记 2 分	0＝正常，没有感觉缺失 1＝轻到中度，患侧针刺感不明显或为钝性或仅有触觉 2＝严重到完全感觉缺失，面、上肢、下肢无触觉	
9	语言 命名、阅读测试，昏迷患者 3 分	0＝正常，无失语 1＝轻到中度，流利程度和理解能力有一些缺损，但表达无明显受限 2＝严重失语，交流是通过患者破碎的语言表达，听者须推理、询问、猜测，能交换的信息范围有限，检查者感交流困难 3＝哑或完全失语，不能讲或不能理解	
10	构音障碍 若患者气管插管或其他物理障碍不能讲话，记 9 分	0＝正常 1＝轻到中度，至少有一些发音不清，虽有困难，但能被理解 2＝言语不清，不能被理解 9＝气管插管或其他物理障碍，解释：	
11	忽视症 若患者失语，但确实表现为关注双侧，记分正常	0＝没有忽视症 1＝视、触、听、空间觉或个人的忽视；或对任何一种感觉的双侧同时刺激消失 2＝严重的偏身忽视；超过一种形式的偏身忽视；不认识自己的手，只对一侧空间定位	

二、溶栓适应证

所有疑为卒中者都应尽快进行脑影像学（CT 或 MRI）检查，排除出血性卒中、确立缺血性卒中的诊断，并立即评估是否适合溶栓治疗，发病时间是否在 3 小时、4.5 小时或 6 小时内，有无溶栓适应证（见治疗部分相关内容）。

NOTE

三、病因与发病机制分型

对急性缺血性脑卒中患者进行病因/发病机制分型有助于判断预后、指导治疗和选择二级预防措施。病情平稳时应参照急性缺血性卒中 TOAST 病因/发病机制分型，行颈部血管超声、经颅多普勒（TCD）、磁共振血管造影（MRA）、CT 血管造影（CTA）和数字减影血管造影（DSA）等，尽快明确脑血管病变，评估病因/发病机制。

四、预后

急性期病死率为 5%~15%。死亡原因多为严重脑水肿引起的脑疝、肺部感染和多脏器功能衰竭等。存活者 70% 以上留有程度不同的后遗症。

【治疗】

治疗原则：①尽早改善和恢复缺血区的血液供应。②综合治疗及个体化治疗，即在疾病发展的不同时间，针对不同病情、病因采取有针对性的综合治疗和个体化治疗措施。③加强护理和防治并发症，消除致病因素，预防脑梗死再发。

一、一般治疗

1. 保持呼吸道通畅 合并低氧血症患者应给予吸氧，气道功能严重障碍者应给予气道支持（气管插管或切开）及机械通气。

2. 血压调整 约 70% 的脑梗死患者急性期血压升高，通常不需特殊处理。应先处理紧张焦虑、疼痛、恶心呕吐及颅内压增高等情况。血压持续升高，收缩压 ≥200mmHg 或舒张压 ≥110mmHg，可给予谨慎的降压治疗，可选用拉贝洛尔、尼卡地平等静脉药物，并严密观察血压变化，避免使用引起血压急剧下降的药物。准备溶栓者，血压应控制在收缩压 <180mmHg、舒张压 <100mmHg。卒中后若病情稳定，血压持续 ≥140/90mmHg，无禁忌证，可于起病数天后恢复使用发病前服用的降压药物或开始启动降压治疗。

3. 血糖控制 血糖超过 10mmol/L 时可给予胰岛素治疗。使血糖水平控制在 7.7~10 mmol/L。血糖低于 3.3mmol/L 时，可给予 10%~20% 葡萄糖口服或注射治疗。

4. 降颅压治疗 颅内压增高是急性重症脑梗死的常见并发症，是死亡的主要原因之一。根据病情酌情选用 20% 甘露醇 125~250mL，快速静脉滴注，每 6~8 小时 1 次；呋塞米 20~40mg 静脉注射，每天 2~3 次；10% 白蛋白 10g，静脉滴注，每天 1~2 次；甘油果糖每次 250mL 静脉滴注，每天 1~2 次。

5. 防治感染 脑梗死患者急性期易合并呼吸道、泌尿道感染，是导致病情加重的重要原因。尤其对意识障碍患者应特别注意翻身拍背，防止误吸。尽量避免留置尿管，一旦发生感染应做细菌培养及药物敏感试验，给予抗生素治疗。

6. 防治消化道出血 预防出血可用西咪替丁 0.2~0.4g，静脉滴注，每天 2 次；雷尼替丁 150mg，每天 1~2 次，口服。发生上消化道出血可给奥美拉唑 40mg，静脉注射，每天 1~2 次；冰盐水洗胃；口服或鼻饲凝血酶、云南白药等。

7. 营养支持 注意水、电解质及热量平衡，如起病 48~72 小时后仍不能自行进食者，应给予鼻饲流质饮食以保障营养供应。

8. 预防深静脉　血栓卧床患者可用低分子肝素 4000IU 皮下注射，每天 1~2 次，防止深静脉血栓形成和肺栓塞。

二、特殊治疗

1. 溶栓治疗　是目前最重要的恢复血流措施。

（1）**溶栓药物**　重组组织型纤溶酶原激活剂（rt-PA）和尿激酶（UK）是我国目前使用的主要溶栓药。急性脑梗死发病 4.5 小时内，符合溶栓条件的患者，尽快静脉给予 r-tPA 溶栓治疗。使用方法：r-tPA 0.9mg/kg（最大剂量为 90mg）静脉滴注，其中 10% 在最初 1 分钟内静脉推注，其余 1 小时持续滴注。发病 6 小时内的脑梗死且符合溶栓条件者，可静脉给予尿激酶。使用方法：尿激酶 100 万~150 万 IU，溶于生理盐水 100~200mL，持续静脉滴注 30 分钟。

（2）**rt-PA 静脉溶栓的适应证**　缺血性卒中导致的神经功能缺损；症状持续<4.5 小时；年龄≥18 岁；患者或家属签署知情同意书。

（3）**UK 静脉溶栓的适应证**　有缺血性卒中导致的神经功能缺损症状；症状出现<6 小时；年龄 18~80 岁；意识清楚或嗜睡；脑 CT 无明显早期脑梗死低密度改变；患者或家属签署知情同意书。

（4）**rt-PA 静脉溶栓的相对禁忌证**　下列情况需谨慎考虑和权衡溶栓的风险与获益（即虽然存在 1 项或多项相对禁忌证，但并非绝对不能溶栓）。发病 3 小时之内的轻型卒中或症状快速改善的卒中、妊娠、痫性发作后出现的神经功能损害症状，近 2 周内有大型外科手术或严重外伤，近 3 周内有胃肠或泌尿系统出血及近 3 个月内有心肌梗死史；发病 3~4.5 小时之内的年龄>80 岁患者；严重卒中（NIHSS 评分>25 分）；口服抗凝药（不考虑 INR 水平）者；有糖尿病和缺血性卒中病史者。

（5）**rt-PA 与 UK 静脉溶栓的禁忌证**　近 3 个月有重大头颅外伤史或卒中史；可疑蛛网膜下腔出血；近 1 周内有在不易压迫止血部位的动脉穿刺；既往有颅内出血；颅内肿瘤、动静脉畸形、动脉瘤；近期有颅内或椎管内手术；血压升高，收缩压 ≥ 180mmHg，或舒张压 ≥ 100mmHg；活动性内出血；急性出血倾向，包括血小板计数低于 $100×10^9$/L 或其他情况；48 小时内接受过肝素治疗（APTT 超出正常范围上限）；已口服抗凝剂者，INR>1.7 或 PT>15 秒；目前正在使用凝血酶抑制剂或 Xa 因子抑制剂，各种敏感的实验室检查异常（如 APTT、INR、血小板计数、ECT，或恰当的 Xa 因子活性测定等）；血糖<2.7 mmol/L；CT 提示多脑叶梗死（低密度影>1/3 大脑半球）。

2. 抗血小板治疗　应尽早开始使用阿司匹林（溶栓患者在溶栓 24 小时后使用），每天 150~300mg 口服，急性期后改为每天 50~150mg 口服。对阿司匹林不能耐受者，可选用氯吡格雷每天 75mg 口服。

3. 抗凝治疗　急性脑梗死患者一般不常规使用抗凝剂。长期卧床患者，为预防深部静脉血栓形成及预防肺栓塞，可选用低分子肝素 4000IU，每天 1~2 次皮下注射。

4. 降纤治疗　用于不适合溶栓并经过严格筛选的病例，尤其适用于高纤维蛋白原血症的患者。常用巴曲酶首剂 10BU，以后隔日 5BU，用 2~3 次，用药期间监测血浆纤维蛋白水平，不低于 1.3g/L。其他降纤制剂有降纤酶、安克洛酶、蚓激酶等。

5. 脑保护治疗　神经保护剂可减少细胞损伤，提高脑组织对缺血、缺氧的耐受性。目前常用的药物有胞二磷胆碱 0.5~1g，静脉滴注，每天 1 次；新型自由基清除剂依达拉奉 30mg，静脉滴注，每天 1~2 次。亚低温（32℃~35℃）对脑缺血有保护作用。

6. 其他药物治疗　对于低血压或脑血流低灌注所致的急性分水岭梗死可给予扩容治疗，但应注意可能加重脑水肿、心力衰竭等并发症。中药制剂如丹参、三七、川芎、银杏叶等国内常有应用，尚需更多高质量随机对照研究进一步证实疗效。

7. 外科治疗　对大面积脑梗死，可施行开颅减压术和（或）部分脑组织切除术；颈动脉狭窄超过 70% 的患者可考虑颈动脉内膜切除术；介入治疗包括颅内外血管成形术及血管内支架植入等。

8. 康复治疗　应尽早进行，并遵循个体化原则，制定短期和长期康复治疗计划，以促进神经功能恢复。

心源性脑栓塞

心源性脑栓塞（cardiogenic cerebral embolism）是指由于心源性栓子通过血循环进入脑动脉系统，引起动脉管腔栓塞，导致该动脉供血区局部脑组织的坏死。占缺血性脑卒中的 15%~20%。其中 80% 发生于颈内动脉系统，20% 发生于椎-基底动脉系统。

【病因和发病机制】

心源性栓子的来源，包括心房颤动、风湿性心脏病、心肌梗死、心内膜炎、心脏手术等。其中半数来源于非瓣膜性的房颤，其次是心肌梗死、风湿性心脏瓣膜病、扩张性心肌病、人工心脏瓣膜、先天性心脏病（如卵圆孔未闭、房间隔缺损）等。上述疾病导致心房与心室内血栓、赘生物脱落，或静脉系统栓子从右心分流到左心，随动脉血流进入颅内，导致脑动脉栓塞而发病。

【临床表现】

任何年龄均可发病。多在动态下急骤发病，症状在数分钟内达到高峰。如栓子散落成许多碎片进入脑动脉的一些分支，可导致全脑一过性缺血，出现一过性意识障碍，甚至抽搐发作，多数栓子较小时，栓子很快通向远端或自溶而症状缓解。当颅内大动脉或椎-基底动脉栓塞时患者可迅速出现昏迷和颅内压增高症状。局部神经缺失症状取决于栓塞的动脉（详见本节"动脉粥样硬化性脑梗死"部分）。大约 30% 的脑栓塞可发生出血转化，使病情加重，如出现意识障碍突然加重或肢体瘫痪加重时应注意鉴别。

【实验室及其他检查】

1. CT 和 MRI　发病 24~48 小时后颅脑 CT 示脑内可有低密度区，部分在低密度区域中间有高密度影（出血性梗死）。起病在 24~48 小时以内 CT 检查正常的患者，可选择 MRI 检查，可更早、更准确地显示梗死的部位、范围。

2. 心电图　应常规检查，可能发现心律失常、心肌梗死等异常。24 小时 Holter 监护可准确检测心律失常的规律，对心律失常的性质有较大诊断价值。

3. 超声检查 超声心动图检查可证实是否存在心源性栓子；心脏超声检查对左心室血栓、二尖瓣脱垂、感染性心内膜炎、卵圆孔未闭、房间隔动脉瘤、心脏黏液瘤和左房血栓等的诊断具有重要价值。

【诊断】

根据起病急骤，数分钟内症状达到高峰，出现偏瘫、失语等局灶神经功能缺损，有心房颤动、风湿性心脏病等栓子来源或（和）身体其他部位（视网膜、肾、脾）栓塞的病史，可做出临床诊断。CT、MRI 检查可明确诊断。

【鉴别诊断】

1. 动脉粥样硬化性脑梗死 本病具有起病急、病情迅速达高峰的特点，且既往多存在能提供栓子来源的其他病史，CT、MRI、超声心动图等可明确诊断。

2. 脑出血 本病与脑出血都具有起病迅速的特点，但脑出血患者既往多有高血压病史。本病往往具有能提供栓子的其他病史，借助 CT 和 MRI 等手段可明确诊断；伴昏迷者须排除可引起昏迷的其他全身性或颅内疾病。

【病情评估】

可见动脉粥样硬化性脑梗死相关内容。脑栓塞预后多与栓子的大小、数量、被栓塞的血管等因素相关，急性期病死率为 5%～15%，多死于严重的脑水肿、脑疝、肺部感染、心力衰竭等并发症。如栓子来源不能清楚，10%～20% 的患者可能在病后 1～2 周内再发，再发病死率高。

【治疗】

1. 心源性脑栓塞治疗 基本同动脉粥样硬化性脑梗死。颈内动脉或大脑中动脉栓塞可导致大面积梗死，引起严重脑水肿和继发脑疝，小脑梗死也易发生脑疝，应积极脱水、降颅压治疗，必要时需行大颅瓣切除减压术。当发生出血性脑梗死时，要立即停止溶栓、抗凝和抗血小板的药物，防止出血加重和血肿扩大；感染性栓塞禁用溶栓、抗凝，防治感染扩散，并应用抗生素。

2. 原发病治疗 同时要治疗原发病，如治疗心脏瓣膜病，及时纠正心衰及心律失常等，根除栓子来源，防止复发。

3. 抗栓治疗 急性期一般不主张抗凝治疗。急性期后口服抗凝药物是心源性卒中预防的重要手段，常用传统的抗凝药物华法林，目标剂量是维持 INR 在 2～3。新型口服抗凝剂包括达比加群、利伐沙班等，一般不需要调整剂量和监测 INR，具有较好的安全性，可能替代华法林。若不能接受口服抗凝药物治疗，可选择阿司匹林单药治疗或阿司匹林联合氯吡格雷抗血小板治疗。

腔隙性脑梗死

腔隙性脑梗死（lacunar infarction）是指大脑半球深部或脑干的小穿通动脉闭塞形成的缺血性微梗死灶，经吞噬细胞清除后，在脑实质中遗留下不规则的腔隙。本病最主要的病因是高血压性小动脉硬化，约占脑梗死的20%。病变主要累及基底节区、丘脑、脑桥、放射冠区等。本病常见于50岁以上老年人，部分患者有高血压或短暂性脑缺血发作病史。

【病因和发病机制】

目前认为，本病主要病因为高血压导致脑部小动脉及微小动脉壁脂质透明变性及纤维素性坏死，或部分患者有糖尿病史，发生小血管病变，最终导致管腔闭塞形成微小梗死灶，经吞噬细胞清除后，产生腔隙病变。有资料认为，舒张压增高对于多发性腔隙性梗死的形成更为重要。

【临床表现】

本病多见于中老年人，半数以上的患者有长期高血压病史。临床症状一般较轻，体征单一，预后较好。许多患者并不出现临床症状而由头颅CT或MRI检查时发现。Fisher将本病归纳为21种综合征，常见有下列5种。

1. 纯运动性卒中 表现为面、舌、肢体不同程度瘫痪，而无感觉障碍、视野缺失、失语等。病灶位于放射冠、内囊、基底节、脑桥、延髓等。

2. 纯感觉性卒中 患者主诉半身麻木、受到牵拉、发冷、发热、针刺、疼痛、肿胀、变大、变小或沉重感。检查可见一侧肢体、身躯感觉减退或消失。感觉障碍偶可见越过中线影响双侧鼻、舌、阴茎、肛门等，说明为丘脑性病灶。

3. 共济失调性轻偏瘫 表现为病变对侧的纯运动性轻偏瘫和小脑性共济失调，以下肢为重，也可有构音不全和眼震。系基底动脉的旁正中动脉闭塞而使脑桥基底部上1/3与下1/3交界处病变所致。

4. 感觉运动性卒中 多以偏身感觉障碍，继而出现轻偏瘫。为丘脑后腹核并累及内囊后肢的腔隙性梗死所致。

5. 构音不全手笨拙综合征 患者严重构音不全，吞咽困难，一侧中枢性面、舌瘫，该侧手轻度无力伴有动作缓慢、笨拙（尤以精细动作如书写更为困难），指鼻试验不准，步态不稳，腱反射亢进和病理反射阳性。病灶位于脑桥基底部上1/3和下2/3交界处，也可能有同侧共济失调。

本病常反复发作，引起多发性腔隙性脑梗死，称为腔隙状态（lacunar state）。常累及双侧皮质脊髓束和皮质脑干束，出现认知功能下降、假性球麻痹、帕金森病和尿、便失禁等。

【实验室及其他检查】

头颅CT检查可在大脑半球深部、基底节区、丘脑、脑桥发现单个或多个圆形、椭圆形低密度灶，边界清楚。MRI 呈长 T_1、长 T_2 信号，较 CT 更为清晰。

【诊断】

诊断要点：①中年以后发病，且有长期高血压病史。②临床症状符合上述腔隙性脑梗死典型表现之一者。③头颅 CT 及 MRI 检查证实与临床一致的腔隙病灶。④预后良好，短期内有完全恢复的可能。

【鉴别诊断】

本病应与动脉粥样硬化性血栓性脑梗死、脑栓塞和脑实质小出血鉴别。本病与动脉粥样硬化性血栓性脑梗死、脑栓塞临床表现上具有相似性，但是与脑栓塞相比，发病速度较之缓慢，CT 或 MRI 可有助于鉴别。脑实质小出血临床表现与本病相同，占脑出血的 10%，出血量 0.3~10mL 不等，仅能依靠 CT 或 MRI 检查明确诊断。

【病情评估】

一、认知功能

腔隙性脑梗死虽然致残率、死亡率低，但复发率高，多发腔隙梗死常出现认知损害，评估认知功能、记忆力及高级神经功能是否有障碍。

二、危险因素

进行血压、血糖、血脂、同型半胱氨酸及吸烟、肥胖、饮酒等脑血管病危险因素评估，积极干预危险因素。通过颈动脉彩超、经颅多普勒超声、CT 血管造影（CTA）等检查脑血管有无病变。

三、预后

本病预后一般较好，致死率、致残率较低，但是复发率较高。因此，需要积极控制危险因素，尽早开始进行脑血管病的二级预防。

【治疗】

本病的治疗基本上同动脉粥样硬化性脑梗死，主要是强调控制危险因素，尤其应积极治疗高血压，同时应注意降压不能过快、过低。

第三节　脑出血

脑出血（intracerebral hemorrhage，ICH）是指非外伤性脑血管自发性破裂所致的脑实质内出血，占全部脑卒中的 10%~30%。高血压是脑出血最常见的病因，其他病因包括血管淀粉样变性、动静脉畸形、血液病、梗死后出血、抗凝或溶栓治疗后等。临床表现以突发头痛、呕吐、意识障碍伴局灶性神经功能障碍为特点。脑出血的发病率为每年（60~80）/10万人，急性期病死率为30%~40%，是死亡率最高的卒中类型。

【病因和发病机制】

1. 病因　高血压合并小动脉硬化是脑出血的主要因素。还可由先天性脑动脉瘤、脑血管畸形、脑瘤、血液病（如再生障碍性贫血、白血病、血小板减少性紫癜及血友病等）、感染、药物（如抗凝及溶栓治疗等）、脑血管淀粉样变性、脑动脉炎等所致。

2. 发病机制　脑内动脉具有动脉壁薄，中层肌细胞及外膜结缔组织均少且缺少外弹力层的特点。长期高血压可导致脑内小动脉或深穿支动脉壁纤维素样坏死或脂质透明变性，小动脉瘤或微夹层动脉瘤形成，当血压骤然升高时，血液自血管壁渗出或动脉瘤壁直接破裂，血液进入脑组织形成血肿。脑内小动脉随着年龄增长变得弯曲呈螺旋状，使深穿支动脉成为出血的主要部位。豆纹动脉自大脑中动脉近端呈直角分出，受高压血液冲击易发生粟状动脉瘤，是脑出血最好发部位，其外侧支被称为出血动脉。

【病理】

脑出血一般单发，也可多发或复发，出血灶大小不等。较大新鲜出血灶，其中心是血液或血凝块（坏死层），周围是坏死脑组织，并含有点、片状出血（出血层），再外周为明显水肿并形成占位效应。脑室系统受压变形及向对侧移位，又加上部分血肿破入脑室系统形成血凝块，造成脑室系统的脑脊液循环严重梗阻。血肿向脑表面、外侧裂等处穿破，血液进入蛛网膜下腔造成脑沟、脑池及上矢状窦蛛网膜颗粒阻塞，构成了继发性脑脊液回吸障碍，增加脑水肿，严重病例可发生脑疝。

【临床表现】

脑出血多见于50岁以上患者，多有高血压病史。通常在情绪激动、劳动或活动时急性起病，寒冷季节多发。出血早期血压多突然升高，并出现头痛、呕吐、意识障碍及肢体瘫痪、失语等神经功能缺失症状。发病后症状在数分钟至数小时达高峰。临床表现与出血的部位、出血量有关。

1. 基底节区出血

（1）壳核出血　最常见，约占脑出血病例的60%，系豆纹动脉尤其是其外侧支破裂引起。典型表现可见"三偏征"，即病灶对侧偏瘫、偏身感觉障碍和同向性偏盲。双眼球常向病灶侧凝视；优势半球可有失语；大量出血可出现意识障碍。

（2）丘脑出血　如属一侧丘脑出血，且出血量较少时，表现为对侧轻瘫，对侧偏身感觉障碍，特别是本体感觉障碍明显。如果出血量大，受损部位波及对侧丘脑及丘脑下部，则出现呕吐咖啡样物，呕吐频繁呈喷射状，且有多尿、尿糖、四肢瘫痪、双眼向鼻尖注视等症状。

（3）尾状核头出血　较少见。一般出血量不多，都经侧脑室角破入脑室。临床表现常见头痛、呕吐、颈强直和精神症状，神经功能缺损症状并不多见，故临床酷似蛛网膜下腔出血。

2. 脑桥出血　脑桥是脑干出血的好发部位，多由基底动脉脑桥支破裂引起。一侧小量出血，可表现为交叉瘫痪（如病侧周围性面瘫，对侧肢体中枢性瘫痪），双眼向出血对侧凝视等；大多累及两侧脑桥，迅速出现昏迷、针尖样瞳孔、去大脑强直、高热、呼吸障碍，死亡率高。

3. 小脑出血　由小脑齿状核动脉破裂引起。常有突发眩晕、头痛、频繁呕吐、走路不稳、后枕部疼痛。体征可见共济失调、眼球震颤、颈项强直而无瘫痪，重症因血肿压迫脑干，迅速出现昏迷，常因枕骨大孔疝死亡。

4. 脑叶出血　脑叶出血也称为皮质下白质出血。老年人常因脑动脉硬化或淀粉样变引起，青壮年多由先天性脑血管畸形所致。表现为头痛、呕吐、脑膜刺激征和出血脑叶定位症状。顶叶出血最常见，可见偏身感觉障碍、空间构象障碍；额叶出血可见偏瘫、运动性失语、摸索、强握；颞叶出血可见感觉性失语、精神异常；枕叶出血出现对侧偏盲或皮质盲。

5. 脑室出血　一般分为原发性和继发性，原发性脑室出血为脑室内脉络丛破裂出血，较为少见。继发性者是由于脑内出血量大，穿破脑实质流入脑室。临床表现为呕吐、多汗、皮肤发紫或苍白。发病后 1~2 小时便陷入深昏迷、高热、四肢瘫或呈强直性抽搐、血压不稳、呼吸不规律等。

【实验室及其他检查】

1. CT 检查　为确诊 ICH 的首选检查。急性期血肿呈边界清楚的肾形、类圆形或不规则形均匀高密度影，并可显示出血部位、血肿大小和形状、脑室有无移位受压和积血，以及出血周围脑组织水肿等（图 53-5）。多模式 CT 扫描包括 CT 脑灌注成像（CTP）和增强 CT。CTP 能够反映 ICH 后脑组织的血供变化，可了解血肿周边血流灌注情况。增强 CT 扫描发现造影剂外溢是提示患者血肿扩大风险高的重要证据。

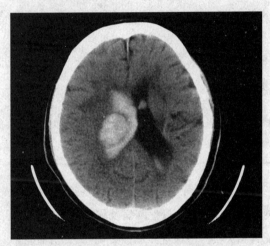

图 53-5　CT 显示脑出血

2. MRI 检查　脑内血肿的信号随着血肿期龄而变化。超急性期（0~2 小时）血肿为 T_1 低信号，T_2 高信号，与脑梗死不易区别；急性期（2~72 小时）血肿 T_1WI 呈等信号，T_2WI 呈稍低信号，显示不如 CT 清楚；亚急性（3 天~3 周）T_1WI 和 T_2WI 均表现为高信号；慢性期（> 3 周）T_1WI 呈低信号，T_2WI 呈高信号，周边可见含铁血黄素沉积所致低信号环，此期 MRI 探测比 CT 敏感。多模式 MRI 扫描如磁敏感加权成像（SWI）对早期 ICH 及微出血较敏感。

3. 其他　脑脊液检查颅内压力多数增高，并呈血性，但约 25% 的局限性脑出血脑脊液外观也可正常。腰穿易导致脑疝形成或使病情加重，故只在无条件进行 CT 检查时，慎重考虑。同时要进行血、尿常规，血糖、肝功能、肾功能、凝血功能、电解质及心电图等检查，以了解患者的全身状态。CT 显示的血肿不在高血压性脑出血的好发部位，应行脑血管造影（MRA、CTA、DSA），以明确有无脑动脉瘤、血管畸形等病因。

【诊断】

50 岁以上中老年患者，有长期高血压病史，在情绪激动或体力活动时突然发病，出现头痛、呕吐、意识障碍等症状，发病后血压明显增高，有偏瘫、失语等局灶性神经功能缺损的症状和体征，应高度怀疑脑出血，头颅 CT 扫描见脑内高密度影可确诊。

【鉴别诊断】

1. 其他类型脑血管病 本病与动脉粥样硬化性脑梗死、心源性脑梗死、蛛网膜下腔出血的鉴别见表 53-3。

表 53-3　常见脑卒中鉴别表

鉴别要点	动脉粥样硬化性脑梗死	心源性脑梗死	脑出血	蛛网膜下腔出血
发病年龄	60 岁以上多见	青壮年多见	50~60 岁多见	不定
常见病因	动脉粥样硬化	心脏病、房颤	高血压、动脉硬化	动脉瘤、血管畸形
发病形式	多于安静时、血压下降时	不定	活动、情绪激动、血压升高时	活动、激动时
起病速度	较缓（小时、天）	急骤（秒、分）	急（分、小时）	急（分）
意识状态	多清醒	轻，为时短暂	深，持续时间长	多无或仅有短暂昏迷
头痛、呕吐	少有	少有	常有	剧烈
常见体征	三偏，失语	三偏，失语	三偏，失语	多无
脑膜刺激征	无	无	偶有	明显
头颅 CT	脑内低密度灶	脑内低密度灶	脑内高密度灶，占位效应，破入脑室	蛛网膜下腔高密度影
脑脊液	多正常	多正常	可有血性，压力高	均匀血性，压力高
DSA	可见阻塞的血管	可见阻塞的血管	可见破裂的血管	可见动静脉畸形或动脉瘤

2. 全身疾病 应注意与引起昏迷的全身性及代谢性疾病鉴别，如酒精、药物及 CO 中毒、糖尿病、低血糖、肝性脑病及尿毒症性昏迷等。有相关疾病的病史，无神经系统缺损定位体征，相关实验室检查异常，头颅 CT 无出血。

【病情评估】

一、严重度

可应用 Glasgow 昏迷量表（GCS）（表 53-4）或 NIHSS 量表等评估病情严重程度。

表 53-4　Glasgow 昏迷量表

项目		评分
睁眼（E）	自己睁眼	4
	呼叫时睁眼	3
	疼痛刺激时睁眼	2
	任何刺激不睁眼	1
言语反应（V）	正常	5
	有错语	4
	词不达意	3
	不能理解	2
	无语言	1

续表

项目		评分
非偏瘫侧运动反应（M）	正常（服从命令）	6
	疼痛时能拨开医生的手	5
	疼痛时逃避反应	4
	疼痛时呈屈曲状态	3
	疼痛时呈伸展状态	2
	无运动	1

二、血肿扩大风险的判断

脑出血后数小时内常出现血肿扩大，加重神经功能损伤，应密切监测。CTA 和增强 CT 的"点样征"（spot sign）对预测血肿扩大风险有重要意义，必要时可行有关评估。血常规、凝血功能检查有助于预测血肿扩大风险。

三、预后

脑出血的主要致死原因为脑水肿、颅内压增高和脑疝形成。其预后与出血量、出血部位、病因及全身状况有关。脑干、丘脑和大量脑室出血预后差，1 周后多死于并发症。

【治疗】

治疗原则：脱水降颅压，减轻脑水肿；调整血压；防止继续出血；保护神经功能，促进恢复；加强护理，防止并发症。

一、内科治疗

1. 一般治疗　安静卧床，避免情绪激动和不必要搬动。送重症监护病房，观察生命体征、意识障碍水平、瞳孔改变和神经系统定位体征的变化。保持呼吸道通畅，将患者头偏向一侧，及时清理口腔分泌物，必要时行气管切开。有意识障碍、缺氧的患者应给予吸氧。颅内压增高患者，抬高床头约 30°，以增加颈静脉回流，降低颅内压。保持营养和水、电解质平衡，昏迷或有吞咽困难的患者发病 2~3 天应给予鼻饲饮食。用冰帽或冰水以降低脑部温度，降低颅内新陈代谢，有利于减轻脑水肿及颅内高压。加强护理，定时翻身拍背，口腔护理，防止肺炎、压疮等。

2. 降低颅内压　ICH 后且有脑水肿，脑水肿在 48~72 小时达高峰。其中约有 2/3 发生颅内压增高，严重高颅压可导致脑疝形成，是脑出血死亡的主要原因。因此，积极降低颅内压极为重要。可选用下列药物：①20% 甘露醇 125~250mL，30 分钟内滴完，每 6~8 小时 1 次。②呋塞米 20~40mg，静脉注射，8~12 小时 1 次。③10% 复方甘油注射液 250~500mL，静脉滴注，每天 1~2 次。④白蛋白 50mL，静脉滴注，每天 1~2 次。其他治疗包括适当控制液体输入，高流量给氧降低动脉血二氧化碳分压至 30~35mmHg，控制躁动、疼痛等。

3. 控制血压　ICH 后的血压升高是对颅内压升高的一种反射性自我调节，应先降颅压之后，再根据血压情况决定是否降压治疗。收缩压 >180mmHg 的 ICH 患者，应在密切监测血压的情况下，使用静脉降压药物进行降压治疗，控制血压在 160/90mmHg 左右。快速降压至 140 mmHg 是安全的，有可能改善患者的功能预后。常用静脉降压药物有尼卡地平、乌拉地尔等。收缩压<180mmHg 的患者可口服降压药物，常用口服降压药物有血管紧张素 II 受体阻滞剂、长效钙通道阻滞药等。

4. 止血治疗 对于凝血功能正常的患者，一般不建议常规使用止血药。合并严重凝血功能障碍，如口服抗凝药物（华法林）相关脑出血，可静脉应用维生素 K 对抗；普通肝素相关脑出血，可用硫酸鱼精蛋白治疗；溶栓药物相关脑出血，可选择输注凝血因子和血小板治疗。

5. 防治并发症 保持呼吸道通畅，定时翻身、拍背、吸痰，防止吸入性肺炎或窒息，如呼吸道分泌物过多影响呼吸时，应行气管切开。有呼吸道感染时，可根据经验或药物敏感试验选择抗生素。防止压疮和尿路感染。预防应激性溃疡出血，可用西咪替丁 0.2~0.4g/d，静脉滴注。发生上消化道出血可给予奥美拉唑 40mg，静脉注射，每天 1~2 次。有癫痫发作或脑电检测有痫样放电者应给予抗癫痫药物治疗。中枢性高热为下丘脑下部散热中枢受损所致，大多采用物理降温。鼓励患者尽早活动，腿抬高。尽可能避免下肢，特别是瘫痪侧肢体静脉输液，以预防深静脉血栓。

二、外科治疗

目的在于消除血肿，降低颅压，解除脑组织受压，挽救患者生命。常用的手术方法有开颅血肿清除术、锥孔穿刺血肿抽吸、立体定向血肿引流术、脑室引流术等。基底节区中等量出血（≥30mL）可根据病情、出血部位和医疗条件，在合适时机选择微创穿刺血肿清除术或小骨窗开颅血肿清除术清除血肿；大量出血或脑疝形成者，多需外科行去骨片减压血肿清除术，以挽救生命。小脑出血易形成脑疝，出血量≥10mL，或直径≥3cm，出现神经功能恶化或脑干受压，在有条件的医院应尽快手术治疗。脑室出血形成脑室铸型，需脑室穿刺引流治疗。

三、康复治疗

早期将患肢置于功能位，如病情允许，危险期过后，应及早进行肢体功能、言语障碍及心理的康复治疗。

第四节 蛛网膜下腔出血

蛛网膜下腔出血（subarachnoid hemorrhage，SAH）是指脑底或脑表面血管破裂后，血液直接注入蛛网膜下腔，又称自发性 SAH。脑实质或脑室出血、脑外伤后血液流入蛛网膜下腔称为继发性 SAH。临床表现以突发头痛、呕吐及脑膜刺激征为特点，严重病例可伴有意识障碍。SAH 约占急性脑卒中的 10%，年发病率为 6~20/10 万，女：男为（1.3~1.6）：1。

【病因和发病机制】

一、病因

1. 颅内动脉瘤 是最常见的病因，占 50%~80%。其中先天性粟粒样动脉瘤约占 75%，还可见高血压、动脉粥样硬化所致的梭形动脉瘤、真菌性动脉瘤等。

2. 血管畸形　占 SAH 病因的 10%，其中动静脉畸形（AVM）占血管畸形的 80%。多见于青年人，90% 以上位于幕上。

3. 其他　脑底异常血管网病（Moyamoya 病）占儿童 SAH 的 20%，还可见颅内肿瘤卒中、血液系统疾病、颅内静脉系统血栓形成和抗凝治疗并发症等。原因不明者约占 10%。

二、发病机制

1. 颅内动脉瘤　90% 以上的颅内动脉瘤为囊形动脉瘤，位于脑底大动脉的分叉处，破裂后血液注入颅底脑池的蛛网膜下腔。好发于脑底 Willis 环的分支部位，其前半部占 85%~90%。最常见的部位为前交通动脉与大脑前动脉的接合处、后交通动脉与颈内动脉的接合处、大脑中动脉的分叉处。囊性动脉瘤可能与遗传和先天性发育缺陷有关，目前也有学者认为相当一部分囊性动脉瘤是后天长期生存过程中形成的。随着年龄增长，动脉壁弹性逐渐减退，先天或后天性血管壁的薄弱部位在血流冲击下向外突出形成囊状动脉瘤。动脉硬化性动脉瘤又称梭形动脉瘤，约占颅内动脉瘤的 7%。

2. 脑动静脉畸形　是一种先天发育异常形成的畸形血管团，血管壁异常薄弱，平常处于破裂临界状态，最后终于破裂而致 SAH。

【病理及病理生理】

血液进入蛛网膜下腔后，血性脑脊液可激惹血管、脑膜和神经根等脑组织，引起无菌性脑膜炎反应。脑表面常有薄层凝块掩盖，其中有时可找到破裂的动脉瘤或血管。随着时间推移，大量红细胞开始溶解，释放出含铁血黄素，使软脑膜呈现锈色并有不同程度的粘连。如脑沟中的红细胞溶解，蛛网膜绒毛细间小沟再开通，则脑脊液的回吸收可以恢复。

动脉瘤好发于脑底动脉环的大动脉分支处，前半部较多见。动静脉畸形多位于大脑半球大脑中动脉分布区。当血管破裂血流入脑蛛网膜下腔后，颅腔内容物增加，压力增高，并继发脑血管痉挛。另外，大量积血或凝血块沉积于颅底，部分凝集的红细胞还可堵塞蛛网膜绒毛间的小沟，使脑脊液的回吸收受阻，因而可发生急性交通性脑积水，使颅内压急骤升高，进一步减少脑血流量，加重脑水肿，甚至导致脑疝形成。以上均可使患者病情稳定好转后，再次出现意识障碍或出现局限性神经症状。

【临床表现】

1. 发病年龄　各年龄均可发病，以青壮年多见，女性略多于男性。

2. 起病形式　多在情绪激动中或用力情况下突然起病，常以数秒或数分钟的速度骤然发生头痛，患者常能清楚地描述发病时间和情景。部分患者起病前数天或数周可有反复发作头痛史。

3. 临床表现　剧烈头痛呈爆裂样，患者常将头痛描述为"一生中经历的最严重的头痛"，多呈持续性全头痛，可放射至枕后或颈部，伴喷射性呕吐。如头痛局限某处，常可提示破裂动脉瘤的部位。多数患者无意识障碍或伴有一过性意识障碍，少数可出现癫痫样发作和烦躁、谵妄等精神症状。少数病例病情凶险，起病后迅速进入深昏迷，出现去脑强直，因中枢性呼吸衰竭而猝死。发病数小时后可见脑膜刺激征阳性，少数患者可有局灶性体征，如短暂或持久的单瘫、偏瘫、失语等。一侧后交通动脉瘤破裂时，可出现同侧动眼神经麻痹。部分患者有玻璃体膜下出血、视乳头水肿和视网膜出血等。

【并发症】

1. 再出血 以 5~11 天为高峰，80% 发生在 1 个月内。表现为经治疗病情好转的情况下，突然发生剧烈头痛，恶心呕吐，意识障碍加重，原有局灶症状和体征加重或重新出现等，腰穿或头颅 CT 检查可确定有无再出血。

2. 脑血管痉挛 常发生在出血后 1~2 周，表现为病情稳定后再出现神经系统定位体征和意识障碍，腰穿或头颅 CT 检查无再出血表现。

3. 急性脑积水 SAH 后 1 周内脑室急性扩大，出现剧烈头痛、呕吐、意识障碍等进行性颅内压增高的表现，复查头颅 CT 可以诊断。

4. 正常颅压脑积水 出现于 SAH 的晚期，表现为精神异常、步态异常和尿失禁。

【实验室及其他检查】

1. CT 检查 为诊断 SAH 的首选方法。安全性高，敏感性出血 24 小时内高达 90% 以上。CT 显示大脑外侧裂池、前纵裂池、鞍上池、桥小脑角池、环池和后纵裂池高密度出血征象，并可确定有无脑内出血或脑室出血（图 53-6）。动态 CT 检查，还可对病情进行观察，了解出血吸收的情况，有无再出血、脑积水或脑梗死等。CT 增强可发现多数动静脉畸形和大的动脉瘤。CT 可显示约 15% 的患者仅中脑环池少量出血，称为非动脉瘤性 SAH。CT 血管造影（CTA）可用于动脉瘤性 SAH 的辅助诊断。

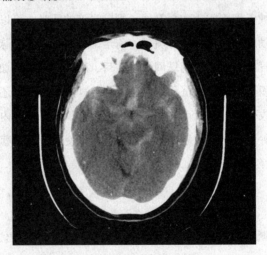

图 53-6 CT 显示蛛网膜下腔出血

2. MRI 检查 CT 扫描阴性时，可行 MRI（液体衰减反转恢复序列、质子密度加权成像、弥散加权成像和梯度回波序列）进一步明确诊断。当病后数天 CT 的敏感性降低时，MRI 也可发挥较大的作用。发病 4 天后，T_1 像能清楚显示血液的高信号，可持续至少 2 周，在 FLAIR 像则持续更长时间。

3. 脑脊液检查 脑脊液在起病 12 小时后呈特征性改变，为均匀血性，压力增高，离心后呈淡黄色。但腰穿有诱发脑疝的危险，通常 CT 检查已确诊者，腰穿不作为临床常规检查。

4. 脑血管影像学检查　数字减影脑血管造影（DSA）是诊断颅内动脉瘤、脑血管畸形最有价值的方法。可清楚显示动脉瘤的位置、大小、与载瘤动脉的关系，有无血管痉挛等。同时也能清楚显示血管畸形、烟雾病等，为 SAH 病因诊断提供可靠依据。造影时机一般选择在出血 3 天内或 3~4 周后，以避开脑血管痉挛和再出血的高峰期。CTA 和 MRA 是无创性的脑血管显影方法，但敏感性和准确性不如 DSA，主要用于动脉瘤筛查及急性期不能耐受 DSA 检查的患者。

5. 其他　TCD 对迟发性脑血管痉挛的动态监测有积极意义。血常规、凝血功能、肝功能及免疫学等检查等有助于寻找出血的其他原因。

【诊断】

突发剧烈头痛伴呕吐，颈项强直等脑膜刺激征，伴或不伴意识模糊，反应迟钝，检查无局灶性神经体征，可高度提示蛛网膜下腔出血。如 CT 证实脑池和蛛网膜下腔高密度出血征象，腰穿压力明显增高和血性脑脊液，眼底检查玻璃体下片块状出血等，可临床确诊。DSA、MRA、CTA 等脑血管影像学检查有助于明确病因。

【鉴别诊断】

1. 脑出血　原发性脑室出血、小脑出血、尾状核头出血等因无明显肢体瘫痪，易与蛛网膜下腔出血混淆，头颅 CT 和 DSA 检查可以鉴别。

2. 颅内感染　结核性、真菌性、细菌性和病毒性脑膜炎等可有头痛、呕吐、脑膜刺激征，但常先有发热，脑脊液检查提示炎性改变，且头颅 CT 无出血改变。

3. 脑肿瘤　脑部肿瘤破坏血管也可致血性脑脊液，但在出血前先有脑受损的局灶性症状、体征及颅内压增高的表现，脑强化 CT 扫描或脑 MRI 检查能明确诊断。

【病情评估】

一、严重度

动脉瘤性 SAH 早期再出血风险很高，而且再出血预后差。推荐对疑似 SAH 患者进行紧急评估和治疗。应用简单的量表快速确定 SAH 患者的严重程度。

1. Hunt 和 Hess 分级法　一般采用 Hunt 和 Hess 分级法（表 53-5）对动脉瘤性 SAH 的临床状态进行分级，以选择手术时机和判断预后。

表 53-5　Hunt 和 Hess 分级法

分类	标准
0 级	未破裂动脉瘤
Ⅰ级	无症状或轻微头痛
Ⅱ级	中至重度头痛、脑膜刺激征、颅神经麻痹
Ⅲ级	嗜睡、意识混浊、轻度局灶神经体征
Ⅳ级	昏迷、中或重度偏瘫、有早期去脑强直或自主神经功能紊乱
Ⅴ级	深昏迷、去大脑强直、濒死状态

NOTE

2. WFNS 分级法 根据 Glasgow 昏迷量表（GSC）和有无运动障碍制定的世界神经外科联盟（WFNS）分级也广泛应用于临床（表53-6）。

表53-6 WFNS 分级法（1988年）

分级	GCS	运动障碍
Ⅰ级	15	无
Ⅱ级	14~13	无
Ⅲ级	14~13	有局灶症状
Ⅳ级	12~7	有或无
Ⅴ级	6~3	有或无

二、预后

10%~50%的 SAH 死于首次发作，5年的生存率为50%~85%。度过首次 SAH 发作的患者，5%~30%发生第2次 SAH，死亡率达30%~60%。1/3以上的复发存活者会第3次发作。动脉瘤性 SAH 较非动脉瘤性 SAH 预后差。远期预后与再出血、迟发性脑梗死有关。

【治疗】

治疗原则：防治再出血，降低颅内压，防治迟发性脑血管痉挛，减少并发症，寻找出血原因，治疗原发病和预防复发。

一、一般处理

避免一切可能引起血压和颅压增高的诱因。绝对卧床4~6周，避免搬动和过早起床。头痛、烦躁者给予止痛、镇静药物，如强痛定30mg，肌肉注射；安定10mg，肌肉注射；苯巴比妥0.2g，肌肉注射。频繁咳嗽时应用强力止咳剂。频繁呕吐给予止吐药。保持大便通畅，可用缓泻剂，避免用力。稳定血压，收缩压应维持在160mmHg以下，可选依那普利10mg，每天2次口服；卡托普利12.5~25mg，每天2~3次口服。

二、降低颅压

常用的有20%甘露醇125~250mL 静脉滴注，30分钟内滴完，每6~8小时1次；呋塞米20~40mg，静脉注射，8~12小时1次；10%复方甘油注射液250~500mL，静脉滴注，每天1~2次；白蛋白10g，静脉滴注，每天1~2次。

三、防治再出血

抗纤溶药物可延迟动脉瘤破裂后凝血块的溶解，有利于血管内皮的修复，降低再出血率。常用6-氨基己酸，4~6g 溶于0.9%生理盐水中静脉滴注（15~30分钟），再以1g/h 剂量静脉滴注12~24小时；之后24g/d，持续1周，逐渐减量至8~12g/d，维持2~3周。

四、防治迟发性脑血管痉挛

尽早使用尼莫地平，常用剂量10~20mg/d，静脉滴注，1mg/h，连续用10~14天。静脉治疗后可口服尼莫地平片，每次 60mg，每 4~6 小时 1 次，共 7 天。

五、手术治疗

动脉瘤的消除是防止动脉瘤性 SAH 再出血的最好方法。建议 SAH 诊断明确后，及时经神经外科会诊，确定有无手术指征，早期进行病因治疗。可选择手术夹闭动脉瘤或介入栓塞动脉瘤。

思考题

1. 颈内动脉系统、椎-基底动脉系统 TIA 各有哪些临床表现？
2. 腔隙性脑梗死有哪些常见的临床类型？有哪些表现？
3. 如何鉴别动脉粥样硬化性脑梗死、脑出血、脑栓塞和蛛网膜下腔出血？
4. 简述动脉粥样硬化性脑梗死急性期的治疗方法。
5. 静脉溶栓的适应证有哪些？
6. 简述脑出血及蛛网膜下腔出血的抢救治疗方法。

第五十四章 癫 痫

癫痫（epilepsy）是多种原因所致脑部神经元高度同步化异常放电而引起的以中枢神经功能失常为特征的临床综合征，具有突发性、短暂性、反复发作性和刻板性的特点，表现为运动、感觉、意识、精神、行为和自主神经等不同障碍。每次发作的短暂过程称为痫性发作（seizure），一个患者可有一种或数种形式的痫性发作。在癫痫发作中，一组具有相似症状和体征特性所组成的特定癫痫现象，称为癫痫综合征。

癫痫是神经系统常见病，流行病学统计显示患病率约5‰，我国目前约有900万以上患者，各个年龄组均可发病，青少年和老年人为高发人群。

【病因和发病机制】

一、病因分类

1. 特发性（原发性）癫痫（idiopathic epilepsy） 指目前病因不明，尚未发现有引起癫痫发作的脑部结构性损伤或功能异常，但有明显的遗传倾向，常在特定年龄段发病，有特征性临床及脑电图表现，如发病于婴幼儿和青少年期，见于家族性颞叶癫痫、良性家族性新生儿惊厥、伴中央颞区棘波的良性儿童癫痫。抗癫痫药物疗效较好。

2. 症状性（继发性）癫痫（symptomatic epilepsy） 指由多种明确的脑部疾病或导致脑组织代谢障碍的一些全身性疾病引发的癫痫及癫痫综合征，抗癫痫药物疗效较差。常见的病因有脑外伤、脑血管病、脑肿瘤、中枢神经系统感染、先天性脑发育障碍、神经系统变性疾病、遗传代谢性疾病及全身疾病（中毒、妊娠高血压综合征、尿毒症、内分泌及代谢疾病、心血管疾病等）。

3. 隐源性癫痫（cryptogenic epilepsy） 临床表现提示可能为症状性癫痫，但目前病因未明，占全部癫痫的60%~70%。

二、影响发作的因素

1. 遗传因素 癫痫有明显的家族聚集性，特发性癫痫近亲中患病率为2%~6%，症状性癫痫近亲患病率为15‰，均高于一般人群。有报告单卵双胎儿童失神和全面强直-阵挛发作一致率为100%。某些症状性癫痫本身是遗传性疾病，或在有遗传倾向的患者发生。

2. 年龄 年龄对癫痫的发病率、发作类型、病因和预后均有影响。多种特发性癫痫与年龄密切相关，如婴儿痉挛症多在1周岁内起病，儿童失神癫痫多在6~7岁起病，肌阵挛癫痫多在青春期前后起病，中央颞区棘波的良性儿童癫痫多在4~10岁起病，青春期后自愈。各种年龄段癫痫的常见病因也不同。

3. 睡眠 有些癫痫发作与睡眠-觉醒周期有密切关系，如全面强直-阵挛发作常在晨醒后发作；婴儿痉挛症常在醒后和睡前发作；伴中央颞区棘波的良性儿童癫痫常在睡眠中发作。

4. 其他诱发因素　女性患者中，任何类型的发作常在经期、排卵期或妊娠早期频发或加重；睡眠不足、疲劳、饥饿、便秘、饮酒、闪光、情感冲动及一过性电解质紊乱、代谢紊乱和过敏反应等，都可影响神经元放电阈值，从而激发癫痫发作。

三、发病机制

癫痫发作的机制十分复杂，现尚未完全阐明，但一些发病的重要环节已了解。

神经元高度同步化异常放电是癫痫发病的电生理基础。这可能由于各种病因使离子通道蛋白和神经递质或调质异常，出现离子通道结构和功能改变，神经细胞膜电位改变，引起离子异常跨膜运动所致。神经递质的异常如兴奋性递质谷氨酸、门冬氨酸增多及抑制性递质氨基丁酸（GABA）减少；电解质紊乱和遗传易感性等易于促成癫痫发作。

关于神经元异常放电起源需要区分两个概念：①癫痫病灶（lesion）：是癫痫发作的病理基础，指可直接或间接导致痫性放电或癫痫发作的脑组织形态或结构异常，CT 或 MRI 通常可显示病灶，有的需要在显微镜下才能发现。②致痫灶（seizure focus）：是脑电图出现 1 个或数个最明显的痫性放电部位，痫性放电可因病灶挤压、局部缺血使局部皮质神经元和胶质增生所致。而直接导致痫性发作的是致痫灶而非癫痫病灶。单个病灶（如肿瘤、血管畸形等）产生的致痫灶多位于病灶边缘，广泛癫痫病灶（如颞叶内侧硬化或外伤性瘢痕等）所致的致痫灶常包含在病灶内，有时可在远离癫痫灶的同侧或对侧脑区。

癫痫病灶中，一组病态神经元异常过度放电，可导致其周围及远处的神经元同步放电。如痫性放电局限于大脑皮质某一区域，表现为部分性发作。如在皮质突触环内长期传导，则造成部分性发作持续状态。如痫性放电通过电场效应和传导通路，向同侧其他区域甚至一侧半球扩散，表现为 Jackson 发作。如痫性放电不仅波及同侧半球，同时扩散到对侧大脑半球，表现为继发全面性发作。如痫性放电广泛投射至双侧大脑皮质，并当网状脊髓束受到抑制时，表现为全面强直-阵挛发作。若异常放电的起始部分在丘脑和上脑干，并仅扩及脑干网状结构上行激活系统时，表现为失神发作。

【分类】

痫性发作分类是依据癫痫发作时的临床症状和脑电图特征制定的，癫痫综合征分类是依据癫痫的病因、发病机制、临床表现、疾病演变过程、疗效等综合因素进行分类。目前临床应用最广泛的是国际抗癫痫联盟（ILAE）1981 年癫痫发作分类（表 54-1）和 1989 年癫痫或癫痫综合征分类。2001 年，ILAE 又提出了新的癫痫发作和癫痫综合征的分类。各种不同的分类仅是认识和归纳疾病的方法不同，并未改变癫痫发作和癫痫综合征的特征。

表 54-1　1981 年癫痫发作分类

1. 部分性发作
（1）单纯性部分性：无意识障碍，可分为运动、感觉（躯体感觉、眩晕或特殊感觉）、自主神经、精神症状性发作
（2）复杂性部分性：有意识障碍，可分为单纯部分性发作后出现意识障碍、自动症；开始即有意识障碍：①仅有意识障碍。②自动症
（3）部分性发作继发全面性发作：单纯部分性继发全面性发作；复杂部分性继发全面性发作；单纯部分性继发复杂部分性再继发全面性发作
2. 全面性发作：失神发作（典型与不典型）、强直性发作、阵挛性发作、强直-阵挛性发作、肌阵挛发作、失张力性发作
3. 不能分类的发作

【临床表现】

一、癫痫发作的临床表现

癫痫发作的临床表现有多种类型，但均具有以下共性：①发作性，即突然发作，持续一段时间后迅速恢复，间歇期正常。②短暂性，即发作持续时间短，数秒或数分钟，除癫痫持续状态外，很少超过半小时。③重复性，即反复发作，如只发作 1 次，不能诊断为癫痫。④刻板性，即每次发作的临床表现几乎一致。常见发作类型如下。

（一）部分性发作（partial seizures）

部分性发作是指起源于大脑半球局部神经元的异常放电，包括单纯部分性发作、复杂部分性发作和部分性发作继发全面性发作，前者无意识障碍，为局部性异常放电，后两者异常放电从局部扩展到双侧脑部，有意识障碍。

1. 单纯部分性发作（simple partial seizures）　发作一般不超过 1 分钟，发作时无意识障碍，发作后能复述发作的细节。可作为复杂部分性发作或全面强直-阵挛发作的先兆。

（1）部分运动性发作　身体某一局部出现不自主抽动，多见于一侧口角、眼睑、手指或足趾，也可累及一侧面部或肢体，有时表现为言语中断，病灶多位于中央前回及附近：①发作自身体某一部位开始沿大脑皮质运动区分布的部位扩散，如抽搐自一侧手指→上肢→同侧口角→面部逐渐扩展，称为 Jackson 发作。严重者发作后可留下短暂性（0.5~36 小时内消除）肢体瘫痪，称为 Todd 麻痹。②发作时双眼、头或可伴躯干向一侧偏转，但很少超过180°，称为旋转性发作，常发展成全面强直-阵挛。③发作性一侧上肢外展，肘部屈曲，头向同侧扭转，眼睛注视着同侧，称为姿势性发作。④不自主重复发作前的单音或单词，称为语言性发作，偶有语言抑制。

（2）部分感觉性发作　①躯体感觉性发作为发生在口角、舌、手指或足趾等身体某一部位的发作性麻木感、针刺感、冷感、烧灼感、触电感等。②特殊感觉性发作，视觉性（如闪光、暗点、黑影等）、听觉性（如嗡嗡声、嘀嗒声等）、嗅觉性（如焦味等）、味觉性（如苦味、金属味等）、眩晕性（如眩晕感、飘浮感、下沉感等）。

（3）自主神经性发作　发作性自主神经功能紊乱，表现为皮肤发红或苍白、血压升高、心悸、多汗、立毛、瞳孔散大、恶心、呕吐、腹痛、烦渴、头痛、嗜睡、大小便失禁等。这类发作多为伴随症状，易扩散出现意识障碍，成为复杂部分性发作的一部分。

（4）精神性发作　①各种类型的记忆障碍，如似曾相识感、陌生感、快速回顾往事、强迫思维等。②情感异常，如无名恐惧、愤怒、忧郁和欣快等。③错觉，如视物变大或变小，声

音变强或变弱，感觉本人肢体变化等。上述发作较少单独出现，多为复杂部分性发作的先兆，也可继发全面强直-阵挛发作。

2. 复杂部分性发作（complex partial seizure，CPS）　又称精神运动性发作，占成人抽搐发作的50%以上。发作时均有不同程度的意识障碍，患者对外界刺激无反应，发作后不能或部分不能复述发作的细节。病灶多在颞叶及边缘系统。其典型发作特征为发作起始（先兆）出现错觉、幻觉、似曾相识感、恐惧、胃气上升感、心悸等精神、特殊感觉症状和自主神经症状，随后出现意识障碍、自动症（automatisms）和遗忘症。有时发作开始即有意识障碍，表现为意识突然中断，两眼凝视，面色苍白，全身呈虚脱状，持续数分钟至数十分钟，有的仅有意识障碍。自动症患者往往先瞪视不动，然后出现协调无意识的活动，如刻板重复原来的动作，或出现吮吸、咀嚼、舔舌、吞咽、清喉、搓手、抚面、解扣、脱衣、穿衣、摸索等动作；有的表现为精神运动性兴奋，如游走、奔跑、开门、关门、乘车、上船；也可自动言语或叫喊、唱歌等。每次发作持续数分钟或偶见持续数天甚至数月。神志逐渐清醒，对发作情况完全不能回忆。自动症发病机制可能为高级控制功能解除，原始自动行为的释放。

3. 部分性发作继发全面性发作　单纯部分性发作可发展为复杂部分性发作，单纯或复杂部分性发作均可继发为全面性发作，最常见继发全面强直-阵挛发作。

（二）全面性发作（generalized seizures）

发作最初的症状和脑电图提示发作起源于双侧脑部，多在发作初期即有意识丧失。

1. 全面强直-阵挛发作（generalized tonic-clonic seizures，GTCS）　通常称为大发作，以意识丧失和全身对称性强直后阵挛为特征。可由部分性发作演变而来，也可一起病即表现为全面强直-阵挛发作。可分为3期。

（1）**强直期**　突然意识丧失，摔倒在地，全身骨骼肌持续性收缩；眼肌收缩出现上睑抬起，眼球上窜或凝视，咀嚼肌收缩出现口先强张，而后突闭，可咬伤舌；喉肌和呼吸肌强直性收缩，发出尖叫声，呼吸停止；颈部和躯干部肌肉强直性收缩，使颈部和躯干先屈曲后反张，上肢先上举后旋再内收旋前，双手握拳，拇指内收，下肢自屈曲转为强烈伸直。强直期持续10~20秒后肢端出现微颤转入阵挛期。脑电图见逐渐增强的每秒10次的棘波，然后频率不断降低，波幅不断增高。

（2）**阵挛期**　震颤幅度增大并延及全身，发作呈对称性、节律性四肢抽动，先快后慢。不同肌群呈强直和松弛交替出现，阵挛频率渐慢，松弛期逐渐延长，本期持续1/2~1分钟；最后一次强烈阵挛后抽搐停止，所有肌肉松弛。在以上两期中可见舌咬伤、心率增快、血压升高、呼吸暂时中断、皮肤紫绀及汗液、唾液和支气管分泌物增多，合并瞳孔扩大，对光反射、深反射和浅反射消失，病理反射阳性等。脑电图见弥漫性慢波及间歇性棘波。

（3）**发作后期**　此期仍有短暂强直阵挛，造成牙关紧闭和大小便失禁。呼吸先恢复，口鼻喷出泡沫或血沫，随后心率、血压、瞳孔等恢复正常，肌张力松弛，意识逐渐恢复。自发作至意识恢复5~15分钟。醒后对抽搐全无记忆，感头昏、头痛、全身酸痛乏力、嗜睡，部分患者有意识模糊。脑电图呈明显脑电抑制，发作时间越长，抑制越明显。

2. 强直性发作（tonic seizure）　多见于弥漫性脑损害的儿童，睡眠中发作较多。表现为与强直-阵挛发作中强直期相似的全身骨骼肌强直性收缩，使身体固定于特殊体位，头眼偏斜，躯干呈角弓反张，呼吸暂停，瞳孔散大，常伴有自主神经症状，如面色苍白等。发作一般不超过 1 分钟。发作期脑电图呈暴发性多棘波。

3. 阵挛性发作（clonic seizure） 几乎都发生在婴幼儿，肢体呈节律性反复阵挛性抽动，无强直期，伴意识丧失，持续 1 分钟至数分钟。脑电图可呈快活动、慢波或不规则棘-慢波。

4. 肌阵挛发作（myoclonic seizure） 表现为全身或某一肌群突发的、短暂的、触电样肌肉收缩，声、光等刺激可诱发，可见于任何年龄。发作期脑电图呈多棘-慢波或棘-慢、尖-慢波。

5. 失张力性发作（atonic seizure） 表现为部分或全身肌肉肌张力突然丧失，不能维持原有的姿势，表现为头部和肢体下垂，或跌倒。持续数秒至 1 分钟，发作后可立即清醒站起，脑电图呈多棘-慢波或低电位活动。

6. 失神发作（absence seizure） 突然发生和突然终止的意识丧失是失神发作的特征。典型失神发作通常称为小发作，多见于儿童或少年，青春期前停止发作。患者突然有短暂的意识丧失，进行中的活动停止，呼之不应，两眼凝视不动，持续 5~30 秒，无先兆和局部症状；可伴有简单的自动性动作，如擦鼻、咀嚼、吞咽等，手中持物可坠落，一般不会跌倒。发作后立即清醒，无明显不适，可继续先前活动，但对发作不能回忆，每天可发作数次至数百次。脑电图呈双侧同步对称 3Hz 棘-慢波。不典型失神发作起始和终止均较典型失神缓慢，除意识丧失外，常伴肌张力降低，偶有肌阵挛。发作脑电图呈 2~2.5Hz 不规则棘-慢波或尖-慢波，背景活动异常，多见于有弥漫性脑损害的患儿。

二、常见癫痫和癫痫综合征分类及部分类型的临床表现

癫痫或癫痫综合征是一组疾病或综合征的总称。有特殊病因，由特定症状和体征组成的特定癫痫现象，称为癫痫综合征。

（一）癫痫和癫痫综合征分类 （表54-2）

表 54-2 1989 年癫痫和癫痫综合征分类

1. 与部位有关的（局灶性、局限性和部分性）
（1）特发性癫痫（与年龄有关）：①伴中央-颞区棘波的良性儿童癫痫。②伴枕叶阵发性放电的良性儿童癫痫。③原发性阅读性癫痫
（2）症状性癫痫：①颞叶癫痫。②额叶癫痫。③顶叶癫痫。④枕叶癫痫。⑤儿童慢性进行性部分性持续性癫痫状态。⑥特殊促发方式的癫痫
（3）隐源性
2. 全面性癫痫和癫痫综合征
（1）特发性癫痫（与年龄有关）：①良性家族性新生儿惊厥。②良性新生儿惊厥。③良性婴儿肌阵挛癫痫。④儿童失神癫痫（癫痫小发作）。⑤青少年失神癫痫。⑥青少年肌阵挛癫痫。⑦觉醒时全面强直-阵挛发作性癫痫。⑧其他全面性特发性癫痫。⑨特殊活动诱发的癫痫
（2）隐源性或症状性癫痫：①West 综合征（婴儿痉挛症）。②Lennox-Gastaut 综合征（林-戈综合征）。③肌阵挛-站立不能性癫痫。④肌阵挛性失神癫痫
（3）症状性或继发性癫痫和癫痫综合征：①无特殊病因：早发性肌阵挛性脑病、伴暴发抑制的早发性婴儿癫痫性脑病、其他症状性全面性癫痫。②特殊综合征：其他疾病状态下的癫痫
3. 不能确定为部分性或全面性的癫痫和癫痫综合征
（1）兼有全身性或部分性发作：①新生儿癫痫。②婴儿重症肌阵挛性癫痫。③慢波睡眠中持续性棘-慢波癫痫。④获得性癫痫失语。⑤其他不能确定的癫痫
（2）无明确的全身性或局灶性特点
4. 特殊综合征
（1）发热惊厥，其他全面性特发性癫痫
（2）孤立性发作或孤立性癫痫状态，特殊活动诱发的癫痫
（3）出现于由非酮症性高渗性昏迷、药物、酒精等因素引起的急性代谢或中毒情况的发作

（二） 部分类型的临床表现

1. 颞叶癫痫（temporal lobe epilepsy） 多于青年或儿童期发病，成人占50%以上，表现为单纯或复杂部分性发作及继发全面性发作。典型发作持续时间长于1分钟，常有发作后意识模糊，事后不能回忆，可逐渐恢复。40%以上有热性惊厥史，部分患者有阳性家族史。脑电图呈一侧或双侧颞叶棘波。

2. 额叶癫痫（frontal lobe epilepsy） 发病于任何年龄，表现为单纯或复杂部分性发作，常继发全面性发作。发作时间短，形式刻板，强直或姿势性发作及双下肢复杂的运动性自动症，易出现癫痫持续状态。可仅在夜间入睡中发作。发作期脑电图呈暴发性快或慢节律，暴发性棘波、尖波或棘-慢波。

3. 儿童失神癫痫（childhood absence epilepsy） 多于6~7岁起病，女性较多，与遗传因素关系密切。表现为频繁的典型失神发作，一天多次，但无肌阵挛性失神。脑电图呈双侧同步对称的3Hz棘-慢波。大部分预后良好。

4. 觉醒时全面强直-阵挛发作 觉醒时全面强直-阵挛发作（epilepsy with generalized tonic-clonic seizure on awaking）多于10~20岁起病，有遗传倾向，清晨醒来或傍晚休息时发病，表现为全面强直-阵挛发作，可伴失神或肌阵挛发作。脑电图可呈棘-慢波或多棘-慢波。

5. West综合征（婴儿痉挛症） 多在3个月~1岁发病，男孩多见。表现为典型肌阵挛性发作，如快速点头状痉挛、双上肢屈曲上抬，下肢和躯干屈曲，下肢偶可伸直。肌阵挛性发作、智力和运动发育障碍、高度节律失常脑电图是本病特征性三联征。本病预后多不良。

6. Lennox-Gastaut综合征 多于1~8岁起病，少数出现在青春期。常有弥漫性脑损害，可具有多种全面性发作的形式，如强直性发作、失张力性发作、肌阵挛发作、非典型失神发作和全面强直-阵挛发作等，多种发作类型并存。精神发育迟滞、脑电图呈棘-慢波（1~2.5Hz）和睡眠中10Hz的快节律是本病的三大特征，易出现癫痫持续状态。本病预后多不良。

7. 青少年肌阵挛癫痫（juvenile myoclonic epilepsy） 于8~18岁起病，有明显遗传倾向，表现为肢体的阵挛性抽动，多合并全面强直-阵挛发作和失神发作。脑电图可呈棘-慢波或多棘-慢波。

三、癫痫持续状态

癫痫持续状态（status epilepticus，SE）传统定义为，一次癫痫发作持续30分钟以上，或反复多次发作持续>30分钟，且发作间期意识不恢复至发作前的基线状态。但对于30分钟的时间界定一直存在争议。基于SE的早期临床控制和对脑的保护，ILAE在2001年提出临床上更为实用的定义，即一次癫痫发作（包括各种类型癫痫发作）持续时间大大超过了该型癫痫发作大多数患者发作的时间，或反复发作，在发作间期患者的意识状态不能恢复到基线状态。从临床实际操作角度，全面性惊厥发作持续超过5分钟，或者非惊厥性发作或部分性发作持续超过15分钟，或者5~30分钟内两次发作间歇期意识未完全恢复者，即可考虑为早期SE（early SE或impending SE），因为此期绝大多数发作不能自行缓解，需紧急治疗以阻止其演变成完全的癫痫持续状态。任何类型癫痫均可出现癫痫持续状态，但通常是指全面强直-阵挛发作持续状态。感染、中毒、代谢障碍、循环衰竭、慢性脑部疾病、突然停抗癫痫药等可引起癫痫持续状态，导致不可逆的脑及其他系统损害，出现高热、脑水肿、酸中毒、水和电解质平衡素乱，继而发生心、肝、肾、肺多脏器功能衰竭，致残率和死亡率均很高。

【诊断】

癫痫诊断步骤和内容包括癫痫发作及癫痫和癫痫综合征的诊断、分类、病因诊断。主要依据以下 3 个方面：

1. 病史 详细而准确的痫性发作表现是诊断的主要依据。除单纯部分性发作外，患者本人很难表述发作过程，还需向家属及目睹者了解整个发作起始和终止形式，包括发作的环境、时程，发作时姿态、面色、声音，有无肢体抽搐及大致顺序，发作后表现，有无怪异行为和精神失常，既往的发作史，发作的年龄、诱因，是否有先兆，发作频率，治疗经过，母亲妊娠期有无异常及用药史，围生期有无异常，有无产伤、头颅外伤、脑膜炎、脑炎、心脏疾病、肝肾疾病、寄生虫感染史及家族史等。

2. 脑电图 脑电图是诊断癫痫最重要的辅助诊断依据。结合多种激发方法，特殊电极、24 小时长程脑电监测或视频脑电图（video-EEG），阳性率在 80% 以上。即使在发作间歇期，50% 以上的癫痫患者仍有异常的脑电图，表现为棘波、尖波、棘-慢波或尖-慢波，或暴发节律等。脑电图对癫痫的发作类型及局限性癫痫的定位有重要意义，也为临床治疗提供了参考。但 1%~3% 正常成人可有痫性放电，癫痫发作间歇期相当数量的患者脑电图正常，因此不能仅依据脑电图确诊癫痫。

3. 影像学及实验室检查 通常脑部影像学检查如 CT、MRI、单光子发射计算机断层显像（SPECT）及各种化验如血常规、血糖、血钙、大便虫卵、脑脊液等检查，有助于明确症状性癫痫的病因。有条件者可进行基因分析和染色体检查。

【鉴别诊断】

1. 假性癫痫发作 即分离性抽搐，旧称癔症性发作，是精神障碍而非脑电紊乱引起的脑部功能异常。发作前多有明显的情绪因素，通常有人在场时发作；抽搐形式多样，富有表演色彩，意识不完全丧失；发作时瞳孔对光反射存在，无摔伤、舌咬伤、尿失禁，病理征阴性，发作时脑电图无相应的痫性放电，抗癫痫治疗无效。

2. 晕厥 是由于脑部短暂缺血、缺氧引起的一过性意识丧失，因肌张力低而不能保持正常姿势。多有剧痛、久立、情绪激动、寒冷、排便、咳嗽、哭泣、大笑等明显诱因，发作前常有头晕、胸闷、心慌、黑蒙、出汗、无力等先兆，发作时面色苍白而无紫绀，脉细缓，一般跌倒后无抽搐，偶有抽动和尿失禁，少数出现四肢强直-阵挛，多于意识丧失 10 秒钟以后，且持续时间短，强度较弱，平卧后大多能很快恢复并完全清醒，无发作后嗜睡或意识模糊。间歇期脑电图正常。

3. 发作性睡病 可出现意识丧失和猝倒，根据突然发作的不可抑制的睡眠、睡眠瘫痪、入睡前幻觉及猝倒四联症可鉴别。

4. 短暂性脑缺血发作（TIA） 多见于老年人，常有动脉硬化、冠心病、高血压、糖尿病病史，临床表现为感觉丧失或减退、肢体瘫痪、肢体抽动不规则，常持续 15 分钟到数小时，脑电图无明显痫性放电。

5. 低血糖症 血糖低于 2mmol/L 时可产生局部癫痫样抽动或四肢强直发作，伴意识丧失，常见于服降糖药的 2 型糖尿病或胰岛 β 细胞瘤患者。

6. 偏头痛　表现为双侧或偏侧剧烈头痛，常伴恶心、呕吐，意识丧失较少见，发作持续时间较长，几小时或几天，发作前可有先兆，如视幻觉、失语、逐渐扩展的麻木和偏瘫，视幻觉多为闪光、暗点、偏盲、视物模糊，较少有复杂视幻觉。脑电图示非特异性慢波。

【治疗】

一、药物治疗

（一）药物治疗的原则

1. 确定是否用药　癫痫的诊断一经确立，半年内发作两次以上者，均应及时服用抗癫痫药物。但对首次发作、1 年或数年发作 1 次、症状轻、检查无异常者，应密切观察，暂不用药。用药应取得患者及家属的充分配合，说明药物治疗的长期性、不良反应及注意事项。

2. 选药与用药个体化　按照癫痫的类型选用抗癫痫药物，优选单药治疗。从小剂量开始，逐渐增大剂量，使用最少的药物和最小的剂量，直至完全控制癫痫发作，无效时才联合用药。

3. 严密观察药物的不良反应　多数抗癫痫药均有不同程度的不良反应，如卡马西平、苯妥英钠的不良反应为皮疹、血细胞减少、肝功能损害等，并可加重失神和肌阵挛发作；丙戊酸钠的不良反应有骨髓抑制和肝损害等；苯巴比妥的不良反应有嗜睡、认知和行为异常；乙琥胺有嗜睡、胃肠道不良反应等。因此，用药后需及时定期监测血、尿常规，肝肾功能，药物浓度等，调整药量或逐渐更换抗癫痫药物。

4. 增减药物、停药及换药原则　增药可适当地快，减药须慢，且逐一增减，严禁无故减药或停药，以免导致癫痫持续状态。一种一线药物用到最大可耐受剂量仍不能控制发作，可加用另一种药物，但应避免有相似毒副作用的药物叠加。停药应缓慢且逐渐减量，一般全面强直-阵挛发作、强直性发作、阵挛性发作完全控制 4~5 年后，失神发作完全控制半年后可考虑停药，停药前缓慢减量过程不少于 1~1.5 年，有自动症者可能需长期服药。

5. 病因治疗　症状性癫痫应积极进行病因治疗。

（二）常用的抗癫痫药物

常用的抗癫痫药物包括：①传统抗癫痫药：卡马西平、苯妥英钠、丙戊酸钠、苯巴比妥、乙琥胺、扑痫酮、氯硝西泮。②新型抗癫痫药：托吡酯、拉莫三嗪、加巴喷丁、奥卡西平、左乙拉西坦、非氨酯、氨己烯酸、替加宾、唑尼沙胺、普瑞巴林等，是治疗耐药性癫痫的主要药物和难治性癫痫的辅助用药（表 54-3，表 54-4）。

表 54-3　根据发作类型传统抗癫痫药的选药原则

发作类型	一线药物	二线药物
全面强直-阵挛发作	丙戊酸钠	卡马西平、苯妥英钠
阵挛性发作	丙戊酸钠	卡马西平
强直性发作	卡马西平	苯妥英钠、苯巴比妥、丙戊酸钠
典型失神、肌阵挛发作	丙戊酸钠	乙琥胺、氯硝西泮
非典型失神发作	乙琥胺、丙戊酸钠	氯硝西泮
部分性发作或部分发作继发全面性发作	卡马西平	苯妥英钠、苯巴比妥、丙戊酸钠

表 54-4　根据发作类型新型抗癫痫药的选药原则

发作类型	可选择的药物
全面强直-阵挛性发作	托吡酯、拉莫三嗪、奥卡西平、加巴喷丁
阵挛性发作	左乙拉西坦、托吡酯、奥卡西平
强直性发作	托吡酯、拉莫三嗪、左乙拉西坦
失神发作	拉莫三嗪
肌阵挛发作	左乙拉西坦、托吡酯
部分性发作或部分性发作继发全面性发作	托吡酯、左乙拉西坦、奥卡西平、拉莫三嗪

二、发作时的治疗

（一）一般处理

对全面强直-阵挛性发作患者，要注意防止跌伤和碰伤，解松衣领及裤带，保持呼吸道通畅。将毛巾、手帕或外裹纱布的压舌板塞入齿间，以防舌咬伤。抽搐时不可过分按压患者肢体，以免发生骨折或脱臼。阵挛后期，将头部转向一侧，让分泌物及呕吐物流出口腔，以防窒息。如抽搐时间偏长，或当日已有过发作，可给予苯巴比妥 0.2g 肌肉注射。对精神症状发作者，应防止其自伤或伤人。

（二）癫痫持续状态的急救

1. 迅速控制发作　①安定类药物为首选药，起效快，作用时间短。成年患者用地西泮 10～20mg（儿童首剂 0.25～0.5mg/kg，不超过 10mg）缓慢静脉注射，每分钟不超过 2mg，15 分钟后如复发可重复给药，或用 100～200mg 地西泮溶于 5% 葡萄糖氯化钠注射液中，于 12 小时内缓慢静脉滴注。咪达唑仑、氯硝西泮、劳拉西泮均可选用。②地西泮加苯妥英钠：首先用地西泮 10～20mg 静脉注射起效后，再用苯妥英钠 0.3～0.6g 加入生理盐水 500mL 静脉滴注，速度不超过 50mg/min。③苯妥英钠：部分患者可单用苯妥英钠，剂量和方法同上。④副醛：抗痫作用较强，较安全，成人 8～10mL（儿童 0.3mL/kg）用植物油稀释保留灌肠。⑤10% 水合氯醛适用于肝功能不全或不宜使用苯巴比妥类药物者。成人 20～30mL（儿童 0.5mL/kg）加等量植物油保留灌肠，每 8～12 小时 1 次。以上药物均有呼吸抑制等不良反应，应用时注意观察。

2. 对症治疗　保持呼吸通畅，必要时吸氧或人工呼吸。进行心电、血压、呼吸、脑电的监测，定时做血气分析、血生化等检查。积极防治并发症，脑水肿可用 20% 甘露醇 125～250mL 静脉滴注；预防性应用抗生素，控制感染；高热给予物理降温；纠正酸中毒、低血糖、低血钠、低血钙、高渗状态及肝性脑病等代谢紊乱，并予以营养支持。

3. 维持治疗　发作控制后，可给苯巴比妥 0.1～0.2g 肌肉注射，每 8～12 小时 1 次维持控制。同时鼻饲或口服卡马西平或苯妥英钠，待口服药物达到有效血药浓度后（2～3 天），可逐渐停用苯巴比妥。

（三）手术治疗

脑部有器质性病变的症状性癫痫、药物难治性癫痫，如不在脑的主要功能区的致病灶，可考虑手术治疗。

思考题

1. 简述癫痫发作的分类。
2. 简述癫痫治疗的一般原则。
3. 试述假性癫痫发作与癫痫发作的区别。
4. 简述癫痫持续状态的定义及处理原则。

第五十五章   特发性面神经麻痹

特发性面神经麻痹（idiopathic facial palsy）是指茎乳孔内面神经非特异性炎症所导致的周围性面瘫，又称为 Bell 麻痹（Bell palsy）或面神经炎。

【病因和发病机制】

本病的病因和发病机制尚未完全明确。多数患者是在局部受风寒或上呼吸道感染后发病，亦在脑神经疾患中多见，这与面神经管是一狭长的骨性管道的解剖结构有关。当岩骨发育异常，面神经管可能更为狭窄，这可能是面神经麻痹发病的内在因素。由于骨性面神经管只能容纳面神经通过，所以面神经一旦缺血、水肿就导致神经受压。病毒感染、自主神经功能不稳等，均可导致局部神经营养血管痉挛，神经缺血、水肿出现面肌痉挛。

面神经炎的早期病理改变为神经的水肿和脱髓鞘，严重者可有轴索变性，以茎乳孔和面神经管内部分较为显著。

【临床表现】

一、起病形式

任何年龄均可发病，20~40 岁最多，男性略多于女性。常为单侧，极少双侧。起病急，常于晨起刷牙、洗脸时发现流涎和口角歪斜。病初可伴有麻痹侧耳后、耳内、乳突区或下颌角的疼痛，也可无自觉症状。症状于数小时至数天达到高峰。

二、临床特点

表现为一侧面部表情肌瘫痪，额纹消失，不能皱额蹙眉；眼裂变大，眼睑不能闭合或闭合不全；下眼睑外翻而泪液外溢；闭眼时瘫痪侧眼球向外上方转动，露出白色巩膜，称为 Bell 征（Bell sign）；患侧鼻唇沟变浅，口角下垂，口涎外流；露齿时口角歪向健侧；由于口轮匝肌瘫痪使鼓腮或吹口哨时漏气；颊肌瘫痪，食物易滞留于患侧齿颊之间，并常有口水自该侧流下；泪点随下睑外翻，使泪液不能正常吸收而致外溢。

面神经损害部位的不同可出现不同的临床症状，膝状神经节前损害，因鼓索神经受累，出现同侧舌前 2/3 味觉减退或消失；镫骨肌神经以上受累，出现舌前 2/3 味觉消失及听觉过敏，过度回响。膝状神经节病变除表现有面神经麻痹、听觉过敏和舌前 2/3 味觉障碍外，还有乳突部疼痛，耳廓和外耳道感觉迟钝，外耳道和鼓膜上出现疱疹，称为 Ramsay-Hunt 综合征，系带状疱疹病毒所致。茎乳孔附近病变，则出现上述典型的周围性面瘫体征和耳后疼痛。起病 1~2 周后开始恢复，1~2 个月症状明显好转或痊愈。少数面神经麻痹恢复不全者可产生瘫痪肌挛缩、面肌痉挛或联带运动，如瘫痪肌挛缩可引起患侧眼裂缩小，唇沟加深，口角反牵向患侧。联带运动使患者瞬目时患侧上唇轻微颤动；露齿时患侧眼睛不自主闭合或试图闭眼时患侧额肌收缩；咀嚼时患侧眼睛流泪（鳄泪征）或颞部皮肤潮红、发热、出汗等。

【诊断】

根据本病的起病形式和临床特点，诊断并不困难，但应与其他疾病引起的面神经麻痹相鉴别。

【鉴别诊断】

1. 中枢性面瘫　大脑或脑干的病变（如肿瘤、脑卒中）引起的面瘫为中枢性面瘫，与特发性面神经麻痹所致的周围性面瘫的鉴别见表 55-1。

表 55-1　周围性面瘫与中枢性面瘫的鉴别

	周围性面瘫	中枢性面瘫
面瘫程度	重	轻
症状表现	面部表情肌瘫痪，使表情动作丧失	病灶对侧下部面部表情肌瘫痪（鼻唇沟变浅和口角下垂），额支无损（两侧中枢支配），皱额、皱眉和闭眼动作无障碍；病灶对侧面部随意动作丧失而哭、笑等动作仍保留；常伴有同侧偏瘫和中枢性舌下神经瘫
恢复速度	缓慢	较快
常见病因	面神经炎	脑血管疾病和脑部肿瘤

2. Guillain-Barre（吉兰-巴雷）综合征　可有周围性面神经麻痹，多为双侧性，伴有对称性四肢弛缓性瘫和感觉障碍，脑脊液有蛋白-细胞分离现象。

3. 其他　中耳炎、迷路炎、乳突炎常并发耳源性面神经麻痹，腮腺炎、肿瘤和化脓性下颌淋巴结炎等，多有明确的原发病病史和特殊症状。颅后窝肿瘤或脑膜炎引起的周围性面瘫，大多起病慢，且有其他脑神经受损或原发病的表现。莱姆病可由伯氏螺旋体感染导致面神经麻痹，有蜱叮咬史，常伴发热、皮肤游走性红斑或关节炎史，病毒分离及血清学试验可证实。

【病情评估】

关于预后，约 80% 患者可在数周或 1~2 个月内恢复，不完全性面瘫 1~2 个月内可恢复，完全性面瘫一般需 2~8 个月甚至 1 年恢复，常遗留后遗症。1 周内味觉恢复提示预后良好。年轻患者预后良好。老年患者伴乳突疼痛，或合并高血压、糖尿病、心肌梗死、动脉硬化等预后较差。

【治疗】

治疗原则：改善局部血液循环，减轻面神经水肿，缓解神经受压，促进神经功能恢复。

一、药物治疗

1. 肾上腺皮质激素　发病 1~2 周内尽早使用，以减轻神经水肿、受压：①泼尼松 30~60mg/d，顿服或分 2 次口服，连续 5 天，以后 7~10 天内逐渐减量。②地塞米松 0.75~1.5mg，口服，每天 3 次，连续 7~15 天；或地塞米松 5~10mg/d，静脉滴注，连用 7~10 天，逐渐减量。

2. 促神经功能恢复的药物　可选用维生素 B$_1$100mg，维生素 B$_{12}$ 500ug，肌肉注射，每天 1 次。有利于神经髓鞘恢复。

3. 抗病毒药　如系带状疱疹感染引起的 Ramsay-Hunt 综合征，可口服阿昔洛韦 0.2g，每天 5 次，连服 7~10 天。

二、理疗

急性期在茎乳孔周围行热敷、红外线照射、超短波透热疗法，可改善血液循环，减轻神经水肿。

三、康复治疗

尽早用手按摩面肌，神经功能开始恢复后可对镜子做皱眉、举额、闭目、露齿、鼓腮和吹口哨等动作，每天数次，每次 5~10 分钟。恢复期可做碘离子透入疗法、针刺或电针治疗。

四、预防眼部并发症

用眼罩、眼药水、眼药膏等保护角膜，防止因长期不能闭眼、瞬目，使角膜暴露、干燥导致结膜炎。

五、手术疗法

1 年以上未恢复者，可考虑手术治疗，如面神经减压术或面-舌下神经、面-副神经吻合术。

思考题

1. 特发性面神经麻痹的临床表现有哪些？
2. 简述周围性面瘫与中枢性面瘫的区别。
3. 简述特发性面神经麻痹的治疗。

第五十六章　神经症性障碍与分离性障碍

　　神经症性障碍与分离性障碍旧称神经症（neurosis），是一组精神障碍的总称，为神经机能性疾病，包括焦虑症、抑郁症、强迫症、恐惧症、疑病症、神经衰弱和癔症等。癔症现已改称为分离（转换）性障碍。其共同特征为：①起病常与心理社会因素、病前性格有关。②病前多有一定的易感素质和人格基础。③有多方面的症状，但无器质性病变。④无精神病性症状，对疾病有自知力、痛苦感，有求治要求。⑤社会功能相对完好，行为一般保持在社会规范允许的范围。⑥病程大多持续迁延。本章主要讨论神经衰弱和分离性障碍。

第一节　神经衰弱

　　神经衰弱（neurasthenia）是指由于长期处于压力和紧张之下出现的精神易兴奋和脑力易疲劳现象，常伴有情绪不稳定、易激惹、躯体不适和睡眠障碍等。症状时轻时重。

【病因和发病机制】

　　神经衰弱病程迁延，表现繁多，可涉及所有的器官系统，症状的波动与心理、社会等因素有关。多数患者有较多的生活遭遇，如婚姻与性关系、人际关系、家庭、经济、学业、工作等方面问题，致使其易患本病。本病患者大多具有易感素质，在遗传因素与环境影响下形成了孤僻、古板、保守、多愁善感、敏感、焦虑、悲观的个性特征，使其更易对生活现状不满，对生活事件易感，易损害人际交往，产生较多的冲突与应激。

【临床表现】

　　本病多起病缓慢，临床表现复杂多样，且时轻时重。

　　1. 易疲劳　表现为精力不足，易疲惫，注意力不能集中，记忆力差，工作效率低。常伴烦恼、紧张、苦闷、压抑等不良心境，苦于力不从心。但欲望与动机不减，且从事感兴趣的活动时，疲劳会减轻。

　　2. 易兴奋　患者常浮想联翩或回忆增多，以致兴奋不安，精力不集中。感受阈值降低，易被周围细小的变化吸引。对外界的声、光、味刺激特别敏感或反感；对平时易忽略的内脏活动，如呼吸运动、心跳、胃肠蠕动等均能感知，且有不适感。

　　3. 情绪障碍　情绪不稳定，容易愤怒、伤感、烦恼、委屈。稍不如意即被激惹，且难以克制，事后又常后悔。

4. 睡眠障碍 表现为入睡难,睡眠浅或多梦易醒。因此,患者在晨起时仍感疲劳,而到了晚上自觉症状减轻。

5. 躯体不适 常有头昏、头胀、头痛,可伴有心悸、早搏、血压偏高或低,多汗、肢体发冷、厌食、腹胀、便秘、尿频、早泄、遗精、阳痿或月经失调等自主神经功能紊乱症状。

【诊断】

神经衰弱临床表现的特异性差,几乎可见于所有精神与躯体疾病中。因此,确诊需排除其他精神疾病。在 WHO 制定的国际疾病分类第十次修订本(ICD-10)中确诊本病需满足的条件如下:

1. 有用脑后倍感疲倦的持续而痛苦的主诉,或有轻度用力后身体虚弱与极度疲倦的持续而痛苦的主诉。

2. 至少存在以下两条:①肌肉疼痛。②头昏。③紧张性头痛。④睡眠紊乱。⑤不能放松。⑥易激惹。⑦消化不良。

3. 任何并存的自主神经症状或抑郁症状在严重度和持续时间方面不足以符合本分类系统中其他障碍的标准。

【鉴别诊断】

1. 躯体疾病引起的衰弱症状 如贫血、肺结核、慢性肝炎、高血压、甲亢、脑外伤或肿瘤、鼻窦炎、屈光不正及铅、汞慢性中毒等,均可出现头昏、乏力、失眠等症状,但这些疾病在病史、体检和实验室检查方面有各自相应的变化,如疾病发生在神经衰弱之前,可助长神经衰弱的发生。

2. 焦虑症 可有紧张性头痛和失眠,但其突出的表现是一种缺乏明确对象和具体内容的忐忑不安,即焦虑体验。

3. 恶劣心境障碍 曾称为抑郁性神经症,表现为病程持久(至少 2 年)的心境低落状态,即抑郁心境。常伴有焦虑、疲劳、躯体不适和睡眠障碍,随着生活中的心理冲突而波动。

4. 精神分裂症 早期有类神经衰弱的症状,但痛苦感不明显,不积极要求治疗,可有性格改变及感情、思维障碍。

【治疗】

一、心理治疗

1. 认知疗法 帮助患者查找、分析导致心理冲突的原因,使患者对影响其心情及行为的事件的认知发生转变,减轻在现实中的精神压力,改变其对生活的期望。

2. 放松疗法 太极拳、气功、生物反馈训练等,可使患者放松和缓解紧张的情绪。

3. 森田疗法 针对有疑病素质,但求胜欲望强烈的患者,把注意力从其自身转移到外界,以消除对自身感觉的过分关注,达到消除症状的目的。

二、药物治疗

主要是对症治疗。一般选择抗焦虑药、抗抑郁药为主,可改善患者的紧张情绪,减轻激惹水平。如疲劳症状明显，则以振奋剂和促脑代谢剂为主，或白天给予振奋剂，晚上给予镇静剂，以调节紊乱的生物节律。

三、其他

体育锻炼、旅游、疗养、调整不合理的生活和工作方式等也可摆脱烦恼的处境，改善紧张状态，缓解精神压力。

第二节　分离性障碍

分离（转换）性障碍〔dissociative（conversion）disorders〕，源于早期的歇斯底里，在中国旧译为癔症。在 ICD-10 中癔症的概念已被废弃，改为分离（转换）性障碍。分离性障碍是一类由精神因素，如生活事件、心理冲突、情绪激动、暗示和自我暗示，作用于易患个体引起的精神障碍。其共同特征为，部分或完全丧失对过去的记忆、身份意识、即刻感觉及身体运动控制四方面的正常整合。经济、文化落后地区患病率高，女性发病较多，多数在 35 岁前发病，我国部分地区有儿童、青少年集体发作的情况。一般认为本病预后较好，60%～80% 的患者可在 1 年内自行缓解。

【病因和发病机制】

一、发病危险因素

1. 生物学因素

（1）遗传　遗传流行病学研究结果差异较大。早期家系研究发现，男性一级亲属的患病率为 2.4%，女性一级亲属的患病率为 6.4%。而 1961 年 Slater 对各 12 对单卵双生子和双卵双生子研究中未发现同患分离性障碍者。

（2）素质与人格类型　易患个体人格方面常具有表演性、暗示性高、有表演色彩、富于幻想、情感丰富、自我中心等。

（3）躯体因素　神经系统的器质性病变有促发本病的倾向。目前认为脑干上段及以上结构，尤其是间脑器质性损害与本病有关。

2. 社会心理因素　对应激性事件的经历和反应及童年的创伤性经历是发病的重要因素。

3. 社会文化因素　一般现代化程度越高，以兴奋为主要表现者越少，而以躯体症状表现者较多。文化程度较低者比较高者更易患病。在封闭环境中生活者较在开放环境中者更易患病。某些特殊表现形式仅在特殊环境中才能见到。

二、发病机制

本病目前发病机制尚未完全明了，有两种重要的观点。

1. 分离性障碍是一种原始的应激现象　人类在危急情况下表现出的各种本能反应即原始的应激反应，与受理性支配的行为不同，它直接产生于皮质下结构，不受大脑皮质控制，分离性障碍的情感暴发或痉挛发作是皮质下活动失控造成的。

2. 分离性障碍是一种有目的的反应   患者往往可通过分离性障碍的发作脱离困境或免除某些责任或义务。

【临床表现】

一、常见的临床表现形式

起病前心理因素突出，患者可通过回忆联想某些创伤性事件或情景发病，有摆脱困境、发泄不满、获取他人重视、同情、支持的倾向，但患者否认。

1. 分离（转换）性遗忘（dissociative amnesia）   表现为突然对近期重要事情丧失记忆，且无器质性因素，遗忘范围较广泛，非一般的健忘或疲劳可解释。遗忘分为部分性和选择性，通常围绕着患者创伤性事件。

2. 分离性漫游（dissociative fugue）   又称分离性神游症，患者在觉醒状态突然离开所在场所，无目的漫游。此时患者意识范围缩小，但能保持基本生活和简单的社交能力。历时几十分钟或几天突然结束，清醒后不能完全回忆发病经过。

3. 分离性木僵（dissociative stupor）   表现为精神创伤之后长时间维持固定姿势，没有言语和随意运动，对外界刺激无反应。行为符合木僵标准，检查无躯体疾病的证据，一般数十分钟可自行缓解。

4. 出神与附体（trance and possession disorders）   表现为对个人身份和周围环境的完全意识同时暂时性的丧失，对过程有全部或部分遗忘。患者的注意和意识活动局限于或集中在当前环境的一两个方面，伴有局限且重复的运动、姿势、发音。如果患者声称自己为神灵、鬼、他人或已死去的某人在说话，则称为附体状态。出神和附体是不随意的过程。

5. 分离性运动和感觉障碍（dissociative motor and sensory disorders）

（1）分离性运动障碍（dissociative motor and disorders）   表现为肢体瘫痪；肢体震颤、抽动和肌阵挛；肌张力迟缓，立行不能；缄默症或失音症。

（2）分离性抽搐（dissociative convulsions）   也称假性癫痫发作（pseudoseizures），但无癫痫发作的临床特征和脑电图改变，常在情绪激动或受到暗示时突发，患者缓慢倒下，呼之不应，全身僵直，肢体抽动或翻滚，或呈角弓反张姿势，呼吸时快时慢，伴揪衣服、抓头发、捶胸、咬人等，或表情痛苦、流泪，但无舌咬伤或大小便失禁；持续数十分钟，发作后无神情呆滞、睡眠，但可呈木僵或意识状态改变。

（3）分离性感觉障碍（dissociate anaesthesia and sensory loss）   表现为躯体感觉麻木、丧失、过敏或异常，或视觉、听觉障碍。患者皮肤麻木的区域接近患者关于躯体疾病的概念，但与神经解剖不同，也与客观检查不符。

二、特殊表现形式

1. 分离性身份识别障碍   即多重人格障碍（multiple personality disorder），表现为患者失去对自己全部往事的记忆，对自己原来的身份不能识别，以另一种身份进行日常社会活动。存在两种或更多种完全不同的身份状态，或以双重人格、交替人格出现。

2. 模糊　患者有轻度意识模糊，对提问可以理解，但常给出近似却错误地回答，或常伴有行为怪异，或兴奋与木僵交替发作，称为 Ganser 综合征；如突然变得天真幼稚，表现为幼儿的性情与言行，称为童样痴呆。

3. 情感暴发（emotional outburst）　常在受到严重精神创伤后情绪激动时突发，意识障碍较轻，其言语行为表现出尽情发泄内心情绪。发作后可有部分遗忘。

4. 集体性分离障碍　多在群体生活中发生，如迷信活动、练习气功的环境中，通常在经济、文化水平不高的人群中，女性较多。近年报道多为中小学生接种疫苗后出现，一人出现症状后，在场其他人精神受到感应，相继出现类似症状，造成群体中广泛的情绪紧张、恐惧，在相互暗示和自我暗示下，在短期内暴发流行。如将患者隔离起来，流行可得到控制。

【诊断】

确诊必须存在以下几点：具有分离（转换）性障碍中各种障碍的临床特征；不存在可以解释症状的躯体障碍的证据；有心理致病的证据，表现在时间上与应激性事件、问题或紊乱的关系有明确的联系。

【鉴别诊断】

1. 癫痫大发作　分离性的抽搐应与之相鉴别。癫痫大发作时意识完全丧失，瞳孔多散大，对光反应消失；发作有强直、痉挛和恢复三个阶段，痉挛时四肢呈有规则的抽搐，常有咬破唇舌，跌伤和大小便失禁，发作后完全不能回忆；脑电图有特征性变化。

2. 急性应激障碍　急性应激障碍的发生、发展与精神刺激因素的关系密切，患者在强烈的应激性事件后立即发病，病程短暂，一般不超过3天，无反复发作史，预后良好。

3. 木僵　可根据病史与精神分裂症性、药源性木僵和抑郁性木僵鉴别。

4. 器质性感觉和运动障碍　如多发性硬化和系统性红斑狼疮，或其他神经系统疾病如重症肌无力、周期性瘫痪、脑肿瘤、视神经炎、部分声带麻痹、Guillain-Barre 综合征、帕金森病、基底核和外周神经的变性、硬膜下血肿、肌张力障碍、Creutzfeldt-Jacob 病和 AIDS 早期，可与分离性运动和感觉障碍混淆，需要根据较长时间的观察进行鉴别。

【治疗】

治疗原则：不直接针对症状，不鼓励症状的残留，掌握适当的环境，采取综合治疗方法，如电刺激、物理疗法、催眠和其他暗示性技术、消除症状的行为治疗、家庭治疗、长程的内省式心理治疗。

一、心理治疗

1. 暗示疗法　为本病经典的治疗方法，尤其适用于急性发作且暗示性较高的患者。

（1）觉醒时暗示　向患者说明病情及治疗方法，使其产生高度的信心和迫切的治愈要求。选用10%葡萄糖酸钙静脉注射，或电刺激患病部位，配合言语、按摩、被动运动及语言强化，使患者相信通过治疗，功能障碍正在逐渐恢复并可完全恢复。

（2）催眠暗示　使用语言催眠让患者进入催眠状态，或用2.5%硫喷妥钠或异戊巴比妥钠

NOTE

10~20mL 缓慢静脉注射，使患者进入意识模糊状态，再按照上述觉醒时的暗示方法进行。

（3）诱导疗法 利用患者易在暗示下发病的特点，以乙醚 0.5mL 静脉注射，配合语言暗示，告知嗅到某种气味后旧病会发作，让患者相信医生的技术，任其发作。待发作高峰期过后，以适量蒸馏水胸前皮内注射，并配合言语暗示，告知其病已发作完毕，此针注射后可痊愈。

2. 个别心理治疗 首先取得患者的信任，详细了解其个人生活背景和重大生活事件，认真、严肃地听取患者所表达、疏泄的内心痛苦和不满，可稍加诱导，但不随声附和或批评指责。不能只注重挖掘童年的精神创伤，还要注意患者当前的社会心理因素和困境。医生的认识、观点不宜强加于患者，而是与其共同寻找、分析、解决问题，同时必须考虑患者的性别、年龄、个性特点、职业、文化等。这种治疗方法几乎适用于所有分离性障碍患者。

3. 系统脱敏疗法 是一种行为疗法，利用交互抑制的原理，使那些原能诱使发作的精神因素逐渐失去诱发的作用。先让患者倾诉与发病最密切的精神因素、内心冲突，并录音、录像。然后训练患者学会全身松弛。在播放录音、录像时使患者接受那种精神刺激，或闭目想象那种精神刺激的场面，当患者紧张不安时，停止播放，全身放松。如此多次重复，并逐渐增加刺激量，最终致使那种刺激不再引起患者的情绪反应。然后使患者能逐步适应充满精神刺激的现实环境，正常地工作、生活。这种疗法的远期疗效优于暗示疗法。

4. 分析性心理治疗 采用精神分析技术或领悟疗法，寻找患者的无意识动机，引导其认识到这种动机对自身健康的影响，并加以消除。适用于分离性遗忘、分离性身份识别障碍、分离性感觉障碍和分离性运动障碍。

5. 家庭疗法 当患者的家庭关系受到疾病的影响，或治疗需要家人的配合时，可用此方法，以改善患者的治疗环境，取得家庭的支持。

二、药物治疗

目前尚无特效药，主要是对症治疗。伴有抑郁、焦虑症状者可给予相应的抗抑郁药和抗焦虑药治疗。对有精神症状或兴奋躁动者可给予抗精神病药治疗，或给予地西泮注射液 10~20mg 静脉或肌肉注射，多数患者入睡转醒后以上症状消失。

思考题

1. 神经衰弱的临床表现有哪些？
2. 确诊神经衰弱需要哪些条件？
3. 试述分离性的抽搐与癫痫大发作的区别。
4. 简述分离性障碍的心理治疗方法。

第九篇 传染病

第五十七章 传染病概论

传染病学是研究传染病在人体内发生、发展、转归的规律及其诊断、治疗措施的科学。

感染性疾病是指由病毒、细菌、支原体、真菌、衣原体、立克次体、螺旋体、原虫和蠕虫等引起的疾病。感染性疾病中具有传播性，并可导致不同程度流行的疾病，称为传染病（communicable diseases）。传染病属于感染性疾病范畴，但感染性疾病不一定有传染性。流行病学是研究人群中疾病与健康状况的分布及其影响因素，研究和评价防治疾病及促进健康的策略和措施的科学。传染病学的研究对象是个体，使用临床医学方法，属临床医学范畴；流行病学的研究对象是人群，使用流行病学调查分析，辅以实验室检查方法，属于预防医学范畴。两门学科虽然研究对象和任务各异，但彼此关系密切，最终各自从个体与群体方面，消灭传染病。

随着社会发展、科技进步，预防医学、基础医学、临床医学、药物学等的迅速发展，人类与传染病的斗争取得了丰硕成果，传染性疾病的发病率和病死率均明显下降。但传染病流行的形势依然严峻，病毒性肝炎、肺结核、血吸虫病、流感、鼠疫、霍乱等仍在全球流行，同时新发传染病（如新型流感、艾滋病等）不断出现和传播，耐药微生物不断增加。随着全球交通飞速发展，各国之间、各地区之间传染病相互影响极大，传染病传播和流行更加便利。我国人口众多，传染病的防治是国泰民安的基础，应更加重视传染病的防治。控制传染病是一项复杂而艰巨的系统工程，它不仅仅是一个卫生问题，也是一个严峻的社会问题，必须依靠科学和教育，动员全社会参与，常备不懈，反复斗争，方可收到预期的效果。

一、传染过程

（一）传染过程的概念

病原体与人体相互作用、相互斗争的过程，称为传染过程。病原体通过各种途径进入人体，就开始了传染过程。传染过程中，病原体是否被清除或定居下来，进而引起组织损伤、炎症过程和各种病理改变，主要取决于病原体的致病力和机体的免疫功能，也和来自外界的干预如药物治疗等有关。

（二）传染过程的表现

病原体侵入后，人体主要有 5 种表现。

1. 病原体被清除 在人体强大防御体系作用下，通过非特异性或特异性免疫机制，病原体被清除。

2. 隐性感染 又称亚临床感染，是指人体在病原体入侵后，机体的损害较为轻微，不出现显著的临床表现，甚至亦无生化改变，只能通过免疫学检查才能发现的感染。隐性感染后，多数人获得不同程度的特异性主动免疫，病原体被清除。少数人病原体持续存在于体内，称为健康携带者。

3. 病原体携带状态　病原体侵入人体后，在体内生长繁殖，并不断排出体外，而人体却不出现任何疾病表现，称为病原体携带状态。由于所携带的病原体不同，分别称为带菌者、带病毒者、带虫者等。多数传染病病原体都存在携带状态，如伤寒、菌痢、霍乱、白喉、流行性脑脊髓膜炎和乙型肝炎等。所有病原体携带者都有一个共同的特点，即不显出临床症状而能排出病原体，因而在传染病的传播流行中具有重要意义。按照宿主状态的不同，可分为：

（1）健康携带者　指外表"健康"，主观上无症状，客观上无体征的携带者。发生于显性感染临床症状出现之前者，称为潜伏期携带者。

（2）恢复期携带者　指在传染病恢复期，临床表现已中止，但仍有病原体繁殖并排出体外者。按照携带时间长短（常以3个月为界）可分为暂时携带者和慢性携带者。

4. 潜在性感染　在某些少数传染病的传染过程中，人体和病原体处于相持状态（将病原体局限化，但又不足以将病原体清除）时，往往不出现临床症状，一旦人体防御功能下降，潜伏在体内的病原体乘机活跃，引起发病，见于单纯疱疹、带状疱疹、疟疾、结核病等。潜在性感染期间，病原体一般不排出体外，这有别于病原体携带状态。

5. 显性感染　又称临床感染，是指病原体侵入人体后，不但引起机体发生免疫应答，而且通过病原体本身的作用或机体的变态反应而导致组织损伤，引起病理改变和临床表现。

（三）传染过程中病原体的作用

1. 数量　在同一种传染病中，入侵病原体的数量一般与致病能力成正比。病原体侵入的数量愈大，出现显性感染的危险也愈大，病情也愈严重。不同的病原体致病，病原体数量可能有较大差异。

2. 致病力　病原体致病力包括毒力和侵袭力。毒力是指病原体产生各种毒素的能力。毒素包括外毒素和内毒素，外毒素通过与靶细胞的受体结合，进入细胞内而起作用；内毒素则通过激活单核-吞噬细胞、释放细胞因子而起作用。侵袭力是指病原体侵入机体并在机体内扩散的能力。不同的病原体有不同的致病力，这取决于毒力和侵袭力的有无及大小。

3. 变异性　病原体可因环境、药物、遗传基因突变等因素而发生变异。变异可使病原体的性质及致病力改变，从而使传染过程、病情、流行规律发生变化。不同病原体的变异性不同，如流感病毒的变异性最强，而麻疹病毒的变异性较弱。变异与抗生素耐药密切相关。病原体的抗原变异可逃避机体的特异性免疫作用而继续引起疾病或使疾病慢性化。

4. 特异性定位　多数病原体在人体内生长繁殖都要求特定的部位，如伤寒杆菌在肠道淋巴系统，白喉杆菌在呼吸道。为能达到特异性定位，病原体都有一定的入侵途径，如伤寒杆菌通过口腔，白喉杆菌通过鼻咽部。所以，病原体的特异性定位与其所致传染病的传播途径密切相关。

（四）传染过程中免疫应答的作用

机体的免疫应答对传染过程的表现和转归具有重要的作用。传染过程中，人体的免疫反应分为非特异性免疫和特异性免疫两种。

1. 非特异性免疫　是机体对进入体内的异物的一种清除过程。

（1）天然屏障　包括皮肤黏膜屏障、血脑屏障、胎盘屏障。

（2）吞噬作用　单核-吞噬细胞系统通过吞噬功能，可清除体液中的颗粒状病原体。

（3）体液因子　存在于体液中的补体、溶解酶、细胞因子等能直接或通过免疫调节作用而清除病原体。

2. 特异性免疫　又称获得性免疫，是指由于对抗原特异性识别而产生的免疫。特异性免疫分为细胞免疫与体液免疫两类，分别由 T 淋巴细胞与 B 淋巴细胞来介导。

（1）细胞免疫　致敏 T 淋巴细胞与相应抗原再次相遇时，通过细胞毒性和淋巴因子来杀伤病原体及其所寄生的细胞。

（2）体液免疫　致敏 B 细胞受抗原刺激后，即转化为浆细胞并产生能与相应抗原结合的抗体，即免疫球蛋白。抗体主要作用于细胞外的微生物。

（3）变态反应　抗原抗体在体内的相互作用中，转变为对人体不利表现，出现异常免疫反应，即过敏反应。

二、传染病的流行过程

传染病在人群中发生、发展和转归的过程，称为传染病的流行过程。

（一）流行过程的基本条件

1. 传染源　传染源是指体内有病原体生长繁殖并不断排出体外的人和动物。

（1）患者、隐性感染者和病原携带者　很多传染病患者及隐性感染者是重要传染源。患者处于不同病情，其传染性大小可不尽相同。病原携带者也是很多传染病的主要传染源，如白喉、菌痢、病毒性肝炎、伤寒、艾滋病等。

（2）受感染的动物　以某些动物作为传染源的传染病，称为动物源性传染病，即人兽共患病。它在人类传染病病种中占有相当大的比重，约 1/3 是人兽共患病，如狂犬病、鼠疫、肾综合征出血热、钩端螺旋体病等。因此，受感染动物作为传染源的意义不容忽视。

2. 传播途径　传播途径是指病原体离开传染源后，到达另一个易感者所经历的途径。

（1）空气传播　含有病原体的飞沫、尘埃通过呼吸道进入体内，见于所有呼吸道传染病，如麻疹、白喉、百日咳和流行性脑脊髓膜炎等。

（2）经水传播　多数肠道传染病都是因饮用水被污染而传播，如霍乱、伤寒、菌痢等。有些传染病是因接触含有病原体的疫水而传播，如血吸虫病、钩端螺旋体病等。

（3）饮食传播　病原体污染食物，经消化道进入人体内。见于所有肠道传染病、某些呼吸道传染病及人兽共患病，如伤寒、菌痢、结核病、布鲁氏菌病等。

（4）接触传播　病原体经过与黏膜或皮肤接触而进入人体内，如狂犬病、钩端螺旋体病、日本血吸虫病、钩虫病等。经性接触传播的传染病称为性病，如淋病、尖锐湿疣、梅毒等。

（5）虫媒传播　病原体通过蚊、蚤、苍蝇等吸血昆虫叮咬而进入人体内，如疟疾、流行性乙型脑炎、登革热等。

（6）体液传播　被污染的体液或血液可通过输血及血制品、注射或针刺等方式而传播，如乙型、丙型病毒性肝炎及艾滋病、梅毒等。

（7）母婴传播　包括经胎盘、分娩、哺乳、喂养等方式所引起的感染，如乙型、丙型病毒性肝炎及艾滋病、疟疾、梅毒等。

NOTE

（8）土壤传播 破伤风杆菌、炭疽杆菌的芽胞可长期生存在土壤中，破损皮肤一旦接触污染土壤则可受感染。寄生虫病中的蛔虫卵、钩虫卵也可通过土壤传播。

3. 易感人群 易感人群是指人群中对某一传染病缺乏特异性免疫力而易受感染者。易感者在某一特定人群中的比例决定该人群的易感性。人群易感性受年龄、性别、职业、免疫力、人口流动、病原体的变异、人群预防接种等因素影响。免疫缺陷者如年幼者、老年、慢性病患者、肿瘤患者、应用免疫抑制剂者，对多种病原体易感。

（二） 影响流行过程的环境因素

1. 自然因素 包括地理、气象和生态环境等。寄生虫病和虫媒传染病对自然条件的依赖尤为明显，如流行性乙型脑炎、疟疾、血吸虫病及肠道传染病等。传染病的地区性和季节性与自然因素有密切关系。湿热环境刺激昆虫大量孳生，有利于虫媒传染病流行；夏秋易患肠道传染病，冬春严寒易患呼吸道传染病。

2. 社会因素 包括社会制度、经济和生活水平、卫生条件、劳动环境、人口密度、文化素养、人群免疫水平等社会因素。在现代化建设中，改造自然、开发边远地区、改变有利于传染病流行的生态环境，有效地防治自然疫源性传染病，说明社会因素可作用于自然因素而影响流行过程，它对传染病的流行起着比自然因素更为重要的作用。

三、传染病的特征

（一） 基本特征

1. 有病原体 每种传染病都是由某种特异性病原体引起的，都有相应的病原体，这是传染病最基本的特征。

2. 有传染性 所有传染病都具有不同程度的传染性，这是传染病与其他感染性疾病的主要区别。这表明病原体可通过某种途径感染他人，病原体能排出体外并污染环境。病原体有传染性，必须隔离。传染病患者有传染性的时期称为传染期，在每一种传染病中都相对恒定，可作为隔离患者的依据之一。

3. 有流行病学特征 这一特征体现在有流行性、季节性、地方性。

（1）流行性 一般按照流行的强度分为：①散发：指某传染病在某地区近年来发病率的一般水平。②暴发：指传染病病例的发病时间分布高度集中于一个短时间之内。③流行：指某传染病当年发病数显著高于一般水平。④大流行：指某传染病的流行范围遍及全国，甚至超过国界，在世界范围内传播。

（2）季节性 指传染病的发病率，在年度内有季节性升高。这与气温、雨量、湿度的增加及媒介昆虫繁殖旺盛有关。

（3）地方性 某些传染病因其病原体要求特定的栖息地及气候地理条件不同、居民生活习惯差异等原因，常集中于某一地理范围内发病。

4. 有免疫性 人体感染病原体后，无论是显性或隐性感染，均能产生针对该病原体及其产物的特异性免疫。这种免疫属于主动免疫，其免疫力大小在不同传染病中差异很悬殊。一般来说，病毒性传染病，如麻疹、脊髓灰质炎、乙型脑炎等，感染后免疫持续时间最长，往往保持终生，但有例外，如流行性感冒。细菌、螺旋体、原虫性传染病，如菌痢、阿米巴病、钩端螺旋体病等，感染后免疫持续时间通常较短，仅为数月至数年，但也有例外，如伤寒。蠕虫感染后通常不产生保护性免疫，因而往往发生重复感染，如日本血吸虫病、钩虫病、蛔虫病等。

（二）临床特征

1. 病程发展的阶段性

（1）潜伏期 指自病原体侵入人体起，到最初症状出现为止的这段时间。其长短不一，有的传染病潜伏期仅数小时到几天，如菌痢、细菌性食物中毒、霍乱、流行性感冒等；有的为数十天到数月，如病毒性肝炎；甚至有长达数年者，如狂犬病。多数传染病潜伏期界于数天至十余天之间。潜伏期是检疫工作观察、留验接触者的重要依据。

（2）前驱期 是指从起病至出现疾病特殊临床表现前的时期，即在潜伏期后出现的头痛、发热、乏力、食欲差和肌肉酸痛等非特异性症状时间。一般持续1~3天，有些传染病起病急，可无前驱期。

（3）症状明显期 此期表现出该传染病所特有的症状和体征，病情由轻变重而达到高潮。此期的临床表现是协助确诊传染病最有利的时期。

（4）恢复期 进入此期的标志是患者的临床症状及体征基本消失。初发疾病已进入恢复期或在痊愈初期，而发病的症状再度出现，病原体在体内也再度出现，称为复发，见于伤寒、菌痢等。初发疾病已进入缓解后期，体温未降至正常而又上升，再度发病，称为再燃，如伤寒。有些传染病则可出现后遗症。

2. 相对特定的临床表现

（1）发热 是几乎所有传染病共有的症状。某些传染病常出现特定的热型，如伤寒可出现稽留热，败血症常出现弛张热，疟疾则表现为间歇热等。

（2）出疹 常见的传染病约有半数在病程中出疹，包括皮疹和黏膜疹。各种传染病的出疹日期、出疹顺序、部位分布及疹的形态各具特点，这在诊断和鉴别诊断中均有重要意义。水痘、风疹多于起病第1天出疹，猩红热于第2天，天花于第3天，麻疹于第4天，斑疹伤寒于第5天，伤寒于第6或7天等。水痘的皮疹多集中于躯干；天花的皮疹则多见于四肢和头面部。玫瑰疹见于伤寒，红斑疹见于猩红热，出血疹见于流行性脑脊髓膜炎等。

（3）病原体引发的中毒表现 ①毒血症：指病原体的毒素或其代谢产物进入血循环引起的全身中毒症状。②菌血症：指病原体直接进入血循环中引起的全身症状。③败血症：指病原体侵入血循环后，并在血液中生长繁殖，引起急性感染，出现严重临床表现。④脓毒血症：指病原体在各组织和器官中引起转移性、多发性脓肿。⑤感染中毒性休克：是病原体及其毒素引起人体微循环障碍和细胞损伤而表现为休克的危重急症。

（4）单核-吞噬细胞系统反应 病原体及其代谢产物引起单核-吞噬细胞系统充血、增生等反应，可表现为肝、脾和淋巴结肿大。

3. 临床类型 根据临床过程的长短，可分为急性型、亚急性型和慢性型；根据病情轻重，可分为轻型、典型、重型和暴发型。

四、传染病的诊断

传染病的早期诊断是使患者得以及时有效治疗的必要条件，也是早期隔离防止扩散所必需的。检出病原体是诊断的主要依据。诊断依据有以下几方面。

（一） 临床资料

详细询问病史和认真细微的体格检查可为传染病的诊断提供全面而准确的临床资料。综合分析传染病的临床特点，如发病的诱因、潜伏期、发病前固有的表现、起病的方式、皮疹、热型等，注意掌握某些传染病特有的症状、体征，如伤寒的玫瑰疹、病毒性肝炎的黄疸等。依据真实、完整的临床资料往往就能做出初步诊断。

（二） 流行病学资料

流行病学资料为诊断传染病必不可少的资料，主要包括患者的年龄、居住地、职业、旅居地、发病季节、生活习惯、既往传染病情况、接触史、预防接种史等。流行病学资料结合临床资料常可确定诊断。

（三） 实验室及其他检查

1. 血液及尿、粪便常规检查　外周血白细胞总数显著增多常见于化脓性细菌感染，如流行性脑脊髓膜炎、败血症、霍乱和猩红热等。革兰阴性杆菌感染时白细胞总数升高不明显，甚至减少，如布鲁氏菌病、伤寒及副伤寒等。病毒性感染时白细胞总数通常减少或正常，如流行性感冒、登革热和病毒性肝炎等。嗜酸性粒细胞增多常见于寄生虫病；减少见于伤寒、流行性脑脊髓膜炎等。淋巴细胞增加多见于病毒性疾病、结核病、百日咳等。尿常规检查有助于病毒性肝炎、肾综合征出血热的诊断。粪便常规检查有助于肠道寄生虫病、菌痢及感染性腹泻的诊断。

2. 病原体检查　许多传染病可通过显微镜或肉眼检出病原体而得以确诊，某些病原体也可以经动物接种或组织培养的方法分离出而使相应传染病得以确诊。有些病原体可在光学显微镜下直接检出，如疟原虫、白喉杆菌、脑膜炎双球菌、利什曼原虫、寄生虫卵或阿米巴原虫等。多数病原体要采用分离培养，细菌可用培养基，但病毒、立克次体等需用动物、鸡胚、组织细胞培养。标本采自血、尿、粪或其他体液。采集标本时应注意病程阶段，在应用抗生素之前采集标本，尽快送检。

3. 免疫学检查　患传染病后体内先出现抗原物质，随后产生特异性抗体，可在血清及其他体液中检测出。采用已知抗原或抗体检测血清或体液中的相应抗体或抗原是目前最常用的免疫学检查方法。若能进一步鉴定其抗体是属于 IgG 型或 IgM 型，对近期感染或过去发生过的感染有鉴别诊断意义。常用的方法有凝集反应、补体结合反应、中和反应、免疫荧光法、放射免疫法和酶联免疫法等。聚合酶链反应（PCR）特异性和灵敏度均很高。

（1）特异性抗原检测　可提供病原体存在的直接证据，较抗体检测更为可靠，如乙型肝炎表面抗原、轮状病毒抗原、疟原虫抗原等。

（2）特异性抗体检测　多数传染病在其病程中可测出相应抗体。在传染病早期，特异性抗体在血清中往往尚未出现或滴度很低，而在恢复期或后期则抗体滴度有显著升高，故在急性期及恢复期双份血清检测其抗体由阴性转为阳性或滴度升高 4 倍以上时，往往有重要的诊断意义。特异性 IgM 型抗体的检出有助于现症或近期感染的诊断。

（3）皮肤试验　用于协助诊断某些传染病或寄生虫病，如结核菌素试验，血吸虫病、肺吸虫病的皮肤试验等。

4. 分子生物学检测　放射性核素或生物素标记的分子探针可以检出特异性的病毒核酸，如乙型肝炎病毒 DNA；PCR 能把标本中的 DNA 分子扩增 100 万倍以上，用于肝炎病毒和其他病原体核酸的检测等。

5. 其他　各种内窥镜检查、肝肾功能检查、脑脊液检查、X 线检查、超声波检查、CT 检查、MRI 检查及活体组织检查等。

五、传染病的治疗

（一）治疗原则

1. 早期治疗　早期治疗对及时控制传染源的蔓延有重要意义。

2. 综合治疗　包括一般对症治疗与病原治疗，强调治疗与护理并重。

3. 防治结合　药物治疗与隔离、消毒、免疫接种等预防措施同步进行。

（二）治疗方法

1. 一般治疗　包括隔离、护理和心理治疗。患者的隔离按其传播途径和病原体排出方式及时间而异。做好消毒与隔离，卧床休息，加强护理和心理治疗，保证皮肤、角膜、口腔清洁等。根据各种传染病的不同阶段，采用合理饮食、补充营养、维持水电解质平衡、增强患者体质和免疫功能的各项措施。

2. 病原治疗　针对病原体的疗法具有清除病原体的作用，达到根治和控制传染源的目的。病原治疗是特效药物治疗，包括抗生素、化学制剂、血清制剂、微生态制剂等。

抗生素的发展最迅速，应用最广泛，以头孢菌素类、喹诺酮类最为突出。抗生素应用要严格掌握指征，防止病原体的耐药性变异，反对滥用。抗病毒药物发展也快，包括反转录抑制剂（核苷类似物、非核苷类似物）、蛋白酶抑制剂、病毒进入抑制剂、整合酶抑制剂和成熟抑制剂等。干扰素和核苷类药物广泛用于治疗慢性乙型肝炎。咪唑类、棘球白素类为抗真菌，苯并咪唑类为抗线虫病治疗提供了有力武器。血清制剂用于治疗白喉、破伤风、肉毒中毒等由外毒素致病的传染病。微生态制剂的代表是双歧杆菌制剂，用于治疗菌群失调。

3. 对症疗法　可减轻患者症状，保护重要脏器功能，使其损伤减到最低程度，包括退热剂、止痛剂、镇静剂等的使用。

4. 康复治疗　对某些传染病的后遗症，可采取针灸、理疗、高压氧等康复治疗措施。

六、传染病的预防

传染病的预防是一项复杂的社会系统工程，要针对构成传染病流行过程的三个基本环节采取综合性措施和各个传染病的特点对重点环节采取相应预防办法的原则。根据各种传染病的特点，针对主导环节，重点采取适当的预防措施。

（一）管理传染源

传染病报告制度是早期发现传染病的重要措施，也是管理传染源的主要内容，必需严格遵守。在早发现、早诊断、早报告、早隔离、早治疗中，早报告是关键。根据《中华人民共和国传染病防治法》的规定，将法定传染病分为三类：

甲类传染病：鼠疫、霍乱。

乙类传染病：传染性非典型肺炎、艾滋病、病毒性肝炎、脊髓灰质炎、人感染高致病性禽流感、麻疹、肾综合征出血热、狂犬病、流行性乙型脑炎、登革热、炭疽、细菌性和阿米巴痢疾、肺结核、伤寒和副伤寒、流行性脑脊髓膜炎、百日咳、白喉、新生儿破伤风、猩红热、布鲁氏菌病、淋病、梅毒、钩端螺旋体病、血吸虫病、疟疾。

丙类传染病：流行性感冒、流行性腮腺炎、风疹、急性出血性结膜炎、麻风病、流行性和地方性斑疹伤寒、黑热病、包虫病、丝虫病，除霍乱、细菌性和阿米巴痢疾、伤寒和副伤寒以外的感染性腹泻病。

发现上述传染病患者及其疑似患者后，必须迅速向当地卫生防疫部门报告疫情。发现甲类传染病和病原携带者、疑似患者时，城镇须在 6 小时内上报，农村不超过 12 小时；乙类传染病城市须在 12 小时内上报，农村不超过 24 小时；丙类传染病为监测管理，发现后也应尽快上报。

对乙类传染病中传染性非典型肺炎、炭疽中的肺炭疽和人感染高致病性禽流感，采取本法所称甲类传染病的预防、控制措施。

对传染病的密切接触者，应进行检疫。对病原携带者应进行治疗并随访。

对动物传染源，如家禽、家畜应予以隔离治疗，必要时宰杀，对其栖息地进行消毒。对有害动物应大力捕杀。

（二） 切断传播途径

根据传染病的不同传播途径，采取不同的防疫措施。对消化道传染病应搞好三管一灭（管好水源、管好饮食、管好粪便、消灭苍蝇）及个人卫生。对呼吸道传染病，应改善居住条件，保持室内空气流通，必要时空气消毒。对虫媒传染病应大力防虫、杀虫、驱虫。我国开展的爱国卫生运动，正是切断多种传染病传播途径行之有效的重大举措。消毒与杀虫也是有针对性的切断传播途径的专业措施。

（三） 保护易感人群

提高人体免疫力是保护易感人群的重要措施。一般性措施包括安排合理营养，养成良好生活习惯，加强身体锻炼等。特殊性措施是采用人工免疫法，包括人工被动免疫和人工主动免疫两类。前者系用抗毒素、丙种球蛋白、特异高价免疫球蛋白等，进行注射后被动获得抗体，主要用于治疗某些外毒素致病的传染病或对密切接触者的应急预防措施。后者有病原体或其毒素制成的生物制品，如活菌（疫）苗、死菌（疫）苗、类毒素、病原体的部分抗原蛋白和基因重组多肽或蛋白等，进行接种后刺激机体主动产生相应抗体获得特异性免疫力。

思考题

1. 简述传染病流行过程的基本条件。
2. 简述传染性疾病的传播途径。
3. 传染病有哪些基本特征？
4. 病原体引发的中毒表现有哪些类型？各有什么特点？
5. 试述传染病的治疗原则和常用的治疗方法。

第五十八章 病毒性肝炎

病毒性肝炎（viral hepatitis）是由多种肝炎病毒引起的，以肝脏炎症和坏死病变为主的一组常见传染病。临床上以乏力、食欲减退、肝区疼痛、肝肿大、肝功能异常为主要表现，部分病例出现黄疸和发热，临床可见无症状感染。按病原分类，病毒性肝炎分为甲、乙、丙、丁、戊型5种。甲型和戊型通过粪-口途径传播，主要表现为急性肝炎；乙、丙、丁型主要通过血液或体液传播，多表现为慢性肝炎并可发展为肝硬化和肝细胞癌。一些病毒如巨细胞病毒、EB病毒等也可引起肝炎，但不属于肝炎病毒范畴。

【病原学】

1. 甲型肝炎病毒（HAV） 属RNA病毒。呈球形，直径27~32nm，无包膜。衣壳蛋白具有HAV特异性抗原。

2. 乙型肝炎病毒（HBV） 完整的HBV颗粒又称Dane颗粒，直径42nm，分为包膜和核心两部分。包膜含有乙型肝炎病毒表面抗原（HBsAg）、糖蛋白与细胞膜脂肪。核心内含HBV的环状部分双股DNA、DNA聚合酶（DNAP）和核心抗原（HBcAg），是病毒复制的主体。HBV基因组称为HBV DNA，由3200个碱基对组成，分为长的负链（L）和短的正链（S）两股。L链携带编码HBV结构和功能蛋白的所有基因，可分为4个开放读码区（S、C、P、X）。S区编码HBsAg、前S_2蛋白和前S_1蛋白；C区编码核心抗原（HBcAg）和HBeAg；P区编码HBV DNAP，它具有反转录酶活性；X区编码HBxAg，可能是一种转录调节蛋白。HBV DNA以随机的方式整合于肝细胞DNA，可能与肝细胞癌的发生密切相关。HBV复制中的反转录过程致使HBV基因变异性明显高于其他DNA病毒。HBV基因突变对HBV的感染与免疫产生重大影响，与重型肝炎、慢性肝炎及肝细胞癌的发生密切相关。

3. 丙型肝炎病毒（HCV） 属RNA病毒。直径30~60nm，有一脂质包膜。

4. 丁型肝炎病毒（HDV） 为一种缺陷性病毒，必须依赖HBV或其他嗜肝DNA病毒的帮助才能复制；核心内为单股负链环状RNA（HDV RNA）和HDV抗原（HDAg），其外包以HBsAg。

5. 戊型肝炎病毒（HEV） 无包膜，属RNA病毒。

6. 庚型肝炎病毒（HGV） 为单股正链RNA病毒，属黄病毒科，属RNA病毒。

加热100℃5分钟，紫外线照射1小时，1:4000甲醛37℃72小时，均可使HAV灭活。煮沸10分钟或高压蒸汽消毒可使HBV灭活。1:1000甲醛溶液在37℃作用96小时，加热100℃5分钟或60℃1小时，皆可使HCV灭活。

【流行病学】

1. 传染源 甲型和戊型肝炎患者都仅从粪便中排出病原体。乙型、丙型、丁型肝炎患者则通过血和体液排出病原体。甲型肝炎的主要传染源是急性患者和隐性感染者。乙型肝炎的主要传染源是慢性患者和病毒携带者。HBeAg、HBV DNA 及 DNAP 是否阳性决定 HBsAg 阳性的慢性患者和无症状携带者的传染性。急、慢性丙型肝炎患者是丙型肝炎的传染源，以慢性患者较为重要。急、慢性丁型肝炎患者是丁型肝炎的传染源。戊型肝炎的传染源是急性感染者。

2. 传播途径　HAV、HEV 主要从肠道排出，通过饮食、饮水及日常生活接触而经口传播。HBV 通过血液和其他体液（唾液、尿液、汗液、经血、精液等）排出体外，主要经输血、注射、手术、针刺、血液透析等方式传播。母婴垂直传播（包括经胎盘、分娩、哺乳、喂养）也是 HBV 的重要传播途径，性接触也能传播。HDV 的传播途径同 HBV。HCV 主要通过输血和注射途径传播。

3. 易感人群　甲型肝炎多感染儿童及青少年，随着年龄增长而递减。在乙型肝炎低发区，HBsAg 阳性的感染高峰年龄为 20~40 岁，高发区的感染高峰年龄为 4~8 岁，抗 HBs 随年龄增长而稳步上升，30 岁以后，我国近半数的人可检出抗 HBs。丙型肝炎以成人多见，80%~90% 因输血后感染。HDV 感染需同时或先有 HBV 感染基础。HEV 主要青壮年感染，男多于女。各型肝炎之间无交叉免疫力。

【发病机制】

HAV 侵入人体后，先在肠黏膜和局部淋巴结增殖，继而进入血流，最终侵入肝脏，在肝细胞内增殖。早期的临床表现是 HAV 本身的致病作用，而随后发生的病理改变则是一种免疫病理损害。

HBV 侵入人体后，未被单核-吞噬细胞系统清除的病毒到达肝脏或肝外组织。病毒包膜与肝细胞膜融合，导致病毒侵入。HBV 进入肝细胞后即开始复制过程，HBV DNA 进入细胞核形成共价闭合环状 DNA（cccDNA），以 cccDNA 为模板合成前基因组 mRNA，前基因组 mRNA 进入胞浆作为模板合成负链 DNA，再以负链 DNA 为模板合成正链 DNA，两者形成完整的 HBV DNA。

HBV 数量与肝细胞病变并无明显相关性，一般认为肝细胞病变并非 HBV 直接损伤所致，而是由细胞免疫反应所引起。目前认为：①免疫功能正常时，表现为隐性感染或急性肝炎，最终 HBV 被清除。②当机体免疫功能低下、不完全免疫耐受，产生自身免疫反应、HBV 基因突变逃避免疫清除等情况下，可导致慢性肝炎。③机体免疫应答过强，迅速引起大片受感染肝细胞变性坏死，临床上表现为暴发性肝炎。④未成年人对 HBV 形成免疫耐受（尤其在婴幼儿），不能诱发免疫应答，HBV 持续存在，多成为携带者，易最终发展为慢性肝炎。

乙型肝炎的肝外损伤主要由免疫复合物引起，免疫复合物的沉积可导致膜性肾小球肾炎、结节性多动脉炎等病。HBV 与肝细胞癌的关系密切，其发生机制认为首先由于 HBV 在肝细胞内的整合，这是癌变的启动因素，临床资料证实大量原发性肝癌患者肝细胞曾经受到过 HBV 的感染。

HCV 可能通过激活病毒特异性细胞毒性 T 淋巴细胞而引起肝损伤，也可能通过非特异性炎症细胞释放细胞因子而引起肝损伤。HDV 只能在 HBsAg 阳性的机体内生长，一般认为 HDV

对肝细胞有直接损害作用。HDV 感染常可导致 HBV 感染者的症状加重和病情恶化。戊型肝炎引起肝损害的原因可能主要由免疫应答介导。

【病理】

甲型、戊型肝炎以急性肝炎病变为主；乙型、丙型、丁型肝炎则可引起各型肝炎。

急性肝炎可出现广泛肝细胞变性，其中嗜酸性变和气球样变最常见，肝小叶内有散在的点状坏死、炎性细胞浸润，亦可有肝细胞再生。轻度慢性肝炎时，肝细胞变性，点、灶状坏死；汇管区有/或无炎症细胞浸润，可见轻度碎屑坏死；小叶结构完整。中度慢性肝炎时，汇管区炎症明显，伴中度碎屑坏死；小叶内炎症重，伴桥形坏死；纤维间隔形成，小叶结构大部分保存。重度慢性肝炎时，汇管区炎症重或伴重度碎屑坏死；桥形坏死范围广泛，累及多个肝小叶；多数纤维间隔致小叶结构紊乱，或形成早期肝硬化。急性重型肝炎时，肝细胞呈大块性坏死（坏死面积>肝实质的 2/3）或亚大块性坏死，或大灶性坏死伴肝细胞的重度水肿。亚急性重型肝炎时，既有大片肝细胞坏死又有肝细胞结节状再生。慢性重型肝炎时，在慢性肝病的基础上有大块或亚大块坏死。淤胆型肝炎时，除有轻度急性肝炎变化外，还有毛细胆管内胆栓形成，肝细胞内胆色素滞留，出现小点状胆色素颗粒；汇管区水肿和小胆管扩张，中性粒细胞浸润。

【临床表现】

潜伏期：甲型肝炎 2~6 周，平均 4 周；乙型肝炎 1~6 个月，平均 3 个月；丙型肝炎为 15~180 天，平均 50 天；丁型肝炎 4~20 周；戊型肝炎 2~9 周，平均 6 周。临床按照病程长短、病情轻重、有无黄疸，分为以下各型。

一、急性肝炎

（一）急性黄疸型肝炎

全病程 2~4 个月，按照病程经过分为 3 期。

1. 黄疸前期 多数起病急，有畏寒、发热，主要症状为乏力、食欲不振、厌油、恶心、腹胀、肝区痛、腹泻、尿色逐渐加深，至本期末呈浓茶状。少数病例有上呼吸道感染症状。本期持续 1~21 天，平均 5~7 天。

2. 黄疸期 巩膜、皮肤黄染，约 2 周内达高峰。可有大便颜色变浅、皮肤瘙痒、心动过缓等梗阻性黄疸表现。肝脏肿大，有压痛及叩击痛。约 10% 的患者有脾肿大。病程 2~6 周。

3. 恢复期 黄疸逐渐消退，症状减轻或消失，精神、食欲明显好转，肝脾回缩，肝功能逐渐恢复正常。此期持续 2~16 周，平均 1 个月。

（二）急性无黄疸型肝炎

急性无黄疸型肝炎是一种轻型的肝炎，不易被发现，其发生率远高于黄疸型，是更重要的传染源。症状体征与急性黄疸型肝炎相似或无明显症状，于体检时发现肝肿大、压痛、肝功能异常或 HBV 标志物阳性而确诊。本型病程长短不一，大多于 3~6 个月内恢复健康，部分病例可迁延为慢性。

二、慢性肝炎

病程超过半年，或原有乙型、丙型、丁型肝炎或 HBsAg 携带史而因同一病原再次出现肝炎症状、体征及肝功能异常者。

轻度：病情较轻，可反复出现乏力、头晕、食欲减退、厌油、尿黄、肝区不适、睡眠不佳、肝稍大有轻触痛，可有轻度脾大。

中度：症状、体征、实验室检查居于轻度和重度之间。

重度：有明显或持续的肝炎症状，如乏力、纳差、腹胀、尿黄、便溏等，伴肝病面容、肝掌、蜘蛛痣、脾大，ALT 和 AST 反复或持续升高，白蛋白（A）降低、丙种球蛋白（G）明显升高，A/G 比值下降。对于白蛋白≤32g/L，胆红素（Bil）>正常上限 5 倍，凝血酶原活动度（PTA）60%～40%，胆碱酯酶（CHE）<2500U/L 四项中有一项者，可诊断为重度慢性肝炎。

三、重型肝炎

1. 急性重型肝炎　亦称暴发型肝炎，急性黄疸型肝炎起病，病情在 10 天内迅速恶化，并出现下列症状：①黄疸迅速加深。②明显出血倾向。③肝脏迅速缩小，可有肝臭。④神经系统症状有烦躁、谵妄、定向力和计算力障碍，嗜睡甚至昏迷，多数患者有脑水肿。⑤急性肾功能不全（肝肾综合征），尿少、无尿及氮质血症等。肝功能损害严重，血清胆红素在 171μmol/L 以上，凝血酶原时间显著延长，血清胆碱酯酶、胆固醇及胆固醇酯降低等。患者常因合并消化道出血、脑水肿、感染及急性肾衰竭而死亡。病程不超过 3 周。

2. 亚急性重型肝炎　临床表现与急性重型肝炎相似，但在起病 10 天后出现上述表现。本型病程可长达数月，易发展为坏死后肝硬化。

3. 慢性重型肝炎　在慢性肝病（慢性肝炎或肝硬化）的基础上，出现上述重型肝炎的临床表现，本型预后差，病死率高。

四、淤胆型肝炎

临床上以梗阻性黄疸为主要表现，如皮肤瘙痒、粪便颜色变浅、肝肿大、乏力，但消化道症状较轻。总胆红素明显升高，以结合胆红素为主，转氨酶中度增高。多数患者可恢复，少数可发展为胆汁性肝硬化。

五、特殊人群肝炎的表现

1. 小儿肝炎　小儿免疫系统发育不完善，感染肝炎病毒后症状多不明显而成为隐性感染，在感染 HBV 后容易成为无症状 HBsAg 携带者，以无黄疸型或轻度慢性肝炎为主。

2. 老年肝炎　老年人感染肝炎病毒后临床上有下列特点：黄疸发生率高，黄疸程度较深，持续时间较长；淤胆型较多见，并发症较多；重型肝炎比例高，病死率也高。

3. 妊娠期肝炎　妊娠期肝脏负担加重，感染肝炎病毒后症状较重，其特点为：消化道症状较明显，产后大出血多见。可对胎儿有影响（早产、死胎、畸形）。妊娠合并戊型肝炎时病死率可高达 30% 以上。妊娠期合并乙型肝炎时，胎儿受传染的机会特别大。重型肝炎发生率高，病死率也高。

【实验室及其他检查】

一、血常规

白细胞计数正常或稍低，淋巴细胞相对增多。重型肝炎患者的白细胞计数及中性粒细胞均可增高。部分慢性肝炎患者血小板计数可减少。

二、肝功能检查

1. 血清酶 血清丙氨酸氨基转移酶（ALT）为最常用。此酶在肝细胞浆内含量最丰富，肝细胞胞膜损伤时释出细胞外，是非特异性肝损害指标。急性肝炎在黄疸出现前3周，ALT即开始升高，直至黄疸消退后2~4周才恢复正常。慢性肝炎时ALT可持续或反复升高，有时是肝损害的唯一表现。重型肝炎患者若黄疸迅速加深而ALT反而下降，则表明肝细胞大量坏死。

天门冬氨酸氨基转移酶（AST）的意义与ALT相同，但特异性较低。

血清碱性磷酸酶（ALP）的显著升高有利于梗阻性黄疸的诊断，从而有助于与肝细胞性黄疸的鉴别。此外，在慢性活动性肝炎时血清γ-谷氨酰转肽酶（γ-GT）活动度往往显著升高，治疗后病情好转时此酶也逐渐降低。乳酸脱氢酶（LDH）的临床意义与ALT和AST大体一致。

2. 血清蛋白 肝损害时合成血清白蛋白的功能下降，导致血清白蛋白浓度下降。慢性肝病时由于来自门静脉的各种抗原性物质通过滤过能力降低的肝脏进入体循环刺激免疫系统，后者产生大量免疫球蛋白而导致血清球蛋白浓度上升，且以γ球蛋白的升高为主。通过白蛋白、球蛋白的定量分析，可反映肝脏储备功能的显著下降。血清蛋白电泳分析则从另一角度来检测白、球蛋白各成分的相对比值，起到相同的诊断作用。

3. 血清和尿胆色素 急性肝炎早期尿中尿胆原升高，黄疸期尿胆红素及尿胆原均升高，淤胆型肝炎时尿胆红素强阳性而尿胆原可阴性。黄疸型肝炎时血清直接和间接反应胆红素均升高。血清胆红素升高程度常与肝细胞坏死程度相关。

4. 凝血酶原时间 凝血酶原主要由肝脏合成，肝病时凝血酶原时间长短与肝损害程度成正比。凝血酶原活动度<40%或凝血酶原时间比正常对照延长1倍以上时，提示肝损害严重。

5. 血氨浓度 部分患者肝性脑病时血氨浓度常升高。

三、肝炎病毒标记物检测

（一）甲型肝炎

1. 血清标记物 用酶联免疫吸附试验（ELISA）或放射免疫（RIA）法检测抗HAV IgM阳性，提示存在HAV现症感染。抗HAV IgM阴性而抗HAV IgG阳性时则提示既往感染HAV。

2. 粪便标记物 用RIA法或免疫电镜（IEM）法可从粪便中检出HAV颗粒。用组织培养或动物接种法均可从粪便中分离HAV。

（二）乙型肝炎

1. 血清免疫学标记物

（1）HBsAg与抗HBs 常用ELISA或RIA法检测。HBsAg阳性表明存在现症HBV感染，但HBsAg阴性不能排除HBV感染，因为可能有S基因突变株存在。抗HBs阳性提示可能通过预防接种或既往感染产生对 HBV 的保护性特异性免疫。抗 HBs 阴性说明对 HBV 无特异性免疫力，建议注射疫苗。

（2）HBeAg 与抗 HBe　HBeAg 持续阳性表明 HBV 活动性复制，提示传染性较大，容易转为慢性。抗 HBe 持续阳性提示 HBV 复制处于低水平，HBV DNA 可能已和宿主 DNA 整合，并长期潜伏下来。

（3）HBcAg 与抗 HBc　HBcAg 阳性意义同 HBeAg，但一般在血液中很难测到。抗 HBc 阳性提示为既往感染或现在的低水平感染；高滴度抗 HBc IgM 阳性提示 HBV 近期活动性复制。

2. 分子生物学标记　HBV DNA 检测常用斑点杂交法或 PCR 法。血清 HBV DNA 阳性表明 HBV 有活动性，传染性强。

（三）丙型肝炎

抗 HCV 是 HCV 感染的标记物而不是保护性抗体。抗 HCV 于丙型肝炎恢复或治愈后仍持续存在。抗 HCV IgM 主要存于急性期及慢性 HCV 感染病毒活动期。HCV RNA 的定量检测一般用于评价抗病毒药物疗效。

（四）丁型肝炎

HDAg 在急性 HDV 感染早期出现，一般 1~2 周即难以检测到，随之出现抗 HDV IgM，持续时间也较短。慢性 HDV 感染时抗 HDV IgG 持续升高。

（五）戊型肝炎

血清中抗 HEV IgM 阳性或免疫电镜在粪便中找到 HEV 颗粒。

四、肝活体组织检查

肝活检病理组织学检查能准确判断慢性肝炎患者所处的病变阶段及判断预后，同时可进行免疫组化及分子免疫学检测。

五、超声检查

在诊断肝硬化（特别是代偿期肝硬化）方面有重要价值；对监测重症肝炎病情发展、估计预后有重要意义。

【诊断】

一般急性黄疸型肝炎当出现黄疸后诊断较容易，无黄疸者则应根据以下各方面资料综合分析做出诊断。

1. 流行病学资料　与病毒性肝炎患者有密切接触史，特别是 HBeAg 阳性母亲的婴幼儿；在病毒性肝炎流行区生活过；有输血及血制品史，有意外医疗性损伤，如消毒不严的注射、针灸、穿刺、手术史等。

2. 临床表现　近期出现食欲减退、低热、恶心、厌油、乏力、肝区痛而无其他可解释原因者，体检有肝肿大伴触痛及叩击痛。

3. 实验室检查　ALT、AST 等血清酶，血清蛋白质、胆红素，尿胆红素、尿胆原等检查异常。病毒性肝炎的确诊需病原学检查。诊断不明时肝穿刺病理检查有较大价值。

【鉴别诊断】

1. 其他原因引起的黄疸

（1）溶血性黄疸 有药物或感染的诱因，常有红细胞本身缺陷，有贫血、血红蛋白尿、网织红细胞增多，间接胆红素升高，大、小便中尿胆原增多。

（2）肝外梗阻性黄疸 常有肝肿大，胆囊肿大，大便颜色变浅，肝功能变化较轻，可有体征如胆绞痛、Murphy 征阳性，腹内肿块，实验室检查特征变化如 AKP 和胆固醇显著上升，X 线及超声检查发现胆管结石、肝内胆管扩张等。

2. 其他原因引起的肝炎 可见于 EB 病毒和巨细胞病毒、立克次体、钩端螺旋体等感染的患者，除有肝肿大、黄疸及肝功能异常外，尚有原发病的临床表现。化学药物及毒物引起的肝炎有使用损害肝脏的药物及毒物史，肝损害程度常与药物剂量有关。酒精性肝病、血吸虫性肝病可根据个人史和血清学检查予以鉴别。

【治疗】

病毒性肝炎目前缺乏特效治疗。治疗以休息、合理营养为主，辅以药物治疗，禁止饮酒，避免劳累和使用对肝脏有损害的药物。

一、急性肝炎

以一般治疗及支持疗法为主。早期绝对卧床休息，症状明显减退后，可逐步增加活动。饮食宜清淡，热量充足，蛋白质摄入按 $1\sim1.5g/$（kg·d），适当补充 B 族维生素和维生素 C，进食量过少者可静脉补充葡萄糖及维生素 C 等。一般急性肝炎不予抗病毒治疗，急性丙型肝炎，可选用干扰素或聚乙二醇化干扰素治疗 24 周，同时加用利巴韦林。

二、慢性肝炎

除了一般治疗及对症支持治疗之外，还需进行抗病毒治疗。

（一）对症治疗

患者无须绝对卧床休息，宜动静结合。对症治疗包括降低转氨酶制剂，如联苯双酯、垂盆草、齐墩果酸等，具有非特异性降低 ALT 的作用；护肝药物主要包括维生素类（B 族维生素，维生素 C、E、K 等）；促进解毒功能药物如葡醛内酯、还原型谷胱甘肽、维丙胺等；促进能量代谢的三磷酸腺苷；促进蛋白质合成药物及改善微循环药物（丹参、低分子右旋糖酐）等，可作为辅助治疗，药物宜精简，避免过多使用。特异性免疫增强剂可试用特异性抗 HBV 和免疫 RNA。非特异性免疫增强剂可选用胸腺肽等。

（二）抗病毒治疗

1. 干扰素 治疗慢性乙型肝炎要求足量（聚乙二醇化干扰素每次 180μg，每周 1 次，长疗程 6~18 个月）。慢性丙型肝炎可加用利巴韦林每天 800~1000mg，口服 48 周。

近年研究发现，直接抗病毒药物（DAA）显著提高 HCV 患者的疗效，将为全球实现根除 HCV 带来新希望。

2. 核苷类似物

（1）拉米夫定 抗病毒的机制主要在于抑制 HBV DNA 反转录酶的活性及共价闭合环 DNA

的合成。每次 100mg 口服，每天 1 次，长疗程。

（2）其他　如阿德福韦、恩替卡韦、替比夫定等，对病毒复制也具有抑制作用。

三、重型肝炎

（一）一般和支持疗法

患者应绝对卧床休息，密切观察病情。低蛋白饮食，以控制肠内氨的来源。进食不足者，可静脉滴注 10%~25% 葡萄糖溶液，补充足量 B 族维生素、维生素 C 及 K。静脉输入人体白蛋白或新鲜血浆。注意维持水和电解质平衡。

（二）对症治疗

1. 出血的防治　使用足量止血药物，输入新鲜血浆、浓缩红细胞、血小板或凝血酶原复合物等。可用抑酸剂防止上消化道出血。

2. 继发感染的防治　继发胆系感染时应使用针对革兰阴性菌的抗生素，还可加用甲硝唑或替硝唑治疗厌氧菌等。

3. 急性肾功能不全的防治　重点在预防，避免引起血容量降低的各种诱发因素。

4. 促进肝细胞再生的措施　促肝细胞生长因子，每天 160~200mg，静脉滴注，疗程 1 个月。

（三）肝移植

符合条件的肝硬化及肝衰竭患者，选择配型合适的肝移植。

【预防】

1. 控制传染源　各型急性肝炎患者的隔离期按照各型病毒性肝炎的传染期而定。慢性乙型和丙型肝炎患者应分别按病毒携带者管理。对无症状 HBV 和 HCV 携带者应进一步检测各项传染性指标，包括 HBeAg、HBV DNA、抗 HCV 和 HCV RNA，阳性者应禁止献血和从事托幼工作。

2. 切断传播途径　甲型和戊型肝炎，重点在于保护水源、饮水消毒、食品卫生、食具消毒、粪便管理及加强个人卫生等。乙型、丙型、丁型肝炎，重点在于预防通过血液和体液的传播。每位献血者和每个单元血液都要经过最敏感方法检测 HBsAg 和抗 HCV。临床禁用阳性血液。提倡使用一次性注射用具和针灸针，重复使用的器械必须经高压或煮沸消毒。不耐热的器械可用 2% 戊二醛浸泡 2 小时或酸化水消毒。漱洗用具要专用。接触患者后用肥皂和流动水洗手。

3. 保护易感人群　在甲型肝炎流行期间，易感人群（婴幼儿、儿童和血清抗 HAV IgG 阴性者）可接种甲型肝炎减毒活疫苗（甲肝活疫苗）；甲型肝炎患者的接触者可注射人血清或胎盘球蛋白以防止感染。凡新生儿（母亲 HBsAg 阳性者新生儿出生后立即注射乙肝高价免疫球蛋白）24 小时内都应接种基因重组乙型肝炎疫苗。目前临床采用 0、1、6 个月乙型肝炎疫苗接种程序。

思考题

1. 试述病毒性肝炎的常见传播途径和防治措施。

2. 简述乙型病毒性肝炎血清免疫学标记物的临床意义。

3. 简述慢性病毒性肝炎的抗病毒治疗。

4. 如何阻断乙型病毒性肝炎的母婴传播？

第五十九章　流行性出血热

流行性出血热（epidemic hemorrhagic fever，EHF）是肾综合征出血热的习惯名称，是由汉坦病毒（Hantan virus，HV）引起的，以鼠类为主要传染源的自然疫源性疾病。该病毒又称为肾综合征出血热病毒（hemorrhagic fever with renal syndrome virus，HFRSV）。临床主要表现为发热、休克、充血出血和急性肾损害，是我国较常见的急性病毒性传染病。

【病原学】

汉坦病毒属布尼亚病毒科的汉坦病毒属，为单链 RNA 病毒，呈圆形或卵圆形。有双层包膜，外膜上有刺突，含糖蛋白 G1、G2 成分，有中和抗原和血凝抗原决定簇。基因 RNA 可分为大、中、小 3 个片段（L、M、S），其中 L 为基因编码聚合酶；M 为基因编码包膜糖蛋白；S 为基因编码核蛋白。

宿主感染后其核蛋白抗体出现最早，有利于早期诊断。包膜糖蛋白的中和抗原诱导宿主产生具有保护作用的中和抗体，但其血凝抗原有利于病毒颗粒黏附于宿主细胞表面，对病毒脱衣壳进入胞浆起重要作用。由于抗原结构不同，汉坦病毒至少有 20 个以上血清型。我国流行的主要是 I 型（野鼠型）和 II 型（家鼠型）病毒，近年来还发现 III 型病毒的流行。由于病毒型别不同，引起患者临床症状轻重有所不同，其中 I 型较重，II 型次之，III 型多为轻型。

汉坦病毒不耐热，不耐酸，对脂溶剂和一般消毒方法都较敏感，如乙醇、乙醚、氯仿、去氧胆酸盐和 pH 值 5 以下酸性溶液均可使之灭活，加热 60℃ 1 小时或紫外线照射 30 分钟也可使之灭活。但在室温下，水与食物中的病毒超过 48 小时仍可致病。

【流行病学】

一、传染源

啮齿类动物（鼠类）为主要传染源。农村地区为黑线姬鼠和褐家鼠，林区为大林姬鼠，城市地区为褐家鼠。其他动物包括猫、狗、猪、兔等。EHF 患者早期的血液和尿液中含有病毒，有一定的传染性，但人不是主要的传染源。

二、传播途径

1. 呼吸道传播　鼠类带有病毒的唾液、尿液和粪便等排泄物，污染尘埃后形成气溶胶，人通过呼吸道吸入引起感染。目前认为呼吸道传播是本病的主要传播途径。

2. 消化道传播　进食被感染鼠排泄物污染的水或食物，经口或胃肠道黏膜感染。

3. 接触传播　破损皮肤接触感染鼠的排泄物或患者血液标本而感染。

NOTE

4. 虫媒传播　有报告寄生于鼠类身上的革螨或恙螨具有传播作用。

5. 垂直传播　感染后的孕妇，病毒可经胎盘感染胎儿。

三、易感人群

人群对本病普遍易感，但男性青壮年多见，可能与接触传染源机会较多有关。儿童极少见，感染后可获较长时间免疫。隐性感染率在流行地区为 3.5%~4.3%，二次发病者罕见。

四、流行特征

主要与鼠类的分布和活动有关，有较明显的地区性和季节性。本病呈世界性分布，主要分布于亚洲，其次是欧洲和非洲，美洲少见，我国是疫情最严重的国家之一，除青海和新疆外均有流行。目前我国的流行趋势是老疫区病例逐渐减少，新疫区则不断增加。黑线姬鼠源传播流行季节为 11 月至次年 1 月，家鼠源传播者以 3~5 月为高峰，林区鼠源流行高峰为夏季。

【发病机制】

迄今仍未完全阐明。近年来研究表明，汉坦病毒感染为本病发病的启动因子，感染后又激发机体的免疫反应并产生病理损害。

1. 病毒直接作用　其主要依据是：①患者有病毒血症期，且有相应中毒症状。②病毒分布数量多的组织器官病理损害较重。③不同血清型病毒所引起的临床症状及病情轻重不同。④抗病毒药物治疗有效。

2. 免疫损伤作用　近年的研究大多认为，免疫因素在本病的发病中可能具有相当重要的作用。其主要依据是：①本病早期特异性 IgE 水平明显升高，上升水平与肥大细胞脱颗粒阳性率呈正相关，提示有 I 型变态反应存在。②血小板表面存在免疫复合物沉积，在肾小管基底膜可见线状 IgG 沉积，提示有 II 型变态反应参与。③在全身小血管、肾小球和肾小管基底膜，均有免疫复合物沉积，免疫组化检测抗原为汉坦病毒，提示有 III 型变态反应参与。④电镜观察发现淋巴细胞攻击肾小管上皮细胞，提示存在 IV 型变态反应。⑤还观察到患者非特异性细胞免疫呈抑制状态，而特异性细胞免疫则明显增强，外周血 CD4/CD8 T 淋巴细胞比例下降或倒置，抑制性 T 淋巴细胞功能低下，表明细胞免疫也参与发病，清除病毒的同时也损伤了大量的靶细胞。

3. 细胞因子及介质的作用　血浆中 IL-1、TNF、前列腺素、内皮素等细胞免疫反应产生的细胞因子和炎症介质水平增高，提示细胞因子、炎症介质等大量释放，参与发病。

由于全身小血管和毛细血管受到免疫损害，通透性增加，大量血浆外渗，血液浓缩，有效循环血量下降，因而引起低血压或休克。免疫反应还造成红细胞聚集、小血管和毛细血管扩张，导致血液循环淤滞，弥漫性血管内凝血（DIC）形成而加重休克。患者因血管损害、血小板减少、DIC 消耗大量凝血因子及继发性纤溶亢进等多种因素而致出血。由于肾小球和肾小管基底膜免疫复合物沉积，肾小球发生微血栓形成和缺血性坏死，造成大量蛋白和红细胞漏出，肾小管上皮细胞发生变性、坏死，肾小管管腔被坏死脱落的上皮细胞及漏出的蛋白和红细胞阻塞，造成急性肾损伤，出现少尿或无尿。肾血流量下降，肾素、血管紧张素激活，以及肾间质水肿、出血，进一步降低肾小球滤过率，加重肾小管上皮细胞缺血、坏死，形成恶性循环，使尿素氮和大量酸性代谢产物无法排出，引起尿毒症和酸中毒。

【病理】

本病的基本病理改变是全身小血管（小动脉、小静脉及毛细血管）内皮细胞肿胀、变性、坏死。血管壁呈不规则收缩和扩张，管腔内可见微血栓形成。局部血管破裂出血，周围组织水肿。全身各组织器官都可有充血、出血、变性、坏死，以肾脏最为明显，其次是心、肺、脑垂体等。肾脏肿大，肾脂肪囊水肿、出血，皮质苍白、髓质暗红，两者分界明显，后者为极度充血、水肿所致，可见出血灶及灰白色缺血坏死区。镜下见肾小球毛细血管扩张，基底膜增厚，肾小球囊中有蛋白、红细胞漏出。肾小管上皮细胞肿胀、变性、坏死，管腔变窄或闭塞。髓质血管高度扩张，间质有出血、水肿及炎细胞浸润。

【临床表现】

潜伏期4~46天，一般为7~14天。10%~20%的患者有上呼吸道感染或胃肠道功能失调的前驱症状。典型病例病程有发热期、低血压休克期、少尿期、多尿期和恢复期五期经过。重型病例前3期之间可相互重叠，非典型及轻型病例可出现越期现象，5期经过不明显。临床上以发热、休克、充血出血和肾损害为主要表现。

一、发热期

多起病急，寒战、高热，体温39℃~40℃，以稽留热和弛张热多见，一般持续3~7天，少数可达10天以上，通常体温越高病情越重。多数患者出现"三痛""三红"表现，即头痛、腰痛、眼眶痛，颜面、颈、上胸部皮肤充血潮红，重者呈酒醉貌，同时伴恶心、呕吐、腹痛、腹泻等消化道症状，少数患者有鼻出血、咯血、黑便或血尿。球结膜充血、水肿，软腭、腋下可见散在针尖大小的出血点，有时呈条索或抓痕样。尿中含大量蛋白质，镜下可见红细胞、白细胞及管型。

二、低血压休克期

一般在病程的第4~6天出现，多数患者于发热末期或热退同时发生，热退后病情反而加重是本期特点。持续时间短者数小时，长者6天以上，一般为1~3天。多数患者血压开始下降时四肢尚温暖，以后则出现面色苍白、四肢厥冷、脉搏细速、尿量减少等休克表现。当大脑供血不足时，患者出现烦躁不安、谵语，甚至狂躁和精神错乱。如果休克持续时间过久，可引起DIC、脑水肿、急性呼吸窘迫综合征（ARDS）和急性肾损伤。一般认为，休克出现越早、持续时间越长，则病情越重。轻型患者可不发生低血压或休克。

三、少尿期

多出现于病程的第5~7天，持续时间一般为1~4天。24小时尿量少于400mL，甚至少于50mL。胃肠道症状、出血症状和精神神经症状明显，皮肤、黏膜出血点增多，患者有鼻出血、呕血、便血、咯血、尿血等表现，大多血压升高、脉压增大，严重者出现尿毒症、酸中毒、高钾血症等，还可因高血容量综合征引起心衰、肺水肿等。

四、多尿期

多出现于病程的第 9~14 天，本期一般持续数日至数周。多数患者少尿期后进入此期，少数轻症患者可无低血压休克期和少尿期直接进入多尿期。根据尿量和氮质血症情况又分为 3 期。

1. 移行期 每日尿量由 400 mL 增至 2000mL，此期尿量虽增加，但血尿素氮和肌酐浓度反而升高。不少患者因并发症而死亡，应特别注意观察。

2. 多尿早期 每日尿量超过 2000mL，氮质血症无明显改善，症状仍重。

3. 多尿后期 每日尿量超过 3000mL，并逐日增加，一般为 4000~8000mL，少数可达 15000mL 以上。此期氮质血症逐步下降，全身症状明显好转。因尿量增多，如不及时补充水和电解质，极易发生失水、低血钾和低血钠，甚至发生继发性休克，同时易继发细菌感染。

五、恢复期

经过多尿期，每日尿量恢复至 2000mL 以下即进入恢复期，精神、食欲基本恢复，一般需 1~3 个月体力才能完全恢复正常。少数患者可遗留高血压、肾功能障碍、心肌劳损、垂体功能减退等症状。

【并发症】

腔道出血、急性心力衰竭、ARDS、肾脏破裂、脑水肿、脑出血、肺炎及其他继发感染等。

【实验室检查】

1. 血常规 白细胞总数自病程第 2~4 天开始增高，低血压休克期及少尿期达高峰，多在 (15~30) ×10⁹/L，少数患者可达 (50~100) ×10⁹/L，呈类白血病反应。发病早期中性粒细胞增多，病程第 4~5 天后淋巴细胞增多，有异型淋巴细胞出现。发热后期和低血压休克期，红细胞和血红蛋白均升高。血小板从病程第 2 天起有不同程度下降，在低血压休克期及少尿期降至最低水平，为 (10~60) ×10⁹/L，可见异型血小板，少尿后期血小板数量即开始恢复。

2. 尿常规 病程第 2 天起即可出现尿蛋白、管型和红细胞。部分患者尿中出现膜状物，为大量尿蛋白、红细胞和脱落上皮细胞相混合的凝聚物。

3. 血液生化 血尿素氮和肌酐多在低血压期开始升高，少尿期和多尿早期达高峰，以后逐渐下降；电解质钙、钠、氯在各期多降低，少尿期可有高磷；血钾在少尿期升高，少数患者在少尿期仍可出现低血钾；部分患者血 ALT、AST 增高。

4. 凝血功能检查 发热期开始血小板减少，出现 DIC 时多在 50×10⁹/L 以下。高凝期凝血时间缩短。消耗性低凝血期凝血酶原时间延长、纤维蛋白原下降。纤溶亢进期纤维蛋白（原）降解产物（FDP）增高。

5. 免疫学检查 早期患者的血清、外周血中性粒细胞、单核细胞、淋巴细胞及尿沉渣细胞中均可检出汉坦病毒抗原。病程第 2 天起，特异性 IgM 抗体≥1∶20 为阳性，IgG 抗体≥1∶40 为阳性或间隔 1 周后两次抗体效价有 4 倍或以上升高，均有确诊价值。

【诊断】

1. 流行病学资料　在流行地区、流行季节，发病前2个月与鼠类或其他宿主动物及其排泄物有直接或间接接触史。

2. 临床表现　有本病特征性的症状、体征和五期临床经过。症状及体征主要为发热中毒症状、充血出血外渗体征和肾损害；临床经过包括发热期、低血压休克期、少尿期、多尿期和恢复期；患者发热消退后症状反而加重，有助于诊断。

3. 实验室检查　出现血液浓缩，白细胞计数增高，可见异型淋巴细胞，血小板减少；尿蛋白阳性；免疫学检查呈阳性；反转录-聚合酶链反应（RT-PCR）检测病毒的RNA有助于早期和非典型患者的诊断。

【鉴别诊断】

1. 钩端螺旋体病　好发季节为7~9月，病前3周内有疫水接触史。有发热、全身酸痛、乏力、眼结膜充血、腓肠肌压痛、淋巴结肿大等表现。血、尿或脑脊液可检出钩端螺旋体，特异性IgM抗体阳性。青霉素治疗有特效。

2. 急性肾小球肾炎　除有水肿、尿异常外，常有高血压。无发热，无"三痛""三红"，无低血压休克及皮肤黏膜出血表现。

3. 其他　出血明显者需与血小板减少性紫癜、消化性溃疡出血鉴别；休克期与其他感染性休克鉴别；腹痛为主要表现者应与外科急腹症鉴别。

【病情评估】

根据发热高低、中毒症状轻重和出血、休克、肾功能损害严重程度的不同，临床上可分为5型。

1. 轻型　体温39℃以下，中毒症状轻，除出血点外无其他出血现象，肾损害轻，无休克和少尿。

2. 中型　体温39℃~40℃，中毒症状较重，有明显球结膜水肿，病程中收缩压低于90mmHg或脉压小于30mmHg，有明显出血和少尿期，蛋白尿（+++）。

3. 重型　体温>40℃，中毒症状及渗出体征严重，可出现中毒性精神症状，并出现休克，有皮肤瘀斑和腔道出血，休克和肾损害严重，少尿持续5天以内或无尿2天以内。

4. 危重型　在重症基础上出现以下情况之一者：①难治性休克。②有重要脏器出血。③少尿超过5天或无尿2天以上，尿素氮（BUN）超出42.84mmol/L（120mg/dL）。④出现心衰、肺水肿。⑤出现脑水肿、脑出血或脑疝等中枢神经合并症。⑥继发严重感染。

5. 非典型　发热38℃以下，皮肤黏膜可有散在出血点，尿蛋白（±），血、尿特异性抗原或抗体阳性者。

【治疗】

强调早发现、早休息、早治疗和就近治疗。把好三关（休克、肾损伤、出血）是治疗本病的重要环节。

一、发热期治疗

治疗原则：抗病毒、减轻外渗、改善中毒症状和预防 DIC。

1. 对症支持治疗　①早期卧床休息。②给予高热量、多维生素、易消化的半流质食物。③退热以物理降温为主，忌用强烈发汗药，以防血容量进一步减少。④应补充足够的液体，以平衡盐液和葡萄糖盐水为主。⑤呕吐频繁者给予甲氧氯普胺（胃复安）10mg 肌肉注射。

2. 抗病毒治疗　本病早期应及时给予抗病毒治疗，成人可应用利巴韦林 1g/d 稀释后静脉滴注，持续 3～5 天，能抑制病毒，减轻病情和缩短病程。

3. 肾上腺皮质激素　对高热中毒症状重者，可给予氢化可的松 100～200mg 或地塞米松 5～10mg 静脉滴注，疗程少于 3 天。

4. 预防 DIC　①适当给予丹参注射液或低分子右旋糖酐静脉滴注，以降低血液黏滞性。②出现高凝状态时酌情应用肝素等治疗。

二、低血压休克期治疗

治疗原则：补充血容量、纠正酸中毒和改善微循环。

1. 补充血容量　应早期、快速、适量。晶体溶液与胶体溶液结合，前者以平衡盐液为主，后者常用血浆、白蛋白、低分子右旋糖酐等。力争在 4～6 小时补足血容量，使血压稳定。

2. 纠正酸中毒　首选 5% 碳酸氢钠溶液，可根据二氧化碳结合力（CO_2CP）分次输入，每次 60～100mL，24 小时内用量不宜超过 800mL，以维持 CO_2CP 大于 18mmol/L 为宜。

3. 应用血管活性药物　如经上述处理后，血红蛋白、红细胞比容已恢复正常，但血压回升与保持稳定仍不满意者，可应用血管活性药物如多巴胺或去甲肾上腺素静脉滴注。山莨菪碱（654-2）具有扩张微血管、解除血管痉挛的作用，可酌情应用。

三、少尿期治疗

治疗原则："稳、利、导、透"，即稳定机体内环境、促进利尿、导泻和透析治疗。

1. 稳定内环境　①少尿早期，如尿比重>1.20，尿钠<40mmol/L，尿与血中尿素氮之比>10：1，应考虑为低血压休克所致的肾前性少尿。可输入电解质溶液 500～1000mL，观察尿量是否增加。如 3 小时尿量<100mL，则为肾实质损害性少尿，此时需严格限制每日液体入量，为前 1 天出量加 400～500mL。②用 5% 碳酸氢钠纠正酸中毒。③为控制氮质血症，能量以碳水化合物为主，每日葡萄糖 200～300g，必要时应用胰岛素调控血糖。④注意监测血电解质，有条件应及时进行血液透析，以降低过高的血钾浓度。

2. 利尿　常用呋塞米，每次 20～200mg 静脉注射，效果不明显可加量重复，亦可应用血管扩张剂如酚妥拉明或山莨菪碱。对高血容量综合征除加强利尿治疗外，应争取早期血液透析或血液滤过治疗。

3. 导泻　在利尿剂无效或无透析条件时，可行导泻疗法。常用甘露醇 25g，还可使用 50% 硫酸镁 40mL 或大黄 10～30g 煎水，每天 2～3 次口服。对导泻治疗中排便次数较多者应注意出现水、电解质紊乱。

4. 透析　可采用血液透析或腹膜透析。透析疗法的适应证为少尿持续 4 天以上或无尿 24

小时以上，或出现下列情况者：①明显氮质血症，血 BUN>28. 56mmol/L，有严重尿毒症表现者。②高分解状态，每天 BUN 升高>7. 14mmol/L。③高钾血症（>6mmol/L）。④高血容量综合征。

四、多尿期治疗

移行期和多尿早期的治疗与少尿期相同，多尿后期主要是维持水和电解质平衡，防治继发感染。

1. 维持水和电解质平衡 补液以口服为主，不能进食者可静脉输液，应注意补充足够的钾盐。

2. 防治继发感染 本期易发生呼吸道和泌尿系感染，应注意口腔卫生和室内空气消毒。若发生感染应及时诊断、治疗，避免使用肾毒性药物。

五、恢复期

加强营养，注意休息（出院后休息 1~3 个月）。定期复查尿常规、血常规及肾功能，如有异常及时治疗。

六、其他治疗

1. 消化道出血的处理：应查明病因。DIC 消耗性低凝期宜补充凝血因子和血小板；DIC 纤溶亢进期可用氨基己酸静脉滴注；肝素类物质增高者，可用鱼精蛋白或甲苯胺蓝静脉注射；静脉给予质子泵抑制剂治疗。

2. 抽搐时首选地西泮（安定）静脉注射。

3. 脑水肿颅内压升高时给予快速静脉滴注脱水剂。

4. 心力衰竭时强心、利尿、扩血管。

5. 出现 ARDS 一般需高浓度给氧，此时多数患者需使用机械通气治疗。

【预防】

灭鼠和防鼠是防止本病流行的关键；加强食品卫生；对 EHF 患者的血、尿和宿主动物尸体及其排泄物等进行消毒处理；根据当地流行病毒血清型选择疫苗注射。

思考题

1. 流行性出血热的传播途径有哪些？

2. 流行性出血热的临床分期及各期治疗原则是什么？

第六十章　艾滋病

　　艾滋病又称获得性免疫缺陷综合征（acquired immunodeficiency syndrome，AIDS），是一种由人类免疫缺陷病毒（human immunodeficiency virus，HIV），亦称艾滋病病毒，所引起的慢性传染病。HIV 主要通过性接触、血液、母婴传播，使宿主免疫功能受损，临床上以淋巴结肿大、厌食、慢性腹泻、体重减轻、发热、乏力等全身症状起病，逐渐发展至各种机会性感染、继发肿瘤而死亡。

【病原学】

　　HIV 属于反转录病毒科慢病毒属中的人类慢病毒组。

　　HIV 呈球形或卵形，直径为 100～120nm。典型的 HIV-1 颗粒由核心和包膜两部分组成。病毒体的内部是由两条单股正链 RNA 及核心衣壳蛋白（P7、P9）、反转录酶（RT）、核糖核酸酶 H 和整合酶（INT）组成的圆柱状核心。核心外为病毒衣壳，呈 20 面体立体对称，主要蛋白质为 P24/P25 及 P17/P18。病毒体的外层为脂蛋白组成的包膜，其中嵌有两种病毒特异性糖蛋白 gp120 和 gp41。前者构成包膜表面的刺突；后者为跨膜蛋白，起协助 HIV 进入宿主细胞的作用，见图 60-1。

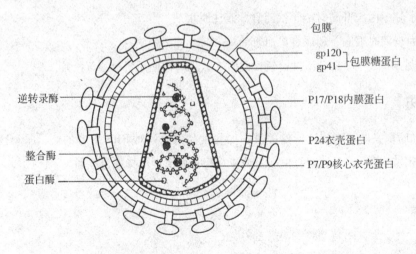

图 60-1　HIV 的结构模式图

　　HIV 基因全长约 9.8 kb，含有 3 个结构基因（gag、pol、env），2 个调节基因（tat 反式激活因子、rev 毒粒蛋白表达调节子）和 4 个辅助基因（nef 负调控因子、vpr 病毒 r 蛋白、vpu 病毒 u 蛋白和 vif 毒粒感染性因子）。

　　HIV 变异性很强，各基因的变异程度不同，env 基因变异率最高。HIV 发生变异的主要原因包括反转录酶无校正功能导致的随机变异、宿主的免疫选择压力及药物选择压力，其中不规范的抗病毒治疗是导致耐药性的重要原因。

按 HIV 核苷酸序列的差异而分型，目前主要发现 HIV-1 型和 HIV-2 型。世界上 AIDS 大多由前者引起。我国以 HIV-1 为主要流行株，已发现的有 A、B（欧美 B）、B′（泰国 B）、C、D、E、F 和 G 8 个亚型，还有不同流行重组型。HIV-2 型主要限于西非流行，毒力较弱，感染后潜伏期较长，进展为 AIDS 所需时间亦较久。

HIV 的抵抗力较弱，56℃30 分钟可被灭活。在室温中可存活 7 天。0.2%次氯酸钠、0.1%漂白粉、75%乙醇等均可在 5 分钟内灭活 HIV。但对 0.1%甲醛溶液，紫外线和 γ 射线不敏感。

【流行病学】

自 1981 年美国报道了首例 AIDS 患者后，截至 2009 年全球 HIV 累计感染人数已达 6000 万，已有 2500 万人死于艾滋病。HIV 感染波及近 210 个国家，以非洲、美洲和欧洲为主，亚洲呈增加趋势。据估计，全球现在每天新发现 HIV 感染者约 7400 人，其中 90%以上分布在发展中国家，非洲最为严重。我国于 1985 年发现首例 AIDS 以来，到 2011 年 9 月已报告 HIV 感染者 42.9 万例和 AIDS 患者 16.4 万例，遍布 31 个省、直辖市和自治区，估计实际感染人数超过 100 万。

一、传染源

HIV 感染者和艾滋病患者是本病的唯一传染源。存在于患者的血液、精液、阴道分泌物、乳汁中。

二、传播途径

1. 经性接触传播 经性接触传播是目前全球主要的 HIV 传播途径，全球 70%~80%感染者是通过性接触感染 HIV，其中异性间性接触传播占 70%以上，而男性同性恋性接触传播占 5%~10%。欧美的研究表明，发生一次没有保护的性交（即未使用安全套），在男性同性恋中传染 HIV 的概率约为 1%。而在异性性接触中，男性传给女性的概率是 0.05%~0.15%，女性传给男性的概率是 0.03%~0.09%。HIV 的性接触传播与许多因素有关，如性伴数、性伴的病毒载量、同时感染其他性病、性接触方式、性行为的角色（接受方较主动方危险）、性交发生的时间（在女性月经期）、女性长期服用避孕药及使用安全套与否等。直肠黏膜是柱状上皮，易受创伤，故肛交是最危险的性接触传播途径。

2. 经血液传播 输注污染的血液或血制品传播概率几乎达到 100%；静脉注射毒品者共用不洁的注射器也是重要的传播途径；器官移植、人工授精而感染 AIDS 已有报道；医务人员在医疗中被污染的针头刺伤或破损皮肤受污染有可能传染，但感染率低于 1%。

3. 母婴传播 HIV 可以通过宫内感染，分娩过程中接触感染或出生后母乳喂养感染。随着育龄妇女 HIV 感染人数的增加，母婴传播日益严重。儿童艾滋病发病急，进程快，病死率极高。

一般认为，AIDS 不会通过握手、拥抱、礼节性亲吻、同吃同饮，以及共用厕所、浴室、办公室、公共交通工具、娱乐设施等日常生活接触传播，也无虫媒传播的证据。

NOTE

三、高危人群

人对 HIV 易感，由于其感染与人们的某些行为密切相关，如男性同性恋者、性乱交者、静脉药瘾者、血友病和多次输血者及与 HIV 携带者经常有性接触或血液接触机会的人都属高危人群。发病主要是 50 岁以下青壮年。

【发病机制】

本病的发病机制主要是 T 辅助细胞（TH 细胞）在 HIV 的直接和间接作用下大量破坏，其他免疫细胞也受其影响而有不同程度的损伤，导致机体免疫功能严重缺陷，从而促发各种机会性感染和肿瘤。

1. HIV 原发感染 HIV 需借助于易感细胞表面的受体进入细胞，包括第一受体和第二受体。HIV-1 的外膜糖蛋白 gp120 首先与第一受体结合，然后 gp120 再与第二受体结合，gp120 构象改变，与 gp41 分离，最终导致 HIV 与宿主细胞膜融合进入细胞。HIV 进入人体后，在 24~48 小时内到达局部淋巴结，约 5 天在外周血中可以检测到病毒成分，继而产生病毒血症，导致急性感染。

2. HIV 的非杀细胞性感染 HIV 侵入后，能选择性地侵犯表达 $CD4^+$ 分子的细胞，以 TH 细胞为主。当 HIV 的包膜蛋白 gp120 与 $CD4^+T$ 淋巴细胞表面的 $CD4^+$ 受体结合后，在 gp41 透膜蛋白的协助下，HIV 的膜与细胞膜相融合，病毒进入细胞内。当病毒进入细胞内后迅速脱去外壳，为进一步复制做好准备。HIV 病毒在宿主细胞复制开始，首先二条 RNA 在病毒反转录酶的作用下逆转为 DNA，再以 DNA 为模板，在 DNA 多聚酶的作用下复制 DNA，这些 DNA 部分存留在胞浆内。进行低水平复制。部分与宿主细胞核的染色质的 DNA 整合在一起，成为前病毒，使感染进入潜伏期，经过 2~10 年的潜伏性感染阶段，当受染细胞被激活，前病毒 DNA 在转录酶作用下转录成 RNA，RNA 再翻译成蛋白质。经过装配后形成大量的新病毒颗粒，这些病毒颗粒以芽生方式释放出来后，继续攻击其他 $CD4^+T$ 淋巴细胞。大量的 $CD4^+T$ 淋巴细胞被 HIV 攻击后，细胞功能被损害和大量破坏是 AIDS 患者免疫功能缺陷的原因。

3. HIV 感染与免疫缺陷 HIV 大量复制而直接损伤细胞，使其溶解或破裂。骨髓干细胞受染后，影响 $CD4^+T$ 淋巴细胞的产生。患者主要表现为细胞免疫功能低下，淋巴细胞数量减少，因 $CD4^+T$ 淋巴细胞减少而 $CD8^+T$ 淋巴细胞相对增多，故 CD4/ CD8 比例倒置。受染细胞携带 HIV 协助其全身扩散，通过血脑屏障可致神经系统感染。

4. HIV 的慢性持续感染 受染者可产生抗 HIV 多种蛋白的抗体，如抗 gp120 中和抗体，然而其量少，作用弱，不能消除 HIV。当血清中有抗体和 HIV 同时存在时，此血清仍有传染性，相应抗体可作为血清学诊断的依据。HIV 感染能激发机体产生特异的细胞免疫反应和对各种病毒抗原产生相应抗体。机体产生 T 淋巴细胞介导的细胞毒作用，HIV 感染者脑部有 T 淋巴细胞浸润。$CD8^+T$ 淋巴细胞对 HIV 病毒的抑制，溶解感染 HIV 的靶细胞，说明 T 淋巴细胞在 HIV 感染中发挥抑制 HIV 复制作用。机体产生的抗体可中和游离 HIV 病毒及已和细胞结合而尚未进入细胞内的 HIV 颗粒。自然杀伤细胞（NK）和杀伤细胞（K 细胞）通过抗体依赖性细胞毒性作用能杀伤和溶解 HIV 感染的细胞。机体的细胞免疫和体液免疫作用可在一段时间内控制 HIV 的复制及扩散。但是，由于病毒的变异和重组，可以逃脱免疫监视，不能被机体的免疫系统彻底清除。因此，一旦感染 HIV，便终生携带。

5. HIV 感染与并发症 由于受染者的免疫功能严重缺陷，抗感染、抗肿瘤能力显著下降，一些对正常人无明显致病作用的微生物、寄生虫常可导致 AIDS 患者致死性机会感染，也常并发卡波西（Kaposi）肉瘤和恶性淋巴瘤。

【临床表现】

本病潜伏期较长，可由数月至数年，一般为 2 ~ 10 年。少数感染者可不成为临床患者。根据我国中华医学会制定的艾滋病的临床标准，HIV 感染分为 3 期。

一、Ⅰ期（急性感染期）

通常发生在初次感染 HIV 后 2~4 周，此期大量的 HIV 复制和 $CD4^+T$ 淋巴细胞急剧下降，结果约 50% 的感染者出现 HIV 血症和免疫系统急性损伤所产生的临床症状。发热、咽喉痛、头痛、关节酸痛、皮疹、淋巴结和肝脾肿大等最为常见，典型的临床症状包括全身性、皮肤、神经系统及胃肠道症状，持续 2 周后消退。此时血流中可检出 HIV 及 p24 抗原，但 HIV 抗体阴性。

二、Ⅱ期（无症状期）

可从急性感染期发展而来，也可由感染后直接进入。临床上无明显症状，此期抗-HIV 抗体阳性，$CD4^+T$ 淋巴细胞计数及 CD4/CD8 的比值正常，具有传染性，此期可持续 2~10 年或更长。

在无症状期，部分患者可出现持续性全身性淋巴结肿大（PGL）。表现为非特异性全身性症状，如持续发热、腹泻、体重减轻、乏力、盗汗等，最突出的是除腹股沟外全身有 2 处或更多的淋巴结肿大，直径>1cm，质地柔韧，无压痛，持续超过 3 个月。此时 HIV 抗体阳性，血中可检出 HIV 及 p24 抗原，$CD4^+T$ 淋巴细胞数下降，而 $CD8^+T$ 淋巴细胞数相对增高。

三、Ⅲ期（艾滋病期）

其主要特征是细胞免疫和体液免疫均严重破坏，出现各种病毒、细菌、真菌、寄生虫性机会性感染和继发性肿瘤。临床表现极为多样化，可分 5 类。

1. 全身症状 发热、乏力、不适、盗汗、厌食、体重下降、慢性腹泻等症状，全身淋巴结肿大，肝脾肿大。

2. 神经系统症状 头痛、癫痫、进行性痴呆、下肢瘫痪等。

3. 多种机会性感染症状 包括肺孢子菌、弓形虫、隐孢子虫、隐球菌、念珠菌、结核杆菌、鸟分枝杆菌、巨细胞病毒、疱疹病毒、EB 病毒感染等的相应症状。

4. 继发肿瘤症状 卡波西肉瘤、非霍杰金病等症状。

5. 免疫缺陷并发的其他疾病 慢性淋巴细胞性间质性肺炎等。

【实验室及其他检查】

1. 血、尿常规 有不同程度的贫血和白细胞计数降低，常发现尿蛋白。

2. 免疫学检查 T 淋巴细胞绝对计数下降，$CD4^+T$ 淋巴细胞计数下降［正常（0.8~1.2）×10^9/L］，CD4/CD8<1（正常人 1.75~2.1）。免疫球蛋白、β_2 微球蛋白升高。

3. 血清学检查 HIV 抗体或抗原的检测。

（1）HIV 抗体：主要检查 p24 抗体和 gp120 抗体。ELISA 敏感性高，但特异性不高，故一般 ELISA 连续两次阳性，再以免疫印迹法（WB）确诊。

（2）目前采用基因扩增或信息扩散（bDNA）两大方法来判定血浆中 HIV 颗粒含量，反映病毒复制情况。

4. 病毒分离 从患者的淋巴细胞、血液、精液等体液中均可分离出病毒，反复多次阳性率高达 100%。

5. 各种机会性感染和继发性肿瘤的确诊 可通过活检、内镜、组织学、细胞学检查或相关病原体感染的指标和免疫反应的检查而进行诊断。

【诊断】

一、诊断步骤

本病根据流行病学资料，临床表现及实验室检查进行诊断，可分以下步骤：①从流行病学角度确定患者是否为高危人群。②有无艾滋病各期的临床表现。③实验室检查确定是否已感染 HIV。④相关检查是否存在免疫缺陷。⑤对复杂多变的临床症状做多种病原学等检查以确定机会感染和肿瘤的存在。⑥排除其他引起免疫缺陷的原因（主要是特发性和继发性 CD4⁺T 淋巴细胞减少症）。⑦排除或确定艾滋病并区别属于哪一期。

二、诊断标准

1. 急性感染期 患者近期内有流行病学史和临床表现，结合实验室 HIV 抗体由阴性转为阳性即可诊断，或仅实验室检查 HIV 抗体由阴性转为阳性即可诊断。

2. 无症状期 有流行病学史，结合 HIV 抗体阳性即可诊断，或仅实验室检查 HIV 抗体阳性即可诊断。

3. 艾滋病期 有流行病学史，实验室检查 HIV 抗体阳性，加下列各项中的任何一项，即可诊为艾滋病。或者 HIV 抗体阳性，而 CD4⁺T 淋巴细胞数<200/mm³，也可诊断为艾滋病。

（1）原因不明的持续不规则发热 38℃ 以上，>1 个月。

（2）慢性腹泻次数每天多于 3 次，>1 个月。

（3）6 个月之内体重下降 10% 以上。

（4）反复发作的口腔白色念珠菌感染。

（5）反复发作的单纯疱疹病毒感染或带状疱疹病毒感染。

（6）肺孢子菌肺炎（PCP）。

（7）反复发生的细菌性肺炎。

（8）活动性结核或非结核分枝杆菌病。

（9）深部真菌感染。

（10）中枢神经系统占位性病变。

（11）中青年人出现痴呆。

（12）活动性巨细胞病毒感染。

（13）弓形虫脑病。

（14）青霉菌感染。

（15）反复发生的败血症。

（16）皮肤黏膜或内脏的卡波西肉瘤、淋巴瘤。

【鉴别诊断】

1. 特发性 CD4$^+$T 淋巴细胞减少症　少数 CD4$^+$T 淋巴细胞明显减少并有严重机会性感染者，但 HIV-1 或 HIV-2 病原学检查阴性。

2. 继发性 CD4$^+$T 淋巴细胞减少　主要见于肿瘤和自身免疫疾病，在放疗和化疗后。

【病情评估】

目前美国疾病控制中心（CDC）与 WHO 提出的 HIV 感染的临床分为 3 大类，每类根据 CD4$^+$T 淋巴细胞计数和总淋巴细胞数可分为 3 级（表 60-1）。

A 类：包括临床表现中的 Ⅰ 期、Ⅱ 期。

B 类：临床表现中的部分 AIDS 期，HIV 相关细胞免疫缺陷所引起的临床表现，包括继发细菌性肺炎或脑膜炎、咽部或阴道念珠菌病、颈部肿瘤、口腔毛状白斑、复发性带状疱疹、肺结核、特发性血小板减少性紫癜等。

C 类：即为 AIDS 期的后几类临床表现，包括出现神经症状，各种机会性感染，因免疫缺陷而继发肿瘤及并发的其他疾病。

表 60-1　根据 CD4$^+$T 淋巴细胞计数和总淋巴细胞数分级（单位 10^9/L）

	1 级	2 级	3 级
CD4$^+$T 淋巴细胞	>0.5	0.2~0.5	<0.2
总淋巴细胞数	>2	1~2	<1

【治疗】

目前仍缺乏特效药物，主张坚持综合治疗、及早治疗、持久治疗。同时进行心理治疗，消除恐惧、抑郁及对抗心理，使患者树立信心，积极配合治疗。

一、抗病毒治疗

目前认为当外周血 HIV 量多或 CD4$^+$ 低于 0.5×10^9/L 均应抗病毒治疗。目前抗 HIV 的药物可分为 3 大类。

1. 核苷类反转录酶抑制剂（NRTI）　此类药物有齐多夫定（AZT）、双脱氧胞苷（DDC）、双脱氧肌苷（DDI）、拉米夫定（3TC）和司他夫定（D4T）等，能选择性与 HIV 逆转录酶结合，使 DNA 链合成中止，从而抑制其复制和转录，能延缓疾病的发展，降低病死率。

2. 非核苷类反转录酶抑制剂（NNRTI）　如奈韦拉平、苔拉韦定等，主要作用于 HIV 反转录酶的某个位点，使其失去活性，从而抑制其复制，但常因耐药，而降低疗效。

3. 蛋白酶抑制剂　如沙奎那韦、茚地那韦等，通过抑制蛋白酶而抑制其复制。

NOTE

鉴于仅用一种抗病毒药物易诱发 HIV 的突变，并产生耐药性，因而目前主张联合用药。可三类药物联用。沙奎那韦毒性小且无交叉耐药，常作为一线药。长期联合治疗价格昂贵，不良反应大，依顺性差，故又提出间歇疗法。间歇期使用中药和免疫疗法。

二、免疫治疗

如 IL-2、胸腺素、香菇多糖等，能改善免疫功能。

三、机会性感染和肿瘤的治疗

免疫缺陷和机会性感染互为因果。积极治疗机会性感染可推迟免疫功能受损：①肺孢子菌肺炎可用戊烷脒、复方磺胺甲噁唑。②卡波西肉瘤用 AZT 与 α 干扰素联合治疗。③隐孢子虫感染用螺旋霉素。④弓形体病用螺旋霉素或克林霉素、乙胺嘧啶。⑤巨细胞病毒感染用更昔洛韦。⑥隐球菌脑膜炎用氟康唑等。

四、支持及对症治疗

患者常极度消瘦可用输血、营养支持疗法、补充维生素等。

五、预防性治疗

医务人员被污染针头刺伤或实验室意外者，在 2 小时内应使用 AZT 等治疗，疗程 4 ～ 6 周。

【预防】

艾滋病传播快，死亡率极高，预防极为重要。因 HIV 的抵抗力弱，传播途径明确，故有可能预防。

宣传教育是预防 AIDS 的关键，也是最有效的手段。教育的对象是全社会，尤其是高危人群、青少年、医务人员。向公众介绍 AIDS 的有关知识，了解其危害性、传播途径及如何自我防护、如何正确对待 HIV 感染者及 AIDS 患者。

1. 控制传染源　应加强国境检疫及对高危人群的筛查。发现感染者后应及时按甲类传染病要求上报，不得隐瞒或谎报。患者的血、排泄物和分泌物应严格消毒。

2. 切断传播途径　禁止性乱交，取缔娼妓；严格筛查献血、献精、献组织器官者；加强血制品的灭活病毒处理；推广一次性诊疗用具；严禁吸毒；加强对孕妇的筛查，孕期采取干预措施等。

3. 保护易感人群　加强公用医疗器械、生活用品的消毒。目前世界各国虽然研制了多种 HIV 疫苗，但因 HIV 包膜糖蛋白的高度易变性及疫苗的安全性等因素，尚缺乏理想的疫苗，深信不久将能研制出新的疫苗以推广使用。

思考题
1. 简述艾滋病的病原学和传播途径。
2. 简述艾滋病各临床分期的临床表现。

第六十一章　流行性脑脊髓膜炎

流行性脑脊髓膜炎（epidemic cerebrospinal meningitis）简称流脑，是由脑膜炎奈瑟菌（又称脑膜炎球菌）通过呼吸道传播引起的化脓性脑膜炎。致病菌由鼻咽部侵入血循环，形成败血症，最后局限于脑膜及脊髓膜，形成化脓性炎症。主要临床表现为急性出现高热、头痛、呕吐、皮肤黏膜瘀点和瘀斑、脑膜刺激征阳性等。脑脊液呈化脓性改变。少数病例病情严重，病程进展快，救治不当易导致死亡。本病常在冬春季节发病和流行，以儿童多见，流行时成人发病亦增多。在各种化脓性脑膜炎中的发病率占首位，近年来呈下降趋势。

【病原学】

脑膜炎奈瑟菌属奈瑟菌属，革兰染色阴性，呈卵圆形，常成对排列。该菌仅存在于人体，为寄生于人类鼻咽部的共生菌，可从带菌者的鼻咽部及患者的血液、脑脊液和皮肤瘀点中检出。普通培养基不易生长，在含有血液、血清、渗出液及卵黄液培养基上生长良好，一般于5%～10%的二氧化碳环境下生长更好。本菌含自溶酶，如不及时接种易溶解死亡，采集标本后须立即送检。对外界环境抵抗力弱，不耐热，对寒冷、干燥及消毒剂均较敏感，低于35℃、加温至50℃或一般的消毒剂处理极易使其死亡。

根据本菌的夹膜多糖抗原的不同，通过血凝试验将本菌分为A、B、C、D、X（1916）、Y（1889）、Z、W135（319）、29E（1892）、H、I、K和L 13个血清群。流行致病菌株主要为A、B、C群。我国大流行均由A群引起，B、C群为散发菌株，但带菌者以B、C群为主，近年来B群有流行上升趋势。

【流行病学】

1. 传染源　人为本病唯一的传染源，包括带菌者和患者。病原菌存于人鼻咽部，流行期间人群带菌率可高达50%，人群带菌率如超过20%时，提示有发生流行的可能，所以带菌者作为传染源的意义更大。

2. 传播途径　病原菌借飞沫由空气传播。患者从潜伏期末开始至发病10天内具有传染性。因病原菌在体外的生活力极弱，故通过日常用品间接传播的机会极少。密切接触对2岁以下婴儿的发病有重要意义。

3. 易感人群　任何年龄均可发病，新生儿因从母体获得被动免疫很少发病；6个月至2岁儿童发病率最高，以后随年龄增长逐渐下降。带菌者中60%～70%无症状，约30%有上呼吸道感染症状，仅1%发展为典型流脑表现。感染后对同群病原菌获得持久免疫力，异群之间有交叉免疫，但不持久，这是由于各群细菌的外膜存在共同的蛋白质抗原。通过隐性感染获得的特异性抗体效价较低，只能保护机体免于发病，不能防止再感染。

4. 流行特征 发病从前 1 年 11 月份开始，次年 3 月、4 月份达高峰，5 月份开始下降，其他季节有少数散发病例。由于人群免疫力下降，易感者的积累，本病有周期性流行特点，平均每 3~5 年有一次小流行，每 7~10 年有一次大流行。流行因素与室内活动多，空气不流通，阳光缺少，居住拥挤，患上呼吸道病毒感染等有关。积极进行普遍性预防接种，可打破其周期性流行。

【发病机制】

脑膜炎奈瑟菌进入鼻咽部，以菌毛黏附于黏膜上皮细胞表面寄生，并可分泌蛋白酶裂解黏膜局部中和抗体 IgA 的重链，削弱黏膜的抵抗力。部分侵入黏膜下层的病菌，由于免疫反应过程产生大量致炎因子，造成黏膜充血、水肿、分泌物增加，临床出现上呼吸道感染症状。如人体免疫力强，则可迅速将病原菌杀灭，或成为带菌状态；若体内缺乏特异性抗体，或细菌毒力较强时，则病菌可从鼻咽部黏膜进入血液，发展为败血症。病原菌可破坏血脑屏障，侵入脑脊髓膜形成化脓性炎症。

病原菌进入血循环，在其中大量繁殖并释放内毒素是本病致病的重要因素。在败血症期，细菌及其内毒素常侵袭皮肤血管内壁，引起栓塞、坏死、出血及细胞浸润，造成小血管和毛细血管坏死性血管炎，从而出现皮肤瘀点或瘀斑。严重时，内毒素使全身小血管痉挛，血管内皮受损，引起急性微循环障碍和内毒素性休克，导致播散性血管内凝血（DIC），皮肤、内脏均可有广泛出血，造成多器官功能衰竭，是暴发型流脑休克型的主要病理基础。

在脑膜炎期，由于脑膜和脊髓膜血管坏死、出血和通透性增加，引起颅内压增高，出现惊厥、昏迷等症状。严重者脑实质也发生炎症、水肿、出血，引起脑疝，导致患者死亡。

【病理】

败血症期的主要病变为血管内皮损害，血管壁有炎症、坏死和血栓形成，同时血管周围有出血，皮下、黏膜及浆膜也可有局灶性出血。暴发型败血症皮肤、心、肺、胃肠和肾上腺均有广泛出血，心肌炎和肺水肿亦颇为常见。

脑膜炎期病变以软脑膜为主，早期为血管充血、浆液性渗出和局灶性出血，后期则有大量纤维蛋白、中性粒细胞及血浆外渗。病变累及大脑半球表面及颅底，可由于颅底脑膜粘连，引起视神经、外展神经、动眼神经、面神经、听神经等颅神经损害。暴发型脑膜炎脑实质病变严重，有明显充血水肿，颅内压增高，甚至形成脑疝。部分患者可因脑室孔阻塞，脑脊液循环受阻而发生脑积水。

【临床表现】

潜伏期 1~10 天，平均 2~3 天。

1. 前驱期（上呼吸道感染期） 大多数患者此期无症状，部分患者有低热、咽痛、咳嗽、鼻炎等上呼吸道感染症状。持续 1~2 天。

2. 败血症期 患者突发寒战、高热，体温可达 39℃~40℃，伴头痛、全身不适、肌肉酸痛、精神萎靡、神志淡漠等毒血症症状。少数患者有关节痛和脾肿大。此期重要体征是 70% 以上患者有皮肤黏膜瘀点或瘀斑，大小为 1~2mm 至 1~2cm，病情严重者瘀斑迅速扩大，其中心皮肤呈大片紫黑色坏死。多于 1~2 天后进入脑膜炎期。

3. 脑膜炎期 此期患者主要表现为中枢神经系统症状加重。出现剧烈头痛，频繁呕吐，烦躁不安，脑膜刺激征阳性，严重者可出现谵妄、惊厥和昏迷。婴幼儿多不典型，表现为高热、拒食、烦躁、啼哭不安等，惊厥、腹泻、咳嗽较成人多见。于 2~5 天内进入恢复期。

4. 恢复期 经治疗后体温逐渐正常，皮肤瘀点、瘀斑消失，皮肤坏死部位结痂，精神神经症状逐渐消失，神经系统检查恢复正常，一般在 1~3 周内痊愈。

【实验室检查】

1. 血象 白细胞总数明显增加，一般在（10~30）×10^9/L，中性粒细胞在 80%~90%。并发 DIC 者血小板减少。

2. 脑脊液检查 为明确诊断的重要依据。疑为流脑者应做腰椎穿刺检查。病程初期可仅有压力增高，脑脊液检查多无明显改变，应于 12~24 小时后复查。典型脑膜炎期，脑脊液外观混浊如米汤样甚或脓样，白细胞数可达 1000×10^6/L 以上，可达每升数亿，以中性粒细胞为主。蛋白质含量显著增高，可达 1~5g/L；糖及氯化物明显减少，有时完全测不出。经抗菌药物治疗后，脑脊液改变可不典型。

3. 细菌学检查

（1）涂片 刺破皮肤瘀点，挤出少量血液或组织液涂片染色，可在中性粒细胞内找到革兰阴性双球菌，细菌阳性率可达 80% 左右。此法简便易行，是早期诊断的重要方法。亦可取脑脊液离心后沉淀物涂片，阳性率为 60%~70%。

（2）细菌培养 取瘀斑组织液、血液或脑脊液进行细菌培养，阳性率为 50%~70%。应在使用抗菌药物前采集标本。如脑膜炎奈瑟球菌培养阳性，需做药物敏感试验。脑膜炎奈瑟菌体外易自溶，标本采集后应及时送检。

4. 免疫学检查 对已经使用过抗菌药物治疗，细菌学检查阴性者有诊断价值。

（1）特异性抗原检测 主要有对流免疫电泳、乳胶凝集试验、金黄色葡萄球菌 A 蛋白协同凝集试验、反向被动血凝试验、酶联免疫吸附试验（ELISA）等。急性期出现脑脊液、血液、尿液脑膜炎奈瑟菌菌群特异性多糖抗原检测阳性。抗原检测方法简便、快速、敏感，特异性强，有利于早期诊断。

（2）特异性抗体检测 包括间接血凝法、杀菌抗体试验、ELISA 法、放射免疫测定法等。如恢复期血清效价大于急性期 4 倍以上，则有诊断价值。

5. 其他 应用 PCR 技术检测 DNA 特异性片段，应注意避免假阳性。

【诊断】

凡在流行季节和流行地区内，或发病前 1 周有密切接触史，突发寒战、高热、头痛、呕吐，严重者有感染性休克、循环衰竭、昏迷、惊厥及呼吸衰竭，体检皮肤黏膜有瘀点、瘀斑，脑膜刺激征阳性，脑脊液符合化脓性脑膜炎改变，临床可诊断本病。细菌学或流脑特异性血清免疫学检查阳性可确诊。

【鉴别诊断】

1. 其他细菌引起的化脓性脑膜炎 肺炎球菌脑膜炎大多继发于肺炎、中耳炎，葡萄球菌性脑膜炎大多发生在葡萄球菌败血症病程中，革兰阴性杆菌脑膜炎易发生于颅脑手术后，流感杆菌脑膜炎多发生于婴幼儿，绿脓杆菌脑膜炎常继发于腰穿、麻醉、造影或手术后。上述化脓性脑膜炎发病无明显季节性，皮肤黏膜无瘀点、瘀斑，细菌学检查检出各自不同的病原菌可确诊。

2. 结核性脑膜炎 多有结核病史或密切接触史。起病缓慢，病程长。有低热、盗汗、消瘦等症状。皮肤黏膜无瘀点、瘀斑。脑脊液细胞数多在（50~500）×10^6/L，以淋巴细胞为主，蛋白增加，糖和氯化物减少。细菌学检查可检出结核杆菌。胸部 X 线可发现结核病灶。

3. 流行性乙型脑炎 本病是由乙型脑炎病毒引起，经蚊虫传播，多在夏秋季流行的传染病。乙型脑炎流行前 1~2 个月，常有猪病流行。脑实质损害严重，昏迷、惊厥多见，皮肤一般无瘀点。脑脊液细胞数大多在 50×10^6/L 以下，糖及蛋白量正常或稍增高，氯化物正常。脑脊液及血清中特异性 IgM 抗体阳性。

4. 中毒型细菌性痢疾 主要见于儿童，发病季节在夏秋季。短期内有高热、惊厥、昏迷、休克、呼吸衰竭等症状，但无瘀点，脑脊液检查正常。确诊依靠粪便细菌培养。

【病情评估】

本病根据起病急缓、病情轻重，临床可分为普通型、暴发型和轻型 3 种类型。早期评估病情，确定临床类型，有助于确定治疗方案和判断预后。

1. 普通型 上述临床类型最常见，故称为普通型，占全部病例的 90% 以上。

2. 暴发型 起病急，病情凶险，若抢救不及时，可在 24 小时内死亡，儿童多见。按照临床表现，又可分为 3 种类型。

（1）休克型 患者中毒症状严重，突发寒战高热、头痛、呕吐，精神极度萎靡，有不同程度意识障碍。常在短期内全身出现广泛瘀点、瘀斑，迅速融合成大片，伴中心皮肤坏死。循环衰竭是本型的主要表现，如面色苍白、四肢厥冷、唇及指端发绀、脉搏细速、脉压缩小、血压下降，尿量减少或无尿，易并发 DIC。脑膜刺激征大多阴性。脑脊液大多澄清，细胞数轻度增加。血小板减少、白细胞总数在 10×10^9/L 以下者多提示预后不良。

（2）脑膜脑炎型 主要表现为脑膜与脑实质损害，常于 1~2 天内出现严重的神经系统症状，头痛、呕吐明显，意识障碍加深，迅速进入昏迷状态，频繁抽搐，脑膜刺激征与锥体束征阳性，严重者可发生脑疝。

（3）混合型 同时或先后出现上述两型的临床表现，是最严重的类型，病死率高。

3. 轻型 多见于流脑流行后期，成人多见。临床表现为低热，轻微头痛及上呼吸道感染症状，发热期皮肤黏膜出现瘀点或红色斑丘疹，脑膜刺激征可阳性。脑脊液多无明显变化。发热期反复血培养或咽部培养可检出脑膜炎奈瑟菌。

【治疗】

一、普通型

1. 一般治疗 需隔离治疗，卧床休息，保持病室安静、空气流通，必要时吸氧。给予半流质或流质饮食，昏迷者宜鼻饲，注意补充液体和电解质。密切观察病情变化，加强护理，预防压疮、吸入性肺炎等并发症。

2. 抗菌治疗　一旦高度怀疑流脑，应尽早（30分钟内）、足量给予细菌敏感并易透过血脑屏障的抗菌药。

（1）青霉素　目前青霉素仍为对脑膜炎球菌高度敏感的杀菌药，未出现明显耐药。虽然不易透过血脑屏障，但加大药物剂量能在脑脊液中达到有效浓度，疗效良好。成人20万U/（kg·d），儿童20万~40万U/（kg·d），分次加入5%葡萄糖溶液中静脉滴注，疗程5~7天。

（2）头孢菌素类　第三代头孢易透过血脑屏障，对脑膜炎球菌抗菌活性强，疗效好且毒副作用小。头孢噻肟成人每次2g，儿童每次50mg/kg，每6~8小时1次静脉滴注。头孢曲松成人每次2g，儿童每次50~100mg/kg，每12小时1次静脉滴注。疗程7天。

（3）氯霉素　易于透过血脑屏障，脑脊液浓度为血清浓度的30%~50%。但由于该药对骨髓的抑制作用，故适用于对青霉素过敏的患者。成人每天2~3g，最高可达4g，儿童首剂50mg/kg，以后50~100mg/（kg·d），分次加入葡萄糖溶液中静脉滴注。疗程5~7天。

（4）磺胺类　易透过血脑屏障，脑脊液中的浓度可达到血液浓度的50%~80%。适用于对其敏感的A群菌株。但由于城市中耐药菌株增加，故已少用于首选。常用磺胺嘧啶静脉滴注或口服，成人剂量每次2g，每天4次，儿童剂量0.1~0.2/（kg·d），分3~4次。应同时给予等量碳酸氢钠和足量水分，以免在酸性尿液中析出结晶，损伤肾小管。

3. 对症治疗　高热时可用物理降温及退热药物；颅内压升高者可选用20%甘露醇1~2g/kg，快速静脉滴注；烦躁、头痛者可酌情给予镇静剂；惊厥患者可使用10%水合氯醛灌肠。

二、暴发型

1. 休克型

（1）抗菌治疗　尽早应用抗菌药物，方法同前。

（2）迅速纠正休克　扩充血容量及纠正酸中毒；在此基础上如休克仍无明显好转，应选用血管活性药物。首选山莨菪碱（654-2），每次剂量为0.3~0.5mg/kg，重症患者可用至1~2mg/kg。每10~20分钟静脉推注1次，直至面色转红、血压回升、尿量增多后，可延长给药时间或减少剂量而逐渐停用。

（3）抗DIC治疗　如皮肤瘀点、瘀斑不断增加，融合成片，且血小板明显减少，应高度怀疑DIC。或休克经综合治疗不见好转，即使皮肤瘀点、瘀斑未见增加，也应考虑DIC存在。应尽早应用肝素，首剂1mg/kg。以后每4~6小时可重复1次，多数患者应用1~2次后即可见效停用。目前多采用低分子肝素，安全、方便，无须血凝监测。高凝状态纠正后，应输入新鲜血或血浆，应用维生素K，以补充被消耗的凝血因子。

（4）肾上腺皮质激素　短期应用有利于纠正休克，尤其适应毒血症症状明显的患者。地塞米松成人10~20mg，儿童0.2~0.5mg/kg，分1~2次静脉注射。一般不超过3天。

（5）保护重要脏器功能　注意保护心、脑、肝、肺、肾功能。根据病情，必要时使用毛花苷丙（西地兰）、利尿剂、甘露醇等对症治疗。

2. 脑膜脑炎型

（1）抗菌治疗　同休克型。

（2）降颅压治疗　本型患者早期发现颅内压增高，及时脱水治疗，防止脑疝和呼吸衰竭是治疗的关键。可用 20% 甘露醇，用法同普通型流脑治疗，亦可选用呋塞米、白蛋白、甘油果糖、肾上腺皮质激素等，直至颅内高压症状好转。脱水治疗时应注意补充电解质。

（3）呼吸衰竭的处理　须加强脱水治疗，给予吸氧、吸痰、头部降温以防治脑水肿，防止脑疝及呼吸衰竭的发生。如已发生呼吸衰竭，除脱水外则应给予洛贝林、可拉明、回苏灵等中枢神经兴奋剂。必要时做气管插管，吸出痰液和分泌物，辅以人工辅助呼吸。

3. 混合型　此型患者病情复杂严重。在积极抗菌治疗的同时，既应积极抗休克治疗，又要兼顾脑水肿和呼吸衰竭的治疗，应针对病情，有所侧重，全面考虑。

三、轻型

以抗菌治疗为主（详见普通型流脑抗菌治疗）。

【预防】

1. 控制传染源　早期发现患者，就地隔离治疗。对密切接触者应医学观察 7 天，对疑似病例应给予抗菌治疗 5 天。

2. 切断传播途径　搞好环境卫生，保持室内通风。流行期间应尽量避免大型集会及集体活动，不要带儿童到公共场所，外出应戴口罩。

3. 保护易感人群

（1）菌苗接种预防　应用脑膜炎球菌 A 群多糖菌苗接种，保护率可达 90% 以上。剂量为 0.5mL 皮下注射 1 次。由于近年 C 群流行增加，我国现已可接种 A+C 多糖菌苗。

（2）药物预防　对与患者密切接触者，可用磺胺嘧啶，成人 2g/d，儿童 100mg/（kg·d），分 2 次与等量碳酸氢钠同服，连服 3 天。此外，头孢曲松、氧氟沙星口服，也能有效降低发病率和防止流行。

　　思考题

1. 简述普通型流脑的分期及各期的临床表现。
2. 流脑在临床上应与哪些疾病相鉴别？
3. 试述暴发型流脑休克型的治疗措施。

第六十二章 伤寒和副伤寒

伤寒（typhoid fever）与副伤寒（paratyphoid fever）是由伤寒沙门菌与副伤寒甲、乙、丙沙门菌引起的急性消化道传染病。伤寒以持续高热、表情淡漠、相对缓脉、玫瑰疹、肝脾肿大、白细胞和嗜酸性粒细胞减少为临床特征，可出现肠出血、肠穿孔等严重并发症。副伤寒和伤寒在流行病学、病理变化、临床表现及防治措施等方面均相似。

【病原学】

伤寒沙门菌与副伤寒甲、乙、丙沙门菌均属于沙门菌属中的 D 群，又称伤寒杆菌和副伤寒杆菌。有鞭毛，能运动，不形成芽胞，无荚膜，革兰染色阴性。伤寒沙门菌在普通培养基中即可生长，但在含胆汁的培养基中生长旺盛。伤寒沙门菌不产生外毒素，菌体裂解时释放的内毒素是致病的主要因素。本菌含菌体抗原（O 抗原）、鞭毛抗原（H 抗原）和表面抗原（Vi 抗原），可刺激机体产生特异性、非保护性 IgM 与 IgG 抗体。

伤寒沙门菌在自然环境中有较强的生存力，水中可存活 2~3 周，粪便中可维持 1~2 个月。耐低温，在冰冻环境中可生存数月，但对热、干燥及消毒剂的抵抗力较弱。加热至 60℃ 经 15 分钟或煮沸后即可杀灭。对一般化学消毒剂敏感，在 5% 石炭酸溶液中 5 分钟可被杀死，消毒饮用水含氯达 0.2~0.4mg/L 时即迅速死亡。

【流行病学】

1. 传染源 为伤寒患者与带菌者。患者从潜伏期开始即可由粪便排菌，病程第 1 周末尿中也排菌，整个病程均有传染性，尤以病程 2~4 周传染性最强，恢复期或病愈后排菌减少。极少数可持续排菌 3 个月以上，称为慢性带菌者，成为本病传播或流行的主要传染源。轻型患者由于难以被及时诊断、隔离，向外界排菌的可能性大，具有重要的流行病学意义。

2. 传播途径 主要为粪-口途径传播。病原菌随粪便排出体外，通过污染水、食物、日常生活接触、苍蝇与蟑螂等媒介经口感染。水源污染是本病最重要的传播途径，常可造成暴发或流行。食物污染有时也可造成食物型的暴发或流行。散发病例一般以日常生活接触传播为多。

3. 易感人群 人群普遍易感，病后可获得持久且稳固的免疫力，第二次发病者较少见。但伤寒与副伤寒之间无交叉免疫。

4. 流行特征 世界各地均有发生，以热带、亚热带地区多见。从 20 世纪 60 年代起，我国的发病率大为降低。本病全年均可发生，但以夏秋季为多。青壮年及儿童多见，性别无明显差异。

【发病机制】

伤寒沙门菌进入人体后是否发病取决于入侵细菌的数量、致病性及宿主的防御能力。少量

NOTE

伤寒沙门菌进入消化道后，一般可被胃酸杀灭，若病原菌数量多（>10^5）、毒力强或人体免疫力降低、胃酸减少，细菌未能被杀灭，则进入小肠，并在肠腔内（碱性环境等适宜条件下）繁殖。伤寒沙门菌穿过小肠黏膜上皮屏障，经淋巴管侵入肠壁淋巴组织（特别是回肠下段的集合淋巴结、孤立淋巴滤泡）及肠系膜淋巴结，继续繁殖，部分细菌循淋巴回流，经胸导管进入血液，引起第 1 次菌血症。血中的伤寒沙门菌很快被肝脾、骨髓、淋巴结的巨噬细胞吞噬、繁殖，此时属潜伏期，患者无症状。此后，在全身单核-吞噬细胞系统内（肝脾、骨髓、淋巴结）大量繁殖的伤寒沙门菌再次进入血液引起第 2 次菌血症，并释放内毒素，患者出现全身中毒症状，此时相当于第 1 周（初期）。病程第 2~3 周，伤寒沙门菌继续随血流散布全身，在胆囊繁殖到一定程度后，经胆汁进入小肠，大多随粪便排出，部分穿过肠黏膜再次侵入肠道淋巴组织，使原已致敏的肠道淋巴组织产生严重的炎症反应，引起坏死、脱落和溃疡形成，可引起肠出血、肠穿孔，此期相当于临床的极期。病程第 4 周起，随着机体免疫力，尤其是细胞免疫力的增强，细胞内的伤寒沙门菌逐渐被消灭，中毒症状减轻、消失，病变随之愈合，患者逐渐恢复健康，此即临床上的缓解期和恢复期。少数患者在病愈后，由于胆囊长期保留病原菌而成为慢性带菌者，甚至可终身排出细菌。

【病理】

伤寒的病理特点是全身单核-吞噬细胞系统的增生性反应。最具特征性的病理改变位于回肠下段的集合淋巴结与孤立淋巴滤泡。第 1 周淋巴组织增生肿胀，第 2 周肿大的淋巴结从中央开始坏死，第 3 周坏死组织逐渐脱落，形成溃疡，溃疡侵及小动脉可引起肠出血，若深达肌层及浆膜可致肠穿孔。第 4 周后溃疡愈合，不留瘢痕，不造成肠腔狭窄。回肠下段附近的肠系膜淋巴结常显著肿大、充血。肝脾肿大，镜下见肝脾组织细胞混浊性肿胀、变性和灶性坏死。

【临床表现】

潜伏期长短与伤寒沙门菌感染的量及机体免疫状态有关，一般为 10~14 天。起病多缓慢，少数病例起病急骤。典型伤寒发病的自然病程为 4 周，可分为 4 期。

1. 初期 病程第 1 周。发热是最早出现的症状，发热前可有畏寒，但寒战少见，体温呈阶梯上升，于 5~7 天内达 39℃以上。常伴有头痛、全身不适、乏力、肌肉酸痛、食欲减退、恶心、腹部不适、腹泻、腹痛、咽痛和咳嗽等症状。部分患者此时已能扪及肿大的肝脏及脾脏。

2. 极期 病程第 2~3 周。出现伤寒典型的临床表现：①持续高热：体温在 39℃~40℃，多为稽留热，少数可呈弛张热或不规则热型，一般持续 10~14 天。近年来，由于早期不规律使用抗生素及糖皮质激素，弛张热或不规则热型患者逐渐增多。②消化系统：食欲不振更明显，腹部不适、腹胀、便秘多见，少数患者出现腹泻。舌苔厚腻，舌尖和舌缘无苔，舌质红（伤寒舌）。右下腹可有轻度压痛，易发生肠出血或肠穿孔。肝脾肿大，质软，可有压痛。重者出现黄疸、肝功能明显异常。③神经系统：神志恍惚，表情淡漠，反应迟钝（伤寒面容），听力减退，重者出现谵妄、昏迷、病理反射阳性等表现。④循环系统：常有相对缓脉，有时出现重脉，如并发心肌炎则相对缓脉不明显，可出现心悸、胸闷及心律失常，严重者血压下降。⑤皮肤黏膜：可见玫瑰疹为病程的 7~13 天，在患者胸腹部分批出现的淡红色小斑丘疹，直径 2~4mm，压之褪色，多在 10 个以下，常于 2~4 天内消退，但可再发。出汗较多者，可见水晶型汗疹（白痱）。

3. 缓解期 病程第3~4周。病情开始好转，食欲渐好，腹胀逐渐消失，体温于数天内逐渐下降，脾脏开始回缩。本期患者虚弱，由于小肠的病理改变仍处于溃疡期，还有可能发生肠出血或肠穿孔等并发症，需提高警惕。

4. 恢复期 第4周后体温恢复正常，食欲好转，各种症状和体征随之消失，一般在1个月左右完全恢复健康。少数患者可转为带菌者。

部分患者退热1~3周后临床症状再度出现，血培养阳性，称为复发。复发的病情较初发轻，病程较短，并发症少。复发的原因是由于患者抗菌治疗不彻底，机体免疫力低，潜伏在病灶巨噬细胞内的伤寒沙门菌重新活跃繁殖，再次侵入血循环所致。少数患者可有2次以上的复发。

部分患者在病程第2~3周，体温逐渐下降而未正常时又再次升高，持续5~7天后才正常，血培养阳性，称为再燃。可能与菌血症尚未完全控制有关。

副伤寒甲、乙的临床表现与伤寒相似，主要特点为：①潜伏期较短，一般为8~10天。②毒血症状轻，胃肠症状明显（副伤寒乙尤为多见）。③发热多为弛张热，很少呈稽留热。④玫瑰疹出现较早、较多、较大，颜色较深，分布较广。⑤肠出血、肠穿孔等并发症少见，病死率低。⑥病程较短，复发较多见（副伤寒甲尤为明显）。

副伤寒丙临床表现复杂，特点为起病急，体温上升快，热型不规则，常伴寒战。热程一般为1~3周，较多表现为脓毒血症型，其次为伤寒型或胃肠炎型。肠出血、肠穿孔少见。

【并发症】

1. 肠出血 为常见的严重并发症，多出现在病程的第2~3周。发生率为2%~15%。常有饮食不当、活动过多、腹泻及用力排便等诱因。少量出血可无症状或仅有头晕，便潜血阳性；大量出血时则体温突然下降，出现面色苍白、手足湿冷、脉搏细速、呼吸急促、血压下降等休克表现。

2. 肠穿孔 为最严重的并发症，多见于病程的第2~3周，发生率1%~4%，好发于回肠末段。穿孔前患者常有腹胀、腹泻、肠出血等先兆表现。肠穿孔时，患者突然腹痛，以右下腹为主，伴冷汗、心率加快，血压和体温下降。体检腹部有明显压痛、反跳痛、肌紧张等腹膜炎征象，肝浊音界缩小至消失。血常规白细胞计数增高伴核左移；X线腹部检查可见膈下游离气体。

3. 中毒性肝炎 常见于病程第1~3周，发生率为10%~50%。查体见肝肿大、压痛，少数患者轻度黄疸，ALT轻至中度升高。随着伤寒病情好转，上述肝脏损害可恢复正常。

4. 中毒性心肌炎 多见于重型伤寒患者，常见于病程第2~3周，发生率为3.5%~5%。主要表现为心率增快，血压下降，第一心音低钝，出现早搏、奔马律等。心电图可有PR间期延长，ST-T改变等。

5. 其他 可有胆囊炎、血栓性静脉炎、脑膜炎、中毒性脑病等。孕妇可发生流产或早产。

【实验室检查】

1. 血常规检查 白细胞计数大多为（3~5）×10^9/L，中性粒细胞减少，嗜酸性粒细胞减少或消失，可随着病情好转而逐渐上升，复发时再度减少或消失。若病程第 2 周嗜酸性粒细胞 >2%，绝对计数>0.04×10⁹/L，则伤寒的可能性不大。

2. 尿常规 高热时可有轻度蛋白尿，偶有管型尿。

3. 大便隐血试验 肠出血时可呈阳性。

4. 细菌学检查

（1）血培养 是确诊伤寒的常用方法。病程早期即可阳性，第 1~2 周阳性率最高，可达 90%，第 3 周阳性率为 30%~40%，第 4 周后常为阴性。再燃和复发时可出现阳性。对已用抗生素治疗者，可取血凝块做培养，并宜用含胆盐的培养基。

（2）骨髓培养 阳性率高于血培养，可达 95%，阳性持续时间较长，对已用抗生素或血培养阴性者尤为适用。

（3）粪便培养 整个病程都可能出现阳性，但以第 3~4 周阳性率最高，可达 80%左右。但在判断粪便培养结果时，要注意排除慢性胆道带菌者。

（4）尿培养 早期常为阴性，第 3~4 周阳性率约 25%。

（5）十二指肠引流胆汁培养 可用于带菌者的诊断及疗效的评价，临床很少应用。

5. 免疫学检查

（1）肥达反应（Widal test） 又称伤寒血清凝集反应，原理是用已知的伤寒沙门菌 "O" 与 "H" 抗原及副伤寒甲、乙、丙的 "H" 抗原（"A""B""C"）检测患者血清中相应抗体，对伤寒与副伤寒有辅助诊断价值。因 "O" 抗原为伤寒杆菌及副伤寒杆菌所共有，其增高只提示伤寒类疾病，故需利用特异性较高的鞭毛抗原的抗体 "H" 进行鉴别。伤寒 "O" 抗体凝集效价≥1：80 及伤寒 "H" 抗体凝集效价≥1：160，副伤寒 "H" 凝集效价≥1：80 可确定为阳性，有诊断价值。通常 5~7 天复查 1 次，效价逐渐升高者，诊断意义更大。

在评价肥达反应结果时，应注意以下几点：①伤寒流行区的正常人群中，部分个体有低效价的凝集抗体存在。②多数患者在第 2 周肥达反应出现阳性，若在病情的第 3 周，"O" 抗体凝集价仍在 1：80 以下，则伤寒的可能性不大。③伤寒和副伤寒菌苗预防接种后，"O" 抗体仅轻度上升，持续 3~6 个月后消失。而 "H" 抗体明显升高，可达数年之久，并且可因其他疾病出现回忆反应而升高，"O" 抗体不受影响。若 "H" 抗体单独阳性，对诊断伤寒帮助不大。④伤寒和副伤寒甲、乙、丙之外的沙门菌也具有 "O" 和 "H" 抗原，与伤寒和副伤寒甲、乙、丙患者的血清可产生交叉反应。⑤少数伤寒和副伤寒甲、乙、丙患者肥达反应效价可一直阴性，尤其是免疫应答能力低下的年老体弱者和婴幼儿患者多见。有些患者早期应用抗菌药物，病原菌清除较早，抗体应答低下，肥达反应可阴性，故肥达反应阴性不能排除本病。反之，如结核病、结缔组织病等在发热病程中可出现肥达反应阳性，不能误诊为伤寒。⑥伤寒和副伤寒的患者 "Vi" 抗体一般不高。但带菌者常有高效价 "Vi" 抗体，并且长期存在，对慢性带菌者的调查有一定意义，效价大于 1：40 时有价值。

（2）其他免疫学检查 近年来采用酶联免疫吸附试验（ELISA）检测伤寒沙门菌抗原，检测 IgM 或 IgG 型抗体，有利于伤寒的早期诊断。此外还有被动血凝试验、对流免疫电泳、协同凝集试验、免疫荧光试验等技术，均有助于诊断。

【诊断】

1. 流行病学资料 流行季节及地区，患者生活习惯，既往病史，预防接种史，当地有无伤寒流行，与伤寒患者的接触史等。

2. 临床表现　不明原因的持续发热 1 周以上，表情淡漠、头痛、食欲不振、腹胀、便秘或腹泻，有相对缓脉、玫瑰疹、脾肿大等体征。并发肠出血或肠穿孔则更有助于本病诊断。

3. 实验室检查　血白细胞计数正常或减少，淋巴细胞相对增多，嗜酸性粒细胞减少或消失。肥达反应阳性有辅助诊断意义。血、骨髓培养阳性有确诊意义。

【鉴别诊断】

1. 血行播散型肺结核　患者多有结核病史或与结核病患者密切接触史，长期不规则发热、盗汗，血沉快，结核菌素试验阳性，痰涂片及培养可见结核杆菌，X 线胸片可见大小一致、分布均匀的粟粒样阴影。抗结核治疗有效。

2. 革兰阴性杆菌败血症　常见于老人、小儿或免疫功能低下者。起病急，发热伴寒战、多汗等全身中毒症状，易发生休克、DIC。血白细胞数可正常或稍低，但中性粒细胞增高，常伴核左移。多有胆道、尿路或肠道等原发感染灶。血培养可获致病菌。

3. 病毒感染　上呼吸道感染最常见，患者发病较急，可有发热、鼻塞、流涕、咽痛、咳嗽、全身乏力等症状，但无相对缓脉、玫瑰疹、脾大等，肥达反应与血培养阴性。自然病程少于 1~2 周。

4. 钩端螺旋体病　见于夏秋流行季节，有疫水接触史。起病急，常有畏寒、高热、全身酸痛、软弱无力、眼结膜充血、腓肠肌疼痛与压痛、淋巴结肿大等。严重者可有黄疸、出血和肾衰竭。血白细胞计数增高且核左移；血清凝集试验阳性；血、尿可分离出钩体且培养阳性。

5. 疟疾　先有畏寒、寒战，继而高热，数小时后热退伴大汗，呈间歇热型，体温每日波动范围较大，退热后一般情况良好。脾肿大明显，质稍硬，可有贫血表现。血与骨髓涂片可发现疟原虫。

【病情评估】

根据不同的发病年龄，机体免疫状态，是否存在基础疾病，所感染伤寒沙门菌的数量和毒力，以及使用有效抗菌药物的早晚因素，可分为以下各种临床类型。

1. 普通型　具备上述典型临床经过者。

2. 轻型　发热 38℃左右，全身毒血症状较轻，病程较短，1~2 周即可恢复。此型多见于幼儿、早期已接受有效抗菌治疗或经疫苗预防接种者。本型患者症状不典型，易于误诊或漏诊。

3. 迁延型　初期表现与普通型相同，由于人体免疫功能低下，发热持续 5 周以上或数月之久，为弛张热或间歇热，肝脾肿大较显著。常见于有慢性肝炎、慢性血吸虫病等基础病的患者。

4. 逍遥型　初期症状不明显，毒血症状较轻，患者可照常生活工作，部分患者以肠出血或肠穿孔为首发症状。

5. 暴发型　起病急，毒血症状重，常有畏寒、高热、休克、中毒性脑病、中毒性肝炎、中毒性心肌炎、DIC 等并发症。应早期诊断，及时抢救治疗，争取治愈。

6. 老年伤寒　症状不典型，体温多不高，易出现虚脱，常并发支气管肺炎和心功能不全，病程迁延，恢复缓慢，病死率较高。

【治疗】

一、一般治疗

1. 隔离与休息　患者按肠道传染病隔离至症状消失后，每隔 5~7 天做 1 次粪便培养，连续 2 次阴性者可解除隔离，或体温正常后 15 天解除隔离。发热期患者应严格卧床休息。排泄物应彻底消毒。

2. 护理与饮食　①注意观察病情变化（体温、脉搏、呼吸、血压及腹部情况、大便性状等）。②保持口腔及皮肤清洁，注意预防压疮和肺部感染。③发热期给予易消化、富有营养的流质或半流质无渣饮食，少量多餐，适当补充维生素 B、维生素 C。热退后至恢复期可逐渐恢复正常饮食，切忌饮食不节，以免诱发肠出血、肠穿孔。发热期应多饮水，每天 2000~3000mL，必要时静脉输液以维持足够的热量与水、电解质平衡。

二、对症治疗

①高热时采用物理降温方法，不宜口服解热镇痛药，以免虚脱。②烦躁不安者可用地西泮镇静。③便秘时以生理盐水 300~500mL 低压灌肠，或使用开塞露，禁用高压灌肠和泻药，以免诱发肠出血、肠穿孔。④腹胀可用松节油热敷或肛管排气，禁用新斯的明等促进肠蠕动的药物。⑤毒血症状严重者，在足量、有效抗生素治疗的同时，可应用糖皮质激素以减轻毒血症状，疗程 1~3 天。但显著腹胀者应慎用，以免肠出血及肠穿孔的发生。

三、抗菌治疗

1. 氟喹诺酮类　具有口服吸收好，在血液、胆汁、肠道中浓度高等优点，可达有效抑菌和杀菌浓度，临床作为首选药物。常用的有左氧氟沙星、莫西沙星、环丙沙星，疗程 10~14 天。但因其可能影响骨骼发育，孕妇、儿童和哺乳期妇女不宜选用。

2. 头孢菌素类　第三代头孢菌素抗菌活性强，不良反应小，在胆道内浓度高，适用于孕妇、儿童、哺乳期妇女。常用的药物有头孢曲松、头孢噻肟、头孢哌酮等，疗程 14 天。

3. 氯霉素　由于本药的不良反应、耐药菌株的出现等原因，早已不列为首选药物，但对于氯霉素敏感菌株仍为有效药物。剂量为 25mg/（kg·d），分 2~4 次口服或静脉滴注，疗程约为 14 天。治疗期间，应密切观察血常规变化，注意粒细胞减少症的发生，当白细胞计数低于 2.5×10^9/L 时应停药。新生儿、孕妇、肝功能损害者忌用。

4. 氨苄西林或阿莫西林　可用于孕妇、婴幼儿、白细胞数过低及肝肾功能损害者，使用前需做皮试。用药过程中如出现皮疹应及时停药。

5. 复方新诺明（SMZ-TMP）　用于敏感菌株的治疗。成人每次 2 片口服，每天 2 次，疗程 14 天。

四、并发症治疗

1. 肠出血　①绝对卧床休息，暂禁食。②严密观察血压、脉搏、神志及便血情况。③必要时输血，保证有效血容量，并注意水、电解质平衡。④应用止血剂（维生素 K₁、安络血、抗血纤溶芳酸、蛇毒血凝酶等）。⑤患者烦躁不安，可酌情使用镇静剂（地西泮、苯巴比妥），禁用泻剂及灌肠。⑥大出血患者经内科积极治疗无效时，可考虑手术治疗。

2. 肠穿孔 ①禁食，胃肠减压。②静脉输液补充热量，维持水、电解质及酸碱平衡。③加强抗菌治疗，选用对肠道细菌有效的抗生素，控制腹膜炎，警惕脓毒性休克的发生。④肠穿孔并发腹膜炎的患者应及时进行手术治疗。

3. 中毒性心肌炎 ①卧床休息。②应用促进心肌代谢、改善心肌营养的药物，如三磷酸腺苷（ATP）、辅酶 A、肌苷、维生素 C 等。③心力衰竭时，强心、利尿。④必要时加用糖皮质激素治疗。

五、慢性带菌者的治疗

可选择下列治疗措施：①氨苄西林或阿莫西林：氨苄西林每次 4~6g，静脉滴注，每天 1 次，或阿莫西林，每次 0.5g 口服，每天 4 次；可联合丙磺舒每天 2g，分 3~4 次口服。疗程 4~6 周。②复方新诺明：每次 2 片，每天 2 次，疗程 1~3 个月。③莫西沙星每次 400mg，每天 1 次口服，或左氧氟沙星每次 500mg，每天 1 次口服，疗程 6 周。④合并胆道炎症、胆石症者，经内科治疗效果不佳时，可行胆囊摘除术，以根治带菌状态。

【预防】

1. 控制传染源 患者按肠道传染病隔离，隔离治疗至体温正常后 15 天，如有条件症状消失后每隔 5 天做粪便培养 1 次，连续 2 次阴性可解除隔离。严格消毒处理患者的排泄物、便器、食具、衣物及生活用品。对饮食行业人员及保育员等应定期做粪便培养及"Vi"抗体检测，及时发现带菌者，慢性带菌者不宜从事上述工作并应给予治疗、监督和管理。密切接触者应医学观察 23 天（副伤寒为 15 天）。

2. 切断传播途径 为预防的重点。加强饮水、饮食卫生管理，保护水源，做好粪便、污水的处理。大力开展爱国卫生运动，消灭苍蝇。做好卫生宣教工作，养成良好的个人卫生及饮食卫生习惯等。

3. 保护易感人群 易感人群可进行预防接种，提高免疫力。可接种伤寒、副伤寒甲、副伤寒乙三联疫苗。接种后 2~3 周产生免疫力，可维持 1 年，但不良反应大，实际应用少。近年来应用口服减毒活菌苗 Ty21a 效果较好，对伤寒的保护率可高达 96%，有效期至少 3 年，不良反应也较低；此外，注射用的伤寒 Vi 多糖菌苗（表面包膜抗原 Vi）经试验亦证明有效。

思考题

1. 伤寒最主要的病理改变是什么？

2. 伤寒及副伤寒常见临床表现及并发症有哪些？

3. 伤寒及副伤寒的主要治疗措施是什么？

第六十三章　细菌性痢疾

细菌性痢疾（bacillary dysentery）简称菌痢，是由志贺菌属（genus shigellae，通称痢疾杆菌）引起的肠道传染病，又称志贺菌病（shigellosis）。菌痢以结肠的化脓性炎症为主要病变。主要临床表现为发热、腹痛、腹泻、里急后重、排脓血样大便，可伴有感染性休克或中毒性脑病。菌痢目前仍是我国的多发病之一。

【病原学】

根据国际微生物学会的分类，致病性志贺菌属可分为4群（志贺、福氏、鲍氏、宋内痢疾杆菌）47型。我国以福氏痢疾杆菌多见，其次是宋内痢疾杆菌。各型之间无交叉免疫，但有交叉耐药性，且病后免疫力差，故菌痢可多次感染，多次发病。

志贺菌属归属于肠杆菌科，无动力，为革兰阴性细长杆菌，无荚膜，无芽胞，兼性厌氧，但最适宜于需氧生长。志贺菌存在于患者与带菌者的粪便中，在体外生存力较强，温度越低，志贺菌保存时间越长。如在56℃10分钟死亡；室温通常可存活10天；而在蔬菜、水果及污染物上可存活1~2周。人类进食10个以上志贺菌即可引起痢疾。人群进食被污染的食物后，可引起食物型暴发流行。志贺菌对理化因素的抵抗力较其他肠杆菌科细菌弱，对各种化学消毒剂均很敏感，如氯化汞（升汞）、苯扎溴铵（新洁尔灭）、过氧乙酸、石灰乳等，0.1%的酚液30分钟内即可将其杀灭。

志贺菌的致病力与其侵袭性关系密切，侵入上皮细胞后在细胞内繁殖并可播散到邻近细胞，引起细胞死亡。志贺菌可产生内毒素和外毒素，内毒素是引起全身反应如发热、毒血症及休克的重要因素；外毒素可引起动物麻痹，故称为志贺神经毒素。外毒素还可引起肠黏膜细胞、肝细胞变性坏死。也可出现肠毒素样反应，局部产生大量液体，蛋白质含量较高，电解质含量和霍乱肠毒素引起的肠液相似，但较后者更迟出现渗出液。

【流行病学】

菌痢全年均有发病，但以夏秋季最多见，这可能与夏秋季节痢疾杆菌和苍蝇易于繁殖，人们生吃瓜果、蔬菜较多等因素有关。本病各年龄组均可发病，但以儿童最常见，青壮年次之。

1. 传染源　为菌痢患者及带菌者。不典型患者、慢性患者及各种带菌者，因不易被发现，故意义更大。如果这些患者或带菌者从事饮食、保育或供水工作，则有可能引起食物型或水型暴发流行。

2. 传播途径　本病为消化道传染病，主要通过粪-口途径传播。苍蝇有粪、食兼食习性，易造成食物污染。

3. 易感人群　人群普遍易感，病后仅有短暂和不稳定的免疫力，再加上不同群、型之间多无交叉免疫，故可多次患病。人群发病年龄有两个高峰，第一个高峰为学龄前儿童，第二个高峰为青壮年期（20~40 岁）。

【发病机制】

痢疾杆菌进入人体后是否发病，取决于细菌数量、致病力和人体抵抗力。当全身及局部抵抗力降低时，如某些慢性病、过劳、暴饮暴食及消化道疾病等，有利于痢疾杆菌侵入肠黏膜而致病。目前认为，痢疾杆菌对肠黏膜上皮细胞的侵袭力是致病的先决因素，对其无侵袭力的菌株并不致病。痢疾杆菌黏附在肠黏膜上皮细胞上，然后穿入上皮细胞内繁殖，再通过基底膜侵入黏膜固有层并在该处进一步繁殖，迅速引起炎性反应。固有层毛细血管及小静脉充血，并有中性粒细胞、单核细胞及血浆的渗出与浸润。病菌还可引起固有层小血管循环障碍，导致上皮细胞缺血、变性、坏死，形成浅表溃疡，从而产生腹痛、腹泻及脓血便。

中毒性菌痢主要见于儿童，发病机制尚不十分清楚，可能和机体产生强烈的过敏反应有关。志贺菌内毒素从肠壁吸收入血后，引起发热、毒血症及急性微循环障碍。内毒素作用于肾上腺髓质及兴奋交感神经系统释放肾上腺素、去甲肾上腺素等，使小动脉和小静脉发生痉挛性收缩。内毒素直接作用或通过刺激网状内皮系统，使组氨酸脱羧酶活性增加，或通过溶酶体释放，导致大量血管扩张物质释放，使血浆外渗，血液浓缩；还可使血小板聚集，释放血小板因子 3，促进血管内凝血，加重微循环障碍。中毒性菌痢的上述病变在脑组织中最为显著，可发生脑水肿甚至脑疝，出现昏迷、抽搐及呼吸衰竭，是中毒性菌痢死亡的主要原因。

【病理】

菌痢的病变部位主要在结肠，以乙状结肠和直肠病变最显著，严重病例可累及整个结肠、回盲部及回肠末端。急性期肠黏膜的基本病变为弥漫性纤维蛋白渗出性炎症，渗出物与坏死的肠黏膜上皮细胞融合成灰白色伪膜，伪膜脱落后形成深浅不一的溃疡。此种病变常止于黏膜固有层，很少进入黏膜下层，故绝少穿孔和大出血。慢性菌痢时，肠黏膜水肿、增厚，常有溃疡，亦可形成囊肿及息肉，偶可因肠壁瘢痕组织收缩而引起肠腔狭窄。中毒性菌痢的结肠病变很轻，突出病变为全身小血管内皮细胞肿胀、血浆渗出，周围组织水肿，脑部特别是脑干部有神经细胞变性及点状出血，肾上腺皮质萎缩和出血，肾小管上皮细胞变性和坏死。

【临床表现】

潜伏期为数小时至 7 天，多数为 1~2 天。

一、急性菌痢

1. **普通型（典型）** 起病急，高热可伴发冷寒战，继之出现全身不适、恶心、呕吐、腹痛和腹泻。初为稀便，1~2 天内即转为典型脓血便，每次量很少，常只有脓血而无粪质，血为鲜红色。每天排便达 10 次以上，常伴里急后重（腹痛欲便而不爽，便时肛管有沉重下坠感），肠鸣音亢进，全腹均可压痛，以左下腹为著。病程持续 10~14 天后自愈，亦可转为慢性。

2. **轻型（非典型）** 多无全身中毒症状，体温正常或低热。主要表现为腹泻，大便多为黏液稀便，常无脓血，每天排便次数不超过 10 次，腹痛及里急后重均较轻。病程 3~6 天，常

NOTE

可自愈。

3. 中毒型 多见于 2~7 岁儿童，成人少见。起病急骤，突然高热、反复惊厥、嗜睡、昏迷，迅速发生循环衰竭和（或）呼吸衰竭。肠道症状很轻或缺如，常需经灌肠或肛拭取粪便检查才能发现异常。根据临床表现又可分为：

（1）休克型 精神萎靡、面色苍白、四肢冷、脉细数、呼吸急促、血压下降及脉压小，严重时紫绀、皮肤明显花纹、血压明显下降或测不出、脉细微难触及、少尿或无尿等。

（2）脑型（呼吸衰竭型） 剧烈头痛、反复呕吐、血压偏高，继之呼吸节律不齐、深浅不一，呈双吸气或叹息样呼吸，甚至呼吸暂停等，瞳孔忽大忽小、两侧大小不等、对光反应迟钝或消失等。

（3）混合型 以上两型的表现同时出现，病情最重，病死率高。

二、慢性菌痢

菌痢反复发作或迁延不愈超过 2 个月者为慢性菌痢。治疗不及时和（或）不彻底、全身或局部抵抗力低下、福氏痢疾杆菌感染等因素，均与菌痢转为慢性有关。

1. 慢性隐匿型 过去有菌痢史，现无症状，但粪便培养或乙状结肠镜检查有菌痢表现，为菌痢的重要传染源。

2. 慢性迁延型 持续有轻重不等的痢疾症状，大便成形或较稀，带黏液或少量脓血，腹部可有压痛。也可腹泻与便秘交替出现。此型最为多见。

3. 急性发作型 有急性菌痢病史，急性期后症状不明显，可因某种因素如饮食不当、受凉、劳累而出现急性菌痢表现，但常较急性菌痢轻，全身中毒症状多不明显。

【并发症】

1. 志贺菌败血症 是志贺菌感染的重要并发症，比较少见，多发生于儿童。表现为持续高热、腹痛、腹泻，严重者可有脱水、意识障碍等。确诊有赖于血培养发现志贺菌。

2. 关节炎 急性期或恢复期偶可并发大关节的渗出性关节炎，与变态反应有关。

3. 瑞特（Reiter）综合征 表现为眼炎、尿道炎、关节炎，关节炎可长达数年。

【实验室及其他检查】

1. 血象检查 急性期白细胞计数及中性粒细胞可轻至中度升高。慢性期可有轻度贫血。

2. 粪便检查 典型菌痢粪便中粪质少，多为脓血（鲜血）黏液便。显微镜下有大量脓细胞、红细胞及巨噬细胞。

3. 免疫学检查 如免疫荧光抗体法、玻片固相抗体吸附间接免疫荧光法等，这些方法具有简便、快速、敏感性高等优点，但可出现假阳性。

4. 病原学检查

（1）细菌培养 应在抗菌药物使用前采样，取粪便脓血部分及时送检，早期多次送检可提高细菌培养阳性率，同时应做药物敏感试验以指导临床合理选用抗菌药物治疗。粪便培养出痢疾杆菌可以确诊。

（2）特异性核酸检测 采用核酸杂交或聚合酶链反应（PCR）可直接检查粪便中的痢疾

杆菌核酸，具有灵敏度高、快速简便等优点，但必须在具备检测条件的单位进行，故未广泛应用。

5. 乙状结肠镜检查 慢性期患者肠黏膜呈颗粒状，可见溃疡或息肉形成。自病变部位刮取分泌物做培养可提高检出率。

【诊断】

发病多在夏秋季，有进食不洁食物或与菌痢患者接触史。临床表现急性期为发热、腹痛、腹泻、里急后重及黏液脓血便，左下腹有明显压痛。粪便镜检有多数白细胞或脓细胞及红细胞即可诊断。确诊则有赖于粪便培养有痢疾杆菌。

夏秋季节发病，发热、腹痛腹泻、里急后重、典型脓血便或黏液便，左下腹压痛，粪便中检出脓细胞、红细胞、巨噬细胞，粪便培养或免疫检测阳性，可诊断为急性菌痢。发病急，高热、惊厥、烦躁不安、嗜睡、昏迷的患儿，有休克和（或）呼吸衰竭者应想到中毒性菌痢的可能，肛门拭子采便或盐水灌肠取材涂片检查和细菌培养阳性可诊断为中毒性菌痢。过去有菌痢史，多次典型或不典型腹泻2个月以上，粪便黏液脓性或呈间歇性黏液脓性，粪便培养阳性者可诊断为慢性菌痢。

【鉴别诊断】

1. 阿米巴痢疾 为致病性溶组织阿米巴侵入结肠壁所致，病变主要在结肠上段。起病较缓，少有毒血症状，里急后重轻，大便次数较菌痢少，腹痛多在右侧。粪便呈果酱样，有腥臭；镜检仅少许白细胞，红细胞凝集成团，可找到活动的、吞噬红细胞的阿米巴滋养体，慢性者可发现包囊。乙状结肠镜检查可见散在溃疡，溃疡边缘整齐，边缘部分涂片及活检可查到阿米巴滋养体。甲硝唑治疗有效（表63-1）。

表63-1 急性菌痢与急性阿米巴痢疾鉴别

鉴别要点	急性菌痢	急性阿米巴痢疾
病原及流行病学	痢疾杆菌，流行性	阿米巴原虫，散发性
全身症状	多有发热及毒血症症状	多不发热，少有毒血症症状
胃肠道症状	腹痛明显，有里急后重，腹泻每天10数次至数10次，多为左下腹压痛	腹痛轻，无里急后重，腹泻每天数次，多为右下腹压痛
粪便检查	量少，黏液脓血便，镜检有多数白细胞及红细胞，可见吞噬细胞。粪便培养有痢疾杆菌	量多，暗红色果酱样血便，有腥臭，镜检白细胞少，红细胞多，有夏-雷晶体，可找到溶组织阿米巴滋养体
乙状结肠镜检查	肠黏膜弥漫性充血、水肿及浅表溃疡	肠黏膜大多正常，其中有散在溃疡，边缘深切，周围有红晕

2. 急性肠炎 应与急性轻型菌痢相鉴别。本病常有饮食不洁史，水样大便，少有脓血，亦无里急后重，粪便培养有助于鉴别。

3. 流行性乙型脑炎 应与中毒性菌痢相鉴别。两者均常发生于夏秋季，都有高热、惊厥、昏迷。乙脑病情发展略缓，2~3天后才昏迷，常无周围循环衰竭，大便无脓血、黏液，亦不能培养出痢疾杆菌，脑脊液、血液中可分离出乙型脑炎病毒或特异性 IgM 抗体。

4. 结肠癌与直肠癌 常有慢性腹泻和脓血便，同时因继发感染用抗生素后症状也可缓解，故极易误诊为慢性菌痢。所以，凡是具有慢性腹泻患者，不论何种年龄，都应常规肛指检查和乙状结肠镜检查，对疑有高位肿瘤应行钡剂 X 线检查或纤维结肠镜检查。结肠癌与直肠癌多发生在中年以后，常有排便习惯与粪便性状改变，腹部可扪及肿块，进行性贫血、消瘦，粪便隐血试验持续阳性。

【病情评估】

一、临床分型

细菌性痢疾根据病程可分为急性菌痢、慢性菌痢。根据临床特点不同，急性菌痢又分为普通型、轻型、中毒型（包括休克型、脑型、混合型）；慢性菌痢又分为慢性隐匿型、慢性迁延型、急性发作型。

二、预后

本病预后与全身免疫状态、感染菌型、临床类型及病后治疗是否及时、合理等因素密切相关。大部分急性菌痢患者 1~2 周内可痊愈，仅少数患者转为慢性或成为带菌者。中毒型菌痢预后差，病死率较高。

【治疗】

一、急性菌痢的治疗

1. 一般治疗　患者应按照消化道传染病隔离至临床症状消失后 1 周或粪便培养连续两次阴性为止。卧床休息。饮食以流质、半流质为主，忌多渣、难消化或有刺激性的食物。

2. 对症治疗　保证足够水分、电解质及酸碱平衡。只要有水和电解质丢失，无论有无脱水表现，均应口服补液，补液量为丢失量加上生理需要量。高热及呕吐次数较多者，应通过静脉补液。严重腹痛的患者，可肌肉注射维生素 K_3 10mg 或阿托品 0.5mg。一般腹痛者，可用颠茄片 8mg，每天 3 次或山莨菪碱（654-2）10mg，每天 3 次。高热并有严重全身症状者，在强有力的抗菌药物治疗的基础上可给予地塞米松 2~5mg，肌肉注射或静脉滴注。中等发热、全身症状不严重的患者，可服用阿司匹林 0.5g，每天 3 次，共 1~2 天。除了退热作用以外，阿司匹林尚有减少肠液分泌的作用。

3. 抗菌治疗　首选氟喹诺酮类药物。该类药物具有抗菌谱广、口服易吸收等优点。可口服诺氟沙星每次 0.2g，每天 3~4 次；或环丙沙星每次 0.2g，每天 2~3 次，或左氧氟沙星每次 0.5g，每天 1 次。其次可用庆大霉素 8 万 U，每天 2 次，肌肉注射，应注意观察可能发生的不良反应。其次可选择复方磺胺甲基异噁唑、阿奇霉素、多西环素、三代头孢菌素等。抗生素治疗的疗程一般为 5~7 天。黄连素有减少肠道分泌的作用，在使用抗生素时可同时使用，每次 0.3g，每天 3 次，7 天为 1 个疗程。抗生素的选择，应结合药物敏感试验，在一定地区内注意轮换用药。抗菌药物疗效的考核应以粪便培养阴转率为主，治疗结束时阴转率应达 90% 以上。

二、中毒性菌痢的治疗

应采取综合急救措施，力争早期治疗。

1. 抗菌治疗 药物选择基本与急性菌痢相同，但应先采用静脉给药，情况好转后改为口服。此外可用第三代头孢菌素，如头孢哌酮、头孢他啶、头孢噻肟等。

2. 抗休克治疗

（1）扩充血容量 早期应快速输液，立即用低分子右旋糖酐 10~15mL/kg 及 5% 碳酸氢钠 5mg/kg，于 1/2~1 小时静脉滴注，以迅速扩张血容量。以后则生理盐水与葡萄糖各半，按 20~50ml/kg 静脉快速滴注，6~8 小时滴完。休克改善后维持输液以葡萄糖为主，与含钠液体比例为 (3~4)∶1，24 小时维持量为 50~80mL/kg，缓慢静脉滴注。

（2）血管活性药物的应用 中毒性菌痢主要为高阻低排性休克，宜采用 654-2 0.5~1mg/kg（成人 20~40mg），静脉推注，每 5~15 分钟 1 次。可以对抗乙酰胆碱并具有扩张血管的作用，直至面色变红润、四肢转暖、血压回升及呼吸改善。如用药后效果不佳，可改用酚妥拉明、多巴胺或去甲肾上腺素。

（3）纠正代谢性酸中毒 可用 5% 碳酸氢钠，5mL/kg 约可提高二氧化碳结合力 4.4mmol/L。

（4）糖皮质激素的应用 氢化可的松 5~10mg/kg 静脉滴注，一般用 3~5 天。

3. 防治脑病 发热者给予物理降温，可以降低氧耗或减轻脑水肿。对于高热及频繁惊厥患者可短暂给予冬眠合剂氯丙嗪及异丙嗪各 1~2mg/kg 肌肉注射，加强物理降温的效果。当患者频繁惊厥，昏迷加深，呼吸不规则，口唇发绀，应及时采用 20% 甘露醇，每 6~8 小时静脉推注 1.5~2g/kg。同时给予地塞米松静脉滴注，限制钠盐摄入，对控制脑水肿有一定作用。

4. 抢救呼吸衰竭 保持呼吸道通畅，给氧，严格控制入液量。必要时给予尼可刹米、洛贝林等呼吸兴奋剂肌肉注射或静脉注射。危重者应呼吸监护、气管插管或用机械通气。

三、慢性菌痢的治疗

慢性菌痢疗效欠佳，需长期系统治疗，积极寻找诱因加以治疗。如有明显症状而粪便培养阳性，应隔离治疗；应尽可能多次进行粪便培养及细菌药敏试验。必要时做乙状结肠镜检查，作为用药及判断疗效的参考。

1. 抗生素 联合应用两种不同类的抗菌药物，剂量足、疗程较长，且需重复 1 个或 2 个疗程。

2. 菌苗治疗 用自身菌苗或混合菌苗隔天皮下注射 1 次，开始每次 0.25mL，逐渐增至每次 2.5mL，20 天为 1 个疗程。

3. 局部灌肠 5% 大蒜浸液或 0.5% 卡那霉素 100~200mL 保留灌肠，每天 1 次，10~15 次为 1 个疗程。也可在灌注液中加入 0.25% 普鲁卡因 10mL、氢化可的松 25mg，以提高疗效。

4. 肠道菌群失调的处理 因长期使用抗生素易有菌群失调，应限制豆制品和乳类摄入量，并可应用微生态制剂，如乳酸杆菌或双歧杆菌制剂等纠正。

【预防】

1. 管理传染源 早期发现患者和带菌者，及时隔离和彻底治疗。对从事饮食业、保育及自来水厂工作的人员应定期体检。

2. 切断传播途径 搞好"三管一灭"，即管水、管粪、管理饮食及消灭苍蝇。饭前便后洗手。

3. 保护易感人群　可采用口服多价减毒活菌苗，免疫期可维持6~12个月，少数人服用后可出现腹泻。常用的菌苗有：①自然无毒株。②有毒或无毒痢疾杆菌与大肠埃希菌杂交的菌株。③变异菌株。目前国内主要采用变异菌株，如福氏（F2a）型"依链株"。

思考题

1. 简述细菌性痢疾的流行病学特点。
2. 简述急性菌痢的分型，以及各型临床特点。
3. 中毒性菌痢如何分型？如何治疗？
4. 何为慢性菌痢？如何分型？如何治疗？

第六十四章 霍 乱

霍乱（cholera）是由霍乱弧菌所致的烈性肠道传染病，发病急，传播快，是亚洲和非洲大部分地区腹泻的重要原因，属国际检疫传染病。在《中华人民共和国传染病防治法》中列为甲类传染病。其发病机制主要是由霍乱肠毒素引起的分泌性腹泻。本病临床表现轻重不一，大多数患者仅有轻度腹泻，典型病例可表现为急剧泻吐，排泄大量米泔水样肠内容物，脱水，周围循环衰竭等。重者死亡率极高，常造成世界性流行。

【病原学】

霍乱的病原体为霍乱弧菌，为革兰染色阴性，短小稍弯曲的杆菌，如逗点状。无芽胞，无荚膜，菌体两端钝圆或稍平。菌体长 $1.5 \sim 2\mu m$，宽 $0.3 \sim 0.4\mu m$，菌体末端有一根鞭毛，长为菌体的 $4 \sim 5$ 倍。运动极为活泼，在暗视野显微镜下观察悬液中可见穿梭运动。

霍乱弧菌的抗原结构有耐热的菌体（O）抗原和不耐热的鞭毛（H）抗原。H 抗原为霍乱弧菌属所共有；O 抗原是霍乱弧菌分群和分型的基础。根据 O 抗原的特异性可将其分为 139 个血清群。WHO 腹泻控制中心根据霍乱弧菌能否被 O_1 群抗血清凝集及致病性不同而分为 3 群：①O_1 群霍乱弧菌：是霍乱的主要致病菌，包括古典生物型和埃尔托（El Tor）生物型。根据本群弧菌 O 抗原的 A、B、C 3 个抗原组成成分在各菌中的不同组合，可将其进一步分为原型（AC）、异型（AB）和中间型（ABC）3 个血清型。②非 O_1 群霍乱弧菌：本群根据 O 抗原的不同，可分为 200 个以上血清型，一般无致病性，仅少数血清型可引起散发性腹泻，但其中的 O_{139} 血清型具有特殊性，是 1992 年曾在印度和孟加拉湾暴发流行时发现的血清型，对人类有致病性，可引起一种新型霍乱。③不典型 O_1 群霍乱弧菌：虽可被多价 O_1 群血清凝集，但该群不产生肠毒素，无致病性。我国流行的霍乱弧菌以埃尔托生物型、异型为主。

霍乱弧菌在外环境中存活力很有限，耐碱不耐酸，对热、干燥、直射日光、酸及一般消毒剂（如漂白粉、碘、来苏、季铵盐和高锰酸钾等）均甚敏感。霍乱弧菌在正常胃酸中仅能生存 4 分钟，在未经处理的粪便中存活数天。经干燥 2 小时或加热 55℃ 10 分钟即可死亡，煮沸立即死亡。对消毒剂敏感，如在 1∶500000 高锰酸钾中数分钟即被杀灭，在 0.1% 漂白粉中 10 分钟即死亡。

【流行病学】

1. 传染源 患者与带菌者是霍乱的主要传染源，隐性及轻型者不易确诊，为更重要的传染源。中、重型患者排菌量较大，粪便含菌量每毫升可达 $10^7 \sim 10^9$ 弧菌，排菌时间一般为 5 天，但可长达 1 个月，污染面广，是重要的传染源。海洋甲壳类生物表面可黏附埃尔托弧菌，所分泌的酶能分解甲壳作为其营养而长期存活。当进食污染海产品后可发生霍乱流行。

NOTE

2. 传播途径　霍乱是消化道传染病。患者及带菌者的粪便或排泄物污染水源或食物后引起传播，其中水的作用最为突出。其次，日常的生活接触和苍蝇也起着传播作用。

3. 易感人群　人群对霍乱弧菌普遍易感。在新感染区，成人比儿童易受感染；在地方流行区，儿童发病率较成人高。病后可获一定程度的免疫力，能产生抗菌抗体和抗肠毒素抗体，再次发生严重感染者少见。

4. 流行特征　霍乱的流行季节常为夏秋季，且多在 7~10 月份。印度的恒河三角洲和印尼的苏拉威西岛分别为古典型和埃尔托型霍乱的地方性疫源地，由此向东南亚传播并造成世界性流行。其分布有沿海、沿江为主的地理特点，尤其是埃尔托型霍乱更是如此。流行形式为暴发型与散发型两种并存。是否有周期性流行的特征目前尚不能证实。应注意 O_{139} 血清型霍乱，其疫情凶猛，传播迅速，病例散发，无家族聚集现象，人群普遍易感，与 O_1 群、非 O_1 群其他弧菌感染无交叉免疫力，且现有的霍乱菌苗对此感染无保护作用。

【发病机制】

人体经口感染霍乱弧菌后是否发病，主要取决于机体的免疫力和食入弧菌的量。在正常情况下霍乱弧菌可被胃酸杀灭，但当胃酸分泌减少或被高度稀释，或因入侵的弧菌数量较多，未被胃酸杀灭时，则霍乱弧菌可通过胃进入小肠，然后通过鞭毛运动、黏蛋白溶解酶、菌毛等，黏附于肠黏膜上皮细胞表面，生长繁殖，产生外毒素性质的霍乱肠毒素。霍乱弧菌不直接侵犯肠壁，而是通过霍乱肠毒素的作用引起肠液的过度分泌。霍乱肠毒素有 A、B 两个亚单位，亚单位 B 与肠黏膜细胞结合后，亚单位 A 与毒素整个分子脱离，并移行至细胞膜内侧，激活腺苷环化酶而使环磷酸腺苷大量积聚在黏膜细胞内，刺激肠黏膜细胞分泌大量水和电解质等。

由于肠黏膜分泌增强，回收减少，因而大量肠液聚集在肠腔内，形成本病特征性的剧烈水样腹泻。霍乱肠毒素作用于肠道杯状细胞，使大量黏液微粒出现于粪便中，形成米汤样或米泔状大便。霍乱弧菌的内毒素来自弧菌细胞壁，与霍乱发病关系不大。弧菌产生的酶（如黏蛋白酶）、代谢产物或其他毒素（如血管渗透因子、溶血素等）对人体有一定损害作用。

【病理生理】

霍乱的剧烈吐泻引起大量水和电解质丢失，可使患者迅速形成严重脱水，继而出现周围循环障碍，此时重要脏器如肾、肾上腺皮质、脑及心本身可因缺血、缺氧而受到严重影响。钾、钠、钙及氯化物的丢失，可导致肌肉痉挛及低钠、低钾、低钙血症等。由于胆汁分泌减少，肠液中含有大量水、电解质和黏液，所以吐泻物呈米泔水样。碳酸氢盐与钠的丢失及周围循环衰竭可引起代谢性酸中毒。如病情进一步发展，严重的循环衰竭所造成的肾缺血、低钾及毒素对肾脏的直接作用等，可导致肾衰竭。

【临床表现】

潜伏期一般为 1~3 天，短者数小时，长者可达 7 天。多突然发病，少数在发病前 1~2 天血清型有腹胀、轻泻等前驱症状。各型霍乱弧菌所致的临床表现大致相同，但古典型和 O_{139} 型以重型较多，埃尔托型则轻型较多，隐性感染者更多。

典型霍乱患者的临床表现按病程可分为 3 期。

1. 泻吐期　多数以无痛性剧烈腹泻开始，继而呕吐，无发热，不伴有里急后重。少数可因腹直肌痉挛而致腹痛。大便量多，每次可超过 1000mL，每天 10 余次甚至难以计数。开始大便为泥浆样或水样含粪质，后为米泔水样或清水样，甚或呈洗肉水样，稍有鱼腥味。镜检无脓细胞。可伴有呕吐，常为喷射性，呕吐物初为胃内容物，以后为水样，与大便性质相仿。本期持续数小时至 1~2 天。O_{139} 血清型霍乱的特征是发热、腹痛比较常见（40%~50%），而且可并发菌血症等肠道外感染。

2. 脱水期　此期由于严重泻吐引起大量水和电解质丧失，可出现脱水和周围循环衰竭。患者烦躁不安或神志淡漠，表情呆滞，口渴声嘶，眼球下陷，面颊深凹，皮肤湿冷且弹性消失，手指皱瘪等。肌肉痉挛多见于腓肠肌和腹直肌。腹舟状，有柔韧感。呼吸短促，脉细速或不能触及，心音微弱，血压降低甚至测不到，少尿、无尿等。此期一般为数小时至 2~3 天。

3. 恢复期　脱水纠正后，多数患者症状逐渐消失，体温、脉搏、血压恢复正常。约 1/3 患者有反应性发热，多波动于 38℃~39℃，可能是循环改善后肠毒素吸收增加所致。发热持续 1~3 天后可自行消退。

【并发症】

1. 急性肾衰竭　发病初期患者由于剧烈吐泻导致脱水，可出现肾前性少尿，经及时补液可不发生肾衰竭。如患者脱水得不到及时纠正，可由于肾脏供血不足，肾小管缺血性坏死，出现氮质血症，严重者可出现尿毒症而死亡。

2. 急性肺水肿　代谢性酸中毒可导致患者肺循环高压，而肺循环高压可因补充大量不含碱的盐水而加重，导致患者出现急性肺水肿。

3. 其他　低钾综合征、心律失常及孕妇流产等。

【实验室检查】

1. 血液检查　因脱水致患者血液浓缩，红细胞和血红蛋白相对增高，白细胞计数增高可至（10~30）×10^9/L，中性粒细胞及大单核细胞增多。血清钾、钠、氯化物和碳酸盐降低，血 pH 值下降，尿素氮增加。

2. 尿液检查　尿液多呈酸性，可有蛋白，红、白细胞及管型。

3. 粪便常规检查　可见黏液和少许红、白细胞。

4. 细菌学检查　①粪便悬滴镜检及制动试验：暗视野镜检可见运动活泼呈穿梭状的弧菌，并能被特异性抗血清所抑制。上述检查可作为霍乱流行期间的快速诊断方法。②粪便涂片染色可见革兰阴性稍弯曲的弧菌。③荧光抗体检测粪便中弧菌，可于 1~2 小时内获得结果。④粪便培养应选择可疑或典型菌落，阳性率更高，并可分型。⑤免疫荧光法与 PCR 法可检出病原菌。

5. 血清学检测　抗菌抗体和抗肠毒素抗体，前者于发病第 5 天出现，病程 8~21 天达峰值，继而下降，到 10 个月时恢复正常。慢性带菌者可持续高水平。

【诊断】

1. 霍乱诊断　有下列情况之一者可诊断为霍乱：①有腹泻症状，粪便培养霍乱弧菌阳性即可确诊。②霍乱流行期间，凡有典型症状，但粪便培养未发现霍乱弧菌，经血清抗体测定呈 4 倍增长者可确诊。③疫原检索中发现粪便培养阳性前后各 5 天内，有腹泻症状及接触史者，可诊断为轻型霍乱。

2. 疑似诊断 ①具有典型霍乱症状的首发病例，病原学检查尚未肯定前。②霍乱流行期间与霍乱患者有明确接触史，并发生泻吐症状，而无其他原因可查者。2 项中有 1 项即可诊断为疑似霍乱。对此应进行隔离、消毒，做疑似霍乱的疫情报告和每天粪便培养，若连续 2 次培养阴性，可做否定诊断，并做疫情订正报告。

【鉴别诊断】

1. 急性菌痢 多有发热、腹痛及里急后重，大便为黏液脓血状，便次多，量少，大便镜检有大量脓细胞、红细胞、吞噬细胞，粪便培养可见痢疾杆菌。

2. 急性胃肠炎 有食用不洁食物史，同食者常集体发病。起病急，常先吐后泻，排便时可有剧烈腹痛，粪便呈黄水样，较臭，偶有黏液及脓血，常伴发热等。可以从食物及吐泻物中分离出相应的细菌。大肠埃希菌性肠炎常有发热、恶心、呕吐、腹绞痛、大便水样或蛋花样，粪便培养均可有相应的大肠埃希菌生长。

【病情评估】

一、临床分型

1. 无症状型 感染后无任何症状，仅呈排菌状态，称为接触或健康带菌者，排菌期一般为 5~10 天，个别可迁延数月或数年，成为慢性带菌者。

2. 轻型 起病缓慢，腹泻次数不超过 10 次，质稀，无呕吐，无脱水表现，血压、脉搏均正常，血浆比重为 1.026~1.030，尿量略减少。持续腹泻 3~5 天后恢复。

3. 中型 每天泻吐达 10~20 次。大便呈米泔水样，有一定程度的脱水。血压稍低，脉细速，血浆比重为 1.031~1.040，24 小时尿量在 500mL 以下。

4. 重型 泻吐频繁，脱水严重，出现循环衰竭，血压明显下降，甚至不能测出，脉细数常不能触及，血浆比重>1.041，24 小时尿量在 50ml 以下或无尿。

5. 暴发型 又称干性霍乱、中毒型霍乱，甚罕见。起病急骤，不待泻吐出现，即因中毒性循环衰竭而死亡。

二、预后

本病预后与所感染霍乱弧菌的生物型、临床病情轻重及治疗是否及时、合理等因素密切相关。年老体弱、婴幼儿或发生并发症者预后差。患者死亡原因主要是循环衰竭和急性肾衰竭。

【治疗】

霍乱的治疗原则：严格隔离，及时补液，辅以抗菌和对症治疗。

一、严格隔离

霍乱患者应按照甲类传染病进行严格隔离，及时上报疫情。对于确诊及疑诊病例应分别隔离，彻底消毒排泄物。患者症状消除后，粪便连续两次培养阴性才能解除隔离。

二、补液疗法

1. 静脉补液 及时适当的补充液体和电解质是治疗本病的关键环节。静脉补液适合于重度脱水、不能口服的中度脱水及极少数轻度脱水患者。输液的剂量和速度，应视病情轻重、脱水程度、血压、脉搏、尿量及血浆比重等决定。补液原则是早期、迅速、足量，先盐后糖，先快后慢，纠酸补钙，见尿补钾。对老人、婴幼儿及心肺功能不全的患者补液不可过快，边补液边观察治疗反应。

成人患者治疗开始以生理盐水快速静脉输注，待血压回升后减速并改用含糖541液，其每升含氯化钠5g、碳酸氢钠4g、氯化钾1g，另加50%葡萄糖20mL。24小时的补液量按轻、中、重型分别为3000~4000mL、4000~8000mL和8000~12000mL。最初1~2小时宜快速滴入，中型者输液速度为每分钟5~10mL，重型者开始按每分钟40~80mL的速度快速输入，以后按每分钟20~30mL的速度滴入，为此需使用多条输液管和（或）加压输液装置，视脱水情况改善，逐步减慢输液速度。

2. 口服补液 霍乱肠毒素使肠道液体大量排出，并不影响葡萄糖和钠离子吸收，在吸收葡萄糖的同时可增加氯化钠及水的吸收。因此，轻、中型患者可给予口服补液，对重症患者先给予静脉补液，待休克纠正、情况改善后，亦可改为口服补液。口服补液配方为每升水中含葡萄糖20g、氯化钠3.5g、碳酸氢钠2.5g、氯化钾1.5g。在最初6小时，成人口服液量为700mL/h，以后每6小时口服量按前1个6小时出液量的1.5倍计算。呕吐不一定是口服补液的禁忌，只是速度要慢一些，特别是儿童病例。注意呕吐物量应计算在出液量内。

三、抗菌治疗

抗菌药物的运用可缩短病程，减少腹泻次数，迅速从粪便中清除病原菌，但仅为辅助治疗，不能替代补液措施。常用药物有多西环素［成人200mg每天2次，小儿6mg/（kg·d）分2次口服］、复方新诺明（成人每次2片，每天2次）、诺氟沙星（成人每次200mg，每天3次）、环丙沙星（成人每次250~500mg，每天2次口服）等。以上任选1种药物，连服3天。近年已报道有耐药菌株出现，有必要根据药物敏感试验选择用药。

四、对症治疗

严密隔离，注意休息。注意纠正酸中毒、低血钾，使用血管活性药物纠正休克，必要时可用地塞米松或氢化可的松。如出现心力衰竭、肺水肿，则应暂停或减慢输液速度，酌情应用毛花苷丙（西地兰）、呋塞米等。对急性肾衰竭者应纠正酸中毒及电解质紊乱，必要时可采用透析治疗。抗肠毒素治疗可选氯丙嗪或黄连素。

【预防】

1. 控制传染源 设置肠道门诊，及时发现并检出患者，尽早予以隔离治疗。流行期间应做好国境卫生检疫和国内交通检疫。对密切接触者应严密检疫5天，或予以预防性服药，如多西环素200mg顿服或诺氟沙星200mg，每天3次，连服2天。

2. 切断传播途径　改善环境卫生，加强饮水消毒和食品管理。对患者和带菌者的粪便与排泄物均应进行严格消毒。此外，应消灭苍蝇等传播媒介。

3. 提高人群免疫力　以往应用疫苗免疫人群，由于不能防止隐性感染和带菌等，已不提倡应用。目前应用基因工程技术研制的只产生 B 亚单位活菌苗可诱生有效的抗毒素和抗菌免疫。

思考题

1. 霍乱的主要发病机制是什么？
2. 试述霍乱的典型临床经过。
3. 霍乱应与哪些疾病相鉴别？
4. 简述治疗霍乱的静脉补液原则。

第六十五章　血吸虫病

血吸虫病（schistosomiasis）是由血吸虫寄生于人体所引起的疾病。能寄生于人体的血吸虫主要有 5 种，即日本血吸虫、曼氏血吸虫、埃及血吸虫、间插血吸虫和湄公血吸虫。在我国流行的只有日本血吸虫病，是由日本血吸虫寄生在人体门静脉系统引起的疾病。本病为人畜共患疾病，感染率较高，控制疾病传播难度大。我国血防工作虽然取得了很大的成绩，但仍面临严峻的疫情形势。

【病原学】

日本血吸虫成虫寄生于终末宿主的门静脉系统血管内。雌虫在肠壁小静脉末梢产卵，大多数虫卵沉积于肠壁及肝组织内，少部分穿破黏膜血管进入肠腔，随粪便排出体外。虫卵在适宜温度（25℃~30℃）的水中孵出毛蚴，毛蚴侵入中间宿主钉螺体内，经母胞蚴和子胞蚴二代发育繁殖，形成大量尾蚴，尾蚴从螺体逸出进入水中。当人畜接触疫水时，尾蚴迅速经皮肤或黏膜侵入体内，随血流经心肺进入肝门静脉内，在肝内发育成童虫、成虫，雌雄异体合抱再从肝门静脉逆血液移至肠系膜下静脉产卵，完成其生活史。

【流行病学】

1. 传染源　主要是受感染的人和哺乳动物。钉螺是唯一的中间宿主。

2. 传播途径　必须具备 3 个环节：①患者与病畜的粪便入水，血吸虫卵孵化成毛蚴。②钉螺孳生，毛蚴得以寄生发育繁殖成尾蚴。③人畜接触疫水或饮用含有尾蚴的生水。

3. 易感人群　人群普遍易感，男性青少年为多。夏秋季为感染高峰。感染后有部分免疫力。

【发病机制】

血吸虫尾蚴、幼虫、成虫、虫卵均可引起宿主一系列的免疫反应。尾蚴钻入皮肤后，引起局部毛细血管扩张、充血、水肿，以及中性粒细胞和嗜酸性粒细胞浸润，皮肤出现红色丘疹，称为"尾蚴性皮炎"。幼虫随血流经右心而达肺，穿透肺毛细血管壁，导致肺组织一过性炎性细胞浸润和点状出血，引起咳嗽、痰中带血等症状，严重者可致"出血性肺炎"。童虫分泌的毒素、代谢产物及死虫分解的蛋白类物质可诱发机体免疫反应，产生大量免疫复合物，引起发热、全身性皮疹、淋巴结肿大及肾损害等。

急性血吸虫病有体液与细胞免疫的共同参与，而慢性与晚期血吸虫病的免疫病理变化则属于迟发型变态反应，主要是由虫卵引发的宿主免疫反应。虫卵在沉积部位发育，卵内毛蚴经卵壳超微孔释放可溶性抗原，致敏 T 淋巴细胞产生各种细胞因子，吸引巨噬细胞及嗜酸性粒细胞等聚集到虫卵周围，形成肉芽肿。可溶性虫卵因子、巨噬细胞及 T 淋巴细胞均可产生成纤维细胞刺激因子，促进血吸虫病性肝纤维化的形成。

【病理】

病变以肝脏和乙状结肠最为显著。肝脏早期充血、肿大，晚期呈现纤维化。急性期结肠黏膜充血、水肿、点状出血、浅表溃疡，黏膜下有虫卵结节；慢性期肠壁增厚、息肉样增生、结肠狭窄等。脾脏早期轻度肿大，晚期可出现巨脾，伴脾功能亢进。虫卵或成虫还可寄生于门静脉系统之外的器官，以肺部和脑部较多。

【临床表现】

一、急性血吸虫病

多发于夏秋季，以 7~9 月份常见。男性青壮年及儿童居多，常有明确疫水接触史，如游泳、捕鱼等。平均潜伏期约 40 天。病程一般不超过 6 个月，经积极治疗常可较快痊愈，否则可发展为慢性甚或晚期血吸虫病。

1. 发热 急性期均有发热，以间歇热、弛张热多见，稽留热仅见于重症。轻症发热仅持续数日，重症可长达数月，并可伴有严重营养不良、贫血、消瘦、浮肿等症状。相对缓脉多见，易误诊为伤寒。

2. 过敏反应 有尾蚴性皮炎、荨麻疹、血管神经性水肿、全身淋巴结肿大、支气管哮喘等，血中嗜酸性粒细胞显著增多有助于诊断。

3. 腹部表现 常有食欲减退、腹痛、腹泻，为稀水便或黏液脓血便。严重者可出现腹膜刺激征、腹水及高度腹胀，或腹部触诊呈柔韧感，似结核性腹膜炎。90% 以上患者有肝肿大（左叶显著）伴压痛，约半数患者出现轻度脾肿大。

4. 其他 可有咳嗽、气喘、胸痛，重者咳血痰。少数患者有蛋白尿，管型少见。重症患者可出现心肌损害、神志改变、恶病质等。

二、慢性血吸虫病

可因流行区居民反复轻度感染，或由急性期患者治疗不彻底演变而成，占血吸虫病的绝大多数。一般病程在半年以上，有的可长达 10~20 年。

1. 无症状型 无任何症状和体征，常于血吸虫普查或因其他疾病就诊时粪便检查发现虫卵而确诊。

2. 有症状型 以血吸虫性肉芽肿肝病和结肠炎为主要表现。常见慢性腹泻、腹痛，排稀便或黏液脓血便，伴里急后重感，与痢疾相似。早期以肝肿大为主，尤其肝左叶肿大明显，以后逐渐出现脾肿大。病程长者全身症状明显，可出现消瘦、乏力、贫血、内分泌紊乱等。

三、晚期血吸虫病

晚期血吸虫病主要指血吸虫病的肝纤维化阶段，病程多在 5~15 年以上。根据患者受累脏器病变程度、性质及临床表现的不同，将此期分为 4 型，各型可交叉存在。

1. 巨脾型 最多见。脾肿大可达脐下或横径越过正中线，表面光滑，质地坚硬，可有压痛，常伴有脾功能亢进症。

2. 腹水型 是严重肝硬化的重要标志。患者腹胀明显，腹部高度膨隆，常伴有呼吸困难、脐疝、腹壁静脉曲张和下肢浮肿。

3. 结肠增殖型 肠道症状较为突出。表现为经常性腹痛、腹泻、便秘或腹泻与便秘交替出现。可为水样便、血便或黏液脓血便，左下腹可扪及包块或痉挛性条索状物，可出现不全性肠梗阻。本型有癌变可能。

4. 侏儒型 儿童期慢性反复感染血吸虫后，内分泌腺可出现不同程度萎缩和功能减退，以性腺和垂体功能不全最明显，表现为垂体性侏儒。此型现已很少见。

四、异位损害

1. 肺型血吸虫病 多见于急性患者。为虫卵沉积引起肺间质性病变。有轻微咳嗽、胸部隐痛，有时可闻及干湿性啰音。X线检查可见中下肺野弥漫云雾状、点片状、粟粒样浸润阴影，边缘模糊。肺部病变经治疗后3~6个月可逐渐吸收、消失。

2. 脑型血吸虫病 可分为急性和慢性两型。前者酷似脑膜脑炎，如意识障碍、脑膜刺激征阳性、瘫痪、抽搐等。脑脊液中嗜酸性粒细胞增多，或有蛋白质和白细胞轻度增多；后者主要表现为局限性癫痫发作，可伴头痛、偏瘫等。颅脑CT扫描显示顶叶或枕叶单侧多发高密度结节阴影。粪检可找到虫卵。及时诊断治疗，预后良好。

【实验室及其他检查】

1. 血常规检查 急性期患者外周血嗜酸性粒细胞显著增多为其主要特点。白细胞总数多为 $(10\sim30)\times10^9/L$，嗜酸性粒细胞一般占 $20\%\sim40\%$，但重症患者反而减少，甚至消失，代之以中性粒细胞增多。慢性患者血嗜酸性粒细胞增多在 20% 以内。晚期患者因脾功能亢进，引起不同程度贫血以及白细胞和血小板减少，嗜酸性粒细胞增多不明显。

2. 粪便检查 从粪便中检出虫卵或孵出毛蚴为确诊本病的依据。一般采用改良加藤厚涂片法、尼龙绢集卵孵化法，需反复多次检查以提高检出率。一般急性期检出率较高，晚期患者由于肠壁纤维化，虫卵不易排出，阳性率低，需改用直肠黏膜活检或免疫学检查。

3. 肝功能试验 急性患者血清 γ 球蛋白增高、ALT 轻度增高；慢性血吸虫病尤其是无症状者肝功能多正常；晚期患者血清白蛋白降低，常有白蛋白与球蛋白比例倒置。

4. 免疫学检查 对血吸虫病的诊断具有较高的敏感性和特异性。采用单抗斑点酶联免疫吸附试验（Dot ELISA）检测急、慢性血吸虫病患者血清循环抗原，间接血凝试验（IHA）、酶联免疫吸附试验（ELISA）、环卵沉淀试验（COPT）等检测抗体。

5. 影像学检查

（1）超声显像检查 可判断肝纤维化的程度，确定肝、脾、门静脉大小及有无腹水，并可定位行肝穿刺活检。

（2）CT 检查 可显示晚期患者肝包膜增厚钙化及肝纤维化等特异性图像，重度纤维化可表现为龟背样图像。CT 检查也有助于脑血吸虫病的影像学分型诊断。

6. 直肠黏膜活检 对多次粪便检查阴性的疑似患者，可在肠镜下取病变处黏膜做压片或病理检查，较易查见虫卵。对晚期血吸虫患者活检时，要小心谨慎，防止发生直肠大出血和穿孔。

【诊断】

1. 流行病学 血吸虫疫水接触史是诊断的必备条件。

2. 临床特点 有急性、慢性或晚期血吸虫病的临床表现，如发热、皮炎、腹痛、腹泻、肝脾肿大、局限性癫痫、侏儒症等。粪便中检出活卵或孵出毛蚴，或血中循环抗原检测阳性，均表明体内有成虫寄生；其他血清免疫学检测阳性则提示曾感染过血吸虫。对慢性和晚期患者，必要时可行直肠黏膜活检，以提高虫卵检出率。

【鉴别诊断】

急性血吸虫病发热应与伤寒、阿米巴肝脓肿、粟粒型肺结核、败血症等鉴别。流行病学资料及血中嗜酸性粒细胞显著增多等有助于血吸虫病诊断。

慢性血吸虫病腹泻、便血，易与阿米巴痢疾、肠结核、结肠癌相混淆。粪便培养、肠镜检查、病原学检查、免疫学检查均有助于鉴别。

晚期血吸虫病有肝脾肿大、腹水，应与慢性病毒性肝炎、肝癌及其他原因引起的肝纤维化相鉴别。根据影像学检查、生化检查和有关病原学检查，不难鉴别。

【治疗】

一、病原治疗

吡喹酮对血吸虫各个发育阶段均有不同程度的杀虫效果，是治疗各期各型血吸虫病的首选药，具有疗效高、毒副反应轻、给药方便、疗程短、适应证广等优点。

一般用法：①急性血吸虫病：成人总剂量为 120mg/kg，6 天分次服完。②慢性血吸虫病：成人总量为 60mg/kg，2 天内分 6 次服完。③晚期血吸虫病：一般总量按 40mg/kg，2 天分次服完。

药物不良反应轻微，以神经肌肉和消化系统反应为多见，如头昏、头痛、乏力、腹痛、恶心等，少数有胸闷、心悸、早搏，一般无须处理，多于数小时内自行消退。伴有严重心律失常或心力衰竭未获控制、晚期血吸虫病腹水、肝功能失代偿或肾功能严重损害者应暂缓治疗；精神病及癫痫患者用药应慎重，并做好抢救准备。

二、对症治疗

急性期高热及中毒症状严重者可适当补液，保持水、电解质平衡；巨脾型患者如伴明显脾功能亢进、上消化道出血史可行脾切除加大网膜后固定术或静脉断流术，以降低门静脉高压，消除脾功能亢进。但仅有脾肿大者一般不主张行脾切除术，以免降低人体免疫力。对腹水及上消化道出血患者，处理与门脉性肝硬化相同。

【预防】

1. 控制传染源 在重度流行疫区内，应每年进行普查，并人畜同步治疗。

2. 切断传播途径　消灭钉螺为预防本病的关键环节，可采用土埋法及氯硝柳胺等药物灭螺；加强粪便的无害化处理，不用新鲜粪便施肥，防止粪便污染水源。

3. 保护易感人群　流行季节在重度流行区域，特定人群可用蒿甲醚口服预防，按每次6mg/kg，每2周1次顿服，共4次。特定人群必须接触疫水时可预防性服用吡喹酮：在下疫水前和接触疫水后4~5周内，每次服药总量按40mg/kg，每天1次顿服或分2次服完。

思考题

1. 日本血吸虫的生活史与临床表现的关系如何？
2. 血吸虫病的诊断依据是什么？
3. 简述血吸虫病的预防。

第十篇　急性中毒

第六十六章　急性中毒概论

有毒化学物质进入人体，达到中毒量而产生损害的全身性疾病，称为中毒（poisoning）。具有毒性作用的物质在短时间内超量进入人体，造成组织器官功能紊乱和器质性损害，甚至危及生命的全身性或局限性疾病，称为急性中毒（acute poisoning）。急性中毒起病急剧，症状严重，变化迅速，常危及生命，因此需及时诊断和抢救。

一、病因和发病机制

（一）中毒原因

1. 职业性中毒　在生产过程中如不遵守安全防护制度，与有毒的原料、中间产物、有毒的成品等密切接触可发生中毒；在保管、运输和使用过程中也可发生中毒。

2. 生活性中毒　主要是指在生活中接触、误食、用药过量、自杀、谋害等引起的中毒。

（二）毒物的吸收、代谢和排出

有毒物质进入人体的途径主要有呼吸道、消化道、皮肤黏膜、注射吸收等。职业性中毒时，毒物常以粉尘、烟雾、蒸气、气体等形态经呼吸道进入人体。生活性中毒时，除一氧化碳中毒外，大多数是经口食入。少数脂溶性毒物如苯胺、硝基苯、有机磷农药等，可通过完整的皮肤黏膜侵入。毒蛇咬伤时，毒液经伤口进入体内。

毒物被吸收后进入血液可分布于全身各组织、器官而产生毒性作用。主要在肝脏通过氧化、还原、水解、结合等作用进行代谢。大多数毒物经过肝脏解毒后毒性会降低，称为解毒过程。但也有少数在代谢后毒性反而增加，如对硫磷可氧化为毒性更大的对氧磷。

毒物吸收和在体内进行代谢的同时，也进行排泄。气体和易挥发的毒物吸收后，一部分经呼吸道排出，另一部分由肾脏排出；生物碱及重金属如铅、汞、锰等由消化道排出；少数毒物经皮肤、汗腺、泪腺和乳汁等排出。

（三）影响毒力的因素

1. 毒物的理化性质　化学物质的毒性与它们的化学结构密切相关，如苯对骨髓造血功能有抑制作用，而甲苯则无此作用。空气中毒物颗粒越小，挥发性越强，则肺吸入越多，毒性也愈大。

2. 毒物的量和接触时间　接触毒物的量越大，时间越长，毒性作用就越强。

3. 毒物进入机体的途径　各种毒物进入机体的途径不同，引起中毒的程度和结果亦不相同。如金属汞口服时，毒性较小，但汞的蒸气由呼吸道吸入时，其毒性作用就很大。

4. 个体敏感性　中毒的轻重与个体对毒物的敏感性有关，个体对毒物的敏感性强，则产生的毒性重。这常与个体的年龄、性别、营养、健康状况和生活习惯等因素有关。

（四）中毒机制

1. 局部刺激和腐蚀作用　强酸、强碱可吸收组织水分，并与蛋白质或脂肪结合，导致细胞变性或坏死，使接触的皮肤或黏膜产生灼伤。

2. 窒息作用　硫化氢、一氧化碳、氰化物等毒物可通过不同途径阻碍氧的吸收、运转和利用，从而引起机体脏器组织缺氧，尤以对缺氧敏感的脑和心肌更易发生损害。

3. 抑制酶的活力　有些毒物是通过毒物本身或其代谢产物抑制酶的活力而产生毒性作用。如氰化物抑制细胞色素氧化酶，有机磷农药抑制胆碱酯酶活力，重金属抑制含巯基的酶。

4. 干扰细胞和细胞器的生理功能　四氯化碳在体内经酶催化形成三氯甲烷自由基，自由基作用于肝细胞膜中不饱和脂肪酸，产生脂质过氧化，使线粒体、内质网变性，肝细胞坏死。二硝基酚、五氯酚、棉酚等可使线粒体内氧化磷酸化作用解偶联，妨碍三磷酸腺苷的形成和贮存。

5. 麻醉作用　有机溶剂和吸入性麻醉药有强亲脂性，脑组织和细胞膜脂类含量高，故这类化学物质易蓄积于脑细胞膜，并进入细胞内而抑制脑功能。

二、临床表现

1. 皮肤黏膜　①皮肤及口腔黏膜灼伤：见于强酸、强碱、甲醛、苯酚、甲酚皂溶液等腐蚀性毒物中毒时。②发绀：见于能引起血红蛋白氧合不足的毒物中毒，如麻醉药、有机溶剂抑制呼吸中枢，刺激性气体引起肺水肿等，都可引起发绀；亚硝酸中毒能产生高铁血红蛋白血症出现发绀，因往往是由口服引起，故又称肠源性紫绀。③黄疸：见于四氯化碳、毒蕈、鱼胆等中毒。④樱桃红色：可见于一氧化碳、氰化物中毒。

2. 眼部表现　①瞳孔散大：见于抗胆碱药（阿托品、颠茄）、肾上腺素类（肾上腺素、去甲肾上腺素、麻黄素等）、乙醇等中毒。②瞳孔缩小：见于有机磷农药、氨基甲酸酯类、安眠药、氯丙嗪、吗啡类、扁豆毒碱、匹罗卡品、哌嗪等中毒。③复视：见于乌头碱中毒。④失明：见于甲醇、硫化氢中毒。

3. 神经系统　①昏迷：见于多种毒物中毒，如镇静催眠药、麻醉药、有机溶剂（乙醇、苯、汽油、煤油）、窒息性毒物（一氧化碳、硫化物、氰化物）、高铁血红蛋白生成性毒物、降糖药物（优降糖、胰岛素）、农药（有机磷杀虫药、有机汞杀虫剂、拟除虫菊酯类杀虫剂）。②抽搐：见于中枢兴奋剂（士的宁、樟脑）、氰化物、有机磷杀虫药、有机氯农药、氯丙嗪、硫化氢等中毒。③惊厥：见于有机氯杀虫剂、异烟肼等中毒。④肌纤维颤动：见于有机磷农药、氨基甲酸酯杀虫剂等中毒。⑤谵妄：见于阿托品、乙醇和抗组胺药中毒。⑥精神失常：见于二硫化碳、一氧化碳、有机溶剂、阿托品等中毒。⑦瘫痪：见于蛇毒、一氧化碳、肉毒毒素、河豚、可溶性钡盐等中毒。

4. 呼吸系统　①呼吸加快：见于甲醛、水杨酸、马钱子、樟脑等中毒。②呼吸减弱：见于镇静催眠药、麻醉药、阿片类、一氧化碳等中毒。③肺水肿：见于刺激性气体、有机磷杀虫药、百草枯、棉籽等中毒。④呼吸异味：常见于有特殊气味的有机溶剂中毒，如氰化物中毒有苦杏仁味，有机磷杀虫药、黄磷、铊类等中毒有蒜味，苯酚和甲酚皂溶液中毒有苯酚味，乙醇、甲醇中毒有酒精味。

5. 循环系统　①心律失常：某些抗心律失常药物、洋地黄类、夹竹桃、乌头、蟾蜍等兴奋迷走神经，拟肾上腺素药、三环类抗抑郁药等兴奋交感神经，均可引起心律失常。②心脏骤停：见于河豚、夹竹桃、奎尼丁、洋地黄、锑剂、麻醉剂、有机磷杀虫药等中毒。③休克：急性中毒时，很多因素可导致休克，这与剧烈吐泻、严重化学灼伤、血管舒缩中枢受抑制和心肌损害等有关，常见于有机磷杀虫药、强酸、强碱、水合氯醛、安眠药、氯丙嗪、奎尼丁、蛇毒、一氧化碳等中毒。另外，降压药物、镇静催眠药中毒也可导致休克。

6. 泌尿系统　中毒后可引起肾小管堵塞、肾缺血或肾小管坏死，导致急性肾损伤。如毒蕈、蛇毒及临床常用的氨基糖苷类、头孢菌素类抗生素中毒可导致急性肾损伤，出现少尿或无尿。

7. 血液系统　砷化氢、苯胺、硝基苯等中毒可引起溶血，出现贫血和黄疸。阿司匹林、氯霉素、抗癌药等中毒可引起血小板质和量的异常。肝素、双香豆素、敌鼠、蛇毒等可引起血液凝固障碍。氯霉素、抗肿瘤药、苯等中毒及放射病可引起白细胞减少和再生障碍性贫血。

8. 消化系统　许多毒物都可引起恶心、呕吐、腹痛、腹泻、流涎、腹部胀气等消化道症状，如酸、碱、砷、有机磷、尼古丁、洋地黄、白果等中毒可引起呕吐；毒蕈中毒可出现剧烈腹痛、腹泻；乌头碱、毒蜘蛛、有机磷农药中毒可出现大量流涎；棉籽中毒可出现腹胀、便秘等；腐蚀性毒物、水杨酸类、抗凝剂可引起呕血。

三、诊断

急性中毒的诊断主要依据毒物接触史及临床表现，通过对周围环境的调查和实验室检查，可证实毒物的存在及对人体产生的影响。

1. 毒物接触史　毒物接触史是诊断急性中毒的重要依据。对生活性中毒者，如果怀疑因服毒而中毒，要了解患者的精神状态，服药史，身边的药袋、药瓶、剩余药物等。当怀疑为食物中毒时，应询问共餐者中有无相同症状。对一氧化碳中毒要了解室内有无炉火、烟囱及当时同室其他人员的情况。对职业性中毒，应询问患者的工种、工龄，接触毒物的种类、剂量和时间，环境条件和防护措施等。

2. 临床表现　对于既往健康，突然出现原因不明的呕吐、发绀、呼吸困难、惊厥、昏迷、休克者，应考虑中毒的可能。如果患者有明确的毒物接触史，要分析症状、体征的特点，出现时间顺序是否符合该毒物中毒的临床表现规律性，同时进行重点体格检查。

3. 实验室及其他检查　对急性中毒者，应常规留取剩余的毒物或含毒标本，如呕吐物、胃内容物、尿、粪、血标本等进行毒物鉴定分析。此外，X线、心电图、脑电图检查也可为诊断提供帮助。

四、中毒的处理

治疗原则：①立即脱离中毒现场，终止与毒物继续接触。②检查并稳定生命体征。③迅速清除体内已被吸收或尚未吸收的毒物。④如有可能，尽早使用特效解毒药。⑤对症支持治疗，预防并发症。

（一）立即中止接触毒物

当毒物被吸入或经皮肤入侵时，应立即将患者转移到空气新鲜的地方，脱去被污染的衣物，清洗接触毒物的皮肤黏膜。口服的毒物立即停止服用。

（二）评估生命体征

若患者出现呼吸、循环功能不稳定，如休克、严重低氧血症和呼吸、心脏骤停，应立即采取有效急救复苏措施，保护和恢复患者重要脏器的功能。

（三）清除尚未吸收的毒物

1. 催吐　适用于神志清楚能配合者。让患者饮温水 300~500mL 后，用手指或压舌板等物刺激咽后壁或舌根部诱发呕吐，反复进行，直到胃内容物完全吐出为止。空腹服毒者要先饮水 500mL 后再施行催吐。还可口服吐根糖浆 15~20mL，用少量温水送服，15~30 分钟后发生呕吐。昏迷、惊厥或腐蚀剂中毒者不宜催吐。马钱子中毒及孕妇中毒也不宜选用催吐。

2. 洗胃　应尽早在服毒后 6 小时内洗胃，中毒时间越长洗胃效果越差。但对于可吸入胃黏膜皱襞的小颗粒毒物中毒、有机磷杀虫药中毒、镇静催眠药中毒服毒量较大时，即使已超过 6 小时，也有必要洗胃，可最大限度地减少毒物的吸收。吞服强腐蚀性毒物中毒者，一般不宜进行洗胃，因插胃管有可能引起消化道穿孔。食管静脉曲张者也不宜插管洗胃，因插胃管可能导致曲张静脉破裂。昏迷、惊厥者，插管可能引起吸入性肺炎或诱发惊厥。洗胃液一般用温水，每次注入 200~300mL，然后尽量抽取，反复进行直至无色无味为止。一般总量可达 8000~10000mL，甚至更多。如果已知毒物的种类，可选用适当的洗胃液加入解毒物质，如加入解毒剂、保护剂、吸附剂、中和剂、沉淀剂、溶剂等。

3. 导泻　清除已进入肠道内的毒物。如硫酸钠、硫酸镁 15~30g 溶于水或 20% 甘露醇 100mL 口服或由胃管灌入。一般不用油类导泻药，以免促进脂溶性毒物的吸收。镁离子对中枢神经系统有抑制作用，肾功能衰竭或昏迷患者不宜使用硫酸镁。

4. 灌肠　除腐蚀性毒物中毒外，适用于口服其他毒物中毒、服药时间超过 6 小时以上者，方法是用 1% 温肥皂水 500mL 高位连续多次灌肠。

5. 清洗　经皮肤接触中毒时，要尽快脱去污染的衣物，用清水或肥皂水清洗皮肤、毛发；经伤口入侵的毒物，常用生理盐水冲洗；如毒物溅入眼内，应立即用清水彻底冲洗；注意局部一般不用化学拮抗药。

（四）促进已吸收的毒物排出

1. 利尿和改变尿液酸碱度　多数毒物经肾脏排泄，因此利尿可加速毒物排泄，但利尿同时必须补液。心、肾功能正常者补液速度可每小时 200~400mL，日总量 5~6L。同时用袢利尿剂（呋塞米）、渗透性利尿剂（甘露醇）等加速毒物排出。有些毒物属脂溶性的非离子性状态，难于排出体外，但在尿呈酸性或碱性环境下可离子化，利于排出体外。如用碳酸氢钠碱化尿液，可使弱的有机酸（苯巴比妥、水杨酸盐）由尿排出；用氯化铵、维生素 C 酸化尿液，可促使有机碱（苯丙胺）由尿排出。

2. 氧疗　高压氧是治疗一氧化碳中毒的特效方法，可促使碳氧血红蛋白解离，加速一氧化碳排出。

3. 血液净化　①血液透析：常用腹膜或血液透析，一般在中毒 12 小时内进行效果好。对清除巴比妥、水杨酸类、甲醇、苯胺、硝基苯中毒有效，但对短效巴比妥类、有机磷杀虫药等中毒效果不佳。②血液灌流：适用于治疗脂溶性或与蛋白质结合的毒物中毒，通过吸附作用排出体外。其方法是将患者的血液流经装有活性炭或树脂的灌流柱，毒物被清除后再将患者的血液输回至体内。③血液滤过：目前认为血液滤过可清除所有药物，且效果优于常规血液透析和腹膜透析。

（五）特殊解毒药的应用

1. 中枢神经抑制剂解毒药 ①纳洛酮：为阿片受体拮抗剂，对麻醉镇痛药如地西泮、安眠酮、巴比妥等引起的呼吸抑制有特异的拮抗作用，能拮抗β-内啡肽对机体产生的不利影响，用于治疗各种镇静、催眠药中毒；对阿片类药如吗啡、海洛因、哌替啶等中毒引起的昏迷、呼吸抑制有逆转作用；对急性乙醇中毒有催醒作用。大剂量应用时可有脑保护作用。剂量0.4~0.8mg，静脉注射，重症患者必要时可1小时后重复使用。②氟马西尼：是苯二氮䓬类中毒的拮抗剂，能通过竞争抑制苯二氮䓬受体而阻断苯二氮䓬类药物的中枢神经系统作用。剂量0.2mg缓慢静脉注射，必要时重复注射，总量可达2mg。

2. 有机磷杀虫药中毒解毒药 阿托品、碘解磷定等，详见第六十八章。

3. 金属中毒解毒药 此类药物多属螯合剂。依地酸钙钠用于铅中毒，其可与多种金属形成稳定而可溶的金属螯合物排出体外。二巯丙醇用于治疗砷、汞中毒。此外，尚有二巯丙磺钠、二巯丁二钠等，含有活性巯基，能与某些金属形成无毒、难解离、可溶的螯合剂由尿排出。

4. 高铁血红蛋白血症解毒剂 一般应用亚甲蓝（美蓝）解毒治疗，其可使高铁血红蛋白还原为正常血红蛋白，用于治疗亚硝酸盐、苯胺、硝基苯等中毒的高铁血红蛋白血症。

5. 氰化物中毒解毒药 一般采用亚硝酸盐-硫代硫酸钠疗法，其可使血红蛋白氧化，产生高铁血红蛋白，后者与氰化物形成氰化高铁血红蛋白，与硫代硫酸钠作用，形成低毒的硫氰酸盐排出体外。

6. 乌头碱类急性中毒解毒药 选择抗胆碱药，阿托品每次0.5~2mg，每10分钟至2小时1次，直至恢复正常窦性心律，利多卡因疗效亦好。同时补液，补充B族维生素、维生素C及细胞活性药物。

（六）对症治疗

针对症状、体征及具体病情采取相应有效的治疗措施。应严密检测各重要脏器的功能，早期进行脏器功能支持。

思考题

1. 急性中毒的处理原则是什么？
2. 急性中毒时影响毒力的因素有哪些？

第六十七章 急性一氧化碳中毒

一氧化碳（carbon monoxide，CO）是一种无色、无臭和无味的气体，比重0.967。日常生活中的CO主要来源于生产和生活环境中含碳物质的不完全燃烧。吸入过量CO引起的中毒称为急性一氧化碳中毒（acute carbon monoxide poisoning，ACOP），俗称煤气中毒。在我国，ACOP的发病率及死亡率均占职业和非职业危害的前位。

【病因和发病机制】

一、病因

生活中，煤炉燃烧不充分时产生的气体含CO量可高达6%~30%，家用煤炉及燃气热水器时，不注意防护和通风可发生中毒。每日吸烟20支，血液碳氧血红蛋白（COHb）浓度可升至5%~6%，连续大量吸烟也可致CO中毒。

工业生产中，高炉煤气和发生炉含CO可达30%~35%，水煤气含CO为30%~40%。在炼钢、炼焦和烧窑等生产过程中，当炉门和窑门关闭不严、煤气管道漏气或煤矿瓦斯爆炸可产生大量CO，会导致吸入性中毒。失火现场易燃物不充分燃烧使空气中CO浓度高达10%，也可引起现场人员中毒。

二、发病机制

CO中毒主要是引起组织缺氧。CO进入体内后，85%可与血液中红细胞的血红蛋白结合，形成极其稳定的COHb。CO与血红蛋白的亲和力比氧与血红蛋白的亲和力大240倍，吸入较低浓度CO即可产生大量COHb。COHb不能携带氧，且不易解离，其解离速度是氧合血红蛋白解离速度的1/3600。COHb的存在还抑制氧合血红蛋白向组织中释放氧而造成组织细胞缺氧。CO还能与还原型细胞色素氧化酶二价铁结合，抑制细胞色素氧化酶活性，影响细胞呼吸和氧化过程，阻碍氧的利用。组织缺氧程度与血液COHb浓度密切相关，而血液中COHb百分比又与空气中CO浓度和接触时间有关。

CO中毒时，体内代谢旺盛的器官如大脑和心脏最易受损。颅内小血管迅速麻痹、扩张，在无氧情况下脑内三磷酸腺苷（ATP）迅速耗尽，钠泵运转失常，使钠离子蓄积在细胞内出现脑细胞水肿。缺氧还可使血管内皮细胞发生水肿而造成脑部循环障碍。缺氧时，脑内酸性代谢产物蓄积，使血管通透性增加，又发生脑细胞间质水肿。脑血液循环障碍可致脑血栓形成、脑皮质和基底节局灶性缺血性坏死及广泛的脱髓鞘病变，这是少数患者发生迟发性脑病的主要原因。

【病理】

ACOP 在短时间内死亡者，血液呈樱桃红色，各器官充血、水肿并有点状出血。昏迷数日后死亡者，明显脑充血、水肿，大脑皮质可见坏死灶，小脑有细胞变性，少数患者大脑半球白质可发生散在的局灶性脱髓鞘病变，心肌组织可见缺血性损伤及心内膜下多发性梗死。

【临床表现】

ACOP 程度受以下因素影响：①CO 浓度越大，CO 暴露时间越长，中毒越重。②伴有其他有毒气体（如二氧化硫、二氯甲烷等）会增强毒性。③处于高温环境、贫血、心肌缺血、脑供血不足、发热、糖尿病及各种原因所致低氧血症者病情严重。按照中毒程度分为 3 级。

1. 轻度中毒　血液 COHb 浓度为 10%～20%。患者有轻度乏氧症状，如不同程度头晕、头痛、恶心、呕吐、心悸和四肢无力等。原有冠心病的患者可诱发心绞痛发作。脱离中毒环境并吸入新鲜空气或氧疗，症状可很快消失。

2. 中度中毒　血液 COHb 浓度为 30%～40%。患者出现胸闷、气短、呼吸困难、幻觉、视物不清、判断力降低、运动失调、嗜睡、意识模糊甚至浅昏迷，口唇黏膜、甲床偶可呈樱桃红色，瞳孔对光反射及角膜反射迟钝，氧疗后患者可恢复正常且无明显并发症。

3. 重度中毒　血液 COHb 浓度达 40%～60%。迅速出现重度昏迷、呼吸抑制、肺水肿、心律失常或心力衰竭、脑局灶损害如锥体系或锥体外系损害体征。患者可呈去皮层综合征状态（患者能无意识地睁眼、闭眼，对光反射、角膜反射存在，对外界刺激无反应，无自发性言语及有目的动作，呈上肢屈曲、下肢伸直姿势，可有病理征），有些患者最终因呼吸衰竭和其他严重并发症而死亡。

3%～30%严重中毒患者抢救复苏后，经过 2～60 天的"假愈期"，出现迟发性脑病，表现为痴呆木僵、定向障碍、行为异常、震颤麻痹综合征、偏瘫、癫痫及感觉运动障碍等。

【实验室及其他检查】

1. 血液 COHb 测定　①加碱法：敏感度较低，仅在 COHb 浓度超过 50%时才呈阳性反应。②分光镜检查法：既能明确诊断，又有助于判断病情及评估预后。③血气分析法：新型全自动微量血气分析仪能及时准确检出动脉血中 COHb 百分比浓度，而且能提供组织氧合状态的一系列指标，并了解机体酸碱平衡状态，对指导治疗及判断预后有重要意义。

2. 脑电图　可见弥漫性低波幅慢波。

3. 头部 CT　出现脑水肿时，CT 检查可见低密度病灶。

【诊断】

职业性 CO 中毒多为意外事故，接触史比较明确；疑有生活性中毒者，应询问发病时的环境情况，如炉火烟囱通风情况或外漏现象，同室人有无同样症状等。根据 CO 接触史，急性发生的中枢神经损害症状和体征，结合血液 COHb 测定的结果，可做出 ACOP 的诊断。

【鉴别诊断】

ACOP 应与脑血管意外、脑震荡、高血压脑病、糖尿病酮症酸中毒及其他中毒引起的昏迷相鉴别。既往史、体格检查、实验室检查有助于鉴别诊断。血液 COHb 测定对本病诊断有重要意义，但血标本要求在脱离中毒现场 8 小时内尽早抽取。

【病情评估】

大部分患者经过氧疗和及时抢救治疗，可于数日内痊愈，不留后遗症；部分重症患者遗留偏瘫、失语、颅神经损伤相关症状体征，以及症状性癫痫、精神症状等神经精神后遗症；极少数重症患者最终死于脑疝、肺水肿、休克、严重感染、急性呼吸窘迫综合征（ARDS）、急性肾损伤（AKI）和多器官功能障碍综合征（MODS）。

【治疗】

一、终止 CO 吸入

脱离中毒环境，迅速将患者转移到空气新鲜处，终止 CO 继续吸入。应卧床休息，保持呼吸道通畅，消除紧张情绪。

二、氧疗

①吸氧：给予鼻导管或面罩吸氧，促使 COHb 解离，纠正缺氧。②高压氧舱治疗：能增加血液中物理溶解氧，提高总体氧含量，促进氧释放及加速 CO 排出，可迅速纠正组织缺氧，缩短昏迷时间和病程，有效率可达 95%~100%，还可预防 CO 中毒引发的迟发性脑病。对昏迷或有昏迷史的患者，以及出现明显心血管系统症状，血液 COHb 浓度大于 25% 者，应给予高压氧舱治疗。高压氧舱治疗 CO 中毒，对各脏器均有保护作用，尤其对脑功能保护具有所有药物无法替代的作用。

三、机械通气

严重呼吸衰竭的患者，应考虑无创或有创机械通气治疗。

四、防治脑水肿

严重中毒后，脑水肿可在 24~48 小时发展到高峰。因此积极纠正缺氧同时应给予脱水治疗。肾功能正常者通常应用 20% 甘露醇 1~2g/kg 静脉快速滴注，每 6~8 小时 1 次，2~3 天后减量。也可静脉注射呋塞米 20~40mg，每 8~12 小时 1 次。糖皮质激素有助于缓解脑水肿，可应用地塞米松 10~20mg/d，疗程 3~5 天。频繁抽搐者，首选地西泮，10~20mg 缓慢静注，抽搐停止后苯妥英钠 0.5~1g 静脉滴注，根据病情 4~6 小时重复应用。对昏迷时间长、伴高热的患者给予头部物理降温或冬眠药物。

五、促进脑细胞代谢

常用药物有纳洛酮、ATP、辅酶 A、细胞色素 C、大量维生素 C、胞磷胆碱、神经节苷脂、依达拉奉及醒脑静注射液等。常采用纳洛酮治疗重度 CO 中毒，其机理主要是拮抗 β-内啡肽、脑啡肽类及强啡肽类，迅速逆转其抑制作用，具有抗凝、降低血黏度的作用，能增加脑缺血区的血流量，改善脑细胞缺氧状态，促进受损神经功能的恢复，从而逆转脑缺血引起的神经功能障碍。醒脑静注射液由中医学传统名方"安宫牛黄丸"提取精制而成，主要成分为麝香、冰片、栀子及郁金，具有醒脑开窍、清热解毒的功效，其可透过血脑屏障，兴奋呼吸中枢，清除自由基，增加组织细胞耐缺氧能力，有助于改善脑组织功能。

六、抗血小板聚集剂

ACOP 缺氧使血管内皮细胞损伤、脱落，血小板活性明显增加，血小板黏附、聚集及白细胞黏附于血管壁，使血管腔狭窄，白细胞大量浸润到缺血组织，并通过机械性堵塞微循环通道或释放毒性物质而导致及加重脑组织损伤。ACOP 中重度患者应服用抗血小板聚集剂，可应用盐酸噻氯匹定 0.25g/d，连服 30 天。尤其合并高血压病、糖尿病、心脑血管病、高脂血症等基础病患者及高龄患者应常规服用。

七、对症治疗

加强护理，尤其是昏迷的患者，保持呼吸道通畅，必要时气管切开，防治肺部感染、压疮等并发症的发生。

【预防】

加强预防 CO 中毒的宣传，尤其是乡镇及农村地区。居室内火炉要安装烟筒管道，防止管道漏气。厂矿工作人员应认真执行安全操作规程，煤气发生炉和管道要经常检修以防漏气，加强矿井下空气中 CO 浓度的监测和报警，进入高浓度 CO 环境时，要戴好防毒面具。

思考题

1. 急性一氧化碳中毒应与哪些疾病相鉴别？
2. 简述急性一氧化碳中毒的临床表现及治疗措施。
3. 如何诊断急性一氧化碳中毒？

NOTE

第六十八章 有机磷杀虫药中毒

有机磷杀虫药（organophosphorous insecticides）属于有机磷酸酯或硫化磷酸酯类化合物，是广谱杀虫剂，目前我国应用较普遍，对人畜均有害。大多为淡黄色至棕色的油状液体，有蒜臭味，难溶于水，在酸性环境中稳定，在碱性环境中易分解。品种有百余个，其毒性依据大鼠急性经口进入体内的半数致死量（LD_{50}）可分为以下 4 类：①剧毒类：$LD_{50} < 10mg/kg$，如甲拌磷（3911）、内吸磷（1059）、对硫磷（1605、一扫光）、毒鼠磷、苏他 203（治螟蛉）。②高毒类：$LD_{50} 10 \sim 100mg/kg$，如甲基对硫磷、甲胺磷、敌敌畏、磷胺（大灭虫）等。③中毒类：$LD_{50} 100 \sim 1000mg/kg$，如乐果、敌百虫、久效磷（永伏虫）、杀螟松（速灭磷）、稻丰散（益而散）、大亚仙农等。④低毒类：$LD_{50} 1000 \sim 5000mg/kg$，如马拉硫磷（4049）、氯硫磷、矮形磷等。

【病因和发病机制】

一、病因

1. 生产中毒 在生产过程中设备密闭不严或防护不周，有机磷杀虫药通过呼吸道、皮肤及黏膜吸收进入体内引起中毒。

2. 使用中毒 在使用过程中，杀虫药污染皮肤和浸湿衣物，由皮肤吸收引起中毒，也可因吸入空气中杀虫药所致。

3. 生活中毒 主要是误服、自服或饮用被杀虫药污染的水源、食品或蔬菜、瓜果等，也有因滥用有机磷杀虫药治疗皮肤病而发生的中毒。

二、发病机制

有机磷杀虫药能抑制多种酶的活性，对人畜的毒性主要是抑制胆碱酯酶。正常情况下胆碱酯酶主要存在于中枢神经系统灰质、交感神经节、运动终板及红细胞中，可水解乙酰胆碱。当有机磷杀虫药进入人体后，与胆碱酯酶结合，形成磷酰化胆碱而失去分解乙酰胆碱的能力，导致乙酰胆碱在体内积聚，引起中枢神经和胆碱能神经先兴奋后抑制，出现一系列毒蕈样、烟碱样及中枢神经系统症状与体征，严重者可出现昏迷，常死于呼吸衰竭。

【临床表现】

有机磷杀虫药长期低浓度接触是否存在慢性中毒尚无定论。急性中毒的临床表现和发病时间与毒物的种类、剂量、侵入途径及健康状况等有关。口服中毒症状 5~10 分钟即出现；经皮肤吸入中毒，潜伏期较长，多在 2~4 小时后出现症状。

1. 胆碱能危象　是急性有机磷杀虫药中毒的典型表现。

（1）毒蕈碱样症状　主要是乙酰胆碱对副交感神经末梢兴奋所致，类似毒蕈碱作用。此组症状出现较早，表现为平滑肌痉挛和腺体分泌增加。患者瞳孔缩小（严重时呈针尖样）、胸闷、气短、呼吸困难，严重者发生肺水肿，恶心、呕吐、腹痛、腹泻、多汗、流泪、流涎、心率减慢，二便失禁。

（2）烟碱样症状　是乙酰胆碱作用于横纹肌和交感神经节所致，其症状与烟碱中毒症状相似，肌张力增强、肌纤维震颤、肌束颤动。患者出现眼睑、面部、舌、四肢甚至全身肌肉痉挛，而后发生肌力减退和瘫痪；呼吸肌麻痹，可引起呼吸衰竭，甚至临床死亡；交感神经兴奋，可使血压升高、心率加快和心律失常。后期表现为心率减慢、血压下降。

（3）中枢神经系统症状　中枢神经系统受乙酰胆碱刺激后出现头晕、头痛、疲乏、嗜睡、烦躁不安、共济失调、谵妄、抽搐和昏迷，可因中枢性呼吸衰竭而死亡。

2. 迟发性多发神经病　少数急性中毒患者在急性症状恢复2~4周，出现进行性肢体麻木、刺痛，呈对称性手套、袜套型感觉异常，伴四肢无力，双手不能持物，双下肢行走困难，肢体萎缩无力，重症患者出现全瘫。上述表现可能是由于神经靶酯酶被抑制老化所致，6~12个月逐渐恢复。

3. 中间综合征　因其发生在急性中毒胆碱能危象之后，迟发性神经病变发生之前而命名。表现为中毒后1~4天（个别7天）突然出现不能抬头，眼球活动受限、外展障碍，肢体有不同程度的软弱无力，面瘫，严重者呼吸肌麻痹，甚至呼吸衰竭而死亡。中间综合征一般持续2~3天，个别长达1个月。其发生机制与胆碱酯酶受到抑制，影响神经-肌肉接头处突触后功能有关。

【实验室检查】

1. 血胆碱酯酶活力测定　此酶活力测定是诊断有机磷杀虫药中毒特异性实验指标，对中毒程度、疗效和预后判断均极为重要。健康人胆碱酯酶活力值为100%，急性有机磷杀虫药中毒时，此酶活力有不同程度的下降。

2. 尿中有机磷杀虫药代谢产物测定　此项检查有助于诊断。如敌百虫中毒时在尿中检测出三氯乙酚；对硫磷和甲基对硫磷在体内分解后，由尿中排出硝基酚。

【诊断】

根据确切的有机磷杀虫药接触史，典型的中毒症状、体征，以及患者皮肤、衣物、呕吐物有特殊的大蒜样臭味等，不难诊断。如血胆碱酯酶活力降低及毒物鉴定阳性更可明确诊断。

【病情评估】

按照病情轻重，可分为轻、中、重3级。

1. 轻度中毒　仅有毒蕈碱样症状，血胆碱酯酶活力为正常值的50%~70%。

2. 中度中毒　除毒蕈碱样症状加重外，出现烟碱样症状，血胆碱酯酶活力为正常值的30%~50%。

3. 重度中毒　除以上症状外，并伴有肺水肿、抽搐、昏迷、呼吸肌麻痹及脑水肿等表现，血胆碱酯酶活力为正常值的 30% 以下。

【治疗】

一、迅速清除毒物

1. 迅速使患者脱离现场，除去被污染的衣物，用清水或肥皂水清洗被污染的皮肤、毛发和指甲。

2. 口服中毒者应用清水、1:5000 的高锰酸钾液（对硫磷中毒者禁用）或 2% 碳酸氢钠（敌百虫中毒者禁用）反复彻底洗胃，直到洗出液无有机磷农药的特殊臭味为止，然后用甘露醇或硫酸钠导泻。

3. 眼部污染者，可用生理盐水或 2% 碳酸氢钠彻底冲洗。

4. 血液净化治疗在治疗重症有机磷杀虫药中毒时具有显著的疗效。可选用血液灌流加血液透析，或血液灌流加腹膜透析。血液净化治疗应在中毒后 1~4 天内进行，每天 1 次，每次 2~3 小时，以提高清除效果。在迅速清除毒物的同时，应争取时间及早用解毒剂治疗，以缓解中毒症状和挽救生命。

二、应用解毒剂

1. 抗胆碱能药物

（1）阿托品和莨菪碱类　能与乙酰胆碱争夺胆碱受体，起到阻断乙酰胆碱的作用。可拮抗乙酰胆碱对交感神经和中枢神经的作用，减轻毒蕈碱样症状及中枢抑制，但对烟碱样症状和胆碱酯酶活力恢复无效。治疗原则是早期、足量、联合、重复用药。阿托品的具体剂量、临床应用详见表 68-1。根据有无异常分泌、体温及脉搏调整阿托品用量，直到毒蕈碱样症状明显好转或出现"阿托品"化（即临床出现瞳孔较前扩大，口干，皮肤干燥和颜面潮红，肺部湿啰音消失，心率加快）。阿托品化后应减少阿托品的剂量或停药。如果出现瞳孔扩大、意识模糊、幻觉、谵妄、抽搐、昏迷、心动过速和尿潴留等，为阿托品中毒，应立即停用阿托品，必要时用毛果云香碱解毒。山莨菪碱在解除平滑肌痉挛、减少分泌物、改善微循环、调节体温方面优于阿托品，且无大脑兴奋作用，可以应用。

（2）长托宁（盐酸戊乙奎醚）　是新型抗胆碱药物。对毒蕈碱（M）受体亚型具有选择性，主要作用于中枢神经（M_1 受体）和平滑肌、腺体（M_3 受体）；对心脏和神经元突触前膜自身受体（M_2 受体）无明显作用；能有效防治中枢性呼吸衰竭。对心率无明显影响，引起尿潴留的程度较轻。肌肉注射后 10~15 秒起效。与阿托品比较，长托宁用药量减少，给药间隔时间延长，并可显著减少中间综合征的发生。具体剂量、临床应用详见表 68-1。仍需注意个体化用药的原则。

2. 胆碱酯酶复能剂　能使被抑制的胆碱酯酶恢复活性，对解除烟碱样症状作用明显，常用的药物有碘解磷定（PAM，解磷定）、氯磷定（PAM-CI）、双复磷（DMO_4）、双解磷（TMB_4）等，氯磷定是首选药。此类药物的肟基可与磷原子结合，夺取磷酰化胆碱酶中的磷原子，使胆碱酯酶恢复活力，应及早、足量、重复使用。对已老化的胆碱酯酶无复活作用，中毒 24~48 小时后使用疗效差。胆碱酯酶复活剂对各种有机磷杀虫药中毒的疗效不同，解磷定对内吸磷、对硫磷、甲胺磷、甲拌磷等中毒疗效好，对敌百虫、敌敌畏等中毒疗效差；双复磷对敌敌畏及敌百虫中毒疗效好。对胆碱酯酶复活剂疗效不好的患者，应以抗胆碱能药治疗为主或两药合用。两种解毒药联合应用有互补、增效的作用，解磷注射液为含有两种解毒剂的复方制剂。具体剂量、临床应用详见表68-1。

表 68-1　常用有机磷杀虫药中毒解毒剂的剂量和用法

药品	轻度中毒	中度中毒	重度中毒
阿托品	1~2mg 肌肉注射，必要时 1~2 小时后给予 0.5~1mg	2~4mg 肌肉注射或静脉滴注，10~20 分钟后重复 1 次	4~10mg 肌肉注射或静脉滴注，以后每 5~10 分钟使用 3~5mg
长托宁	2mg 肌肉注射，隔 0.5~12 小时后给予首剂的 1/2~1/4 量	4mg 肌肉注射，隔 0.5~12 小时后给予首剂的 1/2~1/4 量	6mg 肌肉注射，隔 0.5~12 小时后给予首剂的 1/2~1/4 量
解磷定	0.5g 缓慢静脉注射，必要时 2 小时后重复 1 次	0.5~1g 缓慢静脉注射，1~2 小时后重复，亦可静脉滴注维持	1~2g 缓慢静脉滴注，0.5 小时后重复 1 次，以后 0.5g/h 静脉注射或静脉滴注
氯磷定	0.25~0.5g 肌肉注射，必要时 2 小时后重复 1 次	0.5~0.75g 肌肉注射或静脉注射，1~2 小时后重复 1 次，以后每 2 小时重复 1 次	0.75~1g 肌肉注射或静脉滴注，0.5 小时后可重复 1 次，以后每 2 小时重复 1 次
解磷注射液	0.5~1 支肌肉注射	1~2 支肌肉注射或静脉注射，1 小时后重复 1 次	2~3 支肌肉注射或静脉注射，1 小时后重复 1~2 支

三、对症治疗

严重有机磷杀虫药中毒，可出现肺水肿、呼吸衰竭、休克、急性脑水肿等多种并发症，是急性中毒的主要死亡原因。因此，要加强监护，注意保持呼吸道通畅，积极给氧，必要时气管插管或切开，应用呼吸机辅助通气。心脏停搏时行体外心脏按压复苏等。脑水肿时使用脱水剂和糖皮质激素。积极防治休克、心律失常，及时纠正电解质和酸碱平衡紊乱，还应注意保护肝、肾功能。重症患者要注意反跳现象，一般至少观察 3~7 天。

普及防治中毒的知识，蔬菜瓜果少喷洒或不喷洒农药，食用前要反复清洗。生产和使用农药时，要严格执行生产操作规程，做好个人防护。

思考题

1. 有机磷农药中毒的发生机制与临床特征是什么？
2. 临床上如何诊断有机磷杀虫药中毒？
3. 有机磷杀虫药中毒的常规治疗措施有哪些？

NOTE